臨床体験に基づく

ステップ
アップ

心エコー図

診断力向上を目指して

心臓血管研究所付属病院院長
澤田 準

新興医学出版社

推薦のことば

　心エコー図は今や完全に臨床に密着した検査法となり，これなくして循環器診療は始まらない．また一方，この方法はすでに定着した心電図やレントゲンとは異なって機械的，方法論的に日進月歩の検査法であり，したがって心エコー図関係の著作は今や飽和状態ともいえる状態にある．だがスタンダードな教科書はどこかとっつきにくい．それは枝葉末節なことや，実地に無関係な理論や新知見，知識を得るだけで利用できない記述が少なくないからである．

　澤田君のこの本は，その点，一般の書とは180度異なっている．冒頭，いきなり正常所見から始まるが，それは異常と見誤りやすいが実は異常でない例についての記載である．心内腔から大動脈に至るまで，何処に落とし穴があるかという"正常論"で，これは実地に心エコー図に接する多くの研修医が，この方法に対して発する質問への答えの集積なのである．

　本書の体裁はどこか初期の頃のFeigenbaumの著に似ていて，いろいろな構造物の異常，その結果生じる機能的変化や診断に至る道程を順序よく記述し，それぞれの症例ごとに詳しい心エコー図解説を与えながら先へ進んでゆく形式である．「こうする，ああする」といった日本式マニュアルではなく，「こうしては駄目，ああしては間違うよ」という米国式マニュアルに近い．つまりとてもプラクティカルで，いかにして過ちを犯さずに正しい解釈に辿り着くかという方向を向いていて，あくまでも読者の目線に立った記載である点が他書と違う．

　そのためか，独立した疾患群としては「虚血性心疾患」の25頁と「感染性心内膜炎」の16頁しかない．また全体を通じて文章自体は極端に少なく，たとえば「左室の拡張」や「左室の肥大」の章ではそれぞれ15頁中，文章は3頁半と3頁に過ぎない．つまり徹底した図説中心主義の書で，それはそれらの図を眺めながら，周りの人に教え，また討論するという形式に従った結果である．それゆえ読者は具体的によりよく理解できるであろうし，またその図説は微に入り細にわたるもので，図全体の内容を網羅して間然するところがない．

　掲載された図は心断層図が主体で，それにカラードプラが加わったものだが，必要に応じてMモード，パルス・ドプラも加わる．いずれもその美麗さは一級品で，画像学の基本を忘れていない．各構造物や心腔にはすべてラベルや矢印が付けられていて，心エコー図は初めてという読者も戸惑うことはまったくない．また全章を通じ，抗癌剤の心筋傷害例など含め，日常接するほとんどあらゆる疾患が掲載されており，最後にはこれも他書には見られることのまれな「周術期の心エコー図検査」の章や「心臓周囲の異常」の記載もあり，さらにまた最近脚光を浴びている「血管の異常」も記述されている．

　ワン・ポイント・アドバイス的なコラムには教えられることが多い．

　実地に密着した本書が広い層に迎えられることを期待する．ことに現在勉学中の医師，検査技師の方々には是非一度手にしていただきたいと思う．

Journal of Cardiology（JC）創立編集長
坂本二哉

序　文

　この本は，心エコー図の教科書ではありません．毎日診療に従事している循環器科の医師が，心エコー図検査を診断と治療に用いてきた体験をまとめたものです．

　私達の病院に心エコー図の研修に来られた方々と，心エコー図診断について話し合うようになってから 20 年近くが経過した頃，雑誌に心エコー図の読影について連載することになりました．連載に際しては，研修に来られた方々と問答した内容を中心とし，心エコー図診断に至る過程を初心者の視点で見直すよう心掛けました．連載の内容を整理してまとめたのがこの本です．他院からの依頼を合わせると，心エコー図検査の延べ件数は 20 万件を超えているので，一般病院において遭遇する可能性がある成人の循環器疾患は，ほぼ網羅できたものと思います．

　ここに提示した例には，診断が正しかった例も，後に心エコー図診断の誤りが明らかになった例もあります．どうやって診断に至ったのか，なぜ診断が違っていたのかなどを理解して頂けるよう，実際の画像をできるだけ多く掲載しました．また，研修に来られた方々との問答では，心臓とその周囲の解剖についての質問が多かったので，診断と直接関係のない部分の名称も記入しました．

　実際の心エコー図検査では，心室，心房，弁，血管などの構造ごとに，形態，機能，血流に異常がないかを評価して報告書を作成しています．今回は，疾患別に心エコー図所見を解説するのではなく，実際に心エコー図診断を行う過程に準じて，各構造ごとに正常と異常の見分け方と異常所見の特徴について解説しました．

　心エコー図を自分の仕事にする予定のなかった私が，心エコー図検査に従事するようになったのは，当院で心エコーを始められた藤井諄一先生が途半ばにして病に倒れられたためでした．今まで心エコー図検査を担当してきた方々のうち，藤井先生，大学の同級生岡部昭文先生，福田守人技師はすでに鬼籍に入られました．この本はこれらの方々をはじめとする関係者一同の活動を集積したものです．御読み頂いた方々に，循環器疾患の診断と治療に心エコー図検査をもっと利用してみようと思って頂ければ，私達にとって何よりの幸せです．

　用語や書式の統一されていない原稿を辛抱強く見直し，一冊に纏めて下さった新興医学出版社編集部の渡瀬保弘様，出版を勧めて頂いた新興医学出版社の服部秀夫相談役，熱しにくく冷めやすい私を激励して，途中で投げ出すことを防いで下さいました坂本二哉先生に心より感謝申し上げます．

著　者

目　　次

part. 1　異常と見誤りやすい正常所見 ……………………………………………… 1

- ●構造の見誤り ………………………………………………………………………… 1
  - a）左　室 …………………………………………………………………………… 1
    - ■不適当な断面 ………………………………………………………………… 1
    - ■右室や左室の正常構造物と心室中隔の区別 …………………………… 3
    - ■乳頭筋，肉柱と血栓や腫瘍との見誤り ………………………………… 3
    - ■横隔膜の影響 ………………………………………………………………… 3
  - b）右　室 …………………………………………………………………………… 5
    - ■右室の扁平化 ………………………………………………………………… 5
    - ■右室内構造 …………………………………………………………………… 5
  - c）左　房 …………………………………………………………………………… 5
    - ■肺静脈流入部 ………………………………………………………………… 5
    - ■肺静脈と左心耳の隔壁 ……………………………………………………… 5
    - ■心房中隔 ……………………………………………………………………… 5
  - d）右　房 …………………………………………………………………………… 7
    - ■心外膜面の脂肪 ……………………………………………………………… 7
    - ■ユウスタキオ弁（Eustachian valve） …………………………………… 7
    - ■テベシウス弁（Thebesian valve） ……………………………………… 7
    - ■キアリ網（Chiari's nets） ………………………………………………… 7
    - ■下大静脈流入部 ……………………………………………………………… 8
  - e）大動脈 …………………………………………………………………………… 8
    - ■大動脈起始部 ………………………………………………………………… 8
    - ■ランブル疣贅（Lambl's excrescences） ………………………………… 8
    - ■大動脈解離との鑑別 ………………………………………………………… 9
    - ■心膜液や胸水との鑑別 ……………………………………………………… 9
- ●血流の見誤り ………………………………………………………………………… 9

part. 2　左室機能の評価 ……………………………………………………………… 12

- ●左室肥大の評価 ……………………………………………………………………… 14
- ●左室径の評価 ………………………………………………………………………… 14
- ●左室機能の評価 ……………………………………………………………………… 14
  - a）Mモード法による左室機能の評価 ………………………………………… 14
  - b）断層法による左室機能評価 …………………………………………………… 15
  - c）ドプラ法による左室流出血流の評価 ………………………………………… 16
  - d）組織ドプラ法による左室機能評価 …………………………………………… 17
  - e）ドプラ法による僧帽弁通過血流の評価 ……………………………………… 17
  - f）僧帽弁通過血流速度と僧帽弁輪移動速度による評価 ……………………… 19
  - g）ドプラ法による左房圧，左室拡張終期圧，肺動脈拡張終期圧の推定 …… 19
  - h）ドプラ法による総合的心機能指標（Tei index） …………………………… 19
- ●特徴的な心機能変化 ………………………………………………………………… 20
  - a）収縮性心膜炎における心機能評価 …………………………………………… 20
  - b）心膜液貯留例における心機能評価 …………………………………………… 20
  - c）拘束型心筋症における心機能評価 …………………………………………… 20
- ●左室壁運動の評価 …………………………………………………………………… 22
- ●同期不全の評価 ……………………………………………………………………… 23

part. 3　左室の拡張 ……………………………………………………………… 25

- ●心臓の拡張をともなわない心胸郭比増大 ……………………………… 25
  - a）心臓の位置 …………………………………………………………… 25
  - b）心周囲の脂肪，心膜液など ………………………………………… 25
- ●左室容量負荷 ……………………………………………………………… 30
  - a）弁膜疾患 ……………………………………………………………… 30
    - ■僧帽弁閉鎖不全による左室拡張 ………………………………… 30
    - ■大動脈弁閉鎖不全 ………………………………………………… 31
  - b）短絡疾患 ……………………………………………………………… 31
    - ■動脈管開存 ………………………………………………………… 31
    - ■冠状動脈動静脈瘻 ………………………………………………… 31
    - ■動静脈短絡 ………………………………………………………… 31
  - c）循環血液量の増加 …………………………………………………… 31
- ●左室心筋障害 ……………………………………………………………… 31
  - a）拡張型心筋症 ………………………………………………………… 31
  - b）拡張相の肥大型心筋症 ……………………………………………… 33
  - c）炎症性心筋症（心筋炎，薬剤性心筋症）………………………… 33
  - d）左室心筋緻密化障害 ………………………………………………… 35
  - e）ストレス性心筋症（たこつぼ型心筋症）………………………… 35
  - f）続発性心筋症 ………………………………………………………… 38
  - g）虚血性心疾患 ………………………………………………………… 39
  - h）高血圧 ………………………………………………………………… 39

part. 4　左室の肥大 ……………………………………………………………… 40

- ●左室肥大の診断 …………………………………………………………… 40
- ●肥大型心筋症 ……………………………………………………………… 42
  - a）肥大様式の評価 ……………………………………………………… 42
    - ■心室中隔肥大 ……………………………………………………… 42
    - ■心尖部肥大 ………………………………………………………… 43
    - ■その他の肥大様式 ………………………………………………… 46
  - b）血行動態による評価 ………………………………………………… 46
    - ■左室流出路閉塞（狭窄）………………………………………… 46
    - ■左室中部閉塞 ……………………………………………………… 50
- ●圧や容量負荷により生じる左室肥大 …………………………………… 50
  - a）弁膜疾患 ……………………………………………………………… 50
  - b）高血圧 ………………………………………………………………… 50
- ●その他の心筋症 …………………………………………………………… 50
- ●腫瘍の心転移 ……………………………………………………………… 50

part. 5　右室の異常 ……………………………………………………………… 55

- ●右室の評価 ………………………………………………………………… 55
  - a）右室圧負荷の評価 …………………………………………………… 55
  - b）右室拡張の評価 ……………………………………………………… 57
  - c）右室肥大の評価 ……………………………………………………… 57
- ●右室の異常を生じる疾患 ………………………………………………… 61
  - a）左心系の疾患 ………………………………………………………… 61

　　　　b）呼吸器疾患，肺塞栓症，肺高血圧症 ……………………………………… 61
　　　　c）心室中隔欠損 ……………………………………………………………… 62
　　　　d）心筋症その他 ……………………………………………………………… 65
　　　　e）右室流出路狭窄 …………………………………………………………… 65
　　　　f）肺動脈弁上狭窄 …………………………………………………………… 65
　　　　g）右室二腔症 ………………………………………………………………… 67
　　　　h）右室腫瘤 …………………………………………………………………… 67

part. 6　虚血性心疾患 ……………………………………………………………………… 68

　　●慢性虚血性心疾患の診断 ………………………………………………………… 69
　　　　a）運動負荷心エコー図法 …………………………………………………… 69
　　　　b）薬剤負荷心エコー図法 …………………………………………………… 70
　　●急性冠症候群の診断 ……………………………………………………………… 71
　　●虚血性心疾患の合併症 …………………………………………………………… 72
　　　　a）心室破裂 …………………………………………………………………… 72
　　　　b）仮性心室瘤 ………………………………………………………………… 75
　　　　c）心室中隔穿孔 ……………………………………………………………… 77
　　　　d）僧帽弁閉鎖不全 …………………………………………………………… 78
　　　　e）右室梗塞 …………………………………………………………………… 78
　　　　f）心室瘤 ……………………………………………………………………… 80
　　　　g）左室血栓 …………………………………………………………………… 83
　　　　h）心膜液貯留 ………………………………………………………………… 84

part. 7　心房の異常 ………………………………………………………………………… 86

　　●心房の評価 ………………………………………………………………………… 86
　　　　a）心房形態の評価 …………………………………………………………… 86
　　　　b）心房負荷の評価 …………………………………………………………… 87
　　　　c）短絡の評価 ………………………………………………………………… 89
　　●心房の病変 ………………………………………………………………………… 91
　　　　a）心房血栓 …………………………………………………………………… 91
　　　　　■左房血栓 ………………………………………………………………… 91
　　　　　■右房血栓 ………………………………………………………………… 93
　　　　b）心房腫瘍 …………………………………………………………………… 94
　　　　　■粘液腫 …………………………………………………………………… 94
　　　　　■その他の腫瘍 …………………………………………………………… 94
　　　　c）心房レベルの短絡疾患 …………………………………………………… 94
　　　　d）心房中隔瘤 ………………………………………………………………… 96
　　　　e）卵円孔開存 ………………………………………………………………… 96
　　　　f）三心房心 …………………………………………………………………… 96
　　　　g）心房壁の異常 ……………………………………………………………… 103

【コラム1】負荷心エコー図検査の活用 …………………………………………………… 104

part. 8　僧帽弁の異常 ……………………………………………………………………… 105

　　●僧帽弁の評価 ……………………………………………………………………… 105
　　●僧帽弁腫瘤 ………………………………………………………………………… 107

- ●僧帽弁狭窄 ……………………………………………………………………… 107
  - a）僧帽弁狭窄の評価 ………………………………………………………… 107
  - b）僧帽弁狭窄の原因疾患 …………………………………………………… 109
- ●僧帽弁閉鎖不全 ………………………………………………………………… 111
  - a）僧帽弁閉鎖不全の評価 …………………………………………………… 112
  - b）僧帽弁閉鎖不全の原因疾患 ……………………………………………… 117
    - ■リウマチ性 ……………………………………………………………… 117
    - ■僧帽弁逸脱 ……………………………………………………………… 117
    - ■僧帽弁腱索断裂 ………………………………………………………… 120
    - ■僧帽弁の損傷 …………………………………………………………… 120
    - ■先天性疾患 ……………………………………………………………… 121
    - ■左室拡張 ………………………………………………………………… 121
    - ■左室流出路閉塞 ………………………………………………………… 122

part. 9　大動脈弁の異常 …………………………………………………………… 123

- ●大動脈弁の評価 ………………………………………………………………… 123
- ●大動脈の腫瘍 …………………………………………………………………… 125
- ●大動脈弁狭窄 …………………………………………………………………… 125
  - a）大動脈弁狭窄の評価 ……………………………………………………… 125
    - ■圧較差 …………………………………………………………………… 125
    - ■弁口面積 ………………………………………………………………… 128
    - ■弁抵抗 …………………………………………………………………… 128
  - b）心室，心房の変化 ………………………………………………………… 128
  - c）大動脈弁狭窄の原因疾患 ………………………………………………… 128
    - ■先天性疾患 ……………………………………………………………… 128
    - ■リウマチ性 ……………………………………………………………… 133
    - ■変性（老人性）………………………………………………………… 135
- ●大動脈弁閉鎖不全 ……………………………………………………………… 135
  - a）大動脈弁閉鎖不全の評価 ………………………………………………… 135
  - b）心室心房の変化 …………………………………………………………… 136
  - c）大動脈弁閉鎖不全の原因疾患 …………………………………………… 136
    - ■先天性 …………………………………………………………………… 136
    - ■リウマチ性 ……………………………………………………………… 137
    - ■変　性 …………………………………………………………………… 139
    - ■逸　脱 …………………………………………………………………… 139
    - ■大動脈拡張 ……………………………………………………………… 139
    - ■大動脈弁の短縮，変形 ………………………………………………… 140
    - ■大動脈弁穿孔，瘤，解離 ……………………………………………… 140
- ●大動脈弁周囲の病変 …………………………………………………………… 140
  - a）大動脈弁下狭窄 …………………………………………………………… 140
  - b）大動脈弁上狭窄 …………………………………………………………… 143
  - c）バルサルバ洞動脈瘤 ……………………………………………………… 143

part. 10　三尖弁，肺動脈弁の異常 ……………………………………………… 145

- ●三尖弁疾患 ……………………………………………………………………… 145
  - a）三尖弁狭窄 ………………………………………………………………… 145
  - b）三尖弁閉鎖不全 …………………………………………………………… 145
  - c）エプスタイン病 …………………………………………………………… 147
- ●肺動脈弁疾患 …………………………………………………………………… 152

　　　　a）肺動脈弁狭窄 ……………………………………………… 152
　　　　b）肺動脈弁閉鎖不全 …………………………………………… 152

【コラム②】記録方法について …………………………………………………… 153

part. 11　感染性心内膜炎 ……………………………………………… 154
　　●感染性心内膜炎の発生と分類 ………………………………………… 154
　　●感染性心内膜炎の心エコー図検査 …………………………………… 162
　　●疣贅の診断 ……………………………………………………………… 166
　　　　a）疣贅の特徴 …………………………………………………… 166
　　　　b）疣贅の重症度評価 …………………………………………… 167
　　●その他の病変 …………………………………………………………… 167
　　●人工弁やペースメーカーなどの感染 ………………………………… 169

【コラム③】正常と異常 …………………………………………………………… 170

part. 12　人 工 弁 ……………………………………………………… 171
　　●人工弁の心エコー図検査 ……………………………………………… 171
　　●生体弁 …………………………………………………………………… 175
　　　　a）生体弁の種類と機能評価 …………………………………… 175
　　　　b）生体弁の機能障害 …………………………………………… 175
　　●機械弁 …………………………………………………………………… 175
　　　　a）機械弁の種類と機能評価 …………………………………… 175
　　　　b）機械弁の機能障害 …………………………………………… 175

【コラム④】問診と診察 …………………………………………………………… 182

part. 13　周術期の心エコー図検査 ………………………………… 183
　　●術前の情報収集 ………………………………………………………… 183
　　　　a）弁　輪 ………………………………………………………… 183
　　　　b）僧帽弁 ………………………………………………………… 185
　　　　c）大動脈 ………………………………………………………… 185
　　　　d）左室流出路 …………………………………………………… 186
　　●手術の評価 ……………………………………………………………… 186
　　　　a）周術期心エコー図検査 ……………………………………… 186
　　　　b）左室壁運動 …………………………………………………… 187
　　　　c）人工弁 ………………………………………………………… 187
　　　　d）弁形成 ………………………………………………………… 187
　　　　e）血　栓 ………………………………………………………… 187
　　　　f）心臓周囲 ……………………………………………………… 187
　　　　g）軽度の異常 …………………………………………………… 187

part. 14	心臓周囲の異常	190
	●心嚢，心膜の病変	190
	●心臓周囲の異常構造	194
part. 15	血管の異常	202
	●動脈疾患	202
	a）動脈を観察する際の注意	202
	b）動脈瘤	202
	c）解離性大動脈瘤	202
	■解離性大動脈瘤の分類	203
	■真腔と偽腔の判別	205
	■真腔と偽腔の血流状態	205
	d）その他の動脈病変	206
	■動脈硬化	206
	■頸動脈狭窄	206
	■腎動脈狭窄，腎梗塞	207
	■仮性動脈瘤	207
	■動静脈瘻	210
	■胸郭出口症候群	210
	■鎖骨下動脈盗血症候群	212
	■大動脈狭窄	212
	e）肺動脈疾患	214
	●静脈疾患	214
	a）静脈の観察	214
	b）静脈血栓	214
	■深部静脈血栓	214
	■その他の静脈血栓	217
	c）静脈瘤	217
	d）静脈弁機能不全，不全交通枝（穿通枝）	217
図表索引		219

《略号表》

本文図中の略語は右表の通りです．

LV	左室	AAo	上行大動脈	AV	大動脈弁
LVPW	左室後壁	DAo	下行大動脈	RCC	右冠尖
IVS	心室中隔	MPA	主肺動脈	LCC	左冠尖
RV	右室	RPA	右肺動脈	NCC	無冠尖
LA	左房	LPA	左肺動脈	MV	僧帽弁
RA	右房	SVC	上大静脈	AML	僧帽弁前尖
		IVC	下大静脈	PML	僧帽弁後尖
				TV	三尖弁

part. 1
異常と見誤りやすい正常所見

　心エコー図診断の誤りには超音波の限界によるやむを得ない誤りもあるが，記録方法が不適当であったり，正常構造や正常血流を異常と考えたために生じる誤りも少なくない．心エコー図検査で異常を指摘されたが実際には異常ではなかった症例を呈示し，見誤りの原因について解説する．

●構造の見誤り
　構造を見誤る原因には，不適当な断面設定のほかに記録者の思い込みがある．異常と考えた構造の全体像を，断面を変えて多方向から観察するとともに，周囲の構造との関係を観察することが必要である．異常と考えた構造を含む断面だけではなく，診断に関係ないと思っても基本的な画像をすべて記録して総合的に評価する習慣をつけておけば，見誤りの多くは避けることができる．

a）左　室
■不適当な断面
　正しい傍胸骨長軸像では，原則として左室心尖部は記録されない．標準的な傍胸骨長軸像で左室

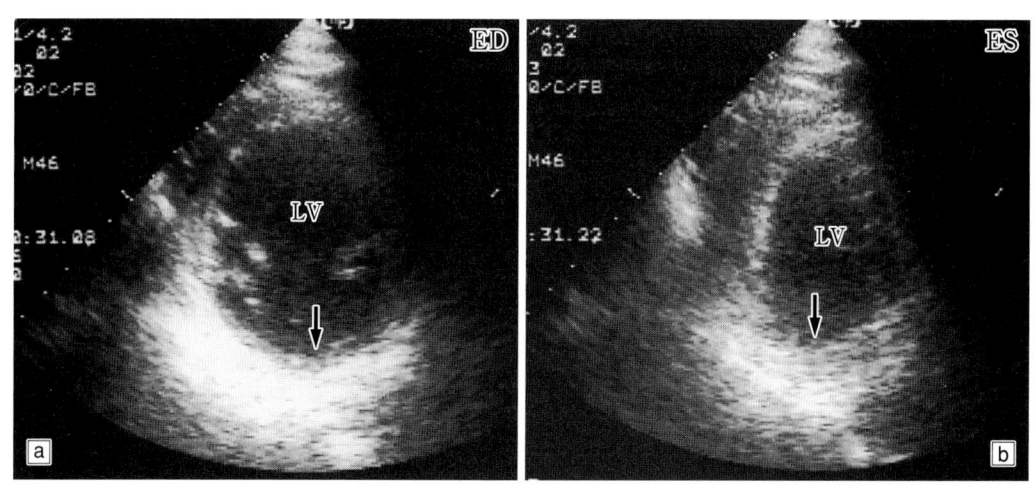

図1-1　不適当な左室短軸像
　左室が斜めに記録されており，前後に長い楕円形になっている．下壁と考えられる部分（矢印）の収縮運動が低下してるように見えるのは，下壁と見えている部分が本来壁運動を示さない僧帽弁輪付近であるためである．拡張終期像 a と収縮終期像 b．

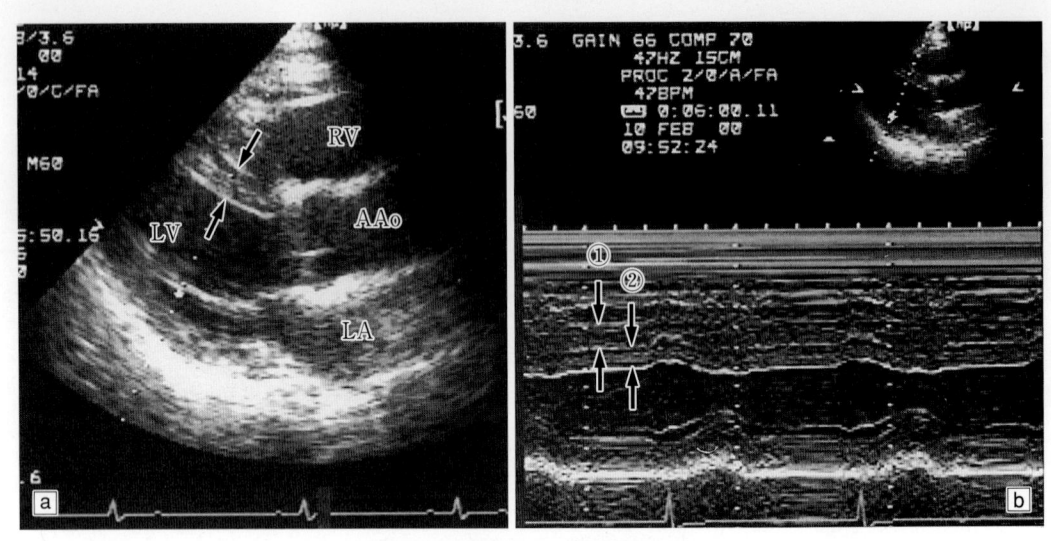

図1-2 左室肉柱と心室中隔の区別

傍胸骨長軸像 a で心室中隔の左室側に仮性腱索（矢印）が認められる．
断層像の点線の位置で記録したMモード像 b では心室中隔（矢印①）と仮性腱索（矢印②）が一体になって記録されるため，心室中隔の肥大と見誤らないように注意が必要である．

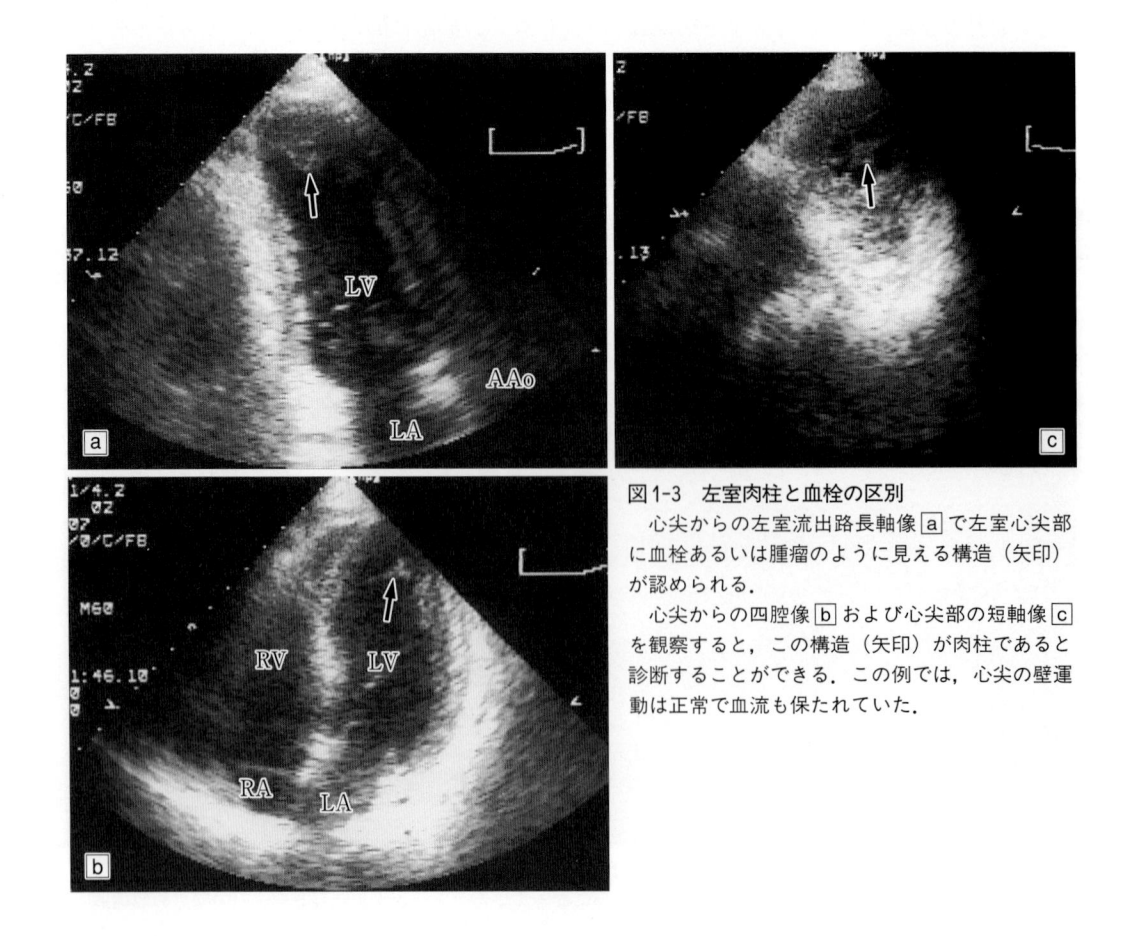

図1-3 左室肉柱と血栓の区別

心尖からの左室流出路長軸像 a で左室心尖部に血栓あるいは腫瘤のように見える構造（矢印）が認められる．
心尖からの四腔像 b および心尖部の短軸像 c を観察すると，この構造（矢印）が肉柱であると診断することができる．この例では，心尖の壁運動は正常で血流も保たれていた．

2　part.1　異常と見誤りやすい正常所見

心尖が記録されているように見えていれば，正しい長軸からずれていると考えたほうがよい．このような記録は心尖部の病変を見落としたり，左室壁が斜めに記録され壁厚を過大評価する原因となる．

　心尖からの長軸像は可能な限り心尖に近い部分に探触子を当てて記録するが，それでも真の心尖からの記録になっていない場合もあることを念頭におく必要がある．

　短軸が斜めになっていると左室が前後（画面の上下）に長い楕円形となる．このような記録では，前壁と下壁のレベルがずれているため壁運動や壁厚の分布を誤る原因となる．また，僧帽弁近くでは僧帽弁輪や左房壁を下壁と見誤り，左室下壁の壁厚が減少し壁運動が低下していると誤診することもある（図1-1）．正しい左室短軸像では左室が円形となるが，胸郭の前後径が減少していれば正常でも横に長い楕円形になることがある．

■右室や左室の正常構造物と心室中隔の区別

　心室中隔と，これに接する仮性腱索，肉柱，中隔帯（septal band）などの左室や右室の正常構造物が一体として記録されると，心室中隔の肥大と見誤ることがある．長軸断面を移動させたり短軸断面を記録して，心室中隔と肉柱などの位置関係を把握することが重要である．Mモード像では，真の心室中隔は壁厚が収縮期に増加し拡張期に減少するのに対し，肉柱などに相当する部分の壁厚はほとんど変化を示さない（図1-2）．

■乳頭筋，肉柱と血栓や腫瘍との見誤り

　乳頭筋，肉柱，仮性腱索などが血栓や腫瘍のように見えることがある．長軸像と短軸像を組み合わせて，問題となった構造の広がりと位置関係を評価することが重要である．血栓と考えた構造付近の壁運動が正常であったり，カラードプラ法でその構造の周囲に十分な血流信号を認める場合には，血栓である可能性は低い（図1-3）．

■横隔膜の影響

　心臓が横位になっている場合のように左室下壁から下壁中隔が横隔膜により圧迫されていると，拡張運動が妨げられ，心内膜面の運動が減少し，ときには dyskinesis に見えることもある．特に，食後の記録で胃が膨満している場合にこのような状況になりやすい．心内膜面の動きのみで局所壁運動を評価すると左室壁運動が低下していると判断してしまうが，収縮にともなって壁厚が増加することや，隣り合った肉柱同士が接近することに注目すれば本来の壁運動を評価することができる（図1-4）．

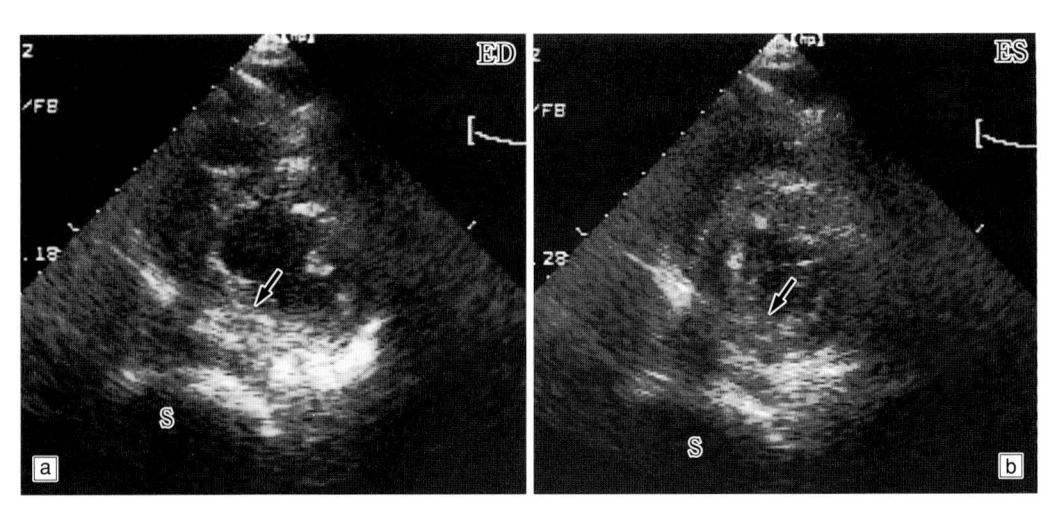

図1-4　横隔膜面による左室下壁の拡張制限
　昼食直後の記録であり，胃（S）が拡張している．横隔膜面により下壁から下壁中隔（矢印）の拡張運動が制限され，拡張期に下壁から下壁中隔が左室内腔方向に向かう．そのため，動画で心内膜面の動きを見ると，収縮期に外に向かう dyskinesis に見える．収縮期にこの部分の壁厚が正常に増加することに注目すると，見誤りは避けられる．拡張終期像 a と収縮終期像 b．

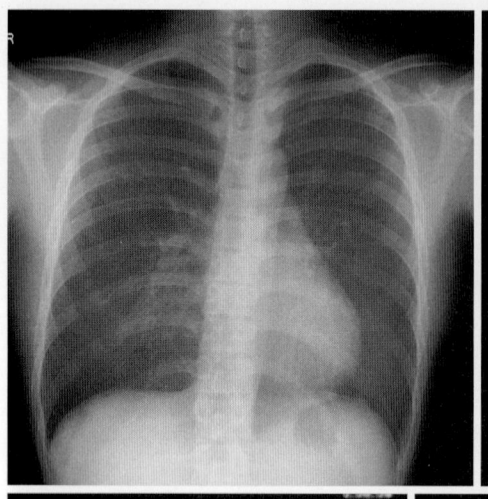

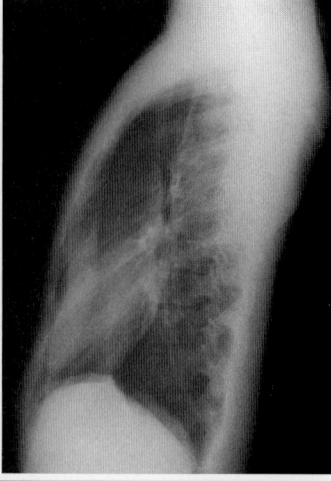

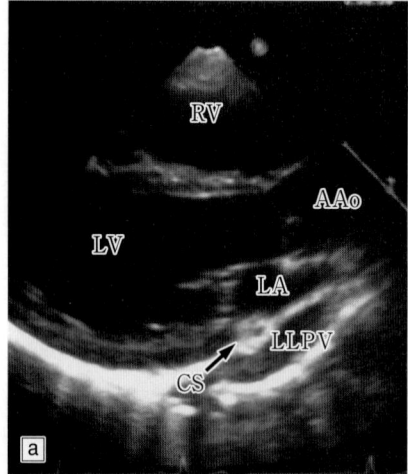

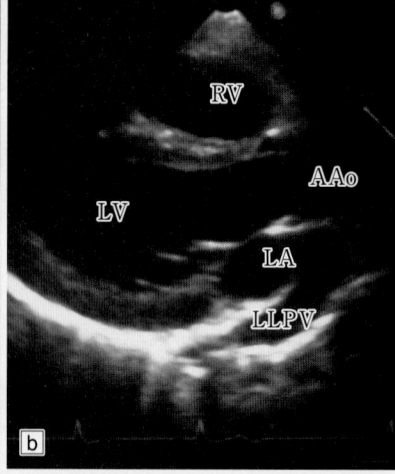

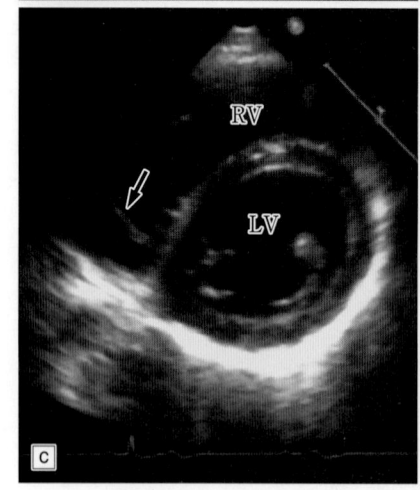

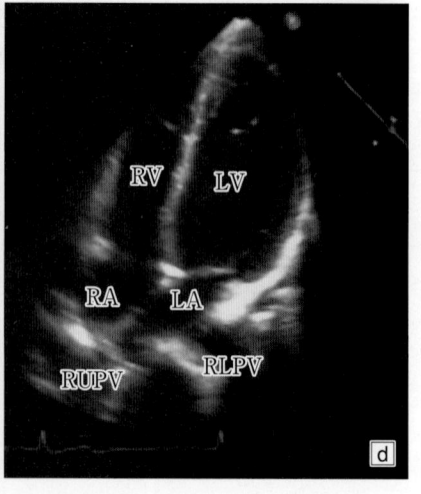

図1-5 胸郭による心臓の圧迫

 胸部X線写真側面像で，漏斗胸と直背のため胸郭の前後径が減少している．

 拡張終期の傍胸骨長軸像 a では，左房が後方から圧迫されている．左房の後方には左下肺静脈が観察される．収縮期像 b では，左下肺静脈が左房に開口していることがわかる．

 腱索レベルの拡張終期左室短軸像 c では，右室が扁平化しており，左室において心室中隔の占める割合が増加している．右室には三尖弁の一部が認められる（矢印）．

 拡張終期における心尖からの四腔像 d では，両心室が長軸方向に細長いことがわかる．右室の拡張は認められない．

 LLPV：左下肺静脈，RUPV：右上肺静脈，RLPV：右下肺静脈，CS：冠静脈洞．

part.1　異常と見誤りやすい正常所見

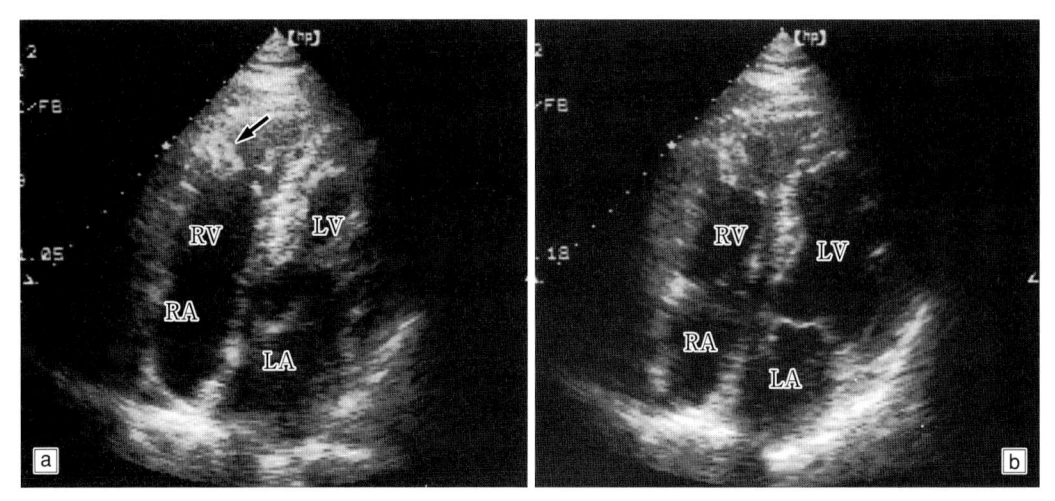

図1-6 右室調節帯（moderator band）
心尖からの四腔像 a で右室前壁に腫瘤様の構造（矢印）が観察される．
断面を移動させると（b）この構造が右室前壁と心室中隔に連続しており，調節帯であることがわかる．

b）右 室

■右室の扁平化

漏斗胸や直背のように胸郭の前後径が減少している例では，右室が前後に圧迫されて扁平となり，右室拡張と見誤ることがある．心房中隔欠損例などの右室容量負荷例と異なり右室の前後径は増大しない．左房の扁平化をともなうことが多く，ときには左室も前後に扁平化することがある（図1-5）．胸郭による心臓の変形の有無を判断するためには胸部X線写真側面像が役立つ．

■右室内構造

右室は肉柱が発達しており，中隔帯や調節帯（moderator band）などの柱状の構造もある．これらの構造の位置や形態を理解していなければ，右室内血栓や腫瘍と見誤ることがある（図1-6）．

c）左 房

■肺静脈流入部

傍胸骨長軸像で左房の後方から異常血管が流入しているように見えたり，左房が隔壁で二分された三心房心であるように見えることがある．これは，肺静脈の流入部である．胸郭が前後に扁平化しており，左房が後方から椎骨により圧迫されている例によくみられる所見である（図1-5）．

■肺静脈と左心耳の隔壁

肺静脈と左心耳の隔壁が腫瘍に見えることがある．特にこの部分に脂肪が沈着している場合には

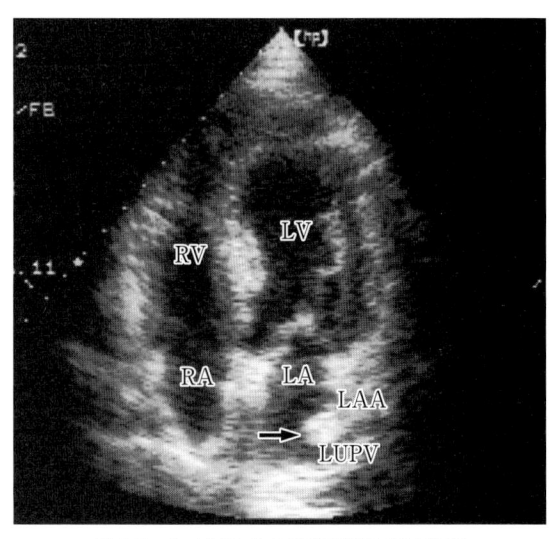

図1-7 左心耳と左上肺静脈流入部の隔壁
左心耳（LAA）と左上肺静脈（LUPV）流入部の境界は心膜が左房内へ陥入した構造となっている．この部分に脂肪が沈着するとこの例のように腫瘤様に見えることがある（矢印）．

エコー輝度が高くなり，血栓や腫瘍との鑑別が必要となる．確認のためには経食道エコー図検査が役立つが，この構造を理解していないと経食道エコー図でも腫瘍と見誤ることがある（図1-7）．

■心房中隔

心房中隔が滑らかな平面や球面を形成するとは限らない．一部が左房側や右房側に突出すると，

part.1 異常と見誤りやすい正常所見　5

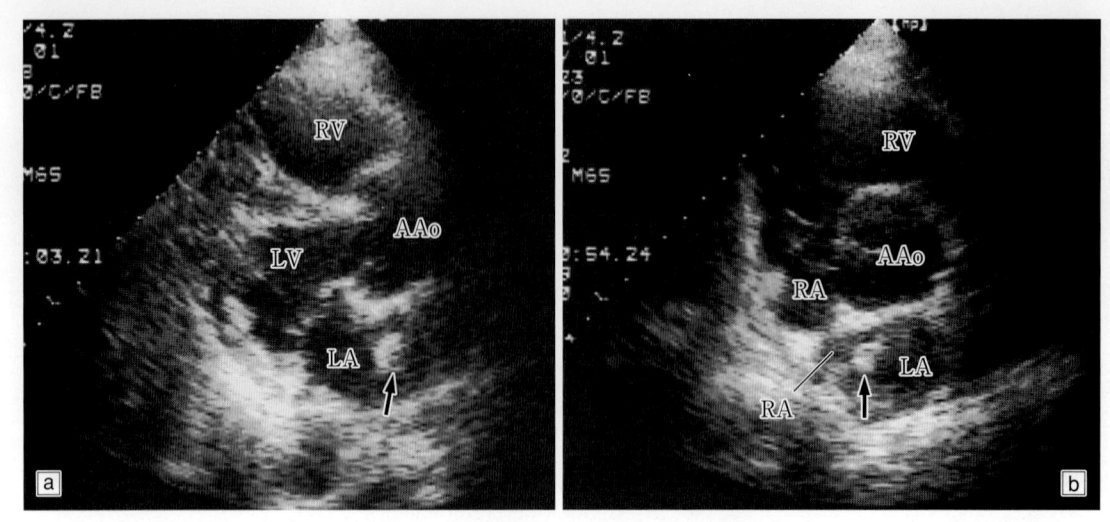

図1-8 左房腫瘤のように見える心房中隔

傍胸骨長軸像（真の長軸ではない）@a において左房内にエコー輝度が高い腫瘤様構造（矢印）が認められる．可動性はなかった．
上行大動脈の短軸像 @b を記録すると右房の一部が大動脈と左房の間に陥入しており，心房中隔の一部（矢印）が長軸像で腫瘤様に観察されていたことがわかる．

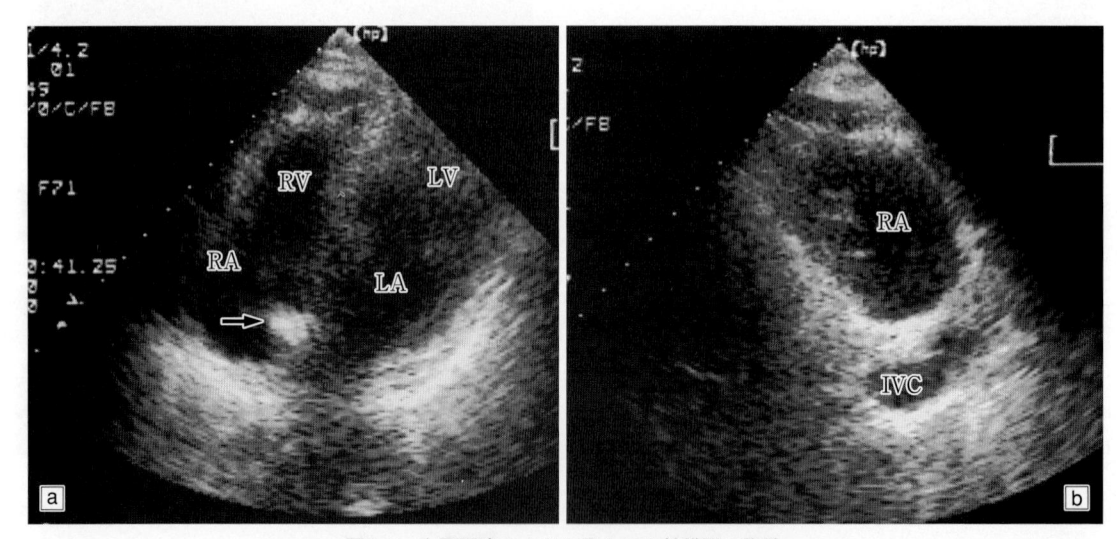

図1-9 右房腫瘤のように見える心外膜面の脂肪

心尖からの四腔像（正しい四腔像ではない）@a で心房中隔の右房側にエコー輝度の高い腫瘤様構造（矢印）が認められる．
下大静脈流入部に移動させた断面 @b を記録すると下大静脈流入部付近の心外膜面に沈着した脂肪である可能性が高いことがわかる．

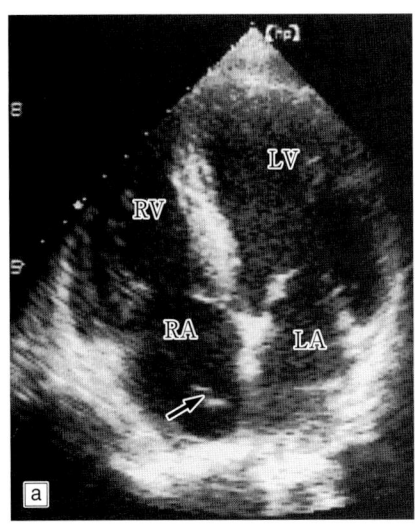

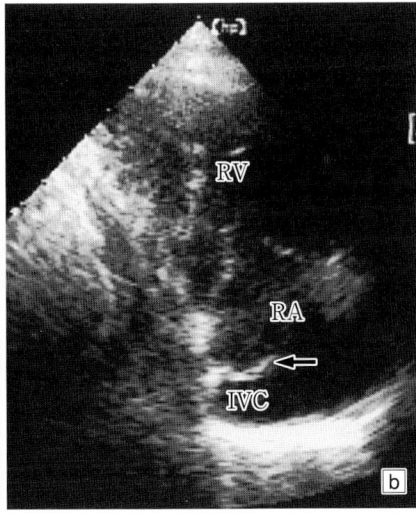

図1-10 ユウスタキオ弁
心尖からの四腔像 a で，右房に可動性に富む紐状の構造（矢印）が認められる．
右室流入路像 b で下大静脈流入部を記録するとこの構造が下大静脈流入部に付着する弁状の構造（矢印）であることがわかる．

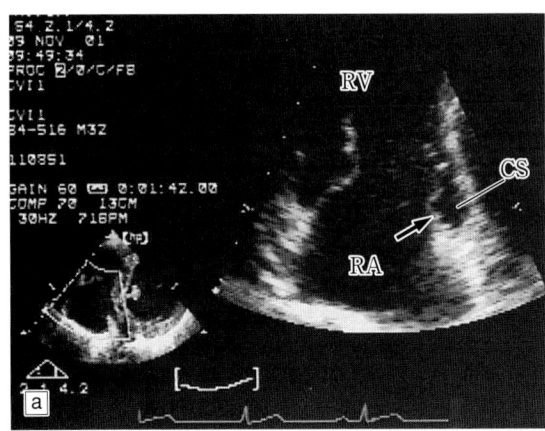

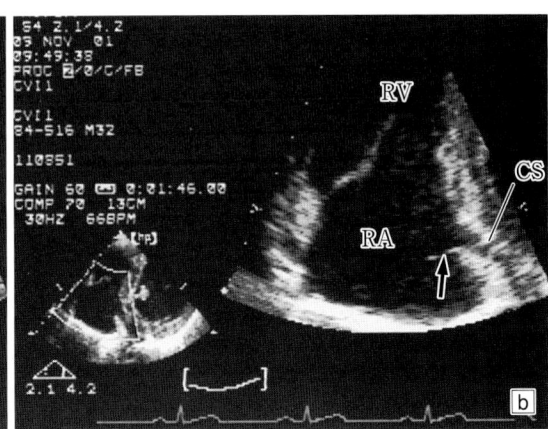

図1-11 テベシウス弁
冠静脈洞（CS）開口部にテベシウス弁が紐状に記録される（矢印）．三尖弁と同様の運動を示している（ a b ）．

特に長軸像でその壁が腫瘤様に見えることがある（図1-8）．長軸像を移動させたり短軸像と組み合わせるとこれらの誤りは避けられる．

d）右　房
■心外膜面の脂肪
下大静脈流入部や三尖弁輪付近の心外膜面に沈着した脂肪がエコー輝度の高い腫瘤のように見えることがある（図1-9）．脂肪が沈着しやすい部分であることを知っていないと，確認のために行った経食道エコー検査でも腫瘤と見誤ることがある．

■ユウスタキオ弁（Eustachian valve）
下大静脈が右房に流入する部位に認められる心内膜からなるひだ状構造である（図1-10）．この部分に認められた可動性の構造が下大静脈内に続いている場合は，腹部臓器の腫瘍から生じた腫瘍血栓などの可能性を考えなければならない．

■テベシウス弁（Thebesian valve）
冠静脈洞が右房に流入する部分に認められる心内膜からなるひだ状構造である（図1-11）．三尖弁と近接しているので，三尖弁の疣贅と見誤らないよう注意が必要である．ユウスタキオ弁と同じく，異常所見ではない．

■キアリ網（Chiari's nets）
胎生期に存在する偽中隔の遺残である．不規則な動きを示す網状の構造で，心機能に影響はない

part.1 異常と見誤りやすい正常所見

が，カテーテル操作の妨げとなる場合があることが報告されている（図1-12）．ユウスタキオ弁やテベシウス弁よりはるかに頻度は低く，心エコー図でキアリ網と診断されている構造は，実際にはテベシウス弁やユウスタキオ弁である場合が多い．キアリ網と診断するためには下大静脈や冠静脈洞の流入部を記録し，テベシウス弁やユウスタキオ弁ではないことを確認する必要がある．ユウスタキオ弁やテベシウス弁は，僧帽弁などと同様に断層像では連続した構造として記録されるが，キアリ網は不連続な糸状あるいは点状構造が点在する像として記録される．

■下大静脈流入部

下大静脈と右房の位置関係には個体差があり，下大静脈の一部が嚢様に見えたり，腫瘤のように見えることがある（図1-13, 14）．四腔像，右室流入路像，大動脈弁レベルの短軸像，肋骨弓下からの記録などで下大静脈の走行と下大静脈血流を観察すれば正しく診断することができる．

e）大動脈
■大動脈起始部

四腔像で，大動脈起始部の一部が心房中隔内の嚢状構造に見えることがある（図1-15）．断面を五腔像へと移動させて左室と大動脈の関係を確認すれば，誤りは避けられる．

■ランブル疣贅（Lambl's excrescences）

感染所見がないにもかかわらず大動脈弁に可動性に富むエコー輝度の低い紐状の構造を認めることがある．これはランブル疣贅と呼ばれる結合織からなる構造で，動脈硬化のある弁に認められることがある（図1-16）．感染性心内膜炎に認められる疣贅とはまったく別である．塞栓源になりうる

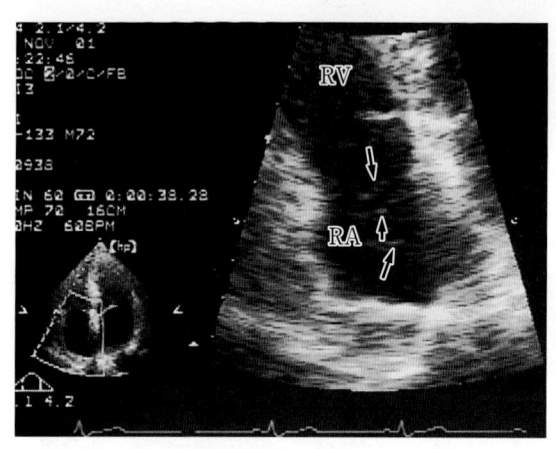

図1-12　キアリ網
右房内に不規則な網状構造が認められ，不規則な動きを示す（矢印）．診断にはユウスタキオ弁やテベシウス弁ではないことを確認することが必要である．

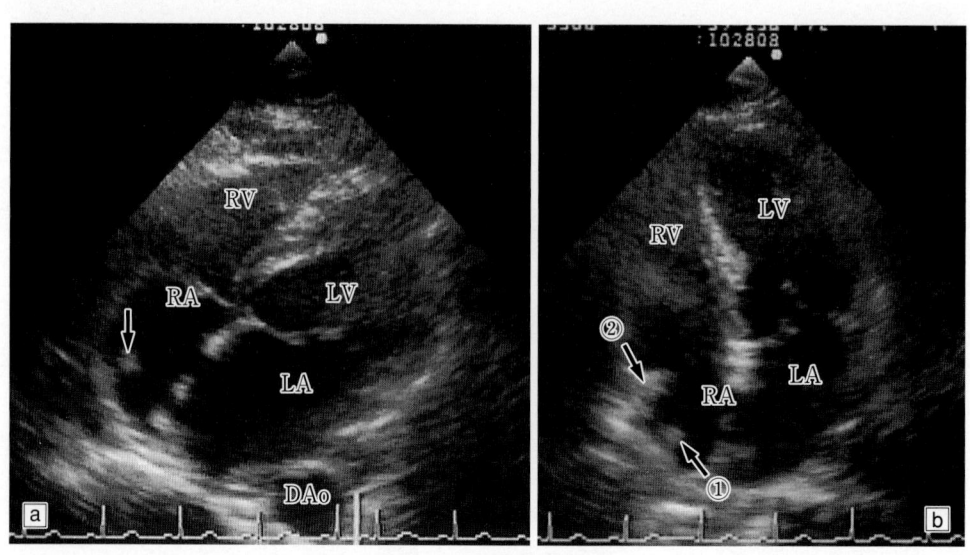

図1-13　下大静脈流入部
剣状突起下付近からの四腔像 a で右房に認められる腫瘤様構造（矢印）は，下大静脈流入部の壁の一部である．心尖からの四腔像 b では下大静脈流入部（矢印①）のほかに三尖弁輪の脂肪（矢印②）も腫瘤様に見える．

part.1　異常と見誤りやすい正常所見

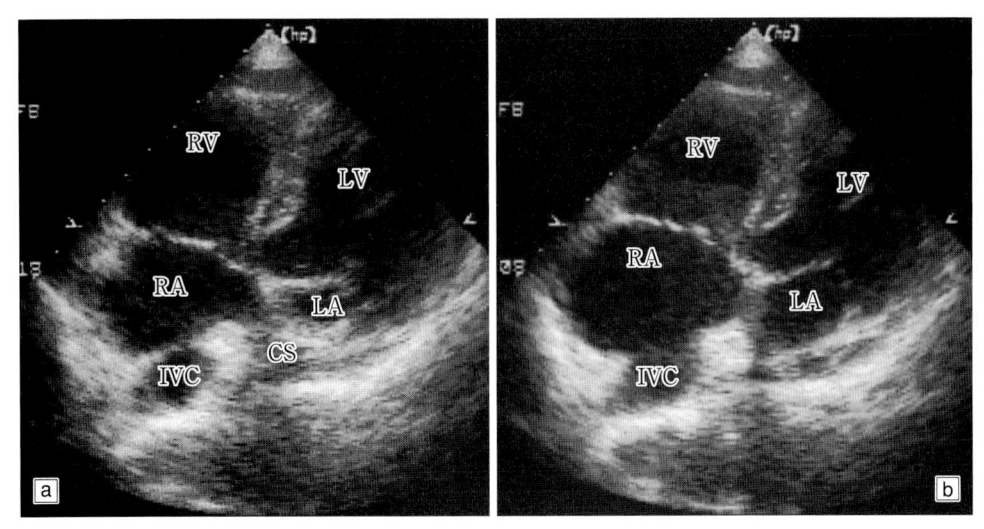

図1-14 下大静脈流入部
傾いた四腔像 a で下大静脈流入部が右房後方の管腔あるいは嚢胞のように見える．
断面を移動させると（ b ）これが下大静脈流入部であることがわかる．
CS：冠静脈洞．

とされているが，通常は手術の対象とはならない．明らかな腫瘤の形態を示す場合は，乳頭状弾性線維腫の可能性がある．乳頭状弾性線維腫は塞栓症の原因となる可能性が高く手術の対象となるが，両者の鑑別は必ずしも容易ではない．

■大動脈解離との鑑別

上行大動脈の長軸像で，大動脈の後方に大動脈と平行する間隙が認められ，大動脈解離と見誤ることがある．このような間隙は心膜液の貯留である場合もあるが，心房中隔が左房側に張り出し，大動脈と左房の間に右房の一部が記録されている場合もある（図1-17）．大動脈弓から下行大動脈にかけての解離性大動脈瘤は経食道エコー図で確認できるが，上行大動脈の解離性大動脈瘤の心エコー図診断は困難な場合が多く，偽陽性，偽陰性ともに少なくない．上行大動脈の前方に認められる右冠動脈起始部を解離と見誤ることもある（図1-17）．

■心膜液や胸水との鑑別

下行大動脈が左室後方の間隙のように見えることがあり，心膜液や胸水の貯留や嚢胞様構造と見誤ることがある（図1-18）．血流の有無を確認するとともに，短軸断面を移動させたり，短軸から長軸へ軸を回転させれば大動脈であることが確認される．

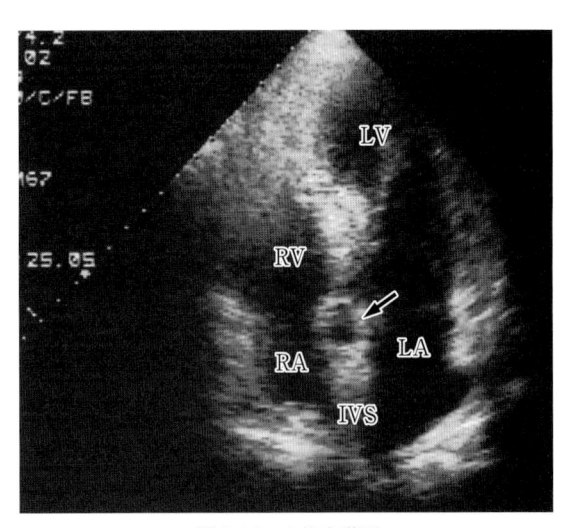

図1-15 上行大動脈
心尖部からの四腔像で上行大動脈起始部の一部が心房中隔内の嚢胞様に見える（矢印）．

●血流の見誤り

血流の見誤りの多くはカラードプラ像で目立つ血流に目を奪われることにより生じる．血流の広がりを評価することも重要であるが，血流がどこから生じているかを確認するとともに，パルスドプラ法や連続波ドプラ法で血流の方向，時相，流速，血流パターンを確認すれば血流の見誤りの大

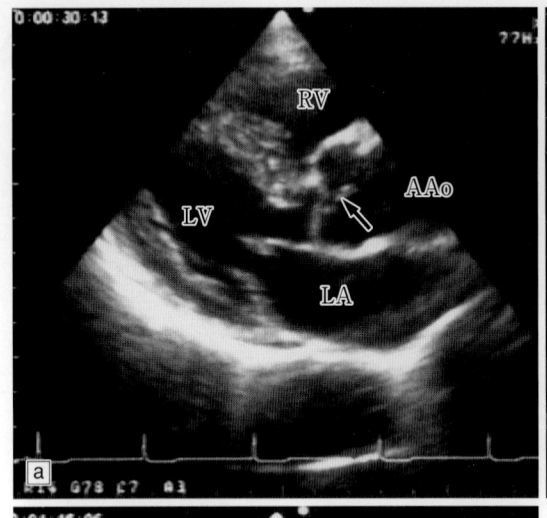

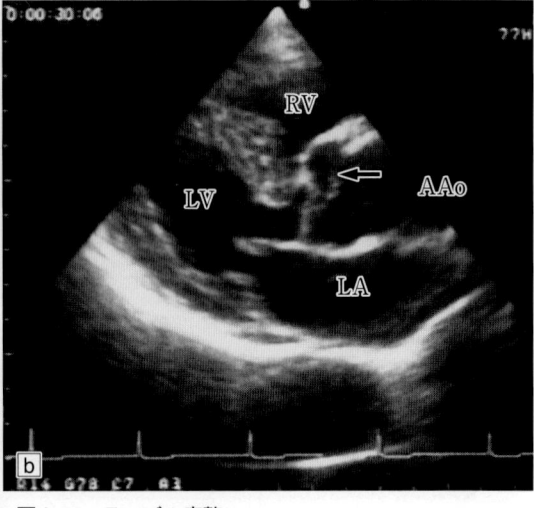

図1-16 ランブル疣贅

拡張期における傍胸骨長軸像 a b で，大動脈弁に付着し，可動性に富む糸状の構造（矢印）が認められる．大動脈弁短軸像 c では無冠尖辺縁に付着部（矢印）があるが，糸状構造であるため付着部を短軸像で確認することは困難な場合が多い．

ランブル疣贅と小さな乳頭状弾性線維腫は，形態的に区別しにくい．乳頭状弾性線維腫は弁のどの部分にも生じるのに対し，ランブル疣贅は弁と弁の接合部（line of closure）に生じるので，付着部位を確認することは鑑別に役立つ．

多数は避けられる．比較的多くみられる誤りには以下のようなものがある．

下大静脈から右房に流入する血流が心房中隔で折り返す例では，折り返した下大静脈からの血流が心房中隔を通過しているように見え，心房中隔欠損と見誤ることがある．血流の分布を確認するとともに subxyphoid view で心房中隔に垂直な断面を記録し，心房中隔を通過する血流があるか否かを観察すればこの誤りは避けられる．

傍胸骨長軸像のカラードプラ記録で，三尖弁通過血流（拡張期血流）を心室中隔流出路欠損による左室流出路から右室に向かう血流（収縮期血流）と見誤っている例が少なくない．血流の時相や流速に注目すれば避けられる誤りである．

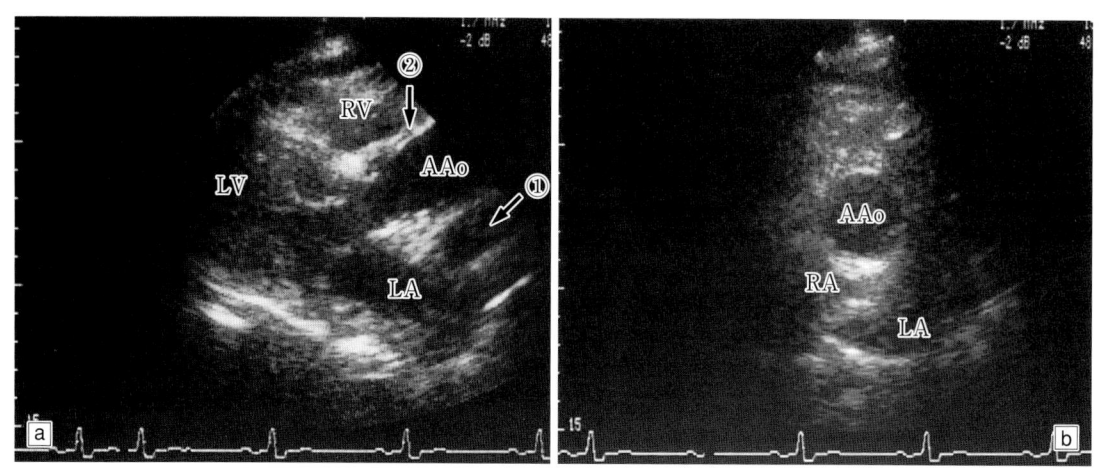

図1-17 上行大動脈解離様に見える正常構造

傍胸骨長軸像 a で，上行大動脈の後方に間隙（矢印①）が認められ，大動脈解離と見誤ることがある．
上行大動脈の短軸像 b を記録すると，左房と上行大動脈の間に右房が陥入しており，長軸像で大動脈後方の解離腔のように見えた構造が右房の一部であることがわかる．
上行大動脈前方に認められる間隙（矢印②）は右冠動脈入口部でこれも解離と見誤ることがある．

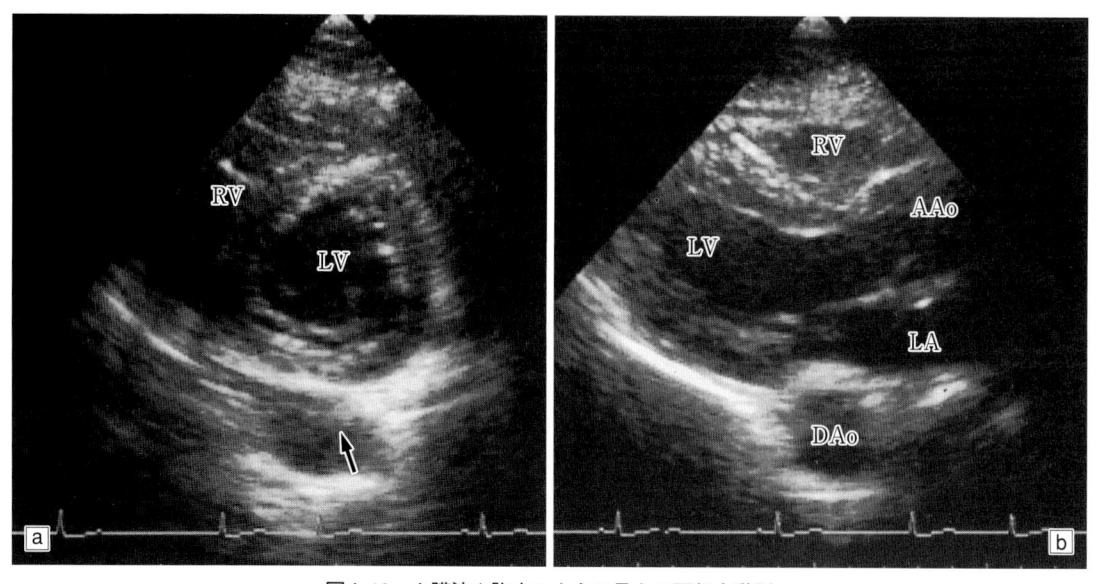

図1-18 心膜液や胸水のように見える下行大動脈

左室短軸像 a で，左室後方にスペース（矢印）が認められる．この構造は短軸断面を移動させると消失する．
断面を傍胸骨長軸像 b に移動させると，この構造が下行大動脈であることがわかる．

part.1 異常と見誤りやすい正常所見　11

左室機能の評価

part. 2

　心エコー図法により得られる重要な情報の一つは左室機能である．左室機能に関する情報を診断と治療に生かすためには，左室全体としての機能だけでなく，局所的な壁厚や壁運動の異常や，壁運動の時相なども評価しなければならない．左室機能障害の重症度評価には，左房や右心系の評価も不可欠である．

　心機能を評価するための指標にはさまざまなものがあるが，記録や計測に時間がかかるものや，結果の解釈が一定していないものもある．日常臨床の場では，通常の記録から得られ，解釈や意義が確立している情報を活用するのが適当である．表 2-1 から表 2-4 におもな計測値や指標の正常範囲を示す．

表 2-1　左室計測値の年齢・身長別正常値（男性）

年齢	<40		40≦ <60		≧60	
身長（cm）	≦170	>170	≦170	>170	≦170	>170
心室中隔壁厚（mm）	7〜11	7〜11	7〜11	7〜12	7〜11	7〜12
左室後壁壁厚（mm）	7〜11	8〜11	7〜11	7〜11	7〜11	7〜11
左室拡張終期径（mm）	41〜54	43〜55	40〜53	40〜54	37〜54	43〜56
左室収縮終期径（mm）	24〜37	25〜38	22〜35	22〜37	20〜36	24〜36
左室流出路径（mm）	19〜25	20〜27	19〜26	19〜26	19〜24	18〜26
相対壁厚	0.27〜0.49	0.26〜0.47	0.28〜0.49	0.29〜0.50	0.28〜0.53	0.25〜0.47
左室心筋量（g）	104〜234	115〜238	90〜228	108〜247	105〜213	117〜239
左室心筋量/体表面積（g/m^2）	64〜136	66〜128	56〜134	60〜133	64〜127	72〜123
左室拡張終期容量（ml）	75〜137	84〜143	66〜133	70〜140	55〜136	79〜148
左室収縮終期容量（ml）	18〜54	20〜58	14〜49	15〜54	9〜50	18〜52
左室1回拍出量（Mモード法）（ml）	37〜93	53〜96	43〜96	48〜93	40〜91	56〜101
左室1回拍出量（ドプラ法）（ml）	49〜89	51〜105	44〜101	52〜96	51〜94	60〜122
左室駆出時間（s）	0.26〜0.34	0.26〜0.34	0.27〜0.35	0.27〜0.34	0.29〜0.35	0.25〜0.37
左室駆出率（%）	53〜79	53〜79	56〜81	55〜80	56〜83	59〜79
左室内径短縮率（%）	26〜47	27〜46	28〜49	28〜47	28〜50	32〜47
左室平均円周短縮速度（circ/s）	0.79〜1.55	0.83〜1.52	0.90〜1.59	0.90〜1.62	0.78〜1.67	0.94〜1.63

表 2-2 左室計測値の年齢・BMI 別正常値（男性）

年齢	<40		40≦ <60		≧60	
BMI	≦23	>23	≦23	>23	≦23	>23
左室駆出率（％）	52〜78	57〜79	56〜78	55〜82	58〜81	56〜82
左室内径短縮率（％）	26〜46	29〜47	29〜46	28〜50	31〜48	28〜50
左室平均円周短縮速度（circ/s）	0.80〜1.56	0.87〜1.44	0.97〜1.55	0.85〜1.65	0.88〜1.64	0.83〜1.66

表 2-3 左室計測値の年齢・身長別正常値（女性）

年齢	<40		40≦ <60		≧60	
身長（cm）	≦155	>155	≦155	>155	≦155	>155
心室中隔壁厚（mm）	6〜10	6〜10	6〜10	6〜11	8〜11	7〜11
左室後壁壁厚（mm）	6〜10	6〜10	6〜10	6〜11	7〜11	7〜11
左室拡張終期径（mm）	37〜52	36〜53	37〜49	37〜51	34〜48	37〜52
左室収縮終期径（mm）	21〜35	21〜34	19〜32	20〜34	19〜30	20〜35
左室流出路径（mm）	17〜23	17〜23	16〜22	18〜23	16〜21	16〜22
相対壁厚	0.26〜0.46	0.26〜0.46	0.27〜0.51	0.27〜0.51	0.32〜0.56	0.26〜0.54
左室心筋量（g）	71〜177	57〜181	73〜174	73〜198	81〜192	97〜190
左室心筋量/体表面積（g/m²）	54〜118	41〜116	54〜118	49〜126	58〜132	63〜120
左室拡張終期容量（ml）	56〜128	52〜125	54〜113	54〜123	45〜109	54〜129
左室収縮終期容量（ml）	12〜47	12〜46	9〜40	10〜44	8〜33	10〜48
左室 1 回拍出量（M モード法）（ml）	40〜85	34〜85	38〜80	37〜86	33〜80	36〜90
左室 1 回拍出量（ドプラ法）（ml）	40〜79	33〜85	50〜76	44〜81	48〜81	43〜80
左室駆出時間（s）	0.26〜0.36	0.27〜0.35	0.28〜0.35	0.28〜0.36	0.27〜0.38	0.26〜0.36
左室駆出率（％）	57〜80	56〜79	58〜84	56〜84	62〜84	52〜85
左室内径短縮率（％）	29〜48	28〜47	29〜52	29〜51	32〜52	26〜52
左室平均円周短縮速度（circ/s）	0.91〜1.37	0.91〜1.43	0.92〜1.67	0.92〜1.57	0.96〜1.62	0.93〜1.75

表 2-4 左室計測値の年齢・BMI 別正常値（女性）

年齢	<40		40≦ <60		≧60	
BMI	≦21	>21	≦21	>21	≦21	>21
左室駆出率（％）	56〜78	57〜80	57〜85	57〜83	55〜86	60〜84
左室内径短縮率（％）	28〜46	29〜48	29〜52	29〜50	27〜53	31〜52
左室平均円周短縮速度（circ/s）	0.90〜1.43	0.96〜1.37	0.93〜1.66	0.92〜1.58	1.04〜1.57	0.92〜1.70

- M モード法による左室容積（V（ml））の計算（Teichholz の式）
  $V = 7 \times L^3 / (2.4 + L)$.
  L（cm）＝左室内径
- M モード法による左室心筋量（LVM（g））の計算（Devereux の式）
  $LVM = 1.04 \times \{(IVS + LVPW + LVDd)^3 - LVDd^3\} - 13.6$
  IVS（cm）＝拡張終期心室中隔壁厚，LVPW（cm）＝拡張終期左室後壁厚，LVDd（cm）＝拡張終期左室内径
  この他にも左室心筋量の推定式があるが，多くは係数や定数項が異なるだけなので，それらの式を用いる場合は，正常範囲を定数項や係数に応じて変更すればよい．
- M モード法による相対壁厚（RWTh）の計算
  $RWTh = 2 \times LVPW / LVDd$

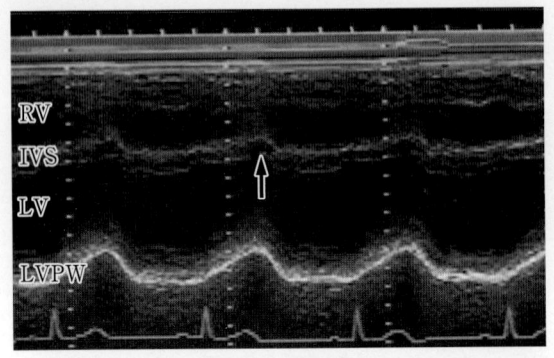

図 2-1　心膜欠損
　心機能は正常であるが，心臓全体の収縮期前方運動を反映し，心室中隔は収縮期に前方に向かう奇異性運動（矢印）を示す．心外膜と心膜のエコーは分離されない．

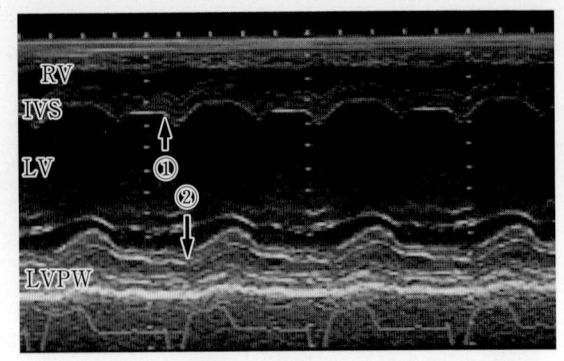

図 2-2　左脚ブロック
　心室中隔の収縮開始（矢印 ①）と左室後壁の収縮開始（矢印 ②）の時相がずれており，左室後壁を基準とすると，心室中隔の動きは dyskinesis となる．

●左室肥大の評価

　左室壁厚のみに目を奪われると，左室心筋量の増加を見落とすことがある．内腔が拡張していれば，壁厚が正常あるいは減少していても心筋量が増加している場合がある（遠心性肥大）．逆に，壁厚が増加していても，内径が小さければ心筋量が増加していない場合もある．心不全の治療前後や弁膜症の手術前後などには，左室内径と壁厚が大きく変化することがあるので，画面を見るだけでは左室肥大の解釈を誤るおそれがある．左室心筋量の評価に際しては，内径も考慮することが必要である．

　左室心筋量の推定には，三次元エコー法が理想的であるが，一般的にはまだMモード法を用いている．断層像で左室肥大の分布が一様であることが確認できれば，Mモード法による心筋量の推定にもある程度の信頼性があるが，肥大分布が不均等であれば，左室の三次元的な評価が必要となる．

●左室径の評価

　Mモード法により左室径を求める場合，左室長軸に対してビームが直角に入射していなければ，壁厚や内径が過大評価される．

　Mモード法により得られるのは左室心基部の前後径に限られるので，Mモード法による左室径が正常であっても左室拡張がないとは言えない．左室拡張の有無を判断するためには，断層法で左室全体を観察しなければならない．

　心臓に異常がなくても，頻拍時や血管拡張剤服用時などには，左室径が減少し，壁運動が亢進することがある．逆に，徐脈時には軽度の左室拡張が認められることがある．

●左室機能の評価

a）Mモード法による左室機能の評価

　Mモード法による左室壁運動の指標は，左室心基部の壁運動で左室全体を代表させているため，これらの指標が意義を有するのは左室全体の壁厚や動きが均等な場合に限られる．

　左室後壁のMモード像では，急速流入期における後方運動の程度と持続時間，緩徐流入期における後方運動の程度，心房収縮にともなう後方運動などを観察する．収縮機能は心室中隔と左室後壁（実際には下側壁）の距離の変化により判定するため，計算に困難はない．ただし，左室の一部を見ているだけなので信頼性には限界がある．Mモード法による拡張機能の指標は一般的ではないが，拡張期における左室後壁の後退速度から拡張機能を推測することはできる．拡張機能が正常であれば左室後壁の後退速度は収縮速度より速い（拡張早期における左室後壁の後方運動の傾きは収縮期の前方運動の傾きよりも急峻である）．左室後壁の後退速度が収縮速度と同程度以下の場合は，拡張機能障害を疑う．ただし，収縮性心膜炎のような，心膜や心臓周囲の病変による拡張機能障害の場合は，左室後壁後退速度による心機能評価の信頼性

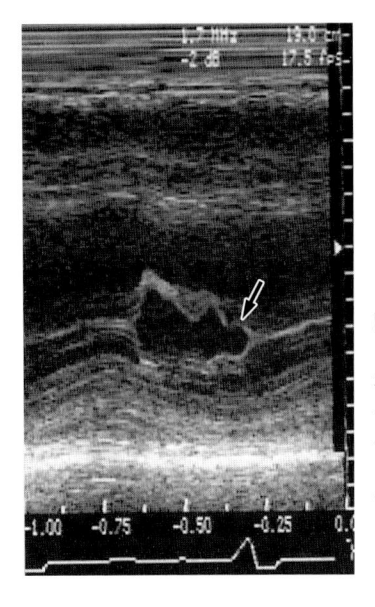

図2-3 BB' step
左室肥大に心筋梗塞を合併した例．僧帽弁のMモード像で，心房収縮により生じるA波の下行脚にBB' step（矢印）が認められる．

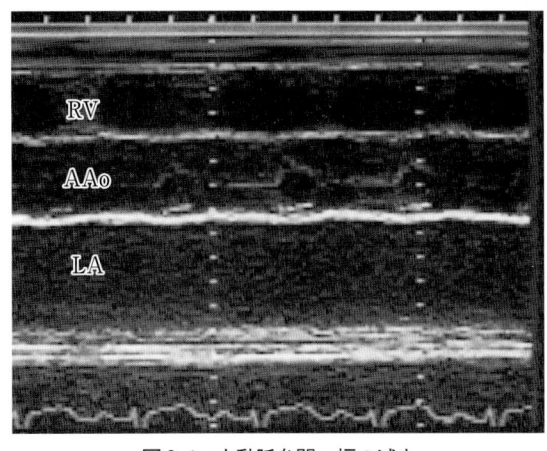

図2-4 大動脈弁開口幅の減少
大動脈弁のMモード像．ドキソルビシンによる心筋障害例で，ドプラ法による左室1回拍出量は33 ml であった．

はない．
　心室中隔のMモード像は，左室と右室の壁運動や内径だけでなく，心臓全体の動きにも影響される．心臓手術後や心膜欠損で，収縮期に心臓全体が前方運動をすると，心室中隔も収縮期前方運動を示すことがある．これを奇異性運動（paradoxical motion）と呼ぶ（図2-1）．このような場合，断層像の実記録を見ないと正しい壁運動の評価はできない．
　左脚ブロックやペースメーカー植え込み例における同期不全の評価には，心室中隔のMモード像が役立つ（図2-2）．左脚ブロックは心筋障害の存在を示唆するが，伝導障害により左室収縮運動が同期しなくなると，その存在自体が心機能を悪化させる要因となる．左室収縮運動が同期していない場合，左室収縮に際してまず心室中隔が収縮する．これに続いて左室自由壁が収縮しはじめる時には，心室中隔は右室側に移動する．その結果，左室自由壁の動きを基準とすると心室中隔の動きは実質的にはdyskinesisとなり，左室全体としての収縮機能は低下する．このような壁運動をmechanical dyssynchronyと呼ぶ．乳頭筋のmechanical dyssynchronyにより僧帽弁閉鎖不全が生じると，左室1回拍出量がさらに減少する．収縮期が延長し拡張期が短縮することも，心機能を悪化させる要因となる．
　ドプラ法が利用されるまで，僧帽弁Mモード像から得られる情報は左室機能の重要な指標であった．その多くは信頼性に限界があるため，現在はほとんど用いられていない．しかし，左室拡張終期圧が20 mmHg以上に上昇していることを示すBB' step（B bump）（図2-3）や，駆出率低下（1回拍出量減少ではない）を示すEPSS（E point septal separation：僧帽弁前尖Mモード像E波の頂点から心室中隔までの最短距離）の増加は明らかな異常所見である．
　大動脈弁のMモード像は，左室流出血流の状態を反映する．大動脈弁の振幅減少や開口から閉鎖までの時間の短縮は左室1回拍出量の低下を示唆する（図2-4）．収縮期の途中に振幅が急激に減少（半閉鎖）する場合は，左室流出路狭窄を考える．振幅の漸減は僧帽弁閉鎖不全でも認められる．

b）断層法による左室機能評価

　心尖からの四腔像とこれに直交する二腔像の内膜面をトレースし，シンプソン法を用いて左室容量を求める（図2-5）．拡張終期と収縮終期の左室容量から，駆出分画や左室1回拍出量を計算する．Mモード法による左室容量評価のような仮定はないものの，この方法もそれぞれの断面が直交し，左室短軸像の短径と長径を含んでいるという仮定の上に成り立っている．また，断面の設定は記録者の経験と判断に基づいて決定されていることが多く，左室内膜面は平滑ではないためトレース方

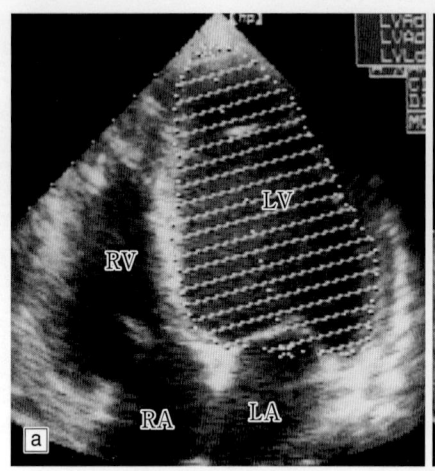

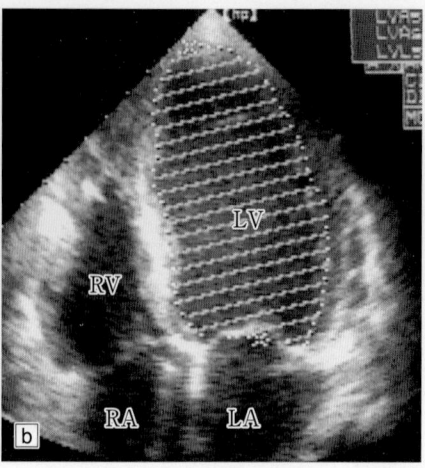

図 2-5 シンプソン法による左室容量計測

拡張終期に左室がもっとも拡張した時点で左室内膜をトレースし（ⓐ），次に収縮終期に左室がもっとも収縮した時点で左室内膜をトレースする（ⓑ）．この例は 3 枝病変で，左室駆出分画は 15％，左室 1 回拍出量は 31 m*l* と計算された．ドプラ法により求めた左室 1 回拍出量は 34 m*l* であった．

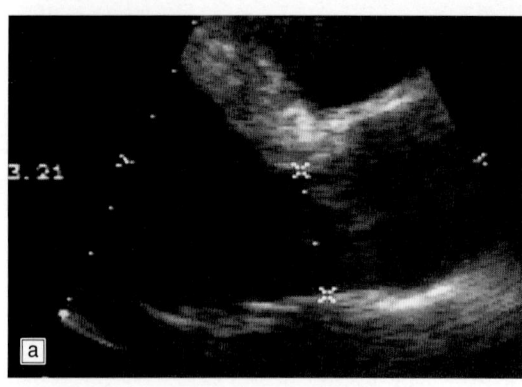

図 2-6 ドプラ法による左室 1 回拍出量計測

拡張終期における左室流出路最大内径を計測し，左室流出路の断面を円形と仮定して左室流出路断面積を求める（ⓐ）．パルスドプラ法により心尖から左室流出路における血流の時間流速積分を求める（ⓑ）．この記録では，左室流出路内径 2.4 cm，左室流出血流の時間流速積分は 22.1 cm であり，左室 1 回拍出量は 100 m*l* と計算された．この例は正常例であり，M モード法による左室 1 回拍出量は 94 m*l* であった．

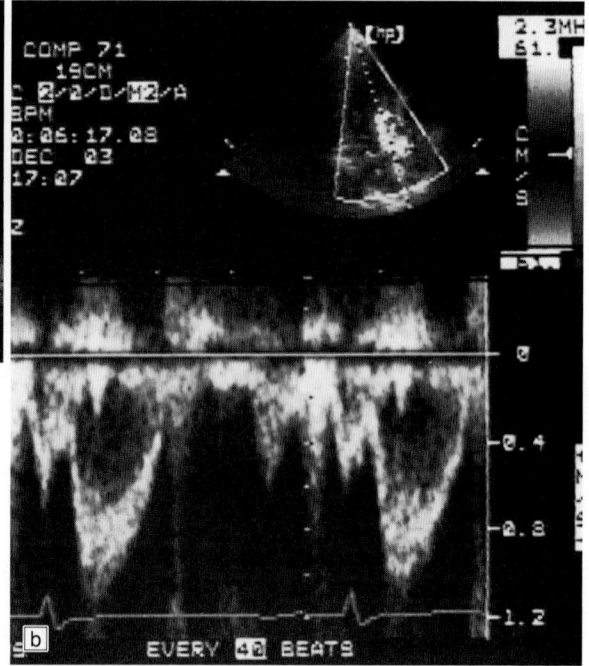

法の再現性も十分とは言えない．したがって，この方法の信頼性にも限界はある．

c）ドプラ法による左室流出血流の評価

拡張終期における左室流出路内径から左室流出路断面積を推定し，左室流出路における時間流速積分を乗じることにより，左室 1 回拍出量を推定することができる（図 2-6）．左室流出路断面積を推定するには，収縮中期の左室流出路径から左室流出路を円筒形と仮定して求めることが適当とされている．われわれは測定時相の個人差を避けるため，拡張終期における左室流出路径を用いている．正常例では拡張終期の左室流出路径と収縮中期における左室流出路径に有意差はなく，他の方法により求めた左室 1 回拍出量との差もほとんどなかった．この方法で求めた左室 1 回拍出量が，他の方法で求めた左室 1 回拍出量より明らかに多い場合は，収縮期に左室流出路径が減少し，左室流出路狭窄が生じている可能性を考える．M モード法による左室 1 回拍出量推定は，左室形態と壁

運動が一定で正常であることが前提となるのに対し，ドプラ法による推定はこれらの前提を必要とせず，計測が容易で再現性もよい．ただし，収縮期に左室流出路径が減少する例では，拡張終期の左室流出路径から左室流出路断面積を推定すると，左室1回拍出量を過大評価することになる．計測に先だち，断層像で収縮期における左室流出路径の変化を確認しておく必要がある．

Mモード法による左室1回拍出量が，大動脈に流出する血流量と左房に逆流する血流量の和になるのに対し，ドプラ法による左室1回拍出量は，大動脈に流出する血液量のみである．したがって，計測に信頼性があれば両者の差は僧帽弁逆流量となる．

左室流出路狭窄の評価方法には，僧帽弁前尖の収縮期前方運動，大動脈弁の収縮期半閉鎖，頸動脈波の spike and dome pattern などがあるが，最近は定量性があることから左室流出血流速度を指標とすることが多い．左室流出血流速度を計測する際には，僧帽弁前尖の前方移動により生じる僧帽弁逆流と，左室流出血流を区別しなければならない．

症状や聴診所見から左室流出路狭窄を疑った場合は，左室肥大がなくても左室流出路の流速を記録する．労作時に呼吸困難や失神などが生じる例では，通常の記録で左室流出路狭窄所見が認められなくても，軽度の労作により左室流出路狭窄が生じることがある．

d）組織ドプラ法による左室機能評価

壁運動の速度を表示する方法に組織ドプラ法がある．観察可能範囲に限界があるが，左室の収縮および拡張機能評価に用いられている．組織ドプラ法では，心臓全体の動きと，心臓自体の収縮・拡張運動を分離することはできない．傍胸骨長軸像において左室短軸方向の左室壁運動を記録すると，得られた結果は心臓全体の前後運動と左室自体の収縮・拡張運動の和となる．これに対して心尖部は動きが少ないため，心尖から記録した僧帽弁輪の動きは心臓全体の位置変化の影響を受けにくい（図2-7）．心尖部から記録した僧帽弁輪の拡張期後退速度は，左室心筋全体の拡張運動を反映する指標として用いられている．心尖部からの四腔像で記録される心室中隔側の僧帽弁輪の移動速度を指標とすることが多い．一般的には拡張早期の移動速度を E′，心房収縮期の移動速度を A′ と表示する．単位は cm/s である．E′ が 8 cm/s 未満では，拡張機能障害とされているが，記録条件などにより正常例でも E′ が 8 cm/s 未満になることは少なくない．E′/A′ は拡張機能が正常であれば1以上である．僧帽弁通過血流で E/A<1 となる場合は，E′波高も減少して E′/A′<1 となる．E/A が偽正常化しても E′ は増高することはないので，E′/A′ は1未満のままであることが多い．E/A が拘束性パターンを示す状態では E′，A′ ともにさらに減高する．ただし，収縮性心膜炎など心臓外部の因子により左室拡張機能が変化する場合は，拡張機能が低下していても E′ が正常あるいは正常以上になることもある．一つの指標だけに頼ることは誤診の原因となるので，多方面から病態を把握しなければならない．

心房細動例では，E/A を拡張機能の指標として用いることができないので，E′ を拡張機能の指標としている．

e）ドプラ法による僧帽弁通過血流の評価

左室拡張機能評価に広く用いられているのは，僧帽弁通過血流から得られる指標である．僧帽弁口における血流波形は左房・左室間の圧較差を，僧帽弁輪における血流波形は左房から左室へ流入する血液量を反映しており，それぞれの意義は異なるので，記録部位は一定にしておく必要がある．一般的には僧帽弁口における血流波形を指標として用いているので，以下では僧帽弁口における血流波形について解説する．

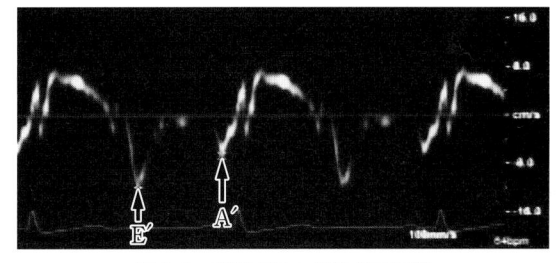

図2-7　僧帽弁輪の組織ドプラ像
正常者の心室中隔側僧帽弁輪で記録した組織ドプラ像．上向きの波は収縮期，下向きの波は拡張期における僧帽弁輪の移動を示す．拡張早期の移動速度（E′）は 11.8 cm/s，心房収縮期の移動速度（A′）は 6.7 cm/s．

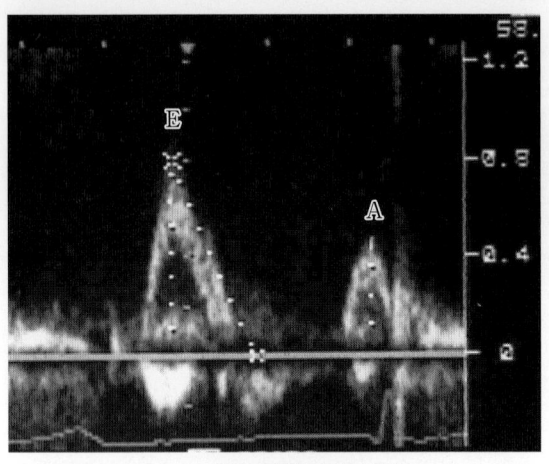

図2-8 僧帽弁通過血流の計測
28歳健常男性における僧帽弁通過血流の計測．E波高は80.7 cm/s，減速時間は205 ms，A波高は46.3 cm/sで，E/Aは1.74であった．
E：拡張早期最高流速，A：心房収縮期最高流速．

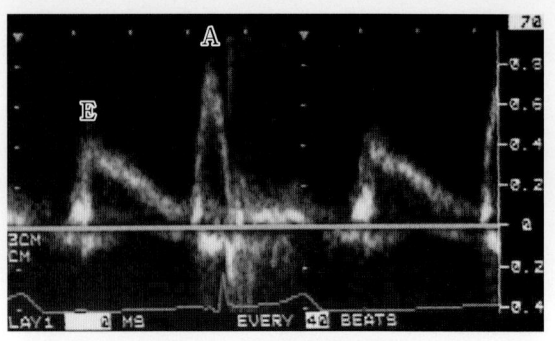

図2-9 左室弛緩障害波形
動脈硬化症．E/Aは0.56，減速時間は390 msであった．
E：拡張早期最高流速，A：心房収縮期最高流速．

　僧帽弁通過血流波形を解釈するためには，波形に影響を与える要因についての理解が必要である．左室拡張機能は，左室の能動的な拡張運動である弛緩機能と，左室心筋自体の硬さ（伸びにくさ：stiffness）の両者により決定される．

　収縮期が終了して左室が弛緩しはじめ，左室圧が左房圧より低くなると，僧帽弁が開き，左房から左室へ血液が流入しはじめる（E波の開始）．左房・左室間の圧較差が減少しはじめると，E波高は増加から減少に移行し，下行脚が形成される．下行脚の持続時間が（拡張早期波の）減速時間である．下行脚の傾きが途中から変化して下行脚が直線にならない場合や，下行脚が基線に達する前に心房収縮が開始する場合などには，下行脚の最初の直線部分を延長し基線と交わるまでの時間を減速時間とする．これに続いて左房収縮によるA波が形成される．指標として一般的に用いられるのは，E波高とA波高の比率であるE/Aと減速時間である（図2-8）．

　左室の弛緩機能が低下すると，左室圧が左房圧以下に低下するまでの時間が延長するため，大動脈弁閉鎖から僧帽弁開放までの時間（等容弛緩時間）が延長する．急速流入期における左房・左室間の圧較差および左房から左室への流入血液量が減少するとともに，圧較差が増加から減少に転じるまでの時間も短くなるため，E波の高さは低くな

り，E波のピークが早期に出現し，減速時間は延長する．左室拡張能低下を代償するために心房収縮が亢進すると，A波が増高し，E/Aは低下する．これを左室弛緩障害パターンと呼ぶ（図2-9）．このパターンを示す例を左室拡張機能低下と診断することは，広く認められている．

　左室stiffnessの増加により左室の拡張機能がさらに低下し，代償的に左房圧が上昇すると，延長していた等容弛緩時間が短縮するようになり，減高していたE波高が再び増高しはじめる．急速流入期における左房・左室圧較差の持続時間が短縮するため，延長していた減速時間も短縮する．また，左室拡張期圧が上昇するため，左房収縮による左室への血液流入が減少し，A波は減高する．その結果，左室拡張機能低下が進行しているにもかかわらず，僧帽弁通過血流は正常例と区別できない波形を示すようになる．この状態を偽正常化と呼ぶ．左室壁運動低下例，左室肥大例，洞調律で弁膜疾患がないのに左房が拡張している例など，心機能が正常であるとは考えにくい例において，僧帽弁通過血流の波形が正常パターンを示している場合は，偽正常化の可能性を考える．肺静脈流入波形で，拡張期波高が収縮期波高より高くなっていれば（正常例では収縮期波高≧拡張期波高である例が多い）偽正常化の可能性が高い．

　左室拡張機能の低下が進行すると，急速流入期における左室流入血流量がさらに減少し，E波の持続時間，特に減速時間が短縮する．また，左室stiffnessの増加により，左房収縮によって左室へ送り込める血液量も減少する．その結果，左室流

入波形は持続時間の短いE波と小さなA波により形成されるようになる．これを拘束型パターンと呼ぶ（図2-10）．この状態が治療によっても改善しない場合は，一般的に予後不良である．

『循環器病の診断と治療に関するガイドライン』における『慢性心不全治療ガイドライン』では，表2-5のような僧帽弁通過血流の判断基準が提示されている．

左室拡張機能が低下していると，左房から左室への血液流入が不十分となりやすく，収縮機能が正常であっても左心不全となることがある．十分な拡張期が確保されない頻拍，心房収縮が失われる心房細動などを避けることが重要である．

f）僧帽弁通過血流速度と僧帽弁輪移動速度による評価

左室拡張機能が低下し，左室拡張期圧が上昇すると代償性に左房圧，平均肺動脈楔入圧が上昇する．その結果，左房と左室間の圧較差が増加しE波は増高する．しかし，左室が拡張する速度が増加する機序はないのでE'は増高しないと予測される．これより，E/E'の増大は平均肺動脈楔入圧の上昇を示唆する所見と考えられている．E/E'＜8であれば肺高血圧はなく，E/E'＞15であれば肺高血圧の可能性が高いと言われている．しかし，E'には測定部位，超音波ビームと左室の運動方向の関係，心臓外からの影響など，さまざまな要因による誤差が生じるので，他の情報も併せて拡張機能を評価することが必要である．

g）ドプラ法による左房圧，左室拡張終期圧，肺動脈拡張終期圧の推定

大動脈弁狭窄がなく，僧帽弁逆流があれば，以下の方法で左房圧を推定することができる．収縮期血圧をA，僧帽弁逆流速度から求めた左室・左房圧較差をBとすると，A－Bは左室圧が頂点に達した時点での左房圧の推定値となる．

大動脈拡張期圧をA，大動脈弁逆流速度から求めた拡張終期における大動脈・左室圧較差をBとすると，A－Bは左室拡張終期圧の推定値となる．

拡張終期の肺動脈弁逆流速度から拡張終期の肺動脈・右室圧較差を求め，右室拡張終期圧を加えると肺動脈拡張終期圧（平均肺動脈楔入圧）の推定値が得られる．ただし，拡張終期右室圧を求めることはできないので，右房圧の推定値（5～10 mmHg）を拡張終期右室圧として肺動脈・右室圧較差に加えている．

これらの推定値は，複数の計測値の組み合わせであり，さまざまな仮定も含まれているので，その信頼性には限界がある．

h）ドプラ法による総合的心機能指標（Tei index）

等容収縮時間（ICT）を駆出時間（ET）で除

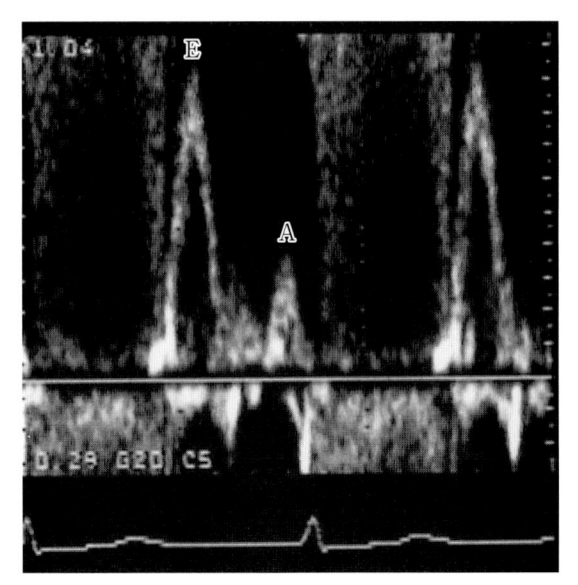

図2-10 拘束型波形
心筋梗塞をともなう3枝病変例で，E/Aは2.49，減速時間は95msであった．
E：拡張早期最高流速，A：心房収縮期最高流速．

表2-5 パルスドプラ法による左室流入血流指標の解釈

	左室弛緩障害波形	正常波形	拘束型波形
等容弛緩時間	＞100 ms	60～100 ms	＜60 ms
E/A 比	＜1.0	1.0～2.0	＞2.0
拡張早期波（E波）減速時間	＞250 ms	150～250 ms	＜150 ms

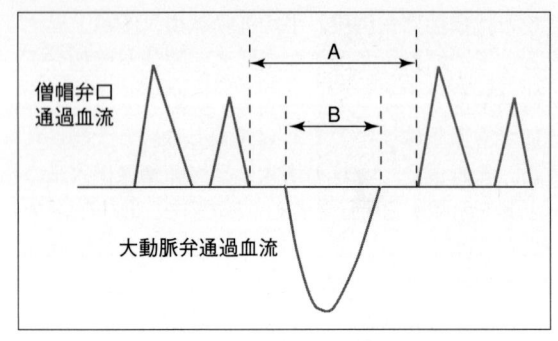

図2-11 Tei indexの計測法
僧帽弁通過血流の終了時点から次の僧帽弁通過血流出現時間までをA, 大動脈弁通過血流持続時間（左室駆出時間）をBとすると, Tei indexは（A−B）/Bとなる.

した値であるICT/ETは収縮機能の指標であり, 収縮機能が低下するほど大きい値をとる. また, 等容弛緩時間（IRT）を駆出時間で除した値であるIRT/ETは拡張機能の指標であり, 拡張機能が低下するほど大きい値をとる. Tei indexは両者の和, （ICT＋IRT）/ETとして表される. 実際の計測は次のように行う. 僧帽弁通過血流波形終了から次の波形開始までの時間をA, 駆出時間をBとすると, Tei indexは（A−B）/Bと表される. 鋭敏で計測が容易であること, 左室だけでなく右室にも適用できることなどの特徴があり, さまざまな分野で用いられている（図2-11）.

●特徴的な心機能変化

a）収縮性心膜炎における心機能評価

左室収縮機能が保たれている例における心不全の原因には, 心筋自体の拡張機能低下のほかに, 心膜など心臓外からの拡張制限がある. 結核性心膜炎が主であった時代は心膜の石灰化が診断の手掛かりであったが, 現在では心膜が石灰化する前に収縮性心膜炎を診断することが求められる. 収縮性心膜炎の形態的特徴として, 心室径の減少と心房径の増大があるが, 適切な心エコー図検査を行えば, これらの形態的変化が明らかになる前に収縮性心膜炎と診断することも可能である.

収縮性心膜炎で忘れてはならないことは, 心臓手術による収縮性心膜炎が少なくないことである. 心臓の手術が成功し, 収縮機能や弁機能に異常がないにもかかわらず心不全が生じた場合には, 拡張障害の有無を確認する必要がある.

収縮性心膜炎では, 拡張期に左室と右室が占めることのできるスペースが制限されている. そのため, どちらかの心室が拡張すれば他の心室は縮小し, 両心室の1回拍出量に差が生じる. 左室短軸像では, 吸気により静脈還流が増加し肺静脈還流が減少すると, 右室が拡張し, 左室が縮小するため, 心室中隔は拡張期に扁平化して左室側に偏位し, 左室1回拍出量も減少する.

房室弁通過血流速度（量）では, 呼吸性変動が増大する. 正常例では呼吸にともなうE波高変化はわずかであるが, 収縮性心膜炎では吸気時に三尖弁通過血流のE波が増高し, 呼気時に減高する. 僧帽弁ではこの逆の変化が認められる.

左室後壁のMモード像では, 急速流入期に左室後壁が急激な後方運動を示すが急速流入期における後方運動は短時間で終了し, その後はあまり動きを示さず, 心房収縮による後方運動はほとんど認められなくなる（図2-12, 13）.

b）心膜液貯留例における心機能評価

心膜液貯留の原因としては, 甲状腺機能低下や心膜炎のほかに悪性疾患が少なくない. 心膜液の細胞診が悪性疾患発見の端緒となることもあるので, 心膜液貯留を認めた場合は, 貯留量を推定したり, 心タンポナーデの有無を判断するだけでなく, 心膜液の性状を診断することも忘れてはならない.

心膜液量が増大すると, まず右房の収縮期虚脱が認められる. これは, 収縮早期に右房壁が内腔に向かって一時的に陥入する状態である. 通常, この所見が出現しただけでは心タンポナーデとは診断しない. 心膜液による拡張障害がさらに進行すると, 拡張期に右室壁が内腔に一時的に陥入する右室の拡張期虚脱が出現する. この所見が得られた段階で心タンポナーデと診断するのが一般的である（図2-14）.

c）拘束型心筋症における心機能評価

拘束型心筋症では, 心筋自体の拡張機能が障害されている. 左室後壁のMモード像では, 急速流入期における左室後壁の後退速度が著しく減少し, 緩徐流入期や心房収縮期における拡張も減少する. また, 呼吸にともなう1回心拍出量の変動も減少

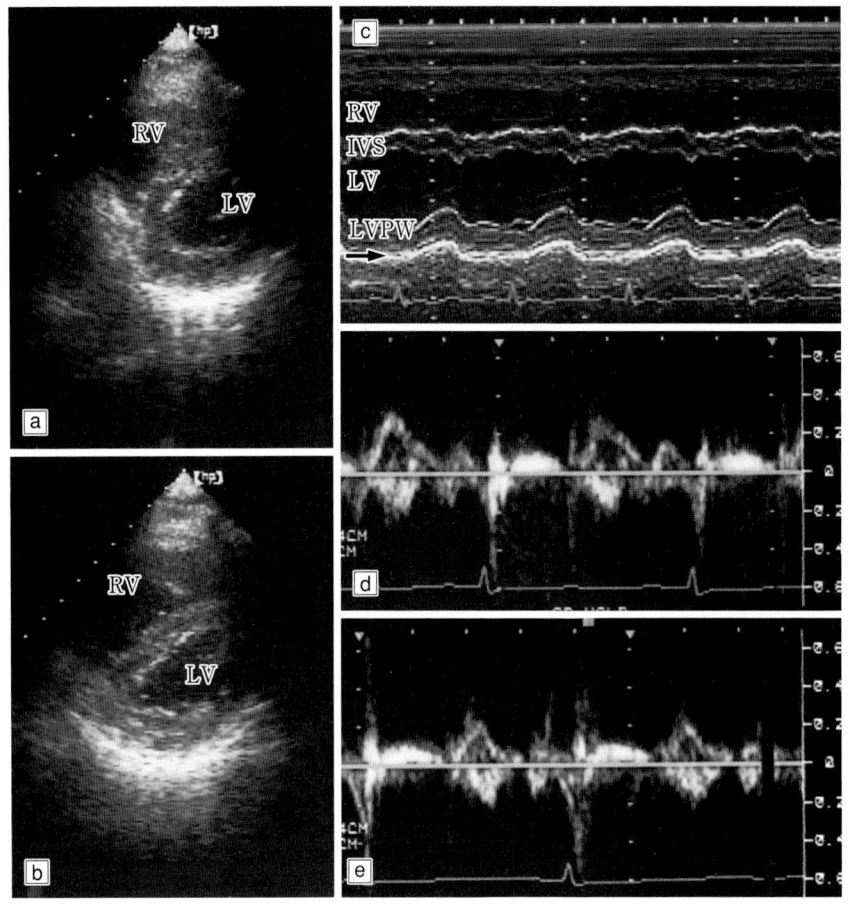

図2-12 収縮性心膜炎
　呼気時に記録した拡張期左室短軸像 a では，左室はほぼ円形である．
　吸気時に同時相，同断面で記録した左室短軸像 b では，心室中隔が右室から圧迫され，左室が扁平化している．
　左室Mモード像 c では，心膜（矢印）が肥厚し，心房収縮にともなう左室後壁の後方運動が認められない．
　吸気時 d および呼気時 e の三尖弁通過血流を記録すると，流速の呼吸性変動が認められる．

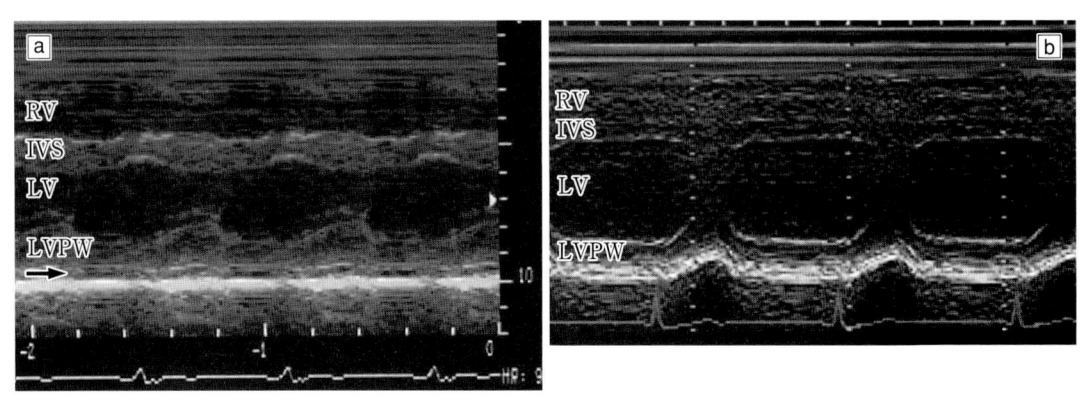

図2-13 収縮性心膜炎
　手術前の左室Mモード像 a では，心膜（矢印）の肥厚が認められる．左室後方に内部が均一なスペースとして認められるのが肥厚した心膜で，心膜の動きはほとんど認められない．この例では，心膜は肥厚していたが石灰化は認められなかった．
　心膜切除術後の左室Mモード像 b では左室壁運動が改善し，心外膜面の収縮期前方運動が認められる．

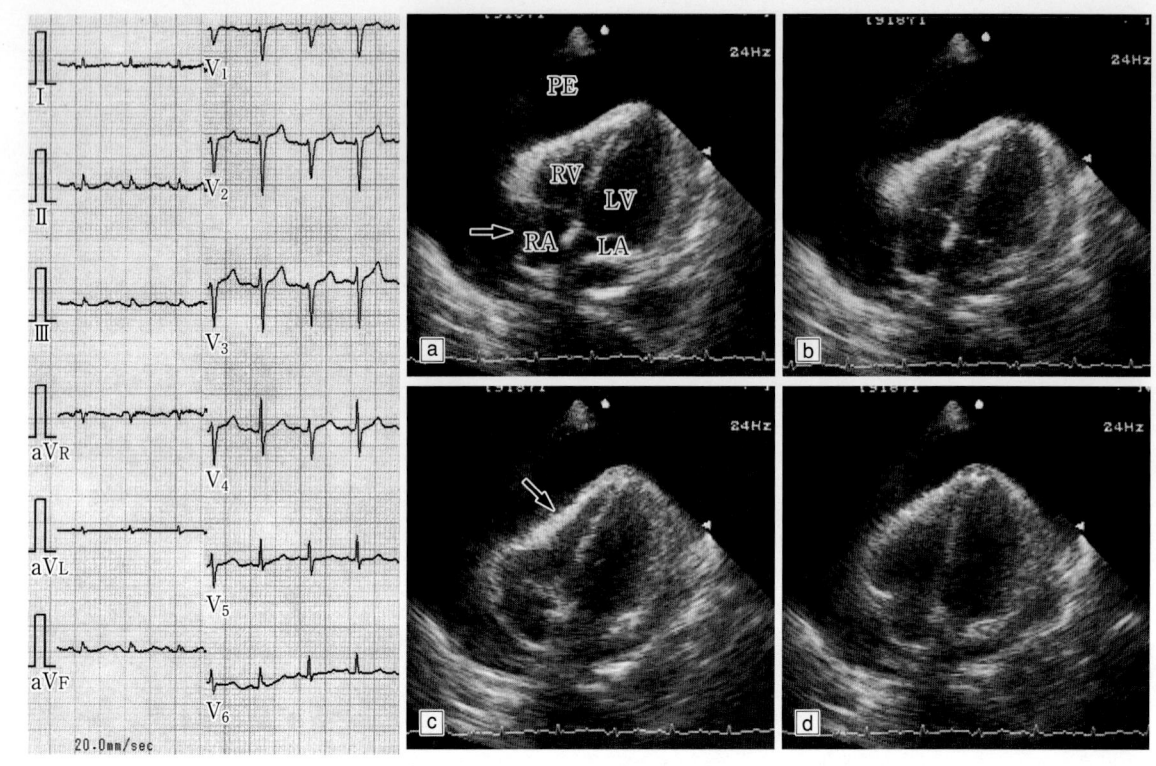

図2-14 心タンポナーデ
収縮早期 a に右房が虚脱している（矢印）．収縮終期 b には右房は再度拡張する．拡張中期 c には右室の虚脱（矢印）が認められ，拡張終期 d には，右室が再度拡張している．
PE：心膜液．

するため，ドプラ法で血流の呼吸性変動を記録すると，三尖弁通過血流速度，左室流出血流速度，僧帽弁通過血流速度などの呼吸性変動はほとんど認められなくなる（5％未満とされている）（図2-15）．

●左室壁運動の評価

拡張型心筋症のように病変が左室全体に及ぶ疾患であっても，左室壁運動が均等に低下することはほとんどない．左室壁の一部の壁運動のみで左室全体の動態を評価するのではなく，長軸像と短軸像を組み合わせて左室全体を観察し，壁運動低下の程度と分布を評価することが診断と重症度評価に役立つ．

左室造影法では左室内膜面の移動により左室壁運動を評価するが，心エコー図検査では，心内膜面の移動のみでなく，左室収縮にともなう左室壁厚の増加を評価することができる．心内膜面の移

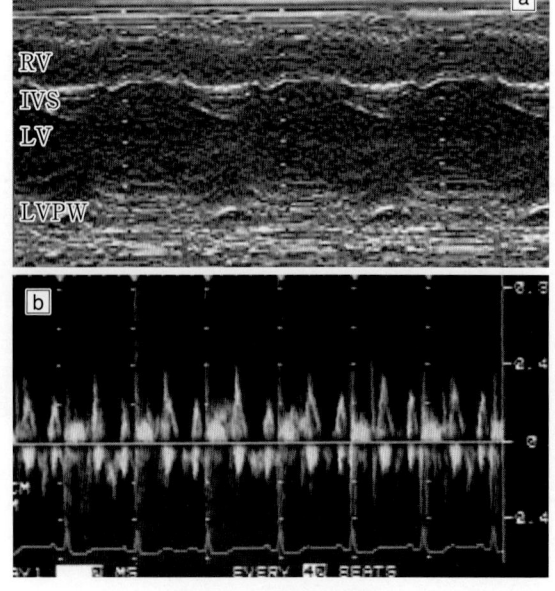

図2-15 拘束型心筋症
左室Mモード像 a では，左室拡張速度が低下している．呼吸時に記録した三尖弁通過血流 b では流速の呼吸性変動がほとんど認められない．

動は，心臓全体の動きや，横隔膜など心臓外の構造からの圧迫によっても影響を受けるが，収縮期壁厚増加はこれらの影響を受けない．心内膜面の動きのみでなく，左室壁厚の変化も併せて評価すればより正確に左室壁運動を評価することができる．

運動や薬剤による負荷を加えると，虚血部分では壁運動が低下したり改善が見られないのに対し，非虚血部分では壁運動は亢進する．負荷心エコー図検査はこの現象を利用したもので，薬剤負荷（ドブタミン負荷が代表的）と運動負荷が行われている．これらについては，虚血性心疾患の項（**Part. 6**）で解説する．

●同期不全の評価

左室各部位の壁運動が同期しない状態を同期不全（非同期）とよび，心不全悪化要因の一つである．同期不全をともなう心不全例では，右室と冠静脈洞にリードを留置して両心室ペーシングを行う心臓再同期療法（CRT：cardiac resyncronization therapy）により，心機能が回復する場合があることが明らかになり，心臓再同期療法は心不全の治療法の一つとなっている．

同期不全には，心房から心室への流入が効率的に行われない房室間同期不全，両心室の収縮が同期しない心室間同期不全，左室壁運動が同期しない心室内同期不全がある．再同期療法は主として左心室内同期不全の軽減を目的としている．

心エコー図法により求めた心臓の各部分の壁運動時相のばらつきは，同期不全の指標として用いられている．非同期の程度は心臓再同期療法の適応を決めるための重要な指標であり，いくつかの方法が報告されている．現在は，組織ドプラ法（速度成分をすべて表示する従来のパルス組織ドプラ法と，記録部位における平均速度を表示するカラー組織ドプラ法がある），特にカラー組織ドプラ法による分析が主流になっている．記録に技術を要し記録条件に左右されること，分析にも時間がかかることなどが難点である．以下のような方法が用いられている．

乳頭筋レベルの左室短軸断面で記録したMモード法で，収縮期における心室中隔と左室後壁の頂点の時間差をSPWMD（septal-to-posterior wall motion delay）とし，左室同期不全の指標とする（Pitzalisらの方法．J Am Coll Cardiol 40：1615-1622, 2002）．SPWMDが130 ms以上であれば，心臓再同期療法の効果が期待されるresponderと判定する．しかし，瘢痕化などにより壁の収縮運動が消失していたり，心臓の動きが心臓外の要因に影響されると，評価ができないこと，心室の2点のみの評価であることなどが検査の限界である．

心尖部からの四腔像，二腔像，長軸像において，左室中部の左右2ヵ所，左室心基部の左右2ヵ所（3断面で各4ヵ所，計12ヵ所）にサンプルボリュームを設定し，カラー組織ドプラ法で，左室壁運動速度を記録する．心電図QRS波の立ち上がりから左室収縮速度のピークまでの時間を12ヵ所で測定し，計測値の標準偏差を求める（Yuらの方法．Circulation 105：438-445, 2002）．標準偏差が31.4 ms以上をresponder（CRTが有効な例），31.4 ms未満をnon-responderと判定する（Circulation 110：66-73, 2004）．

カラー組織ドプラ法により，心尖部からの二腔像，四腔像で，前壁，下壁，心室中隔，側壁の心基部，および右室自由壁の壁運動速度を記録．心電図QRS波の立ち上がりから左室各部位における左室収縮最大速度までの時間を計測，最長時間と最短時間の差を心室内同期不全の指標とし，右室自由壁と左室側壁における最大流速出現時相の差を心室間同期不全の指標とする（Baxらの方法．J Am Coll Cardiol 44：1834-1840, 2004）．左室における時間差が65 ms以上をresponderとする．

カラー組織ドプラ法により，心尖部からの四腔像，二腔像，長軸像で左室の中部と心基部の向かい合った2点の壁運動速度を記録．向かい合った2点（計12点，6組）における心電図QRS波の立ち上がりから左室収縮最大速度までの時間差を計測し，時間差の最大値を心室内同期不全の指標とする（Gorcsanらの方法．Am J Cardiol 93：1178-1181, 2004）．65 ms以上をresponderとする．

心尖部からの四腔像で心室中隔，側壁，右室自由壁，長軸像で下壁にサンプルボリュームを置いてパルス組織ドプラ法により壁運動速度を記録する．心電図QRSの立ち上がりから収縮運動開始までの時間差を計測し，左室における時間差の合計と左室と右室の時間差の和を指標とする（Penicka

らの方法．Circulation 109：978-983, 2004)．102 ms 以上を responder とする．

現時点では，responder と nonresponder を確実に判別しうる心エコー図指標は確認されていない．

part. 3 左室の拡張

●心臓の拡張をともなわない心胸郭比増大

検診では，心胸郭比の増大により，心拡大あるいは心肥大と診断されることが多い．しかし，心胸郭比の増大は必ずしも心室や心房の拡張を意味するわけではない．逆に拡張型心筋症などで明らかな心拡大があっても心胸郭比が正常である場合もある．心臓の拡張をともなわない心胸郭比の増大は以下のような状態で認められる．

a）心臓の位置

心臓が横位になり，心尖が左上方に変位すると心臓の横径が増大する（図3-1）．亀背（kyphosis）となった高齢者などに見られる．また，漏斗胸や直背などで胸郭の前後径が減少している場合も，前後に圧迫された心臓が左右に広がるため，やはり心臓の横径が増大することがある．

b）心周囲の脂肪，心膜液など

明らかな心膜液貯留は異常所見であり，心機能に影響を与える場合が多い．これに対して心臓周

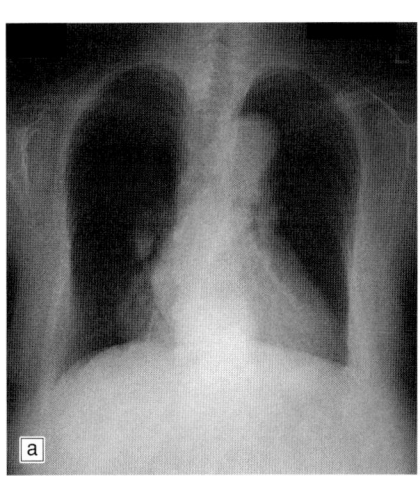

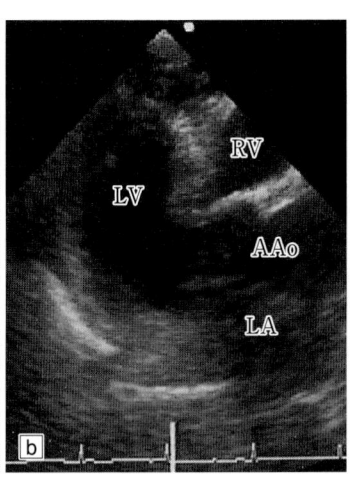

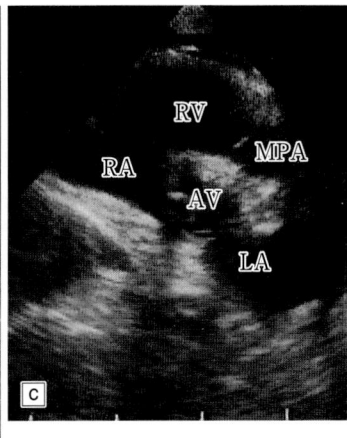

図 3-1 みかけの心拡大
胸部X線写真 a では，心胸郭比が 78％ で，胸部大動脈の蛇行が認められる．
傍胸骨長軸心エコー図 b では大動脈と左室長軸のなす角度が減少しているが，左室拡張終期径は 48 mm，左房径は 15 mm であった．左室が横位になり，左室心尖が左上方に移動していることが心胸郭比増大の原因と考えられる．
大動脈弁レベルの短軸像 c では，心臓が横隔膜により圧迫され，右房と左房が変形している．

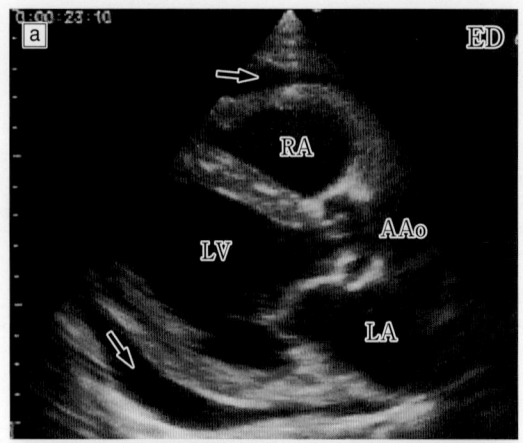

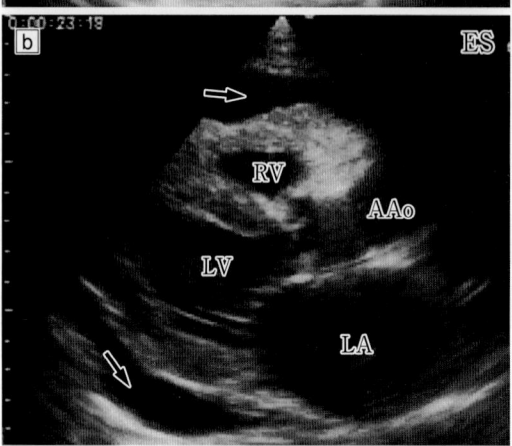

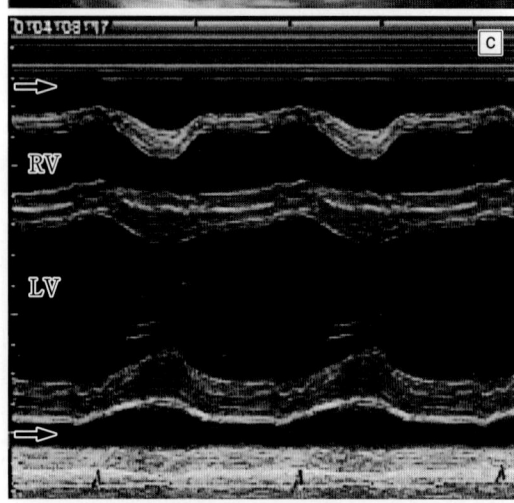

図3-2 心膜液貯留
　拡張終期 a と収縮終期 b の傍胸骨長軸像，および左室Mモード像 c．
　矢印で示した心周囲のスペースが心膜液である．この幅が収縮期に明らかな増加を示していることがわかる．

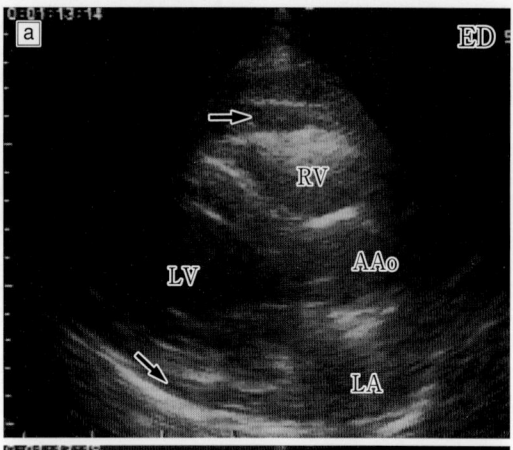

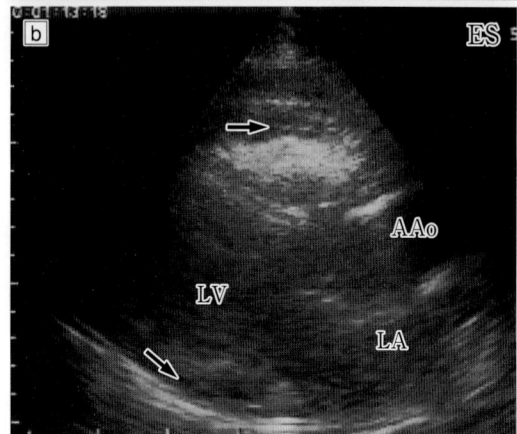

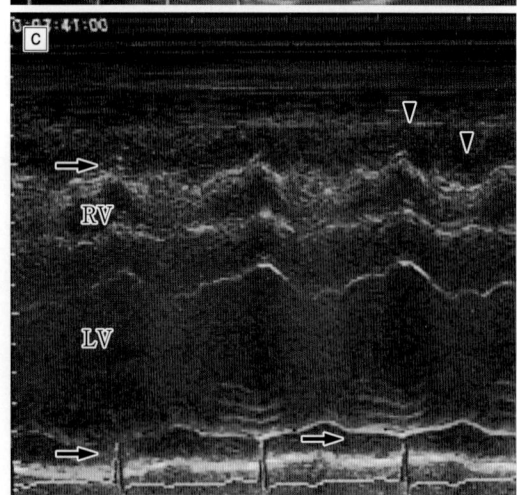

図3-3 心臓周囲の脂肪
　拡張終期 a と，収縮終期 b の傍胸骨長軸像および左室Mモード像 c を示す．
　心膜液貯留例と比較すると，画像が不鮮明である．矢印で示す部分が脂肪層である．
　心膜液と比較すると，心周期による幅の変化は少なく，右室側の脂肪層前面（楔型）は収縮期に右室壁とともに後方に移動する．

26　part. 3　左室の拡張

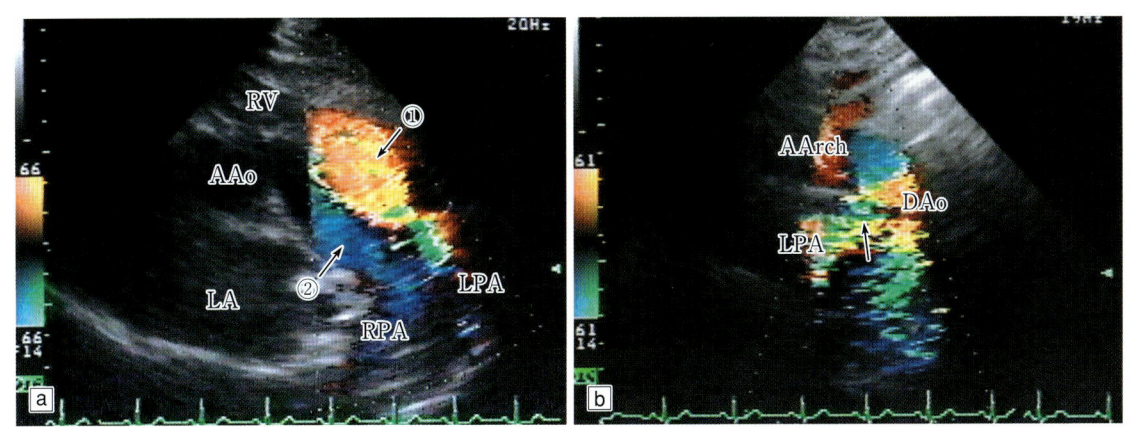

図3-4　動脈管開存

上行大動脈の短軸断面で記録した肺動脈長軸像 a では，収縮期に左肺動脈から主肺動脈方向に向かう異常血流（矢印①）が認められる．右肺動脈血流（矢印②）は末梢へ向かっている．

胸骨上窩からの記録 b では，大動脈から左肺動脈への短絡血流（矢印）が認められる．左室拡張終期径は 50 mm，収縮終期径は 27 mm であった．AArch：動脈弓．

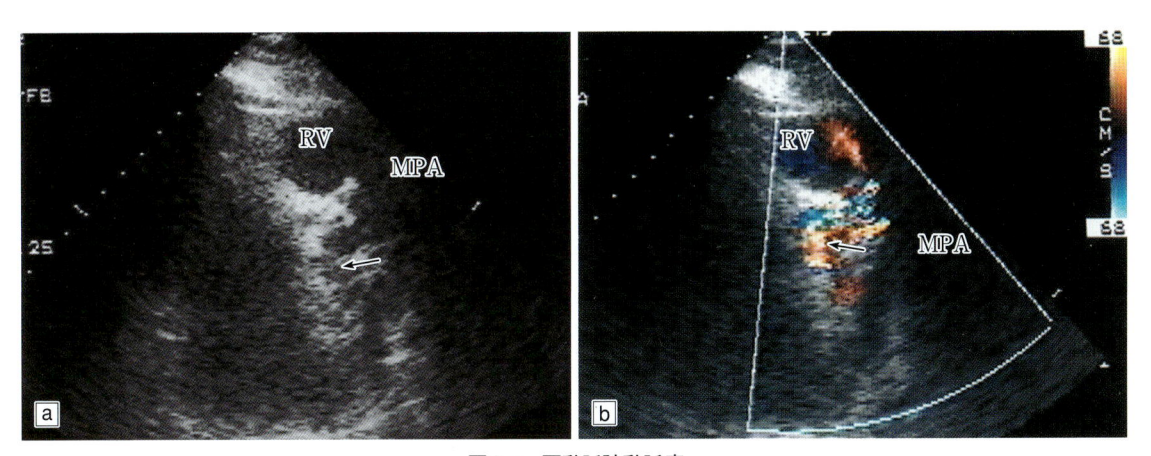

図3-5　冠動脈肺動脈瘻

左冠動脈前下行枝から主肺動脈への短絡が認められた例．

上行大動脈短軸像 a で，主肺動脈の大動脈側に異常血管（矢印）が認められる．カラードプラ像 b ではこの血管から主肺動脈に流入する異常血流（矢印）が記録される．血流が拡張期優位であることから冠動脈由来の血流と推定することができる．

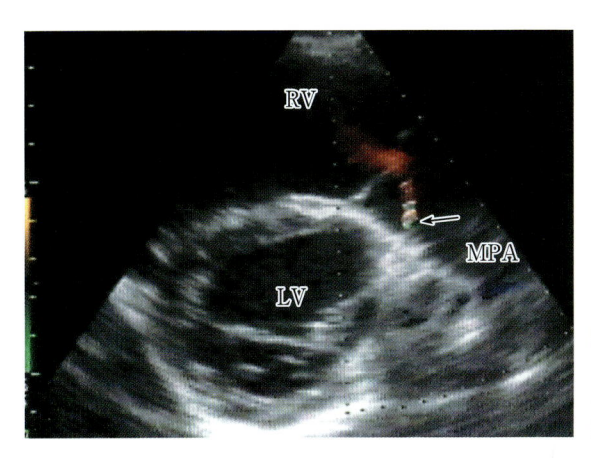

図3-6　冠動脈肺動脈瘻

左前下行枝および右冠動脈から主肺動脈へ少量の短絡が認められた例で，拡張期に主肺動脈に左冠動脈由来のわずかな短絡血流（矢印）が認められる．

part.3　左室の拡張

図 3-7　右冠動脈冠静脈洞瘻

　上行大動脈の長軸像 a および上行大動脈起始部の短軸像 b で右冠動脈（矢印）の拡張が認められる．

　上行大動脈長軸のカラードプラ像 c では右冠動脈血流（矢印）が増加している．左室流出路短軸で記録した断層像 d とカラードプラ像 e では蛇行する異常血管（矢印）と拡張した冠静脈洞が，大動脈弁短軸カラードプラ像 f では蛇行する異常血管（矢印）が認められる．右室流入路像 g では異常血管から冠静脈洞に流入した血流が右房に流入している（矢印）．

　LVOT：左室流出路，CS：冠静脈洞．

28　part.3　左室の拡張

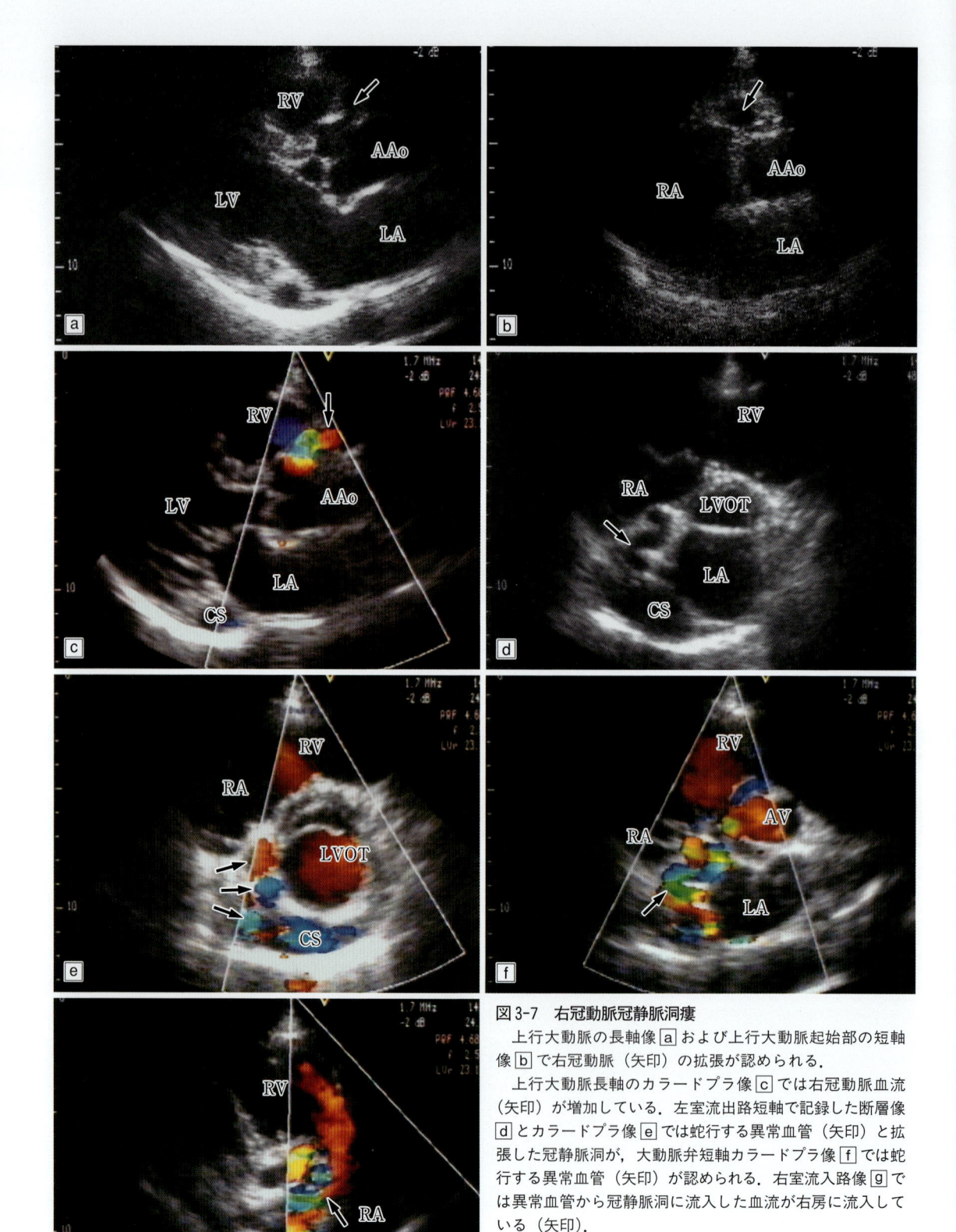

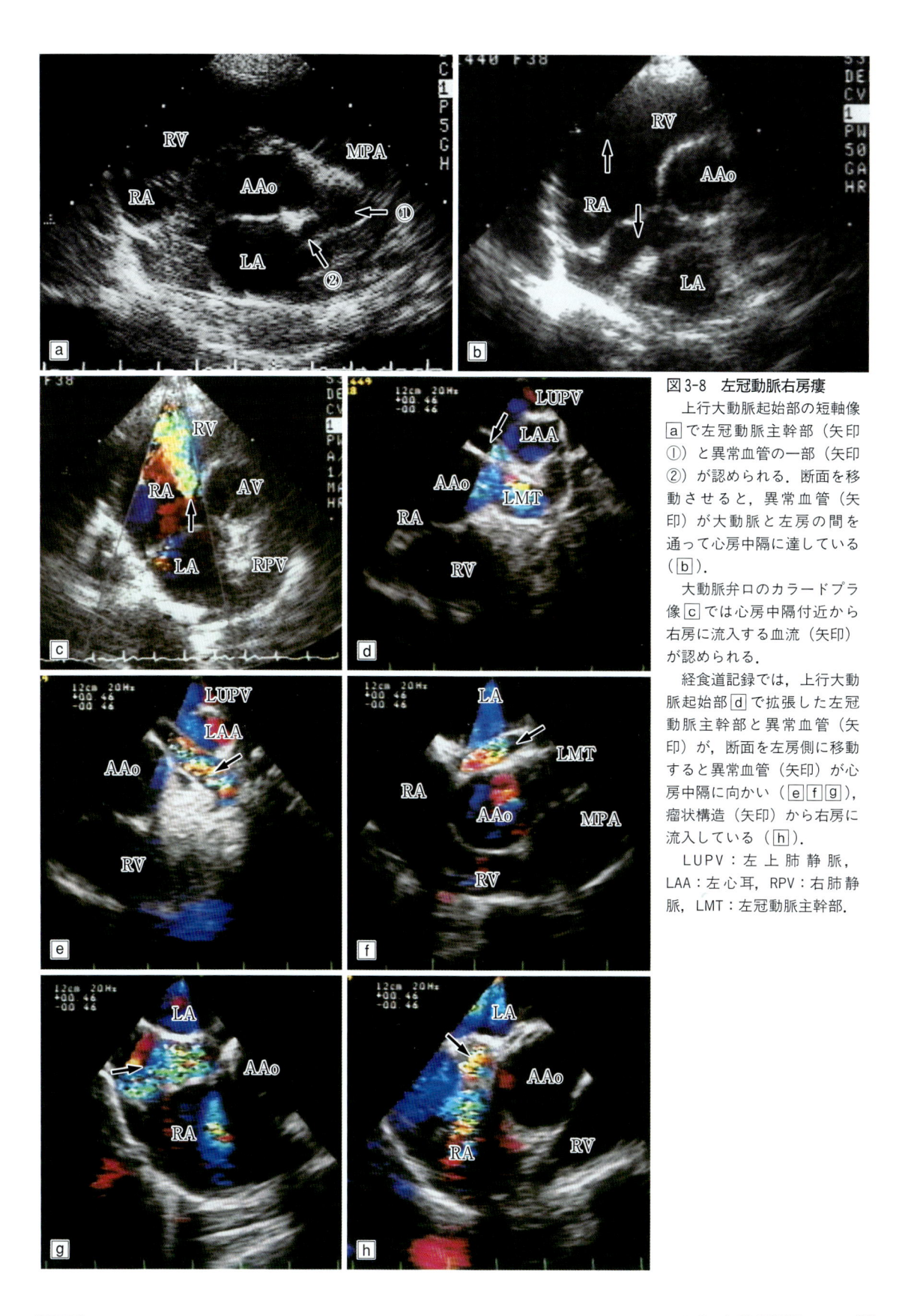

図 3-8 左冠動脈右房瘻

上行大動脈起始部の短軸像 a で左冠動脈主幹部（矢印①）と異常血管の一部（矢印②）が認められる．断面を移動させると，異常血管（矢印）が大動脈と左房の間を通って心房中隔に達している（b）．

大動脈弁口のカラードプラ像 c では心房中隔付近から右房に流入する血流（矢印）が認められる．

経食道記録では，上行大動脈起始部 d で拡張した左冠動脈主幹部と異常血管（矢印）が，断面を左房側に移動すると異常血管（矢印）が心房中隔に向かい（e f g），瘤状構造（矢印）から右房に流入している（h）．

LUPV：左上肺静脈，LAA：左心耳，RPV：右肺静脈，LMT：左冠動脈主幹部．

part. 3 左室の拡張

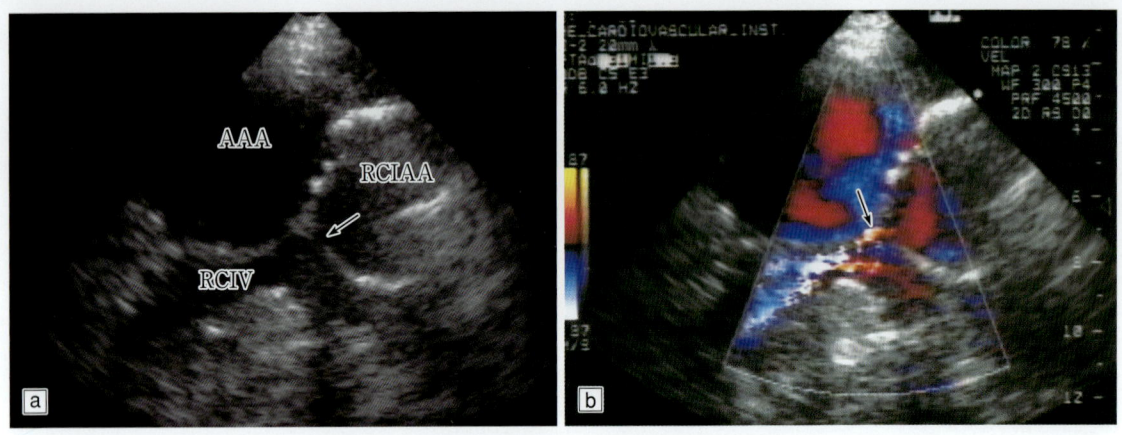

図3-9 右総腸骨動脈瘤から右総腸骨静脈への短絡
断層像 a で右総腸骨動脈瘤壁に断裂（矢印）が認められる．カラードプラ像 b では断裂部分を通過して右総腸骨静脈に流入する短絡血流（矢印）が観察される．
AAA：腹部大動脈瘤，RCIAA：右総腸骨動脈瘤，RCIV：右総腸骨静脈．

囲の脂肪が臨床上問題となることはまれである．左半側臥位で記録した心エコー図では，心膜液は右室前方より左室後方のほうが多い（図3-2）．ただし，貯留量が大量になると右室前方のほうが多くなることもある．これに対し，心周囲脂肪は右室前面に多く沈着する．心膜液ではその幅が心周期に対応して変動するのに対し，脂肪層は心室壁とともに移動し，その幅はあまり変化しない（図3-3）．

● 左室容量負荷

典型的な左室容量負荷では，左室拡張と左室壁運動の亢進が認められる．左室拡張がなくても，左室壁運動が亢進していれば左室容量負荷の有無を確認する必要がある．容量負荷が長期間続いて左室心筋障害が生じると，左室が拡張して左室収縮運動が低下するため，拡張型心筋症と区別しにくい状態となる場合もある．心疾患がなくても，徐脈が続いていれば左室が拡張することがあるが，多くは軽度の拡張である．

心エコー図検査で認められる逆流量や短絡量が少ないにもかかわらず，左室の拡張や壁運動低下が進行するようであれば，容量負荷以外の原因がある可能性を考えなければならない．

a）弁膜疾患

僧帽弁閉鎖不全，大動脈弁閉鎖不全などの逆流性弁膜疾患は左室容量負荷を生じるが，全例で左室が拡張するわけではない．逆に左室拡張により僧帽弁閉鎖不全が生じることも少なくない．僧帽弁逆流が左室拡張の原因か結果かを判断することは治療方針を決定するうえで重要であり，僧帽弁の状態を十分に評価することが求められる．左室拡張による僧帽弁閉鎖不全は，左室の拡張により腱索が左室の短軸方向および長軸方向（特に短軸方向）に引っ張られ，僧帽弁の辺縁が十分に接合しなくなるために生じるもので，僧帽弁尖には異常を認めない．僧帽弁の病変についてはPart.8で説明する．

■ 僧帽弁閉鎖不全による左室拡張

左室駆出率が60％未満の例は60％以上の例に比し術後の生存率が低く，左室収縮終期径が45 mm以上の例では45 mm未満の例に比し術後の左室機能が正常に維持されない場合が多いと報告されている．無症状で左室機能が正常に保たれている場合は手術を行わないのが原則であるが，左室収縮機能低下が進行する前に手術することが望ましいので，無症状であっても継続的に心機能を評価することが重要である．

虚血性心疾患が原因ではない僧帽弁閉鎖不全では，収縮終期径 45 mm～55 mm あるいは左室駆出率 60％～30％が手術の適応とされている．心房細動や肺高血圧（収縮期肺動脈圧が安静時 50 mmHg 以上，運動時 60 mmHg 以上）が出現した場合は，左室機能が維持されていても手術を考

慮しなければならない．

左室機能が明らかに低下しており，手術の良い適応ではないと考えられる場合（左室駆出率30％未満あるいは左室収縮終期径55mm以上）であっても，弁形成が確実にできると予測できれば手術を行う場合もある．

■大動脈弁閉鎖不全

明らかな症状がなくても大動脈弁置換の適応となるのは，左室収縮機能低下（駆出率50％未満）や駆出率50％以上であっても左室が拡張している（収縮終期径55mm以上，あるいは拡張終期径75mm以上）場合である．これらの基準に達していなくても，左室拡張や駆出率の低下や運動耐容能の低下が進行したり，運動時の肺動脈楔入圧上昇が認められる場合には大動脈弁置換を考慮する必要がある．左室収縮機能低下や左室拡張が進行すると1年あたり25％以上で症状が出現するとされているが，無症状のまま経過する例もあるので，大動脈弁逆流が有意であれば定期的な経過観察が不可欠である．

b）短絡疾患

左室拡張の原因となりうる成人の短絡疾患には動脈管開存や冠状動脈の動静脈短絡などがある．

■動脈管開存

大動脈弁短軸像付近で主肺動脈および左右肺動脈を記録すると，左肺動脈内に右室に向かう異常血流が認められる．胸骨上窩から大動脈弓および下行大動脈を記録すると，左鎖骨下動脈の反対側付近で，大動脈から肺動脈に向かう血流が観察される（図3-4）．パルスドプラ法では，動脈管の位置より近位では拡張期に下方に向かう血流が，遠位では拡張期に上方に向かう血流が記録されることにより，動脈管開存の存在を知ることができる．

■冠状動脈動静脈瘻

開口部が右心系であれば左心系と右心系の容量負荷となるが，肺動脈以遠であれば左心系の容量負荷が主体となる．心エコー図検査で動静脈瘻の全貌が確認される例はまれであり，確認には造影検査が必要である．心エコー図検査では，拡張期優位の異常血流を発見することが，診断のきっかけとなることが多い（図3-5,6）．短絡量が多い場合には冠動脈の拡張が認められる（図3-7,8）．

■動静脈短絡

肺体血流量比が正常範囲内であるが左室1回拍出量が増加しており，心臓にその原因を求めることができない場合に疑うべき疾患として，動静脈の短絡がある．動静脈短絡には透析のためのシャントや，カテーテル操作時の事故による短絡が多い．頻度は少ないが忘れてはならない動静脈短絡の原因に，動脈瘤と動脈瘤に癒着した静脈の間の穿孔がある（図3-9）．

c）循環血液量の増加

循環血液量の増加の原因として貧血があげられているが，重度の貧血でも典型的な左室容量負荷所見が認められない場合も少なくない．左室拡張を認める例が貧血であっても，貧血による左室拡張と即断せず，他に左室拡張の原因がないか確認することが重要である．

●左室心筋障害

心筋疾患（障害）の名称は一定していないが，ここでは，主として心筋に病変が出現する疾患を特発性心筋症，多臓器疾患の一部として生じる心筋の疾患を続発性心筋症と分類する2006年のAHA/ACCの分類に準じる．

特発性心筋症のうち，遺伝性に分類されるのは，肥大型心筋症，催不整脈性右室心筋症（催不整脈性右室異形成），左室心筋緻密化障害などで，Brugada症候群やイオンチャンネル病なども遺伝性特発性心筋症に分類される．遺伝性と後天性の混合型に分類されるのは，拡張型心筋症，特発性拘束性非肥大型心筋症（拘束型心筋症）である．後天性には，感染性や薬剤性などの炎症性心筋症（心筋炎），ストレス性心筋症（たこつぼ型心筋症）などがある．続発性心筋症にはアミロイドーシスなどの浸潤性病変，サルコイドーシスなどの炎症性病変，栄養障害や内分泌疾患による心筋障害，神経・筋疾患にともなう心筋障害，癌治療による心筋障害などさまざまなものがある．

a）拡張型心筋症

左室の拡張と壁運動低下が発見の端緒となるが，多くの例では右室にも病変が及んでいる．右室の機能障害は見落とされやすいので，右室にも異常

図3-10
拡張相の肥大型心筋症

　肥大から拡張に移行しかかっている時点に記録した傍胸骨長軸像の拡張終期像 a と収縮終期像 b，左室短軸像の拡張終期像 c と収縮終期像 d．

　左室拡張終期径は51 mm，収縮終期径は39 mm，心室中隔壁厚は13 mm，左室後壁厚は11 mmであった．

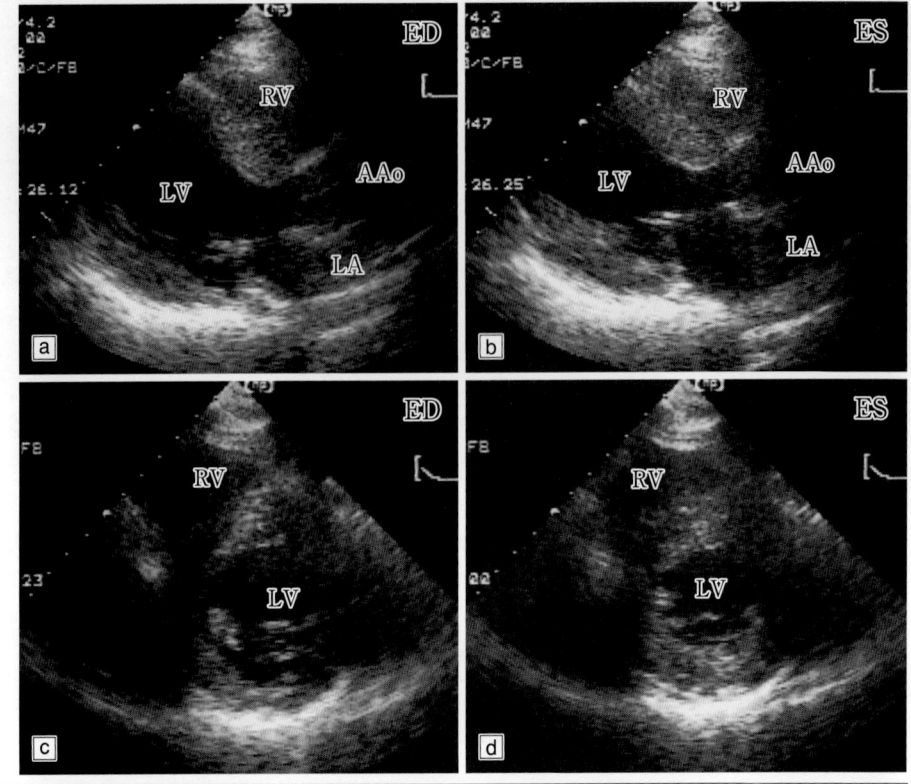

　約3年後の記録では，左室が拡張終期径63 mm，収縮終期径51 mmと拡張し，心室中隔壁厚は9 mm，左室後壁厚は9 mmと減少していた．

　傍胸骨長軸像の拡張終期像 e と収縮終期像 f，左室短軸像の拡張終期像 g と収縮終期像 h を示す．左室短軸像では，下側壁の運動が比較的よく保たれていることがわかる．

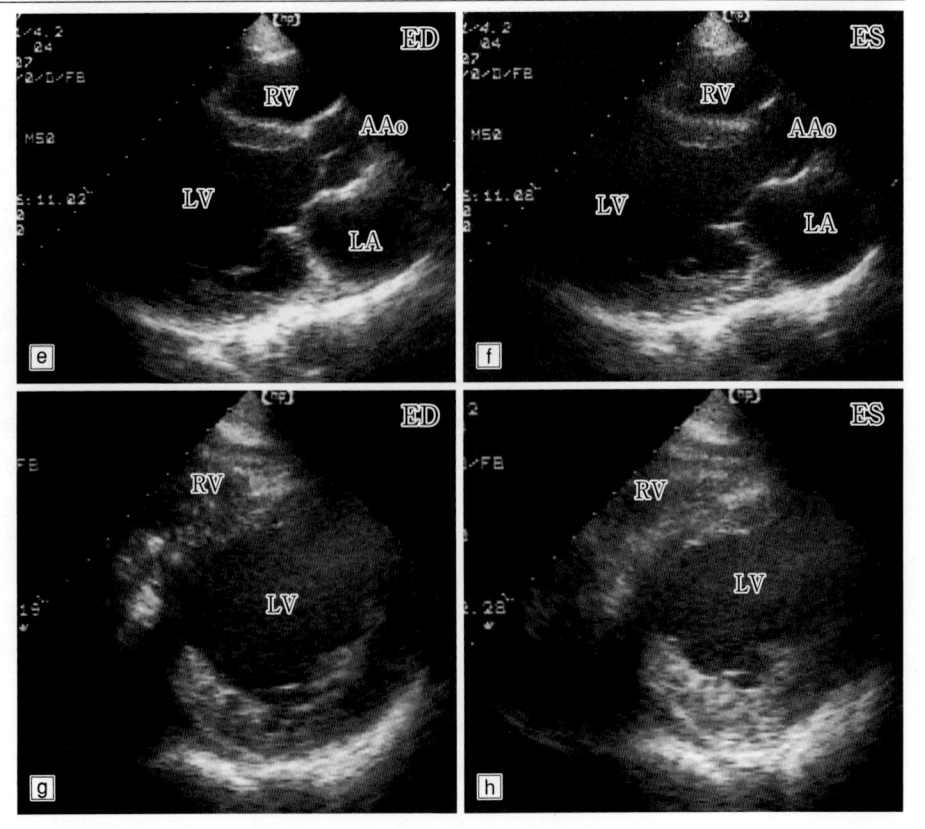

part.3　左室の拡張

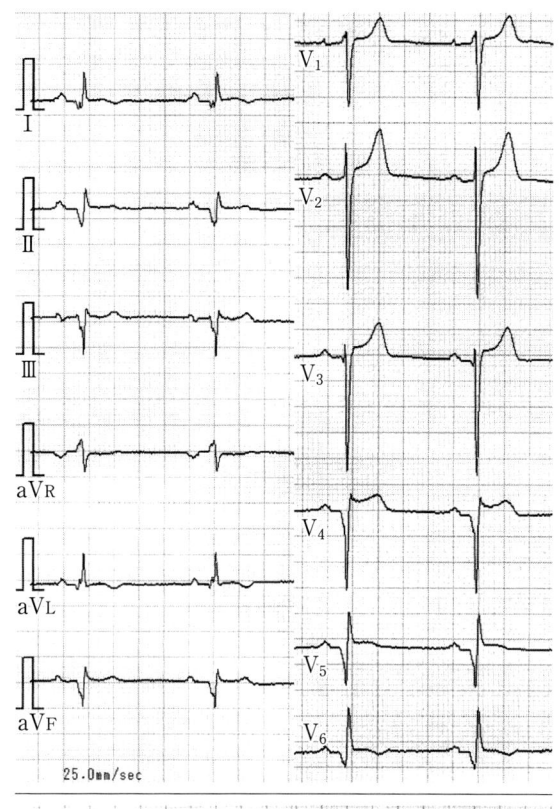

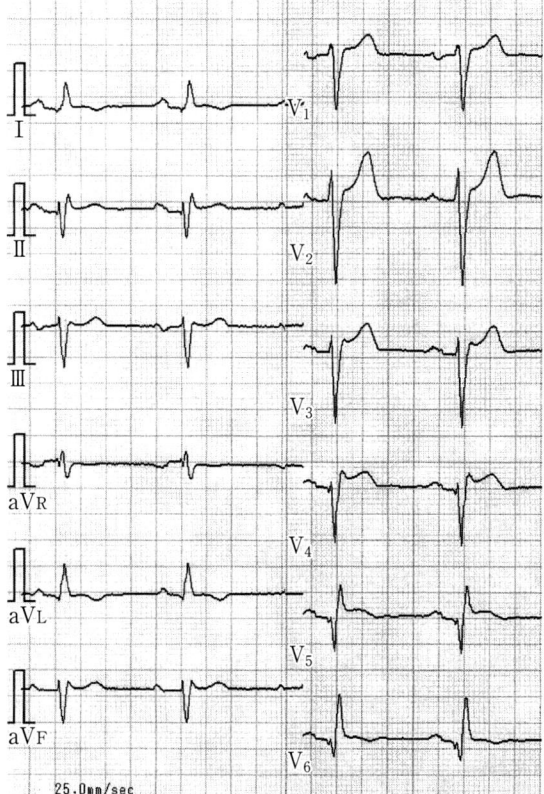

が存在していると考えて検査を行わなければならない．左室壁厚は減少していても，左室が拡張しているため，多くの例では左室心筋量が増大している．左室壁運動は全体的に低下するが，壁運動低下の程度には部位による差があり，左室心基部下側壁の収縮機能が最後まで保たれる場合が多い．拡張型心筋症では，左室拡張の進行，右室拡張の進行，左室駆出率の著明な低下が予後不良を示す所見である．生存率不良と関連する因子としては，年齢（55歳以上），心胸郭比（0.55以上），心係数（3.0 l/m^{2}未満），左室拡張終期圧（20 mmHg以上）が知られている．負荷試験で左室駆出分画の改善が認められる例（運動負荷で4％以上，ドブタミン負荷で8％以上）は，改善がこれ以下の例より予後が良く，左室機能の回復が期待されると報告されている．拡張機能が拘束性パターンを示すことは重症であることを示すので，拡張機能の評価も重要である．

b）拡張相の肥大型心筋症

肥大型心筋症の状態から，左室壁運動低下と左室拡張が進行し，左室壁厚が正常以下となった状態である．過去に心室壁の肥大が確認されていなければ，心エコー図検査で拡張相の肥大型心筋症と拡張型心筋症を区別することはできない（図3-10）．

c）炎症性心筋症（心筋炎，薬剤性心筋症）

心筋炎には，広範囲に壁運動が低下する例がある一方で，壁運動低下が局在し心筋梗塞と区別しにくい例もある．時間経過とともに心機能が正常に回復する場合もある（図3-11）．しかし，心機能が低下したままで拡張型心筋症と区別できない状態に至る例もある．

心筋炎で心電図に左室肥大，左房拡張，心房細動，完全左脚ブロックが認められれば，心筋炎の持続が長いと考えられる．また，QRS波形の異常は心筋障害が重度であることを示唆し，左房拡張，心房細動，左脚ブロックは死亡率の高さと関係する．右室機能障害は死亡や心移植を予測するもっとも強い因子である．左室駆出率に関しては，初診時の値ではなく，その後の改善が予後に関連する．

薬剤性心筋症には，sulfonamid, hydrochlo-

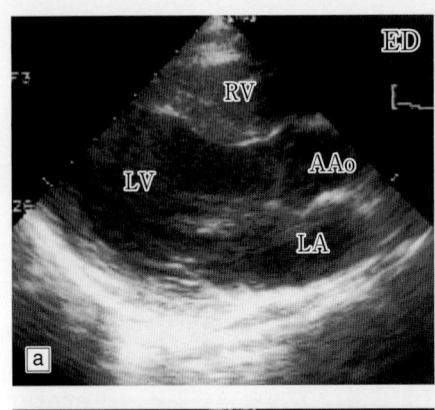

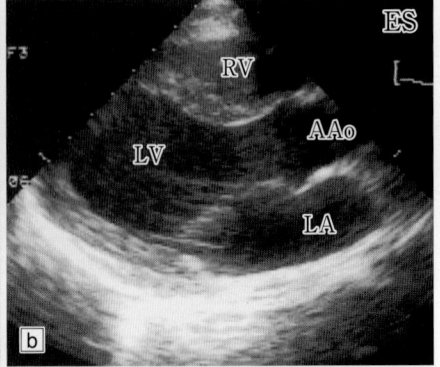

図3-11 心筋炎

急性期における拡張終期 a および収縮終期 b の傍胸骨長軸像では，左室壁運動が著しく低下しており，左室拡張終期径は 49 mm，収縮終期径は 45 mm であった．大動脈バルーンパンピングを要する状態であった．

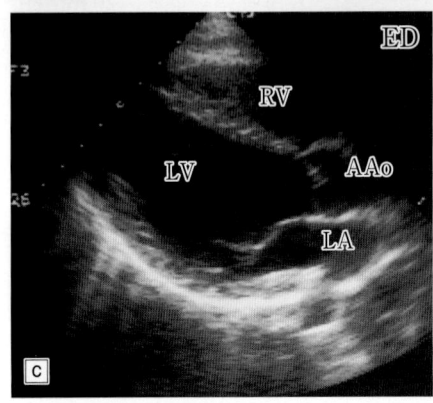

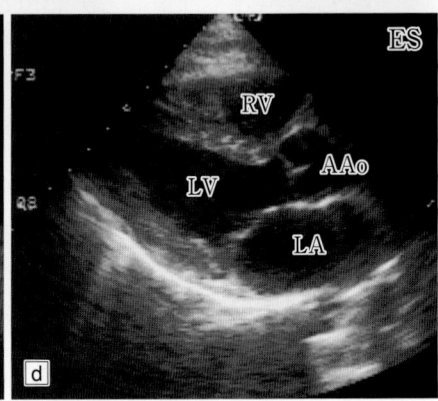

4ヵ月後に記録した傍胸骨長軸像では，左室壁運動の改善が認められ，左室拡張終期径は 49 mm，収縮終期径は 34 mm であった．拡張終期像 c と収縮終期像 d を示す．

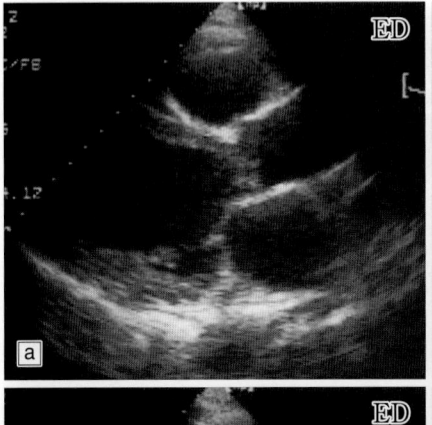

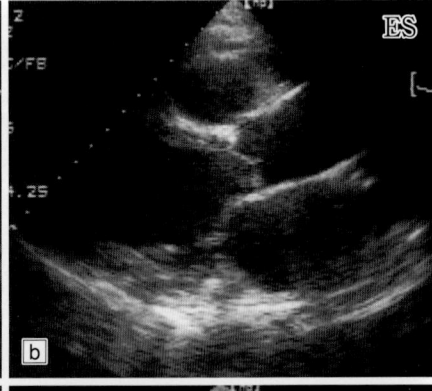

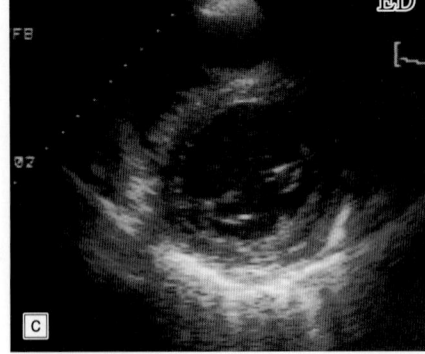

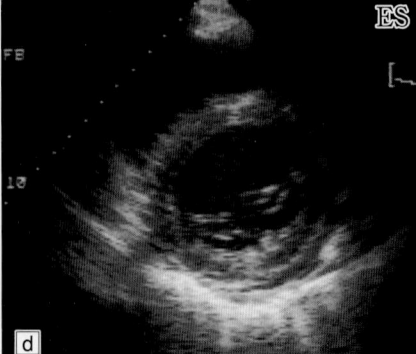

図3-12 ドキソルビシンによる心筋症

初診時に記録した傍胸骨長軸像拡張終期 a および収縮終期像 b，左室短軸像の拡張終期 c および収縮終期像 d．

左室拡張終期径は 62 mm，収縮終期径は 58 mm，ドプラ法による左室1回拍出量は 33 ml であり，左室拡張と，壁運動低下が著明であった．この状態では，心エコー図法により拡張型心筋症と鑑別することは困難である．

治療後10ヵ月後には，左室内径，壁運動とも改善し，左室拡張終期径は 50 mm，収縮終期径は 38 mm，ドプラ法による左室1回拍出量は 49 ml となっていた．

図 3-13 左室壁在血栓
ダウノルビシンによる心筋症．傍胸骨長軸像 a で基部を除いた心室中隔に異常構造（矢印）が認められる．左室短軸像 b ではこの構造が心室中隔の一部に限局している．

Mモード像 c では，心室中隔の心筋層（矢印①）と血栓（矢印②）が異なるエコーとして記録される．

抗凝固療法と心不全に対する治療の結果，この血栓は消失した．

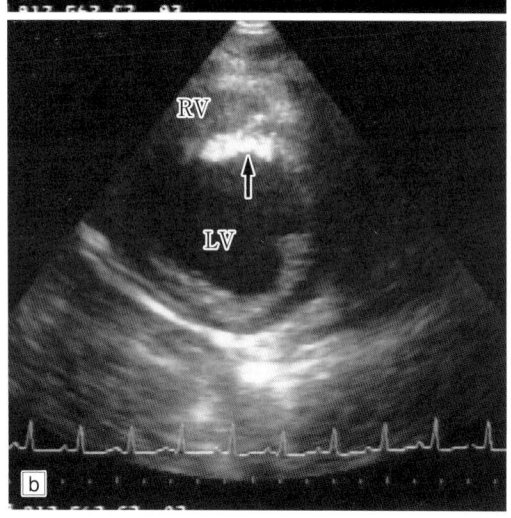

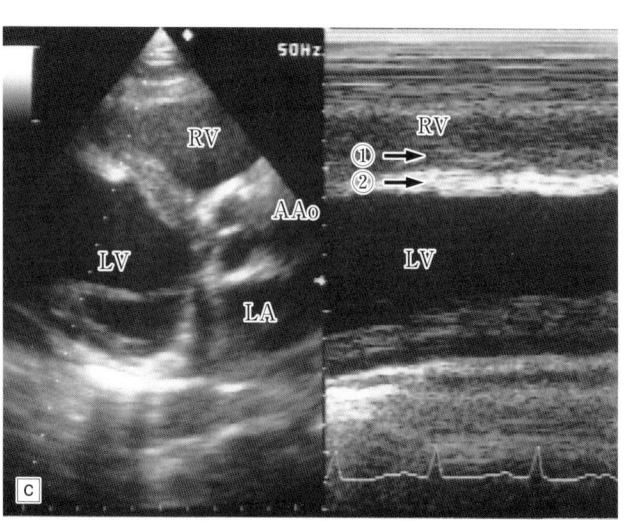

rothiazide, penicillin などによるアレルギー性のものや, anthracycline 系（doxorubicin, daunorubicin など), cyclophosphamide, interleukin 2 などの抗癌剤による心筋障害などがある（図3-12, 13). 治療に反応する例もあるので，心機能障害の早期発見・早期治療は重要である．

d）左室心筋緻密化障害

最近注目されるようになった心筋疾患で成人では左室下壁から心尖にかけて認められることが多い．壁厚は著しく減少しているが，収縮期壁厚増加は保たれている．壁厚が減少している部分の左室内膜面には網目状，櫛状の肉柱が目立つ．診断基準としては，他の心疾患を合併していないこと，薄く緻密な心外膜側の心筋層と疎で網目状の肉柱組織からなり心内膜側の肉柱間に深い隙間があり，収縮終期においてその深さが心外膜側の緻密な心筋層の2倍以上あること，病変が左室中部から下部の側壁，下壁および心尖に認められること，カラードプラ法で肉柱の間の隙間が左室と連続していることが確認されることがあげられている（図3-14).

e）ストレス性心筋症（たこつぼ型心筋症）

原因は未詳であるが，ストレスなどにより，急激に胸痛や呼吸困難などが生じる．心電図では，最初 ST 上昇を示すことがあり，経過にともなってT波が陰性化する．陰性T波は左室壁運動が正常化したのちも認められる．左室心尖は壁運動が消失し拡張するが，心基部の壁運動は正常あるいは亢進する．大多数では1ヵ月以内に壁運動が正常に復する．冠動脈病変は認められず，心筋逸脱酵素

図 3-14
左室心筋緻密化障害

傍胸骨長軸像では，左室は拡張し壁運動が低下している．a は拡張終期像，b は収縮終期像．

心尖部からの四腔像では，左室中部から心尖にかけて肉柱様構造（矢印）が目立つ．c は拡張終期像，d は収縮終期像．

左室短軸像では前壁中隔を除いて緻密層の厚さが減少しており，収縮終期における肉柱様構造の厚さは緻密層の2倍以上になっている．e は拡張終期像，f は収縮終期像．カラードプラ像 g では肉柱様構造の間に血流信号が認められる．

36　part.3　左室の拡張

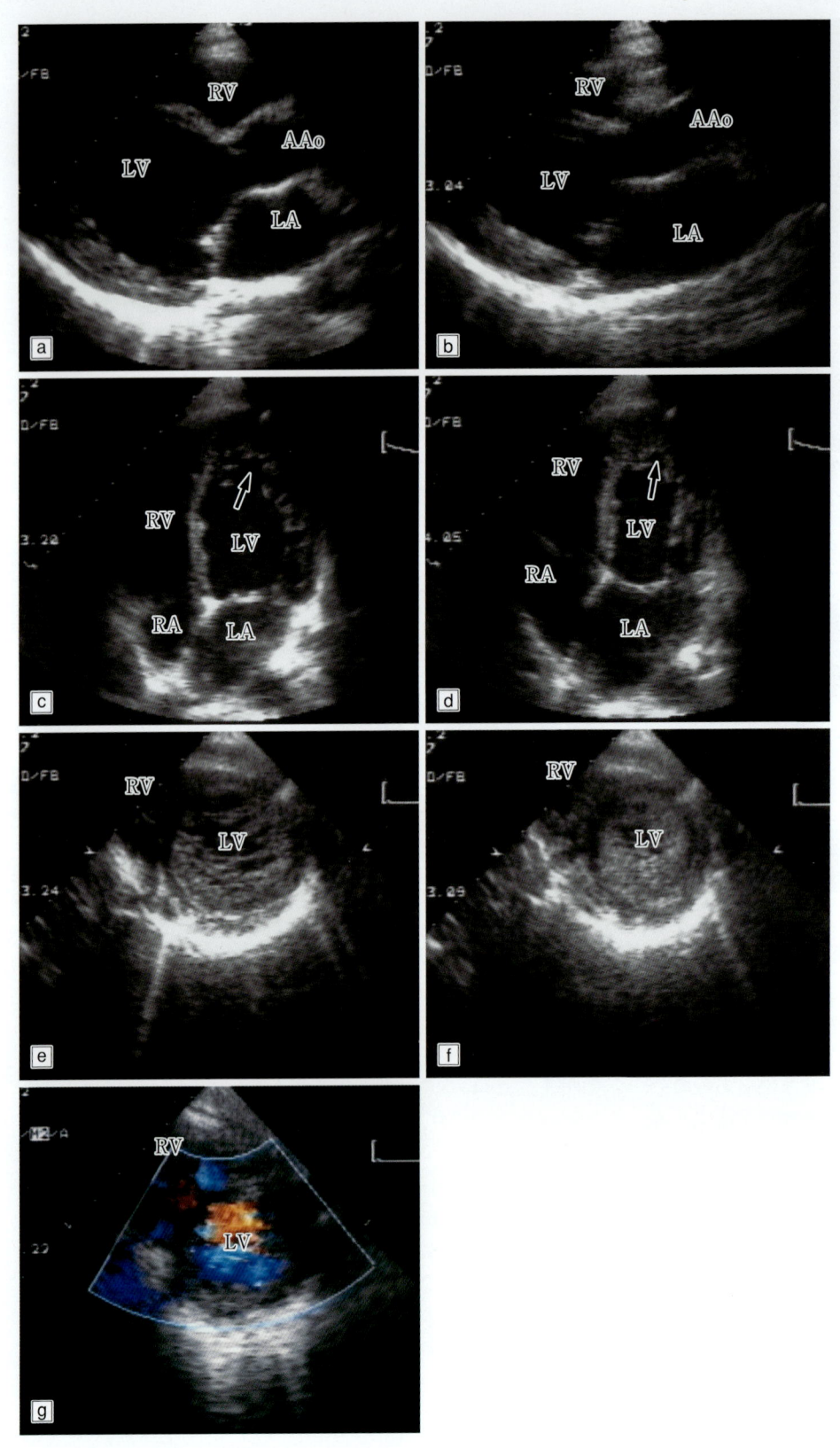

図3-15 たこつぼ型心筋症
　発作当日に記録した心尖部からの四腔像では，心尖部が拡張し壁運動が消失しているが，心尖部以外の収縮は保たれている．aは拡張終期像，bは収縮終期像．この時の心電図(1)では，陰性T波が認められる．
　13日後の拡張終期像cと収縮終期像dでは，心尖部の壁運動が正常化しているが，心電図(2)では陰性T波がさらに深くなっている．
　4ヵ月後の心電図(3)ではST-T変化が軽減している．

心電図（1）　　心電図（2）　　心電図（3）

part.3　左室の拡張

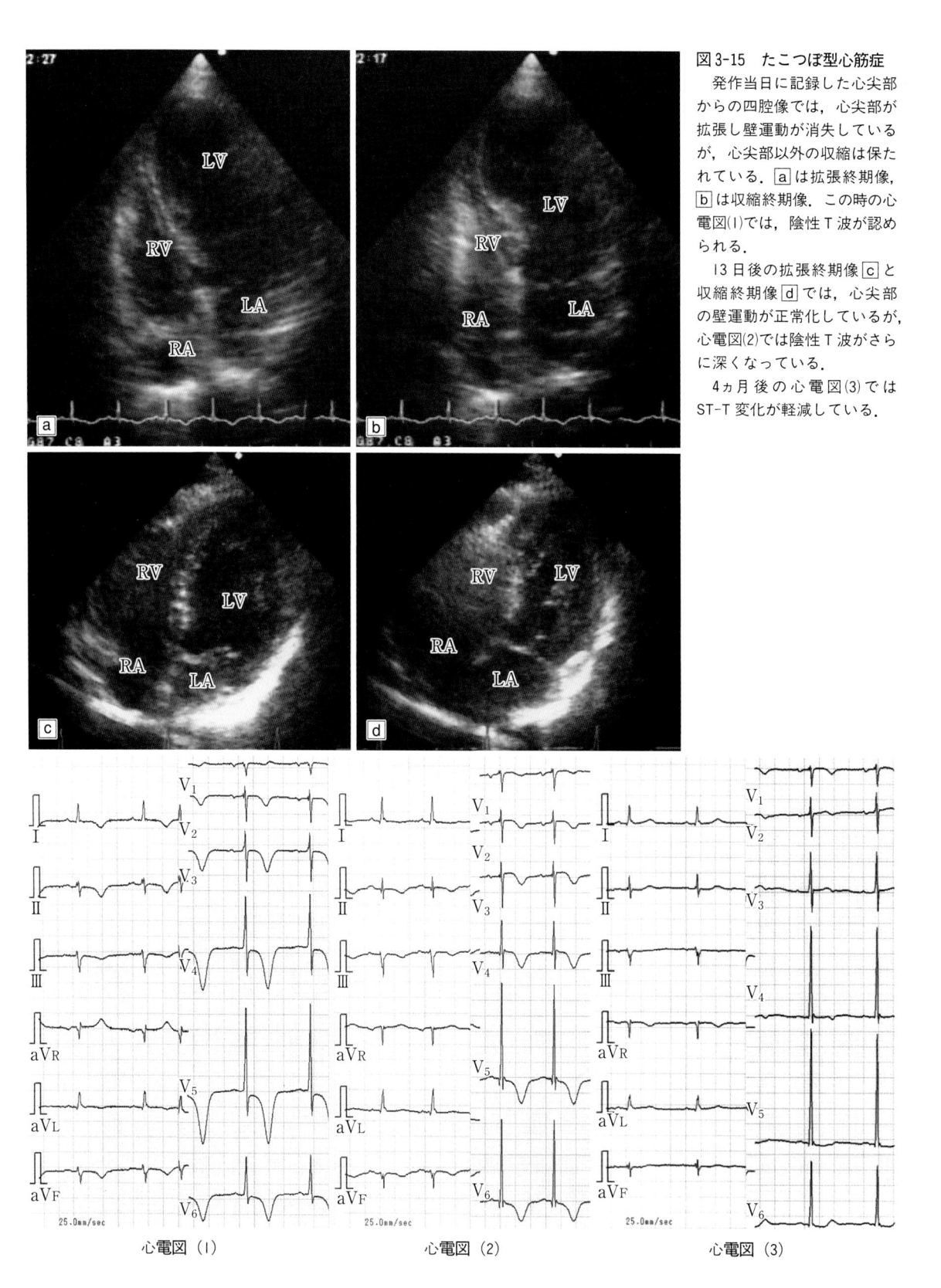

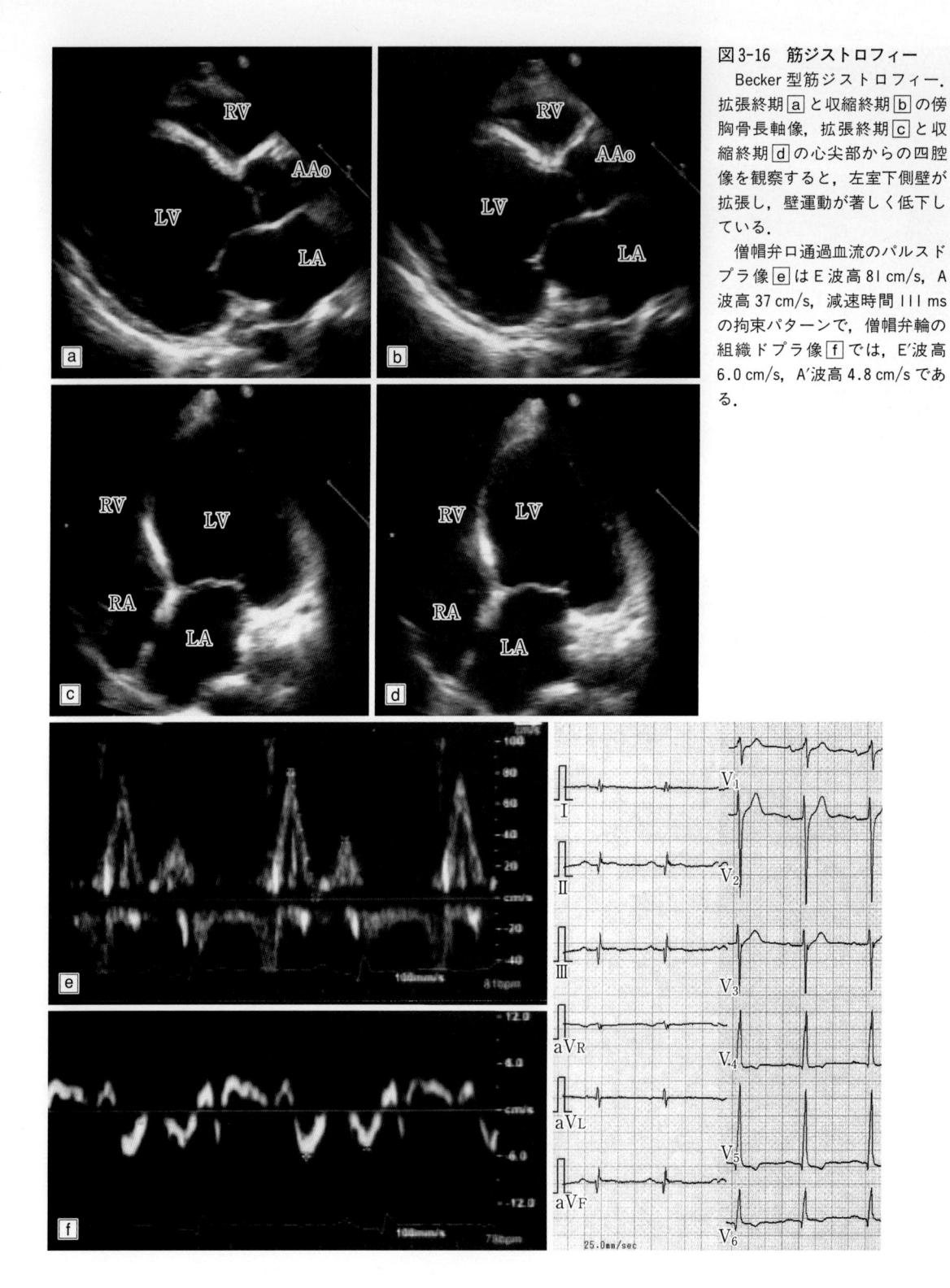

図3-16 筋ジストロフィー
Becker型筋ジストロフィー．拡張終期aと収縮終期bの傍胸骨長軸像，拡張終期cと収縮終期dの心尖部からの四腔像を観察すると，左室下側壁が拡張し，壁運動が著しく低下している．
僧帽弁口通過血流のパルスドプラ像eはE波高81 cm/s，A波高37 cm/s，減速時間111 msの拘束パターンで，僧帽弁輪の組織ドプラ像fでは，E'波高6.0 cm/s，A'波高4.8 cm/sである．

の上昇は軽度である（図3-15）．

f）続発性心筋症

筋ジストロフィー（Duchenne型やBecker型）では，心筋障害が心基部の下壁に始まり側壁に進

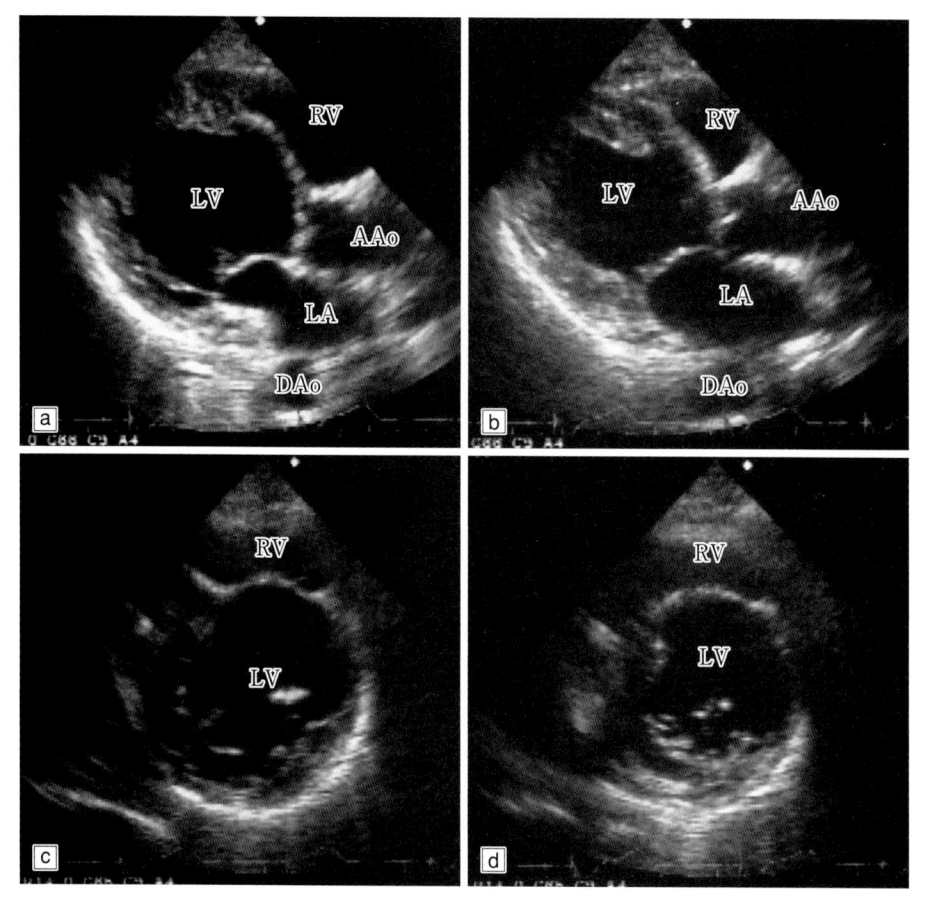

図 3-17
サルコイドーシス
　拡張終期の傍胸骨長軸像aでは，左室は拡張し心室中隔心基部が瘤状に右室側に張り出している．収縮終期像bでは心室中隔心基部以外の収縮と壁厚増加が認められる．拡張終期cおよび収縮終期dの左室心基部短軸像では，壁厚減少が前部中隔に限局していることがわかる．

行する傾向があり，僧帽弁後尖付近から左室下側壁の壁厚減少と壁運動低下が特徴的所見とされている（図 3-16）．

　サルコイドーシスは，心基部心室中隔の壁厚減少と壁運動低下が特徴とされており，時には瘤を形成することもある（図 3-17）．

g）虚血性心疾患

　心筋梗塞，冬眠心筋，気絶心筋では責任冠動脈の支配領域の壁運動が低下するため，拡張型心筋症と区別できることが多い．しかし，多枝病変では左室の拡張と全体的な壁運動低下のため拡張型心筋症と区別しにくい，いわゆる虚血性心筋症となる場合もある．

　無痛性の虚血性心疾患は糖尿病がなくても発生する．無痛性梗塞を繰り返した例や冬眠心筋の範囲が広い例は，拡張型心筋症などの心筋疾患例と区別しにくい．左室の壁運動低下や壁厚減少などが冠動脈支配で説明できるかどうかは一つの判断材料であるが，例外も多い．負荷試験も鑑別に役立つが，最終診断には冠動脈造影や心筋生検が必要である．

h）高血圧

　高血圧の持続により左室肥大が生じる．左室肥大の認められる高血圧は予後不良であり左室肥大の有無を確認することは重要である．高血圧心に認められる心不全には，収縮機能が低下し左室が拡張して心不全に至るもの，拡張機能が低下して心不全に至るものがある．肥大の初期には，心基部の前壁中隔が肥大する傾向があり，上行大動脈の拡張をともなう例が多い．高血圧を合併した肥大型心筋症と高血圧による左室肥大の区別が困難な例もある．また，肥大から拡張に進行した例と，拡張型心筋症も区別しにくい場合もある．

part. 4
左室の肥大

●左室肥大の診断

　左室肥大と診断する場合，心電図所見から左室肥大の存在を疑い，心エコー図検査で肥大の有無を確認するという手順が一般的である．しかし，心エコー図検査を施行したにもかかわらず左室肥大が見逃されていることもまれではない．左室肥大の見落としは以下のような場合におこりうる．傍胸骨長軸像で肥大が認められなかったため，左室肥大の可能性を念頭に置かずに検査を続け，他の断面の観察が不十分になって側壁などに限局し

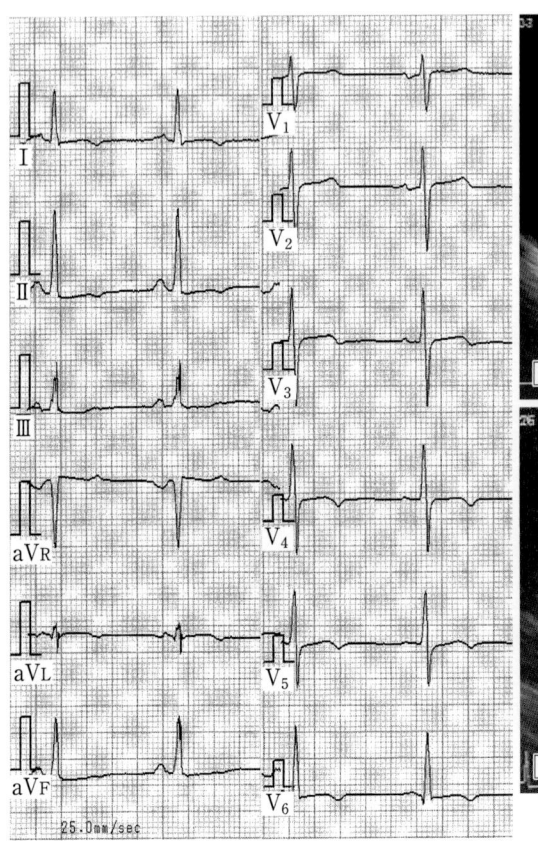

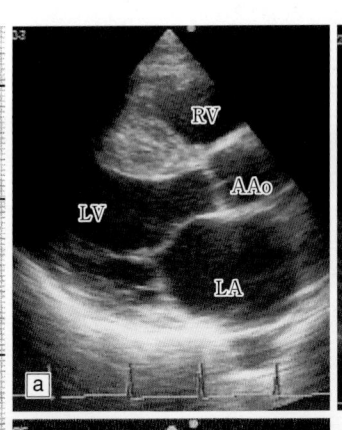

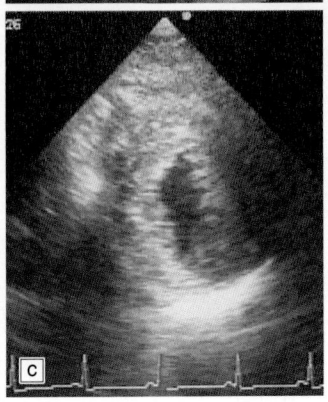

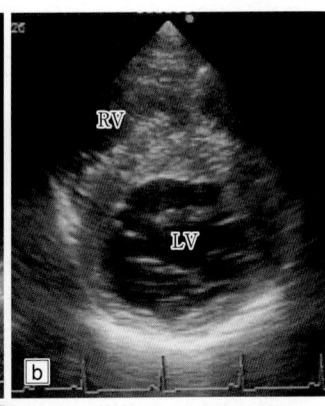

図 4-1
肥大型心筋症（心室中隔肥大）
　傍胸骨長軸像 a では心室中隔の肥大が心基部から始まっている．
　心基部の短軸像 b では肥大が前部心室中隔から前壁に限局しているが，心尖に近付くにつれ肥大の範囲が後部心室中隔，側壁に広がっていることがわかる（ c ）．最大壁厚は18 mmであったが，左室流出路閉塞所見は認められなかった．

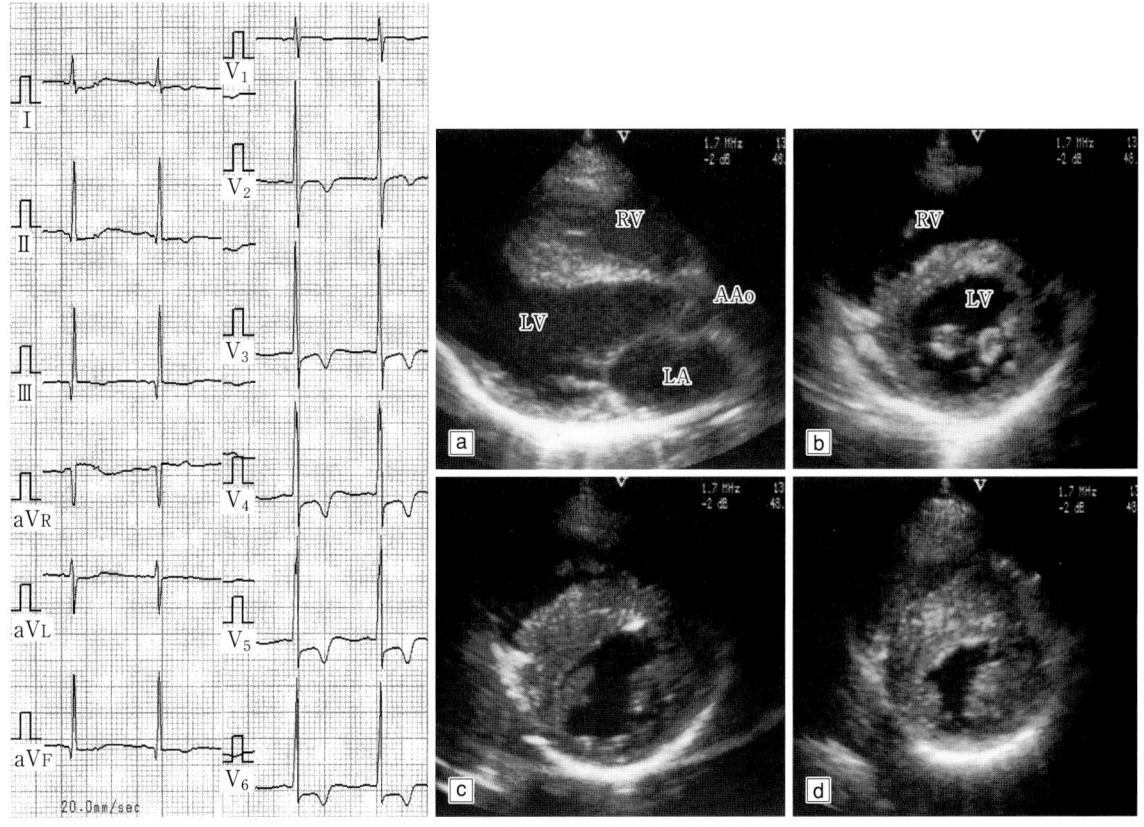

図4-2 肥大型心筋症（心室中隔肥大）

傍胸骨長軸像 a では心基部を除く心室中隔の肥大が認められる．
心基部短軸像 b では肥大は認められないが，乳頭筋レベルの短軸像 c では心室中隔と下壁の一部，心尖付近の短軸像 d では下壁の一部を除く肥大が認められる．拡張終期左室流出路径は 18 mm で，左室流出路閉塞所見は認められなかった．右室心尖部にも肥大が認められた．

た肥大を見落とす．心尖の観察，特に左室短軸像による観察が不十分であったため，心尖部肥大に気付かない．また，左室肥大が軽度で，左室壁全体がほぼ均等に肥大している場合は，壁厚を計測して正常値と比較しなければ肥大と気付かないこともある．左室が拡張している場合には，壁厚が正常であっても，左室心筋量を推定して遠心性肥大の有無を確認する必要がある．

心電図所見から左室肥大が疑われた場合は，左室肥大が存在していることを前提に心エコー図検査を行い，各部分の壁厚を計測する習慣をつければ，見落としは少なくなる．しかし，心電図変化に乏しい左室肥大もあるので，心臓を隅々まで評価するという心エコー図検査の基本を忘れないことが重要である．左室壁厚が正常であっても心電図に左室肥大所見がある場合には，その後に左室肥大が明らかになることがあるので経過観察が必要である．

左室肥大の診断に限らず，心電図所見や胸部X線写真所見が，心エコー図所見で説明できるかどうかを考えながら，心エコー図検査を行うことにより，心エコー図診断の能力を高めることができる．

左室肥大例では拡張機能が低下している場合が多い．拡張機能低下例では，頻拍になったり心房細動になることにより，急性心不全となる可能性がある．心不全状態になってからの評価では心機能障害が収縮不全が原因か拡張不全が原因かを判断することは困難なので，洞調律で状態が安定している時に拡張機能に関する情報を得ておくことが重要である．

左室肥大は十分に評価しても，右室の評価を忘

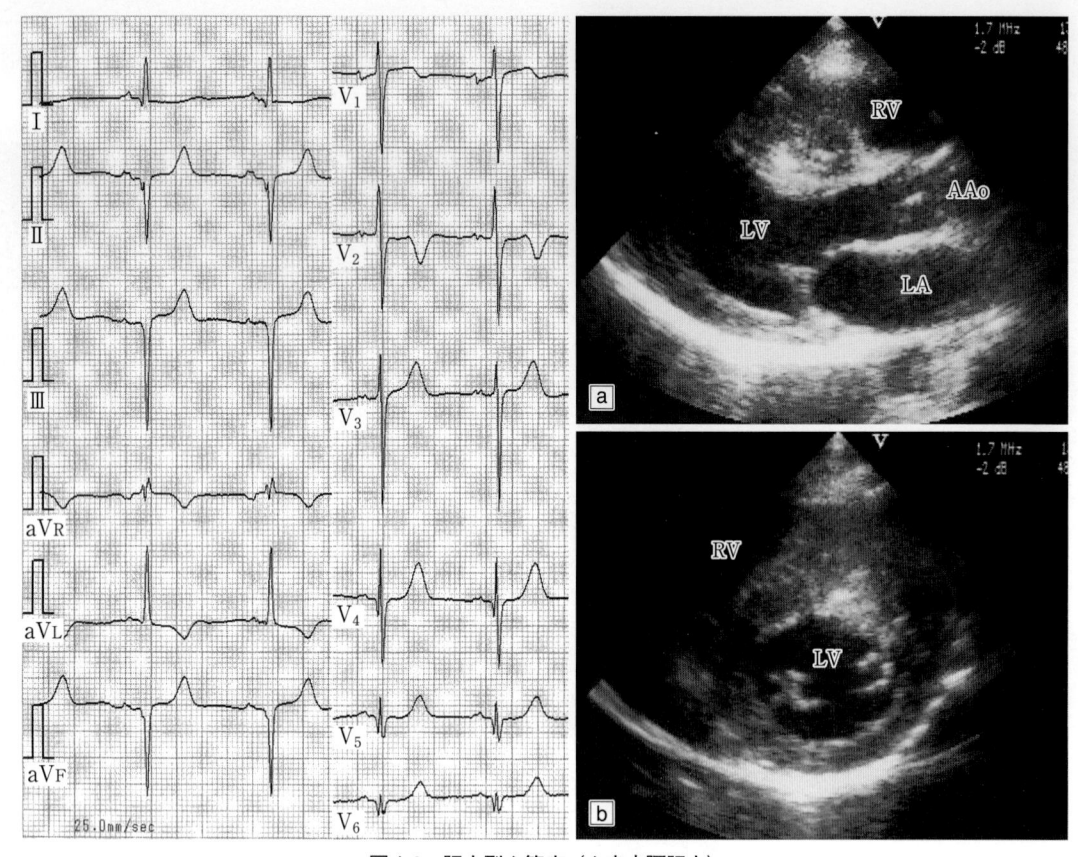

図 4-3 肥大型心筋症（心室中隔肥大）

傍胸骨長軸像 a では心室中隔の肥大が心基部から始まっている．拡張終期左室流出路径は 19 mm で左室流出路閉塞所見は認められなかった．

心基部の短軸像 b では前壁中隔が肥大し，最大壁厚は 22 mm である．下部乳頭筋レベルから心尖には肥大は認められなかった．図 4-2 に比し，肥大が前壁中隔に限局している．

れがちである．肥大型心筋症では右室も肥大している例が少なくないので，左室肥大を認めたら右室にも肥大がないか確認する必要がある．

● 肥大型心筋症

心エコー図所見のみで，左室や右室の肥大が肥大型心筋症によるものか否かを診断することはできない．心肥大を生じうる疾患がなく，正常値を超える肥大が存在していれば肥大型心筋症である可能性が高くなる．しかし，心室肥大を生じうる疾患が存在しているからといって肥大型心筋症を否定することはできない．

肥大型心筋症は肥大部位により心尖部肥大型心筋症や非対称性心室中隔肥大，血行動態により閉塞性肥大型心筋症などと命名されているが，それぞれが別の疾患であるというわけではない．心エコー図検査では，肥大の部位と程度，肥大が心機能に及ぼす影響を評価することが必要である．

心肥大のない例において，閉塞性肥大型心筋症と同様の血行動態異常が認められることがある．血行動態から肥大型心筋症の可能性が考えられるが，心筋肥大が認められない例では，心臓の形態や乳頭筋の位置などについても検討することが必要である．

a）肥大様式の評価
■心室中隔肥大

M モード法が心エコー図検査の中心であった時代には，非対称性心室中隔肥大（asymmetric septal hypertrophy：ASH）以外の左室肥大は発見が困難であったため，非対称性心室中隔肥大が肥

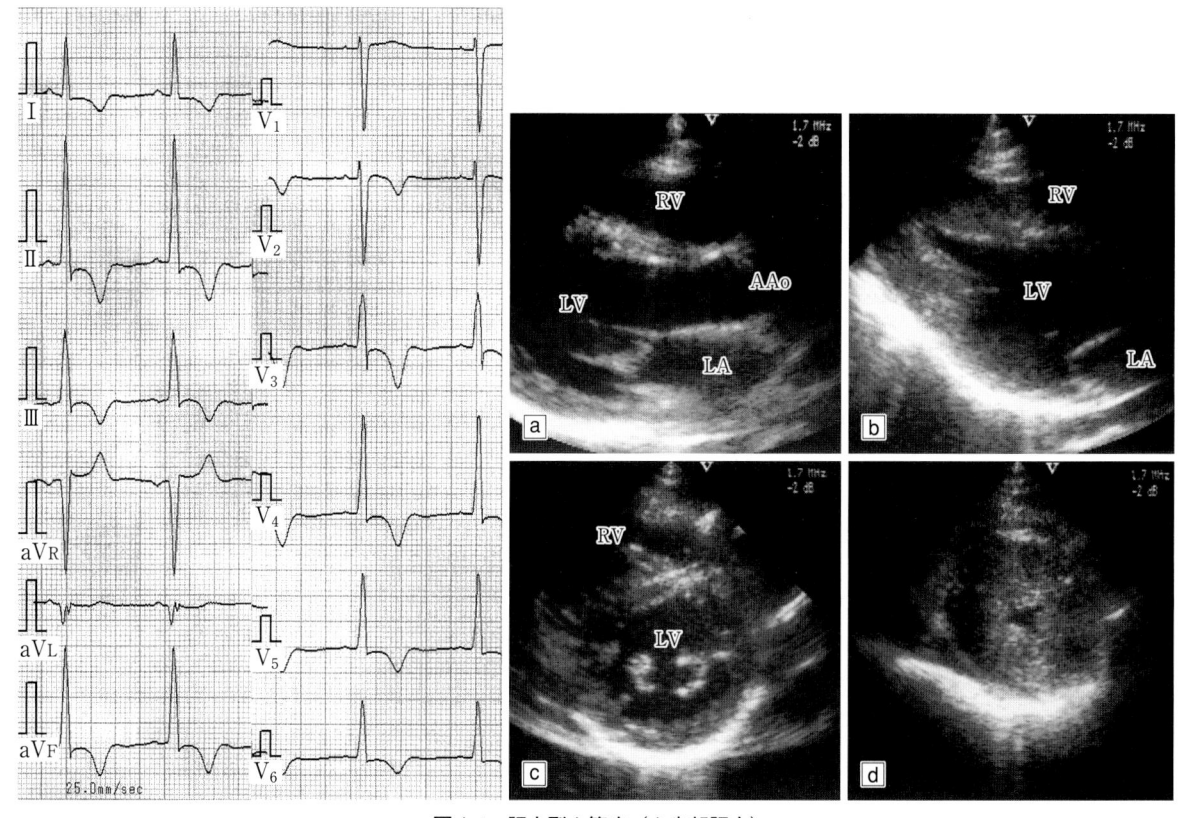

図 4-4 肥大型心筋症（心尖部肥大）

通常の傍胸骨長軸像 a では心尖部に関する情報は得られないが，心尖部を含む左室長軸像（正しい長軸像ではない）b では心尖付近の肥大が疑われる．
心尖部からの記録では肥大の確認は困難であった．心基部短軸像 c では左室壁厚は 8 mm であるが，心尖付近の短軸像 d では下側壁の一部（8 mm）を除く肥大が認められる．心尖部付近の最大壁厚は 20 mm であった．

大型心筋症とほぼ同義に扱われていた．非対称性心室中隔肥大の診断基準として，拡張終期における心室中隔と後壁の壁厚比が 1.3 以上あるいは 1.5 以上などが記載されているが，いずれも根拠のある基準ではない．M モード法のみでは本来の心室中隔と，左室や右室にある肉柱などとの区別が困難であるため，心室中隔厚を過大評価しやすく，有意な肥大がなくても心室中隔肥大と診断されていることが少なくない．したがって，M モード心エコー図所見に基づいて左室肥大と診断されている例では，断層法により肥大の分布と壁厚を再確認することが必要である．

断層法によりさまざまな肥大様式が知られるようになっても，肥大型心筋症例において心室中隔肥大例が占める割合は高い．さらに，他の部位が肥大している例が心室中隔の肥大をともなっていることも多い．したがって，傍胸骨長軸像で心室中隔肥大を認めた場合は，それだけで心室中隔肥大と診断せず，短軸像を組み合わせて他の部分にも肥大がないか観察することが必要である（図 4-1, 2, 3）．

■心尖部肥大

肥大が心尖部に限局した肥大型心筋症であるが，心尖部以外の肥大を合併している例も多い．日本人を含むアジア人に多いことが知られている．心電図で巨大陰性 T 波を認めることが診断のきっかけとなる．左室内腔がスペード形になるとされているが，傍胸骨長軸像で左室内腔がスペード形に記録されることは少なく，心尖部からの左室長軸像や四腔像でも心尖部肥大が見落とされていることも少なくない．心電図所見から心尖部肥大が疑われる場合，左室短軸像を少しずつ心尖部に移動させ，左室が見えなくなるまで観察すれば，見逃しは少なくなる（図 4-4, 5）．心尖部肥大例は左室

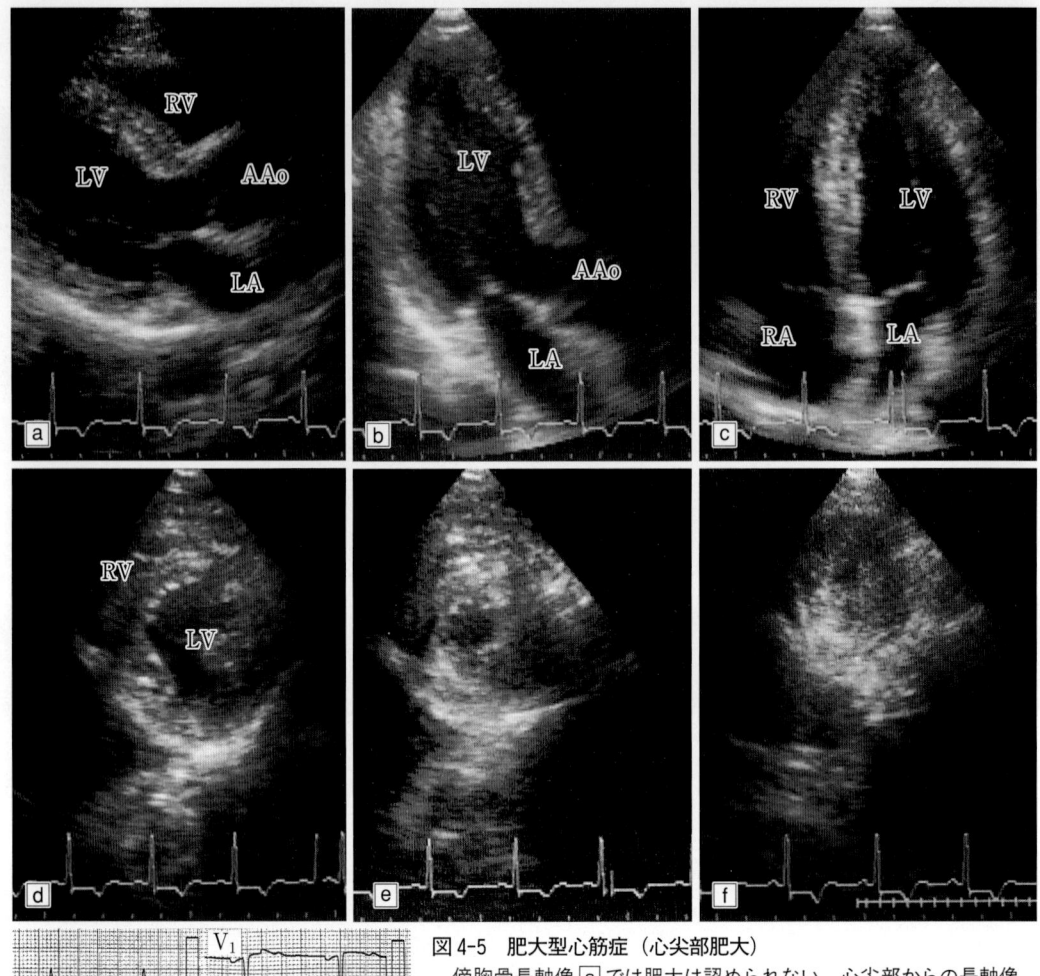

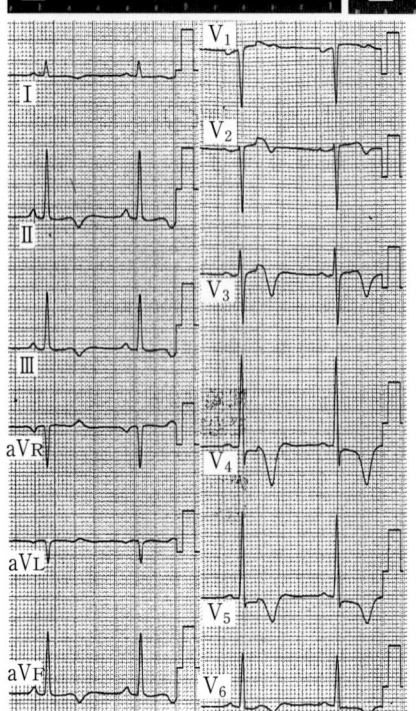

図4-5 肥大型心筋症（心尖部肥大）
　傍胸骨長軸像 a では肥大は認められない．心尖部からの長軸像 b，心尖部からの四腔像 c では心尖部の左室内腔がやや狭くなっているように見えるが，心尖部肥大を確認することは困難である．
　下部乳頭筋レベルの短軸像 d では肥大は認められない．短軸像を心尖に近付けていくと（e f），左室の肥大（15 mm）が認められる．

44　part. 4　左室の肥大

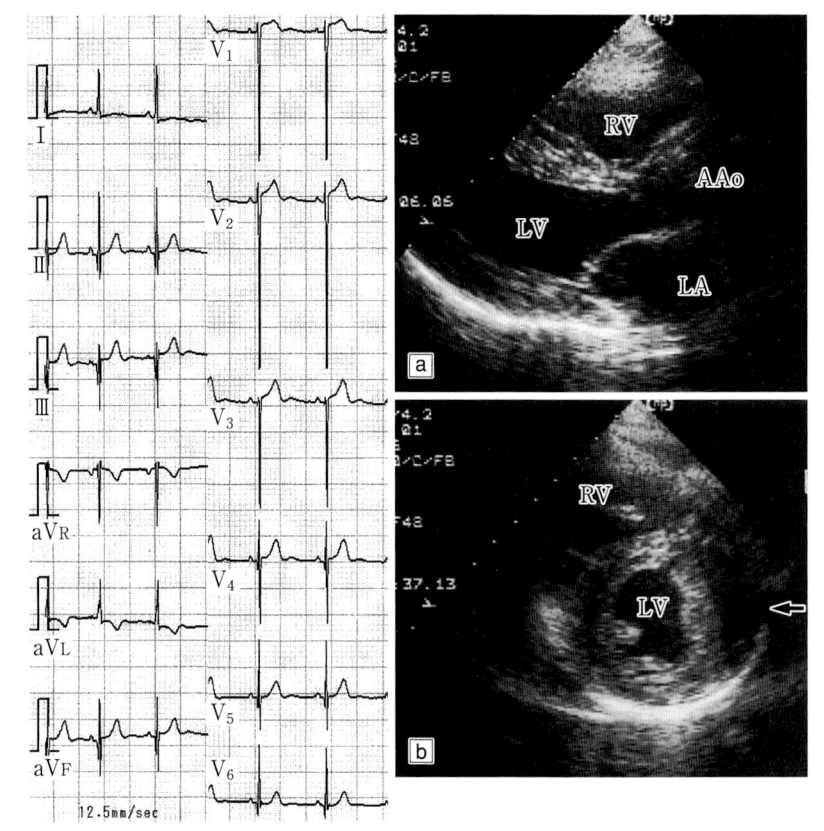

図4-6 肥大型心筋症（前側壁肥大）
　傍胸骨長軸像 a では肥大は認められないが，左室短軸像 b では前側壁から下側壁に限局した肥大（矢印）が認められる．前側壁の壁厚は心基部で19mm，心尖部では12mmであった．

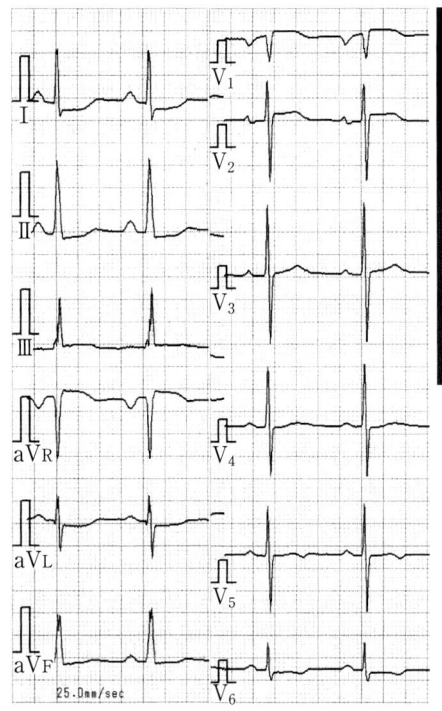

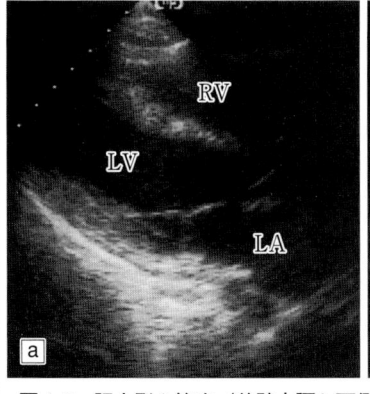

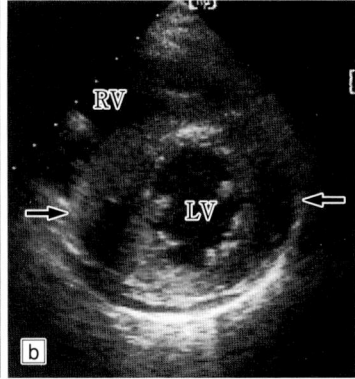

図4-7 肥大型心筋症（前壁中隔と下側壁を除く肥大）
　傍胸骨長軸像 a では肥大は認められないが，左室短軸像 b では2ヵ所に肥大が認められる（矢印）．短軸像での壁厚は，前壁中隔 8mm，下側壁 9mm，前側壁 15mm，下壁 17mm，右室壁 8mm であった．

part.4 左室の肥大

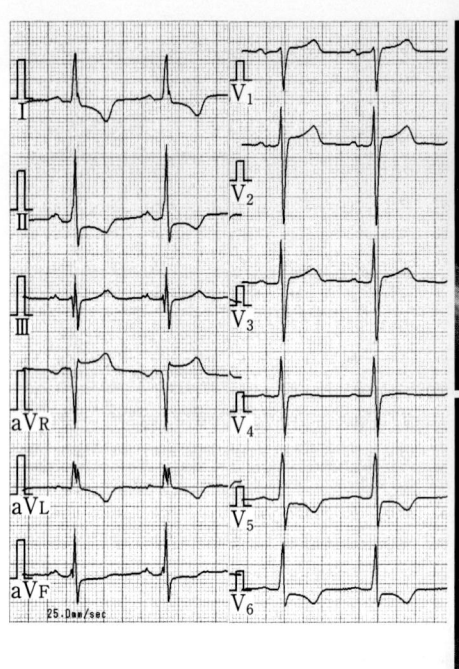

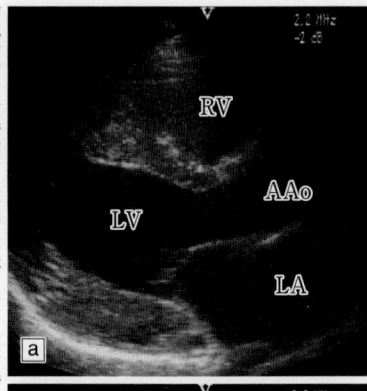

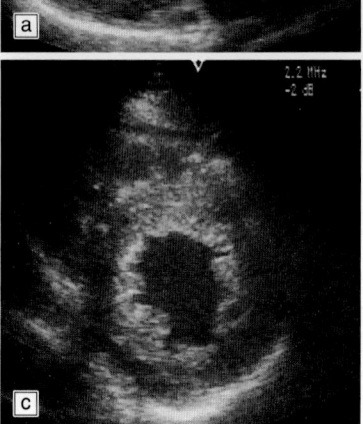

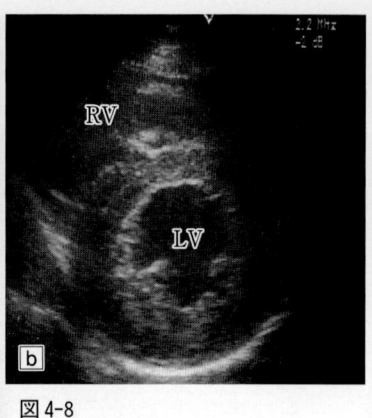

図 4-8
肥大型心筋症
（心室中隔基部を除く肥大）

傍胸骨長軸像 a では心室中隔の基部以外が肥大している．
心基部の左室短軸像 b では前部心室中隔以外が肥大している．
乳頭筋レベルの左室短軸像 c では左室全周が肥大している．このレベルから心尖までは左室全周が肥大していた．壁厚は心基部では心室中隔が 10 mm，下側壁が 20 mm であった．

中部閉塞を示すことがあるので，心尖からの長軸像とドプラ像で左室中部の状態を評価することも必要である．

■その他の肥大様式

前壁中隔や下側壁以外の肥大は傍胸骨長軸像や左室 M モード像では検出されないため，短軸像による評価が必要であり，心基部から心尖部まで連続して観察することが不可欠である．特に，左室側壁は短軸像で画像が不鮮明になりやすい部位なので，側壁の肥大を見逃さないよう，注意が必要である．心電図に肥大を示唆する所見がある例では，どこかに肥大があると考えて検査を行えば，心肥大を見落とす危険性は低くなる（図 4-6, 7, 8, 9, 10, 11）．

b）血行動態による評価

■左室流出路閉塞（狭窄）

心室中隔の肥大による左室流出路閉塞（図 4-12）が代表的であるが，左室壁厚が正常でも収縮期に心室中隔が左室流出路に張り出すために左室流出路径が減少する例（図 4-13），乳頭筋と左室壁の間で狭窄が生じる例（乳頭筋が僧帽弁前尖に直接付着している場合がある）（図 4-14），安静時には明らかな左室流出路狭窄が認められなくても運動などで左室の収縮が亢進すると左室流出路に狭窄が生じる例（図 4-15）などもある．

労作時に息切れ，胸痛，意識消失などが生じるが，心機能，虚血，弁機能などの評価を行っても原因がはっきりしない例では，負荷により左室流出路閉塞所見が出現しないか確認する必要がある．症状から左室流出路狭窄が疑われる場合には，検査室のベッドサイドで膝の屈伸や足踏みなどの軽い運動を行った前後で左室流出血流速度を記録し，明らかに流出血流速度が増大するようであれば，運動負荷試験やドブタミン負荷試験などで左室流出路閉塞の程度を確認するとよい．運動は疲れない程度とし，症状があれば中止する．われわれは膝の屈伸回数は最大 20 回までとしている．

左室流出路閉塞の診断には，頸動脈波の spike and dome 型波形，僧帽弁前尖と弁下組織の収縮期前方運動（systolic anterior motion：SAM），大動脈弁の収縮期半閉鎖などが用いられてきたが，最近は左室流出血流速度により評価することが多い．

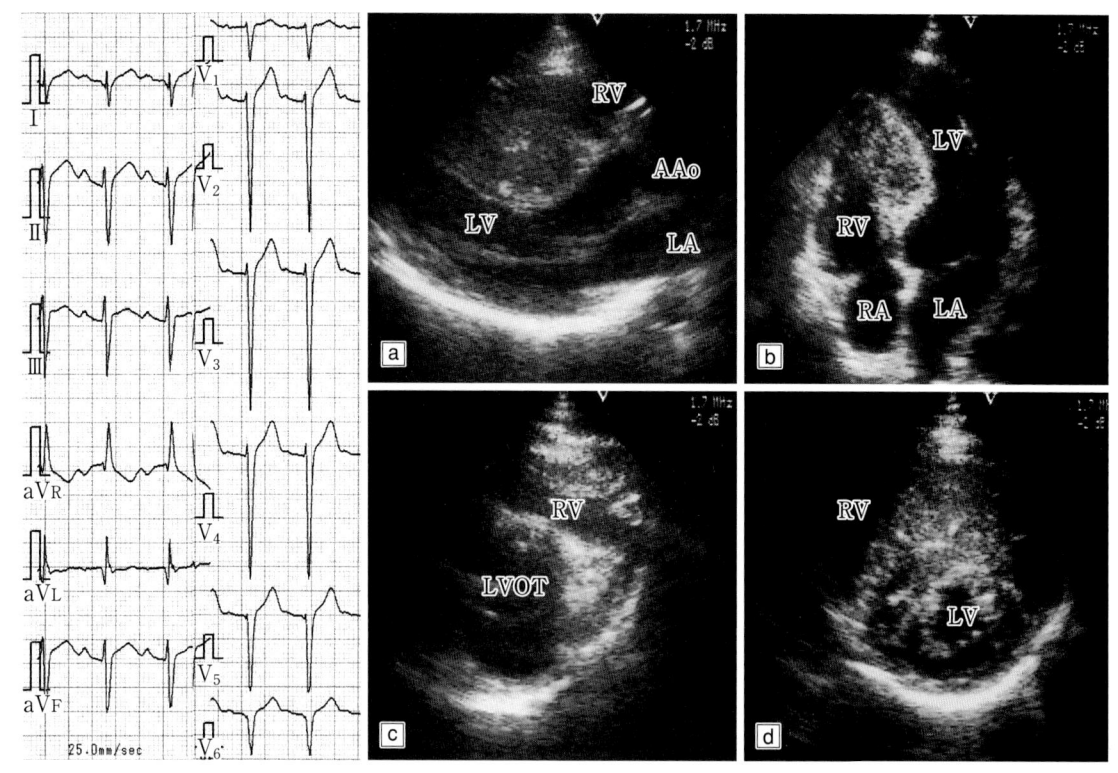

図 4-9 肥大型心筋症（下側壁を除く左室，および右室流出路の肥大）

傍胸骨長軸像 a では心室中隔が著しく肥大しており，右室壁も肥大している．左室流出路径は 23 mm で，左室流出路狭窄は認められなかったが，左室中部の最高流速は 2.9 m/s で左室中部閉塞となっていた．

心尖部からの四腔像 b では心室中隔と右室の肥大が認められる．

右室流出路を含む短軸断面 c では右室肥大（11 mm 以上）が認められた．右室流出血流速は 1.9 m/s 以上であり，右室流出路狭窄であった．

乳頭筋レベルの左室短軸像 d では前壁の最大壁厚 41 mm と著しい肥大が認められるが，下側壁の壁厚は 9 mm で正常である．

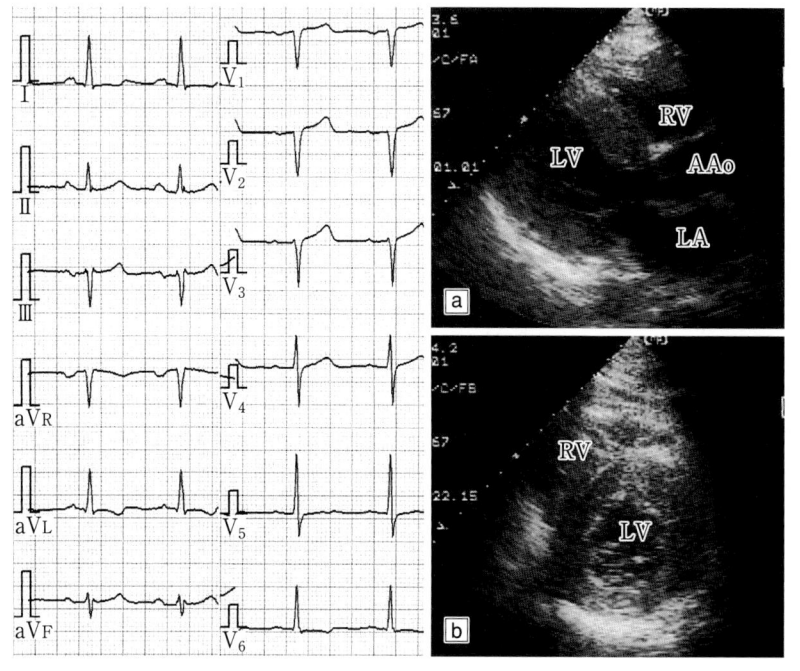

図 4-10
肥大型心筋症（左室全周の肥大）

傍胸骨長軸像 a では左室壁厚が前壁中隔 17 mm，下側壁 16 mm である．

心基部の左室短軸像 b では左室前壁が最大 24 mm，下壁が 16 mm で左室全周が肥大しているが，心電図では ST 部分や T 波の変化が軽度である．

図 4-11　肥大型心筋症（左室全周の肥大）

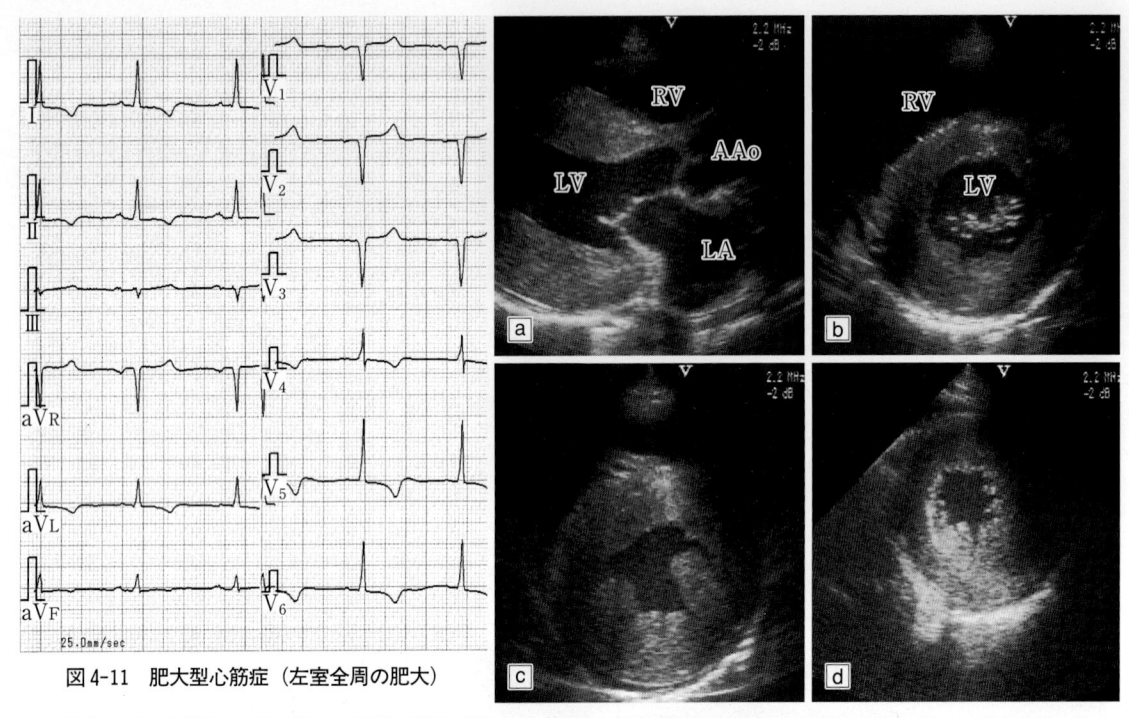

傍胸骨長軸像 a で前壁中隔，下側壁が著しく肥大している．心室中隔と下側壁の壁厚はともに 22 mm であるが，左室流出路径は 20 mm あり，閉塞所見は認められなかった．
左室心基部から心尖にかけて記録した左室短軸像 b c d では，左室全周に肥大が及んでいることがわかる．

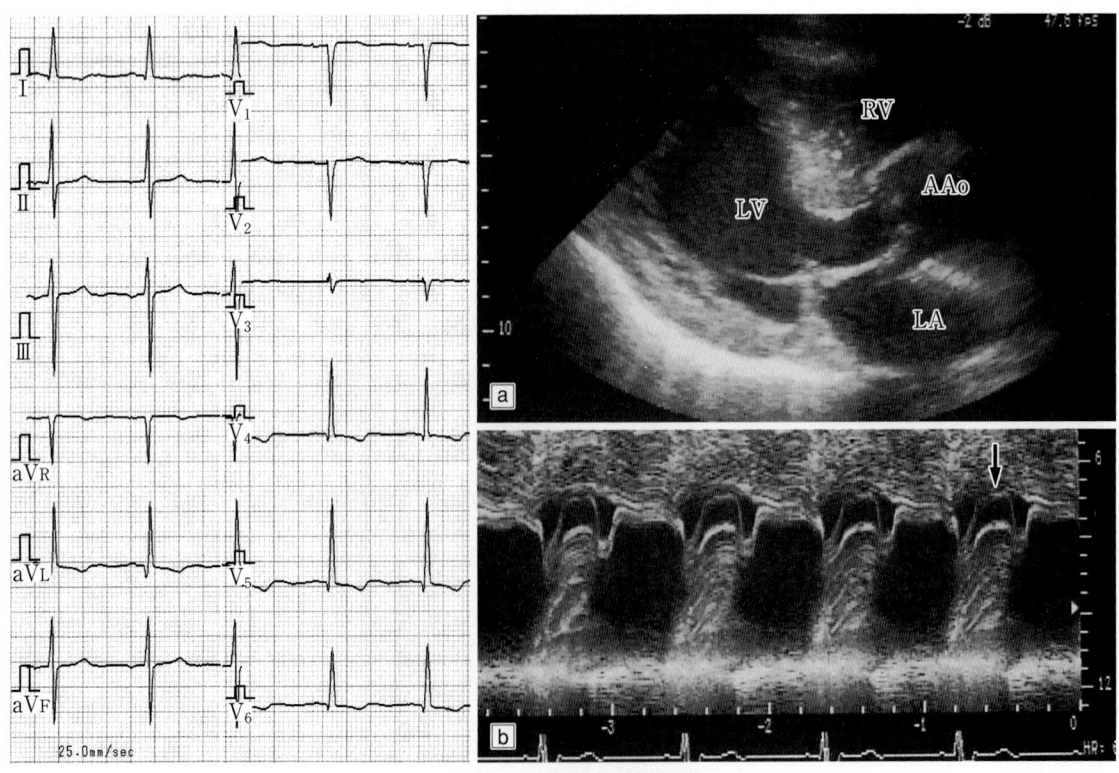

図 4-12　左室流出路閉塞

傍胸骨長軸像 a では心室中隔が 20 mm と肥大している．拡張終期左室流出路径は 14 mm で正常以下である．収縮終期には左室流出路径が 10 mm とさらに減少しており，左室流出血流速度は 6.42 m/s であった．
僧帽弁の M モード像 b で SAM（矢印）が認められる．

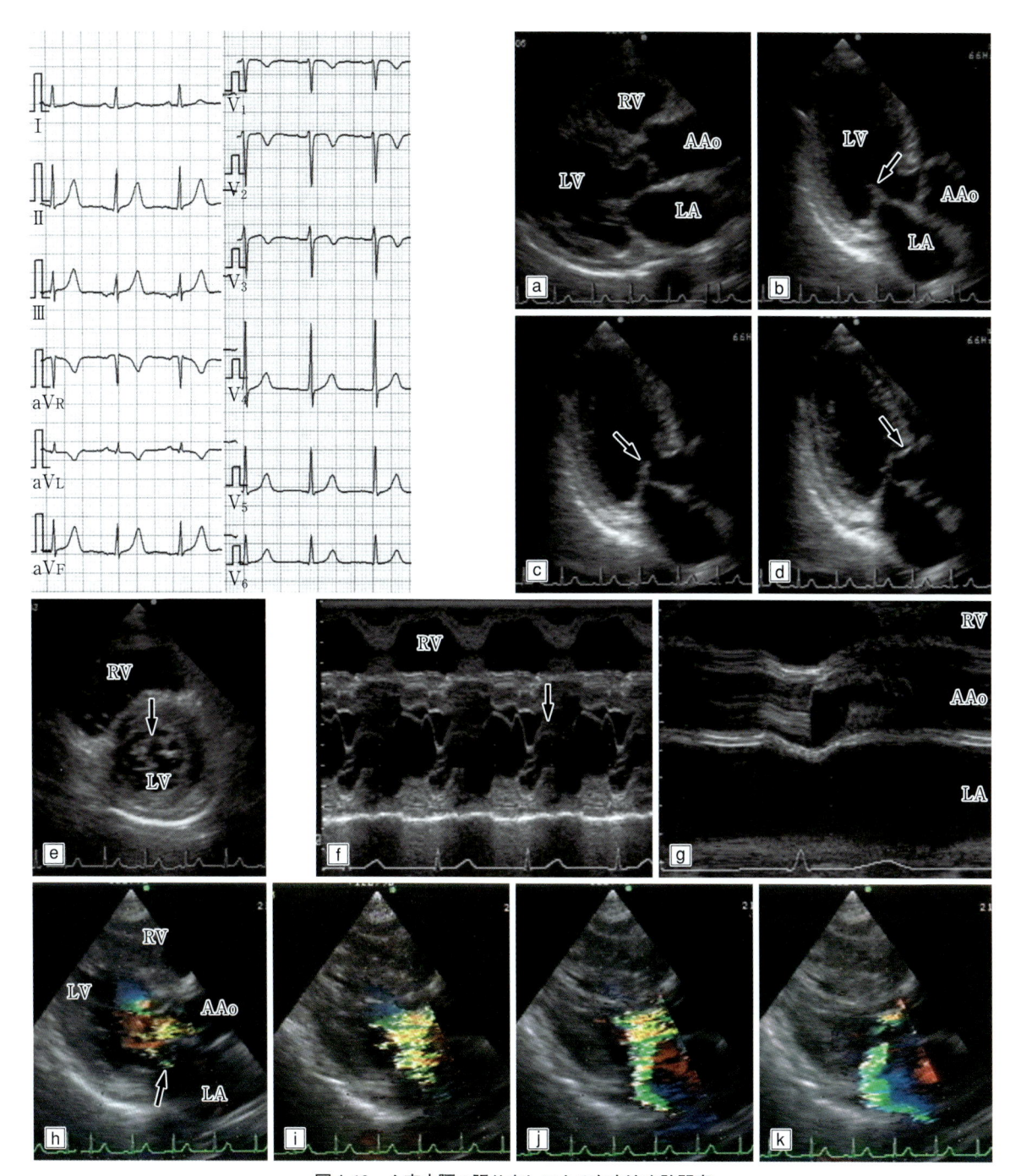

図 4-13 心室中隔の張り出しによる左室流出路閉塞

傍胸骨長軸像 a では心室中隔が左室流出路に張り出しているが，左室壁厚自体は 10 mm で正常範囲である．心尖部からの長軸像では，拡張終期 b には正常な位置にあった僧帽弁前尖と弁下組織（矢印）が，収縮期に入ると左室流出路に移動することがわかる（c d）．

収縮期の僧帽弁短軸像 e でも僧帽弁前尖の一部が前方に移動している（矢印）．僧帽弁逆流はこの部分から生じていた．この部分を M モード法で記録すると SAM が認められる（f）．大動脈弁の M モード像では大動脈弁の収縮期半閉鎖が認められる（g）．左室流出血流速度は 5.98 m/s であった．左室流出路径は拡張終期 16 mm，収縮終期 11 mm であった．

SAM により生じる僧帽弁逆流を記録すると，収縮早期にわずかな僧帽弁逆流（矢印）が生じ（h），僧帽弁前尖が前方に移動するにつれ，僧帽弁逆流が増加し，僧帽弁逆流の方向が変化しているのがわかる（i j k）．

part. 4　左室の肥大　49

左室流出路閉塞では，僧帽弁前尖が収縮期に前方へ移動することにより，僧帽弁の接合不全が生じ，僧帽弁閉鎖不全となる例がある（図4-13）．このような例では，連続波ドプラ法で左室流出血流速度を計測しようとした際に，僧帽弁逆流の速度が記録されてしまうことがある．カラードプラ法で血流の向きを確認するとともに，波形を比較すればこのような誤りは避けることができる．

■左室中部閉塞

　左室中部に狭窄があり，収縮期に心尖付近の左室腔の内圧が上昇する状態で，心尖部付近が肥大している例が多い（図4-16）．断層像で左室中部閉塞に気付くことは少なく，心尖部からのカラードプラ像を記録している時に，左室中央部付近で乱流パターンやカラーの折り返しを認めることが，診断の端緒となる場合が多い．閉塞が強いと，左室中部が収縮期にほぼ完全に閉ざされ，心尖部左室内腔が心基部左室内腔から遮断された状態になる場合もある．このような例では，収縮期の途中で心尖部から心基部へ向かう血流が途絶し，収縮期の終了とともに心尖部へ向かう血流が再出現する現象がみられる．

●圧や容量負荷により生じる左室肥大

a）弁膜疾患

　大動脈弁狭窄では，狭窄の進行とともに左室が求心性肥大を示す．老人性大動脈弁狭窄では，狭窄の程度に比し，肥大が軽度である場合がある．

　大動脈弁閉鎖不全や僧帽弁閉鎖不全などの容量負荷例では，左室壁厚が増大していても左室が拡張しているため，一見すると肥大がないように見えることがある．左室壁厚が正常であっても，心筋量は増大している場合が多いので，心筋量の推定が必要である．弁置換や弁形成の結果，容量負荷が消失して内径が減少すると，肥大が明らかになることが多い．

b）高血圧

　左室肥大の有無は高血圧の重症度評価上重要な情報である．高血圧による左室肥大は一般的に肥大型心筋症に比し軽度であり，明らかな不均等肥大は例外的である．肥大は心基部前壁中隔中心に生じる傾向が見られ，上行大動脈が拡張している例が多い．しかし，肥大型心筋症との区別が困難な例もあり，肥大型心筋症に高血圧が合併することも少なくない．心電図変化が明らかであっても壁厚の増加は軽度である場合が多いので，正常値と比較しないと肥大を見落とすことがある．降圧治療により，肥大が軽減し，心機能も改善する例が少なくない（図4-17）．降圧剤に対する反応は肥大型心筋症との鑑別に役立つ情報である．

●その他の心筋症

　心肥大を示す心筋症には，肥大型心筋症のほかにアミロイドーシス，Fabry病，Gaucher病などが知られている．これらのうち，比較的遭遇する機会が多いのは，アミロイドーシスである．進行した心アミロイドーシスでは，全体的な心肥大（心筋の肥大ではない），心室の縮小，心房の拡張，心房中隔の肥大などが認められる．心膜液が貯留する場合が多いが，心タンポナーデに至ることは例外的である．心筋内に顆粒状のエコーが認められる granular sparkling pattern, speckle pattern がアミロイド心の特徴といわれていたが，これらの像は記録装置や記録条件によって異なるうえ，読影者の主観的な判断に基づくものなので，信頼性は低い．心電図が低電位差を示すことが特徴的とされているが，例外も少なくない．心エコー図検査で左室肥大を認めるが，心電図が低電位差を示す場合には，アミロイドーシスの可能性が高い．ただし，低電位差が認められないからと言ってアミロイド心を否定することはできない（図4-18）．

●腫瘍の心転移

　腫瘍の左室転移が左室肥大様に見えることがある（図4-19）．腫瘍の被膜が認められれば腫瘍の転移である可能性が高いことがわかるが（図4-20），心筋との区別ができない場合は診断が困難である．

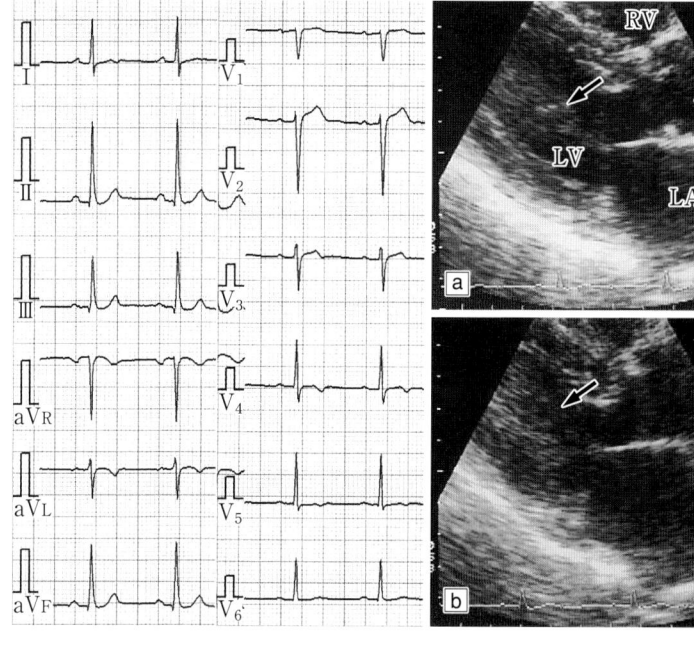

図4-14
乳頭筋による左室流出路閉塞

収縮早期の傍胸骨長軸像 a では乳頭筋（矢印）が僧帽弁前尖に直接付着していることがわかる．

収縮終期の像 b では乳頭筋（矢印）と心室中隔の間が狭小となっている．狭窄部分における流速は3.91 m/sであった．左室壁厚は正常であった．

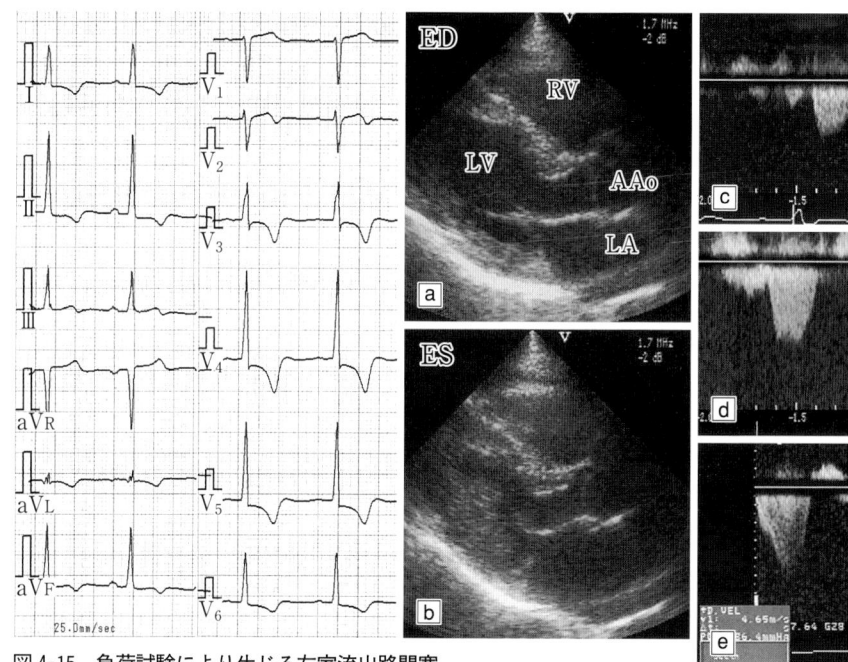

図4-15　**負荷試験により生じる左室流出路閉塞**

労作時息切れのある症例．心尖部は15 mmと肥大していた．安静時の傍胸骨長軸像 a では心室中隔の基部が12 mmと軽度肥大しているが，左室流出路径は20 mmである．収縮期終期の左室流出路径も18 mmで，閉塞所見は認められない（ b ）．

左室流出血流速度は安静時1.43 m/s（ c ）であったが，膝の屈伸運動を20回行った後には2.36 m/s（ d ）となり，負荷により狭窄が生じたと考えられた．

ドブタミン負荷試験では，5 μg/kg/minで4.65 m/s（ e ），10 μg/kg/minで6.10 m/s（ f ）と著しい圧較差が生じた．左室流出血流波形のピークの出現時相が，狭窄の進行とともに遅くなっている．心電図は安静時の記録．

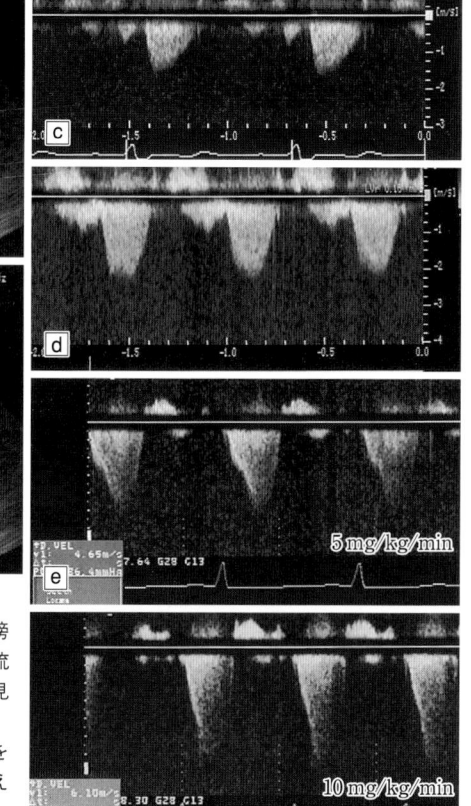

図4-16 左室中部閉塞

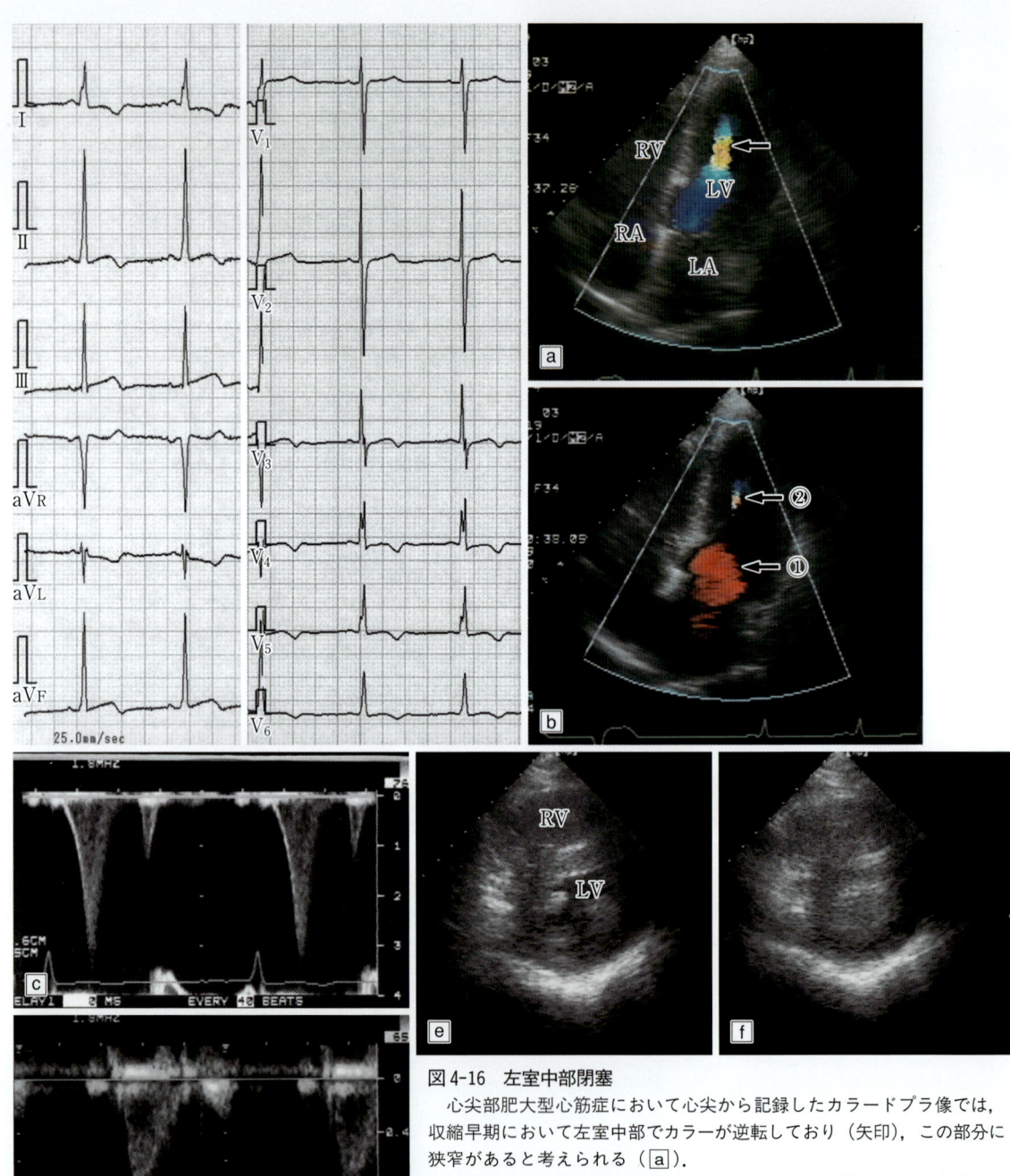

　心尖部肥大型心筋症において心尖から記録したカラードプラ像では，収縮早期において左室中部でカラーが逆転しており（矢印），この部分に狭窄があると考えられる（a）．

　収縮後期に左室中部の血流が消失したが，拡張早期には，左室流入血流（矢印①）が出現すると同時に，心尖部から僧帽弁方向に向かうわずかな血流（矢印②）が出現した（b）．

　この血流を連続波ドプラ法で記録すると，心尖から左室心基部へ向かう2種類の血流が分離される（c）．収縮期の流速は3.45 m/sであった．左室流出血流 d と比較すると，左室中部で記録された血流が収縮後期に途絶し，拡張早期に再度出現することがわかる．

　心尖部付近で左室短軸像を記録すると，拡張終期には左室内腔が認められるが（e），収縮中期には左室内腔が消失しており，この部分で閉塞が生じていると考えられる（f）．心基部の壁厚は正常であるが，心尖部壁厚は19 mmで心尖部肥大が認められた．

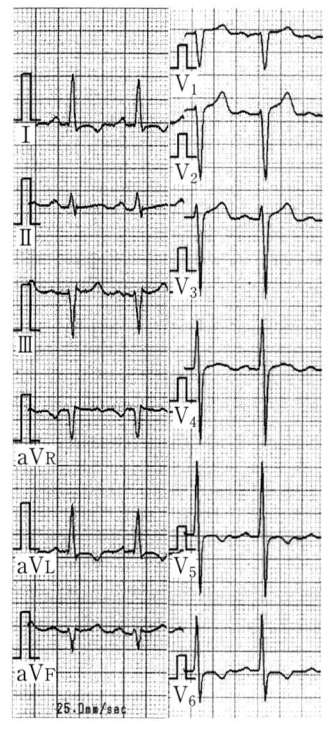

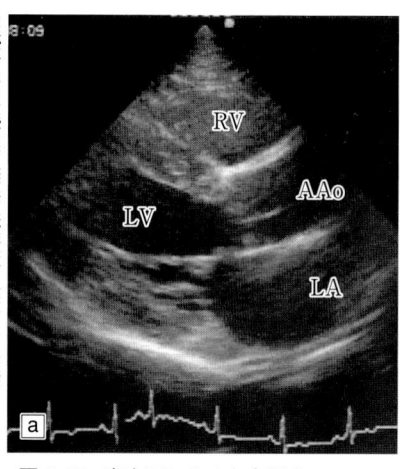

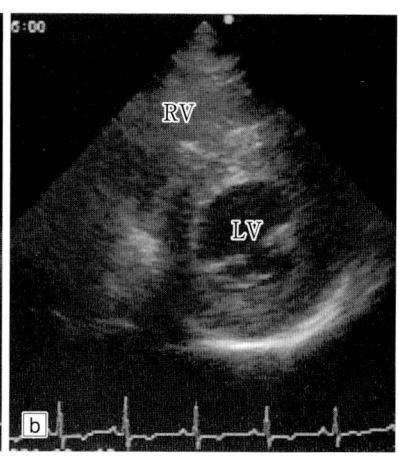

図4-17 高血圧による左室肥大

20年間十分な高血圧治療を行っていなかった．傍胸骨長軸像 a と短軸像 b で左室全周の肥大（14 mm）が認められる．左室拡張終期径 52 mm，収縮終期径 40 mm であった．降圧剤を開始したところ，4ヵ月後には血圧が 192 mmHg/116 mmHg から 138 mmHg/94 mmHg と低下した．それにともない，心室中隔厚 13 mm，下側壁 11 mm，左室拡張終期径 52 mm，収縮終期径 34 mm と肥大が軽減し，左室壁運動も改善した．

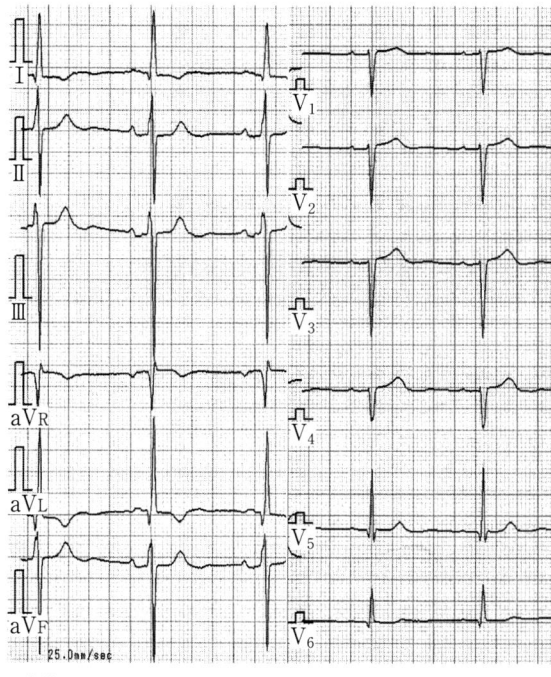

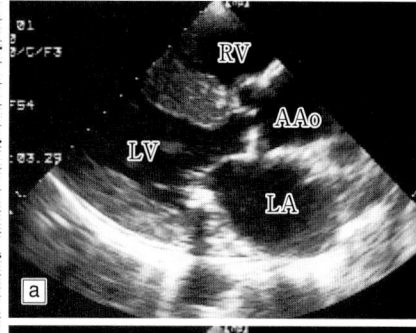

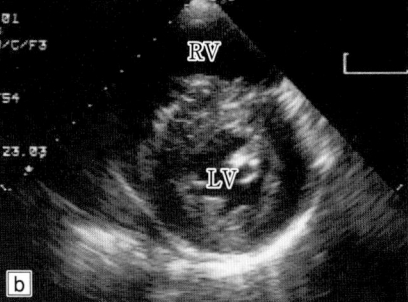

図4-18 アミロイド心

傍胸骨長軸像 a では右室（7 mm）と左室（15 mm）が肥大しており，心筋内に顆粒状のエコーが認められる．大動脈弁と僧帽弁の輝度も上昇している．僧帽弁口面積は 2.3 cm²，大動脈弁口面積は 1.6 cm² であった．

左室短軸像 b では左室壁が全体的に肥大し，心筋内に顆粒状エコーが認められる．左室駆出分画 69% であったが，E/A は 0.74，DT は 370 ms で拡張機能が低下していた．

心尖部からの四腔像 c では心房中隔の肥大が疑われる．左房径は 41 mm であった．本例の心電図では低電位差は認められない．

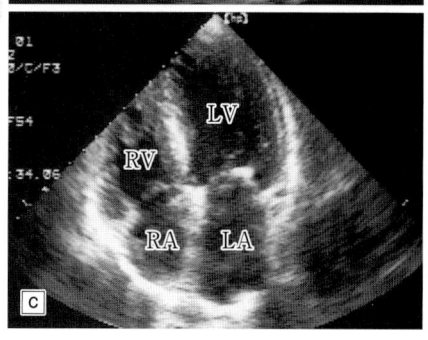

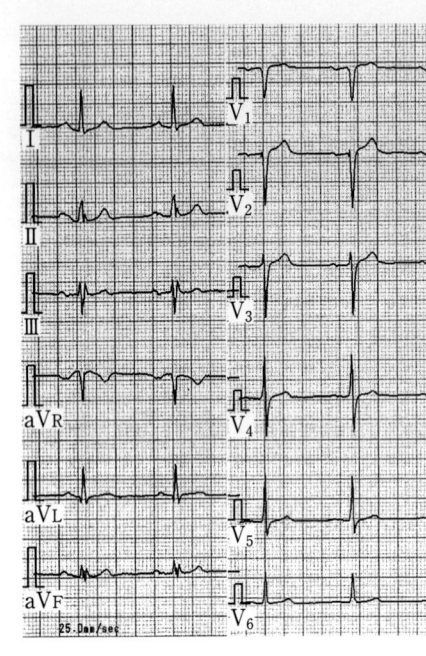

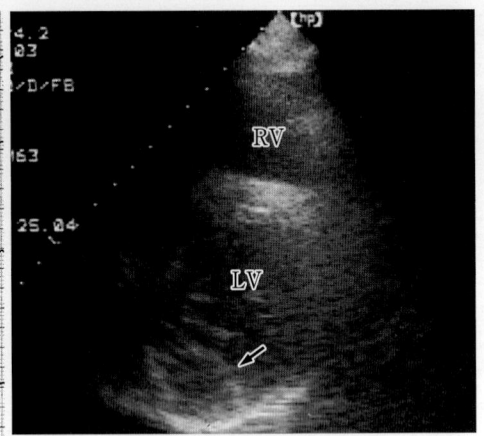

図 4-19 腎臓癌の心臓転移
左室短軸像で下壁の一部が肥大しているように見えるが，この部分は腎臓癌の心臓転移であった．被膜（矢印）が認められる．

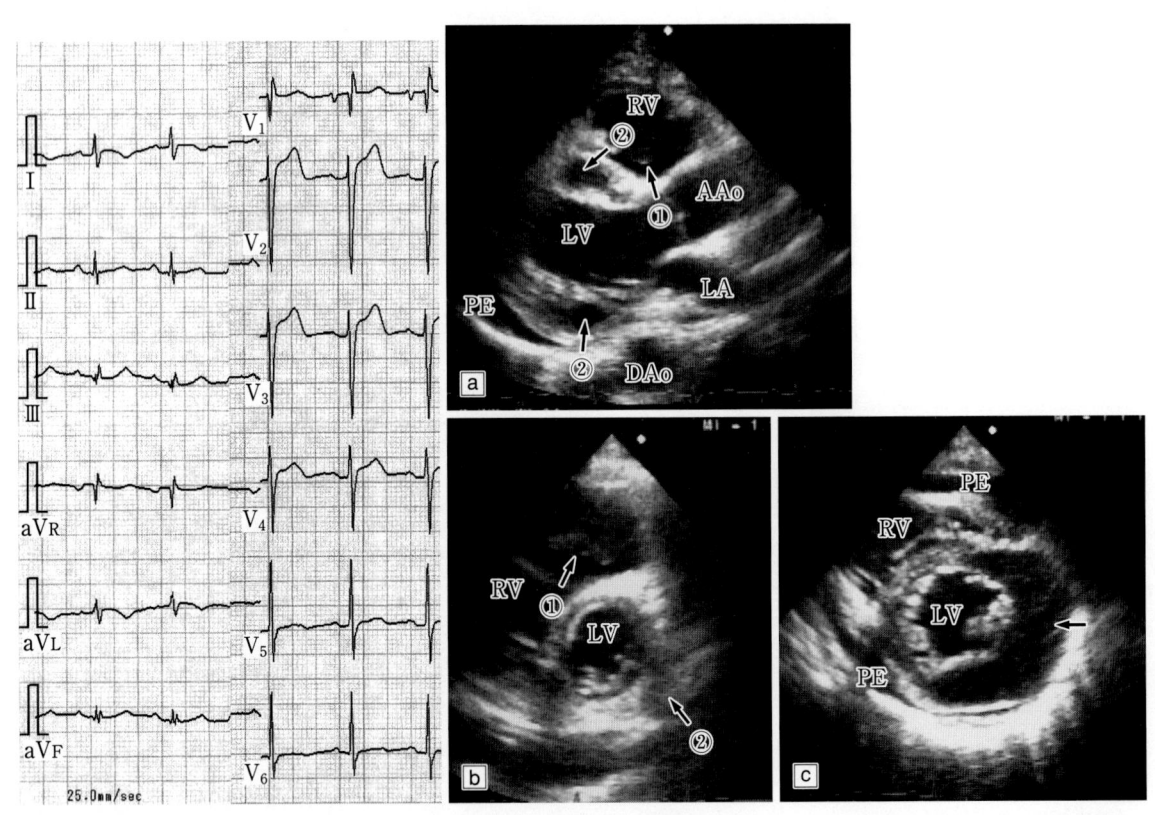

図 4-20 白血病の心臓転移
急性骨髄性白血病．傍胸骨長軸像 a では，右室腔に腫瘍様エコー（矢印 ①）があり，心室中隔と左室側壁の心筋内部にはエコー輝度の低いスペース（矢印 ②）が認められる．左室心基部の短軸像 b でも，右室腫瘍（矢印 ①）と左室心筋内のエコー輝度の低いスペース（矢印 ②）が認められる．左室中部の短軸像 c では左室前壁から下側壁にかけて広範囲にエコー輝度が低下している．左室壁厚は増大しているが，左室肥大ではなく右室腔と左室心筋への転移と考えられる．
PE：心膜液．

part. 5 右室の異常

　右室の異常には，右室心筋疾患，肺動脈弁疾患，三尖弁疾患など右心系の病変に起因するものもあるが，左心系の疾患，呼吸器疾患，短絡疾患などにより生じた右室の異常に遭遇する機会も多い．右室負荷所見を認めたときは右心系の評価で検査を終了するのではなく，左心系の状態も評価して負荷の原因を明らかにすることが必要である．また，左心系の疾患において右心系の負荷所見が認められるということは左心系の疾患が重度であることを示しているので，左心系疾患においても重症度判定のため右心系の負荷所見を十分に評価することが必要である．

● 右室の評価
a）右室圧負荷の評価

　三尖弁逆流速度が記録されればベルヌーイの式を用いて収縮期における右室と右房の圧較差を計算することができる．この値に右房圧を加えると右室圧が求められる．正常値は 15 mmHg～35 mmHg である．心エコー図法で右房圧（中心静脈圧）を計測することはできないので，右房圧の推定値（10 mmHg とすることが多い）を用いている．中心静脈圧が上昇していなければ下大静脈径の呼吸性変動（呼気時最大内径－吸気時最大内径）/（呼気時最大内径）は 50％ 以上となる．肝静脈や下大動脈が拡張しており，下大静脈径の呼吸性変動が 50％ 以下に減少している場合は，中心静脈圧が 10 mmHg 以上となっている可能性が高い．

　心室中隔の形態は右室と左室の圧関係を反映しており，左室短軸像が収縮期に円形とならず心室中隔が収縮期に左室側に偏位している場合は，右室収縮期圧が上昇していると考えられる．ただし，右室圧が上昇していても必ずしも心室中隔が収縮期に扁平化するわけではない．

　通常，肺動脈弁における圧の低下はわずかなので三尖弁逆流速度から求めた右室圧の推定値を肺動脈収縮期圧の推定値としている．しかし，右室流出路狭窄や肺動脈弁狭窄があれば肺動脈圧は右室圧より低くなる．この点に気付かないと手術可能な例をアイゼンメンジャー症候群のため手術不可能であると判断し，手術の機会を逸することとなる（図 5-1）．肺高血圧と診断する際には右室と肺動脈の間に有意な圧較差が生じていないことを確認しなければならない．

　主肺動脈血流のドプラ波形は正常例では U 字形であるが，肺高血圧があると収縮期血流のピークが早期に出現し，波形は W 字形や幅の狭い V 字形になる（図 5-2）．拡張終期における肺動脈逆流速度から簡易ベルヌーイの式（圧較差（mmHg）＝ $4 \times 流速(m)^2$）で求めた圧較差は拡張終期における肺動脈と右室の圧較差となる．この圧較差に拡張終期右室圧の推定値（10 mmHg を用いることが多い）を加えると肺動脈拡張終期圧（平均肺動脈楔入圧）を推定することができる．ただし，推定右房圧に大きく左右されるため数値の信頼性は低い．

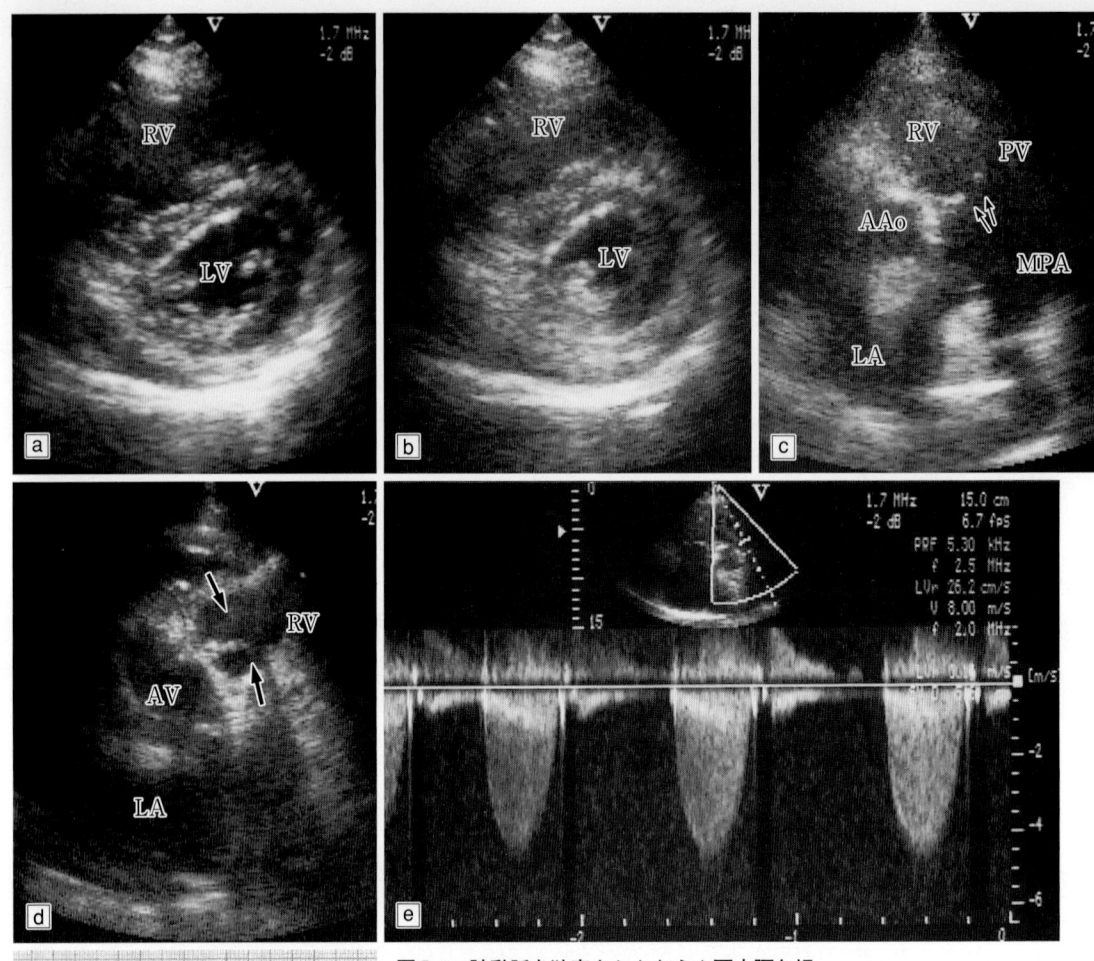

図5-1 肺動脈弁狭窄をともなう心房中隔欠損

拡張期 a，収縮期 b の左室短軸像では心室中隔が扁平化しており，右室容量および圧負荷があると考えられる．右室壁は9mmと肥大しており，三尖弁逆流から求めた右室右房圧較差は95mmHgであった．右房圧を10mmHgと仮定すると右室圧は105mmHgとなるが，中心静脈圧が上昇していると考えられるため，実際の右室圧はこれ以上と推定される．

主肺動脈の長軸像 c で肺動脈弁（PV）の狭窄が認められた．矢印は肺動脈弁口．短軸像 d では二尖肺動脈弁と考えられた．矢印は2枚の弁尖を示す．肺動脈弁口通過血流 e から肺動脈弁口における収縮期最大圧較差は79mmHg，平均圧較差は50mmHg，弁口面積は0.6cm²と計算された．右房圧を10mmHgと仮定すると，右室圧は105mmHgであるが肺動脈圧は26mmHgとなる．

56　part. 5　右室の異常

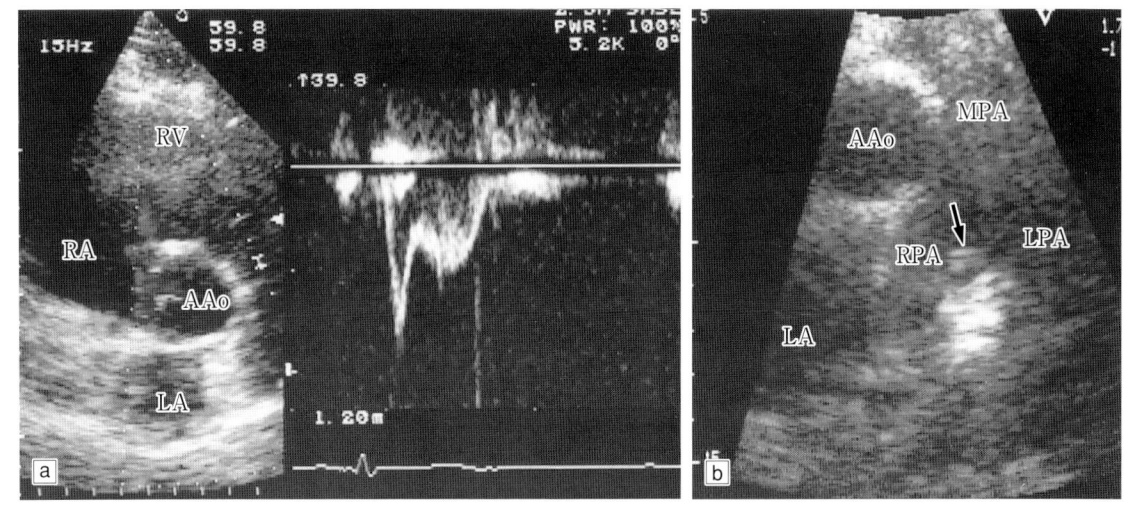

図5-2 肺梗塞

肺動脈血流のパルスドプラ記録 a では，収縮期血流が尖鋭な波と放物線状の波からなる W 形をしている．これは肺高血圧の存在を示唆する所見である．図5-1 e では右室圧が上昇しているが肺高血圧にはなっていないため，肺動脈弁通過血流の波形が放物線状になっている．

肺動脈の断層像 b を記録すると右肺動脈に可動性のある血栓（矢印）が認められる．

この例の右室右房圧較差は 72 mmHg であった．

b）右室拡張の評価

右室径には M モード法による正常範囲がある（表5-1）．しかし，右室の形態や右室と左室との位置関係には個体差があるので，M モード像により求めた右室径のみでなく，断層像で右室の形態を評価したり左室の大きさと比較することが重要である．

右室が拡張するとともに拡張期に心室中隔が扁平化する場合は，右室容量負荷が存在し右室拡張期圧が上昇していると考えられる．また，右室容量負荷のため収縮期と拡張期における右室の容量変化が大きい場合には，収縮期に左室が前方に移動する．拡張期における心室中隔扁平化や，収縮期における左室の前方移動により，心室中隔が収縮期に前方に移動すると，M モード像では心室中隔の奇異性運動が観察される（図5-3）．

左室短軸像において心室中隔が占める割合は右室容量負荷が先天性か後天性かを区別するのに役立つ情報である．後天性の右室圧負荷や容量負荷による右室拡張では右室自由壁が延長する形態を示すのに対し，心房中隔欠損のような先天性の右室容量負荷では左室短軸像において心室中隔が占める割合が増大していることが多い．ただし，漏斗胸や直背のように胸郭の前後径が短い場合には，

表5-1 右室拡張終期径（mm）

男性

		年齢	
		≦45	>45
身長	≦170 cm	15〜32	19〜33
	>170 cm	16〜33	18〜33

女性

		年齢	
		≦50	>50
身長	≦155 cm	16〜29	16〜32
	>155 cm	15〜30	18〜32

右室容量負荷がなくても左室短軸像において心室中隔の占める割合が増加しており，右室拡張と見誤ることがあるので，注意が必要である．胸郭の前後径が減少している例では右室の前後径が減少して右室は扁平化しており，左房も扁平化していることが多い．

c）右室肥大の評価

右室壁厚を計測する際には，右室心筋の前面の脂肪層と心外膜面を，右室肉柱などの右室内構造と心内膜面を区別しなければならず，計測が困難

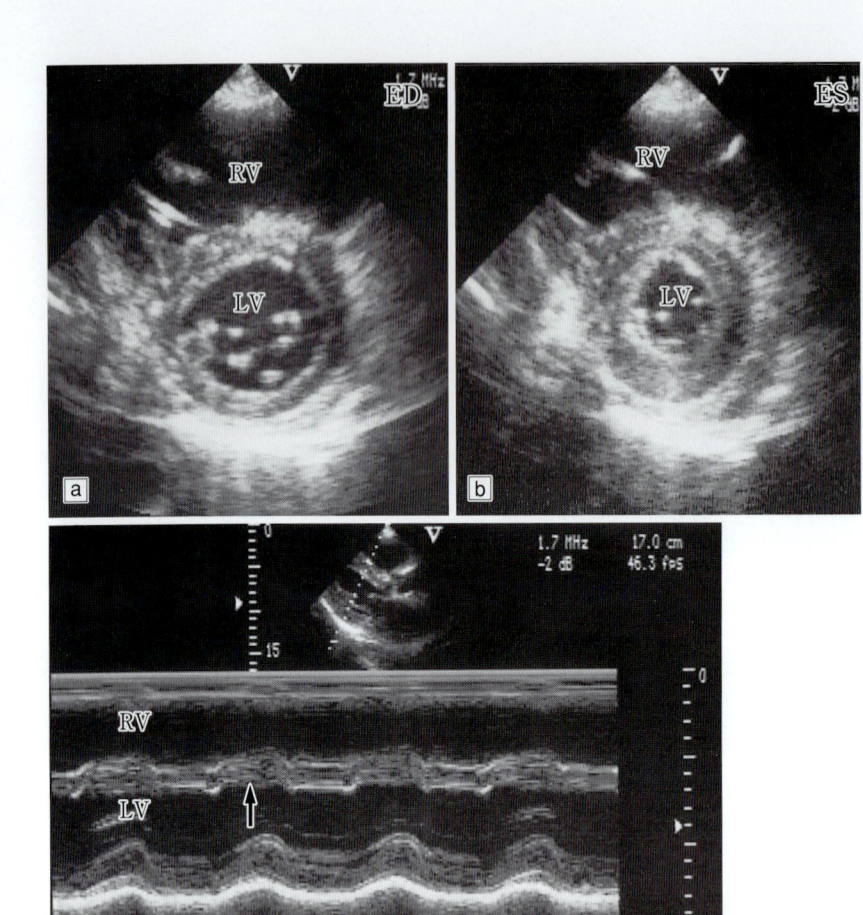

図5-3
心室中隔の奇異性運動

　三尖弁閉鎖不全例である．拡張終期左室短軸像 a と収縮終期左室短軸像 b を比較すると拡張期には心室中隔がやや扁平化し，収縮期には左室が前方に移動していることがわかる．
　Mモード像 c では心室中隔が収縮期に前方に移動する奇異性運動（矢印）が認められる．

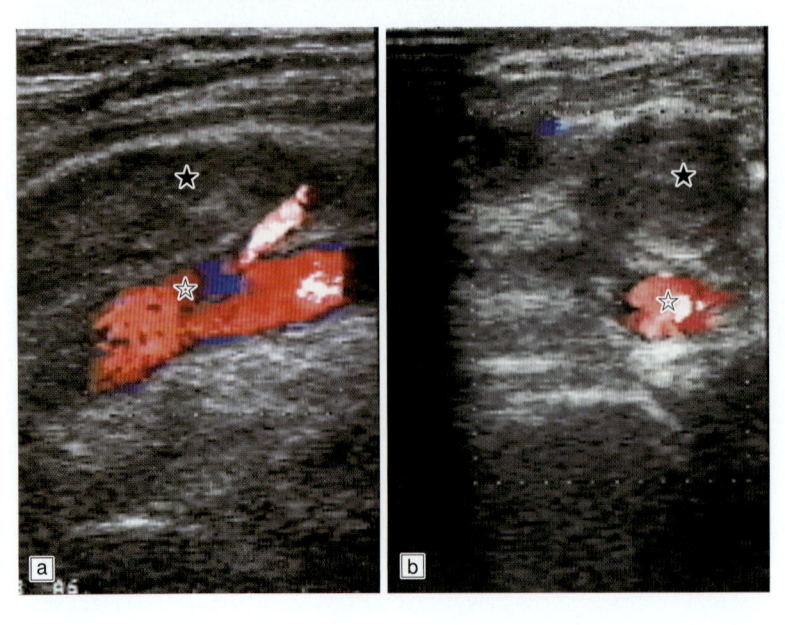

図5-4
肺梗塞例に認められた下肢静脈血栓

　乳癌術後に生じた肺梗塞で，右室圧は51 mmHgであった．左右の浅大腿静脈以下に血栓が認められた．
　右膝窩静脈の長軸像 a および短軸像 b で，動脈（☆）には血流信号が認められるが，静脈（★）には血流信号が認められない．
　さらに，探触子で圧迫しても静脈の形態が変化しないことから静脈血栓と診断した．

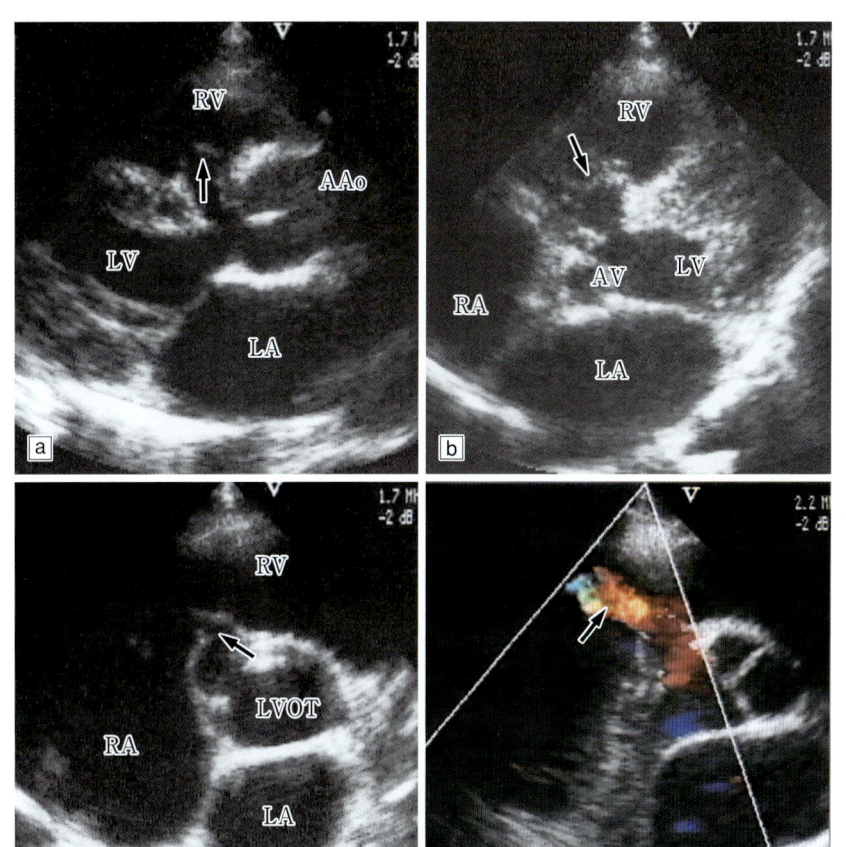

図5-5
左室流出路欠損型心室中隔欠損

　傍胸骨長軸像 a および通常より傾けた心尖からの五腔像 b で，左室流出路の心室中隔欠損と瘤状構造（矢印）が認められる．

　左室流出路（LVOT）短軸像 c を観察すると瘤の一部が右室に開口していることがわかる（矢印）．欠損孔の直径は 4 mm で，カラードプラ像 d では欠損孔を通過する短絡血流（矢印）が記録される．短絡血流の最高流速は 4.6 m/s（圧較差としては 66 mmHg），右室圧は 34 mmHg であった．

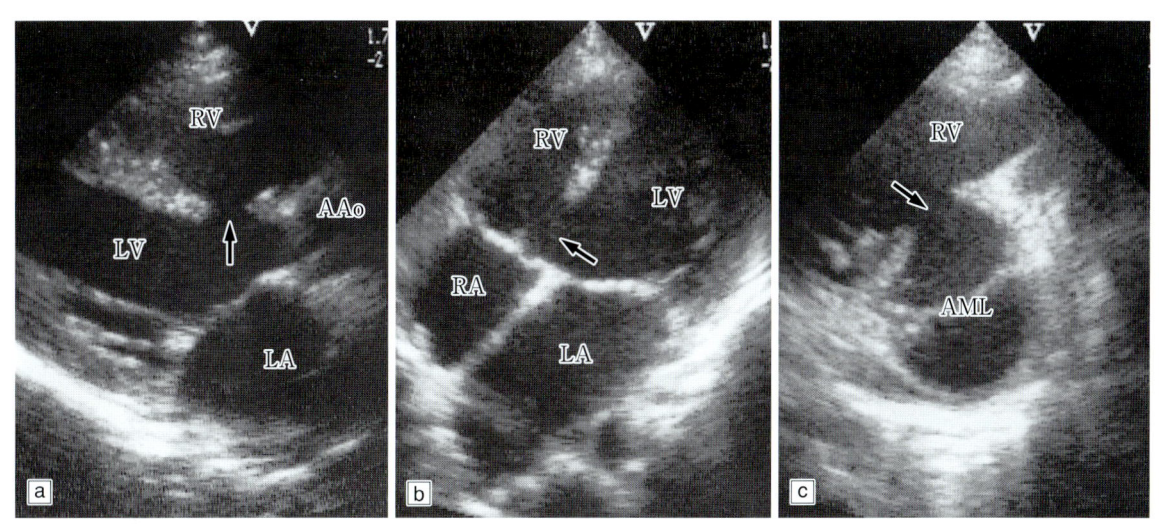

図5-6　**左室流入路欠損型心室中隔欠損**
　傍胸骨長軸像 a で左室流出路からやや心尖寄りの心室中隔に欠損孔（矢印）が認められる．
　心尖からの四腔像 b および左室流入路の短軸像 c で欠損孔（矢印）が認められる．
　図5-5 に示した左室流出路欠損とは欠損孔が観察される断面が異なる．右左短絡は認められなかったが，肺体血流量比は 5.23，右室右房圧較差は 121 mmHg であった．

part. 5　右室の異常

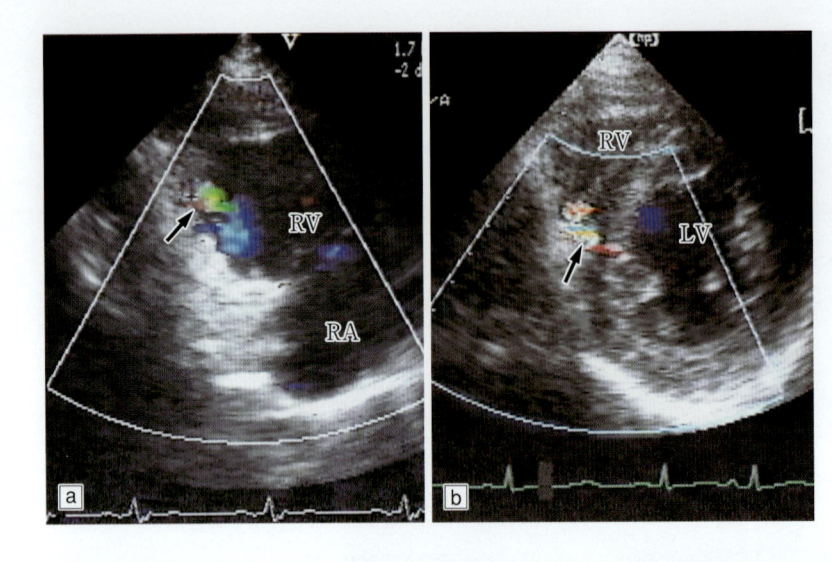

図5-7
筋性部欠損型心室中隔欠損

　右室流入路で記録したカラードプラ像 a で心室中隔から右室に流入すると考えられる血流（矢印）が観察される.
　左室短軸像のカラードプラ像 b では心室中隔を横切って右室に流入する短絡血流（矢印）が観察される.
　小さな欠損であり，断層像では欠損孔を観察することはできなかった. 右室圧は 30 mmHg で右室の拡張や肥大は認められなかった.

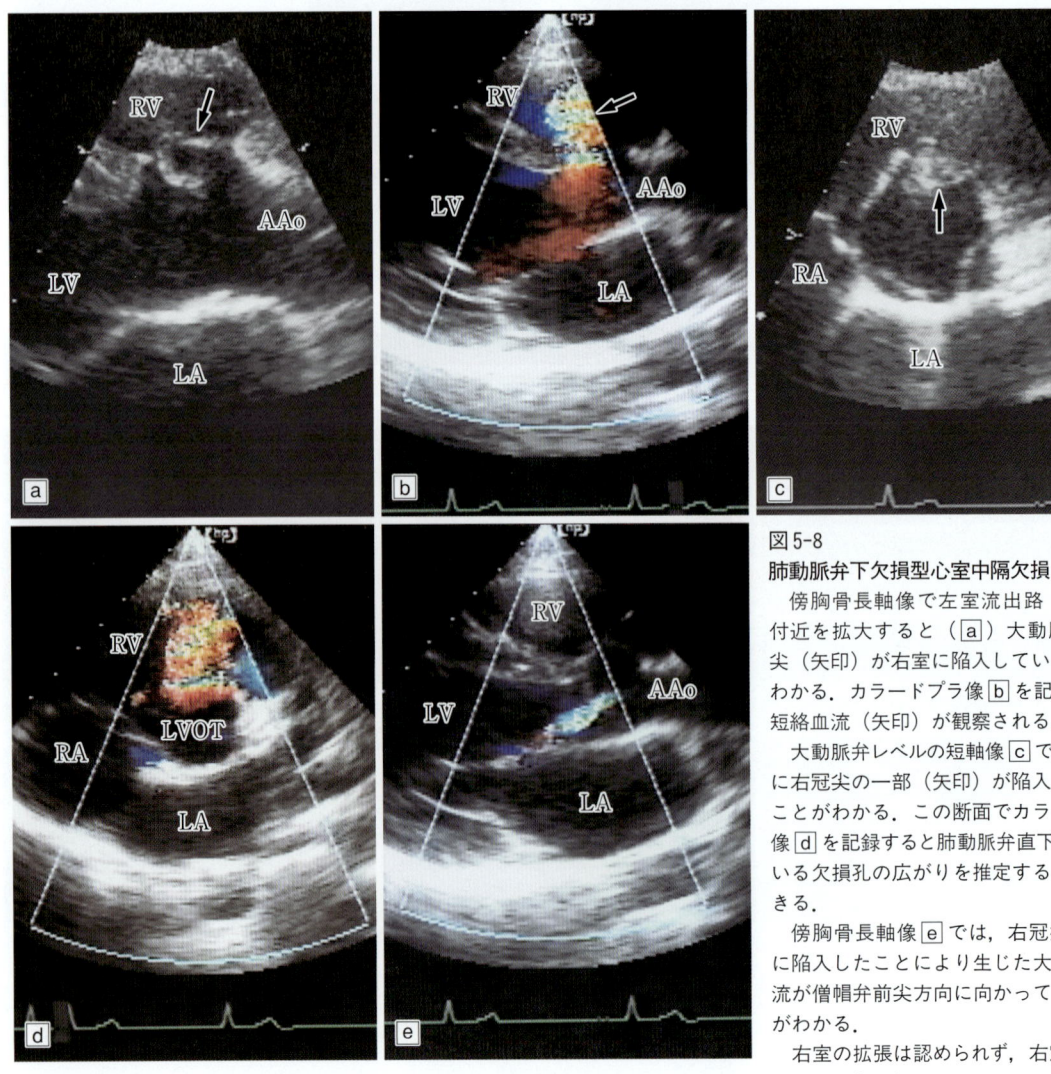

図5-8
肺動脈弁下欠損型心室中隔欠損

　傍胸骨長軸像で左室流出路（LVOT）付近を拡大すると（a）大動脈弁右冠尖（矢印）が右室に陥入していることがわかる. カラードプラ像 b を記録すると短絡血流（矢印）が観察される.
　大動脈弁レベルの短軸像 c では欠損孔に右冠尖の一部（矢印）が陥入していることがわかる. この断面でカラードプラ像 d を記録すると肺動脈弁直下に生じている欠損孔の広がりを推定することができる.
　傍胸骨長軸像 e では，右冠尖が右室に陥入したことにより生じた大動脈弁逆流が僧帽弁前尖方向に向かっていることがわかる.
　右室の拡張は認められず，右室圧は 30 mmHg であった.

60　part.5　右室の異常

図5-9 両心室の肥大型心筋症
拡張終期左室短軸像@では矢印の間が右室壁である．右室最大壁厚は10mm，左室最大壁厚は16mmであった．
左室長軸像とMモード像⑥で左室壁と右室壁の肥大が認められるが，弁機能は正常であり右室圧は31mmHgであった．

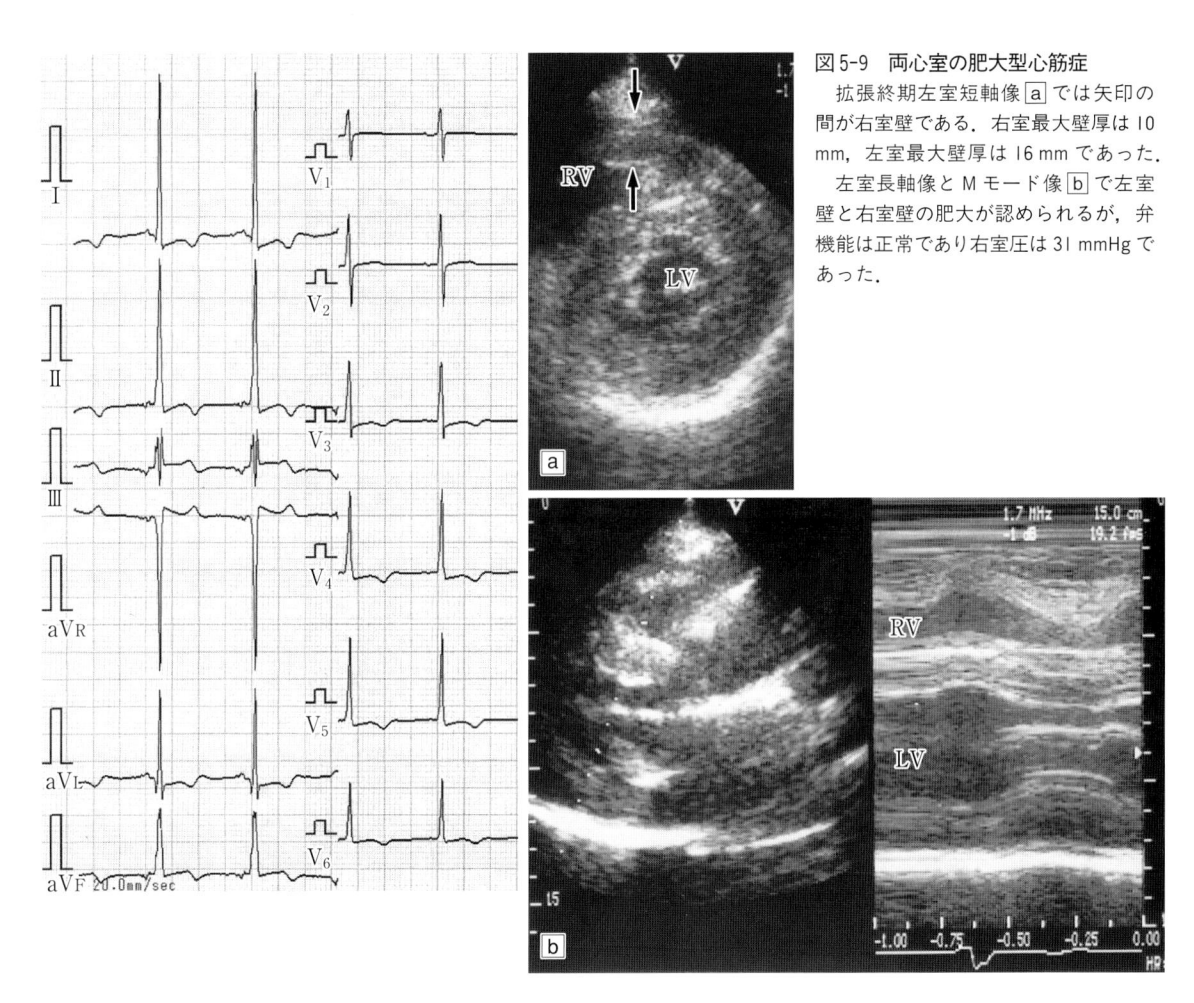

な場合がある．正常例における右室壁厚の上限は5mmである．右室の形態には個人差があり，右室心筋量を推定する信頼できる方法は知られていない．

●右室の異常を生じる疾患

三尖弁疾患，肺動脈弁疾患に関してはpart.10で，心房中隔欠損は心房疾患の項（part.7）で解説する．

a）左心系の疾患

僧帽弁疾患，左室の拡張や心筋障害にともなう僧帽弁閉鎖不全，左室拡張期圧上昇などによる右室圧の上昇や肺動脈弁閉鎖不全，三尖弁閉鎖不全などは，右室の拡張や肥大の原因となる．

b）呼吸器疾患，肺塞栓症，肺高血圧症

肺塞栓症などによる肺動脈圧上昇例では，右室圧の上昇や右室の肥大，右室や肺動脈の拡張などが認められる．しかし有意な右室負荷所見が認められないこともあるので，右室圧負荷所見が得られないという理由で肺塞栓を否定することはできない．肺塞栓の多くは下腹部の静脈血栓や下肢深部静脈血栓により生じるため，肺梗塞例では必ず腹部から下肢の静脈も観察する必要がある．深部静脈血栓の超音波診断はカラードプラ法と断層法による観察が中心となる．正常な静脈は探触子で圧迫すると内腔が扁平化しほぼ消失するのに対し血栓がある部分では静脈の形態がほとんど変化せず内径が減少しないため，圧迫による静脈の形態変化は静脈血栓の診断に役立つ（図5-4）．肺梗塞例では超音波検査により肺動脈に塞栓が観察される場合もある（図5-2）．

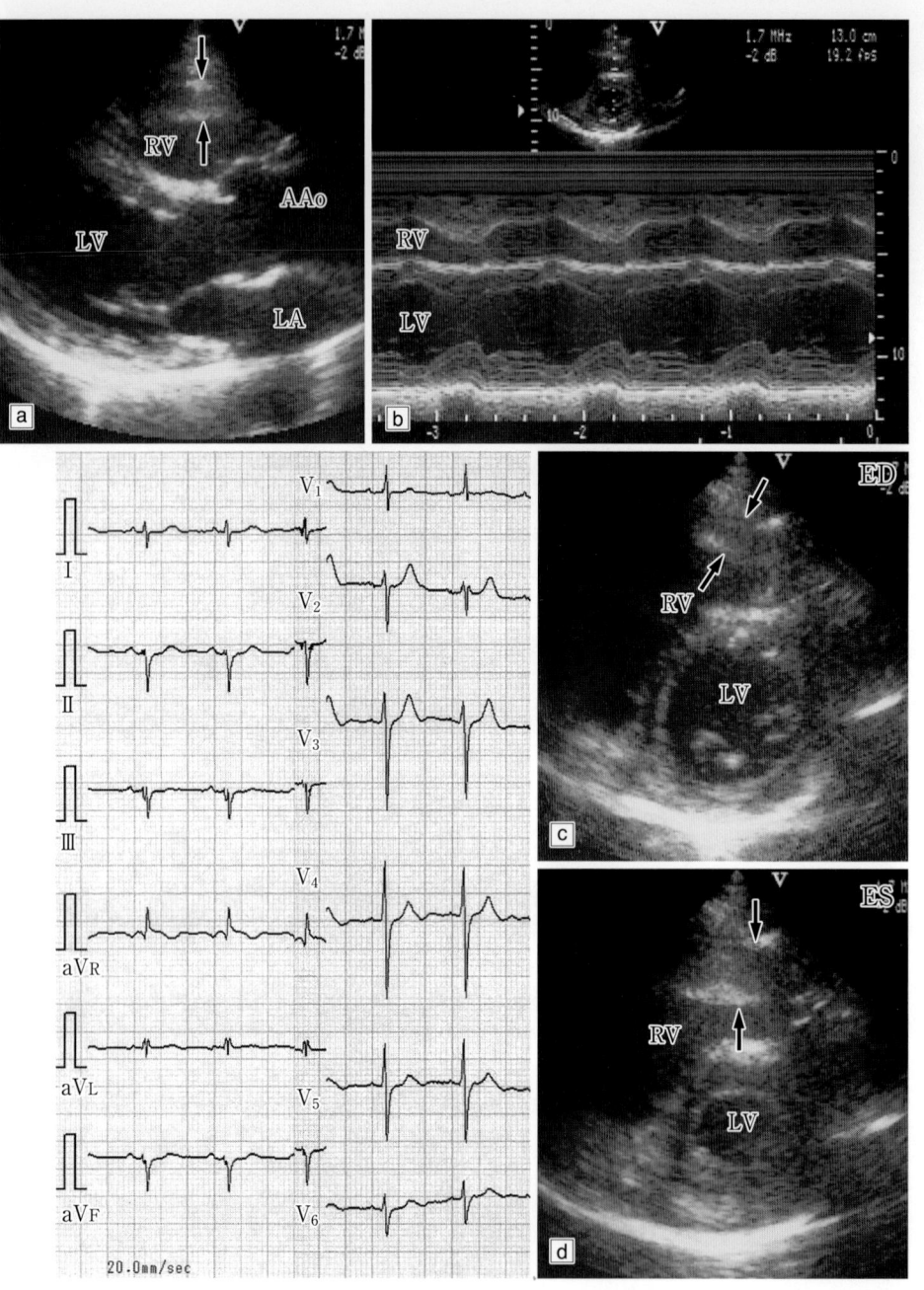

図5-10
右室肥大型心筋症
　傍胸骨長軸像 a および左室Mモード像 b では右室壁が9mmと肥大しているのに対し左室壁厚は9mmで正常である．
　拡張終期 c および収縮終期 d の左室短軸像では右室前壁が肥大しているが左室には肥大は認められない．右室圧負荷や容量負荷を示唆する所見はなかった．矢印の間が右室壁である．

C）心室中隔欠損

　心室中隔欠損の位置を確認するためには，それぞれの型に適した記録断面がある．

　もっとも多い膜性部欠損は膜性部周囲の筋性部を含む場合が多いので，膜性部周囲（perimembranous あるいは paramembranous）欠損とも呼ばれる．左室流出路の欠損（Kirklin 分類のⅡ型）では，傍胸骨長軸像や大動脈弁短軸像付近の三尖弁輪付近で右室流入路に向かう短絡血流を認める．欠損孔が瘤を形成する例も少なくない．欠損孔が左室流出路に生じるため，心尖から記録する場合は，左室流出路が観察される五腔像で短絡血流と欠損孔が記録される（図5-5）．これに対して左室流入路欠損（Kirklin 分類のⅢ型）では心尖からの

図5-11
催不整脈性右室心筋症

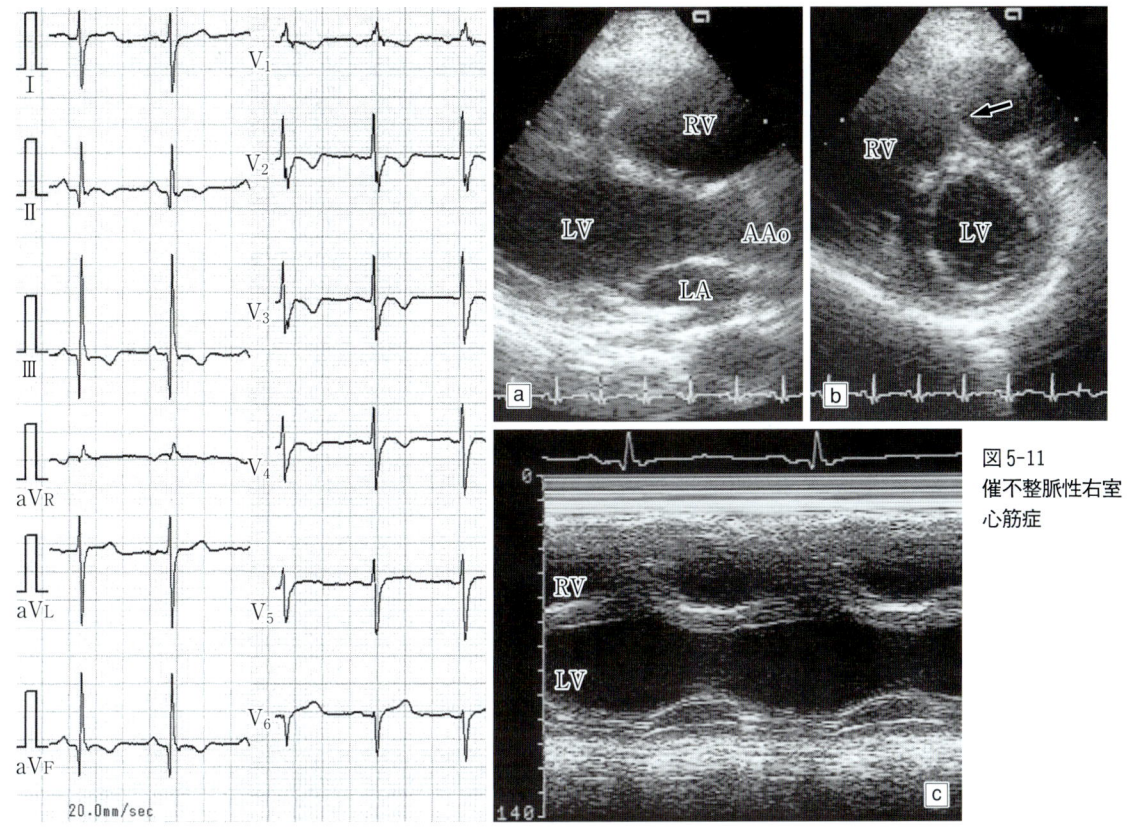

傍胸骨長軸像 a および左室短軸像 b で右室が拡張しているが，右室圧は 23 mmHg で心室中隔の扁平化は認められなかった．矢印は右室の調節帯．
左室 M モード像 c では右室が拡張しているが図5-3 c のような心室中隔の奇異性運動は認められない．

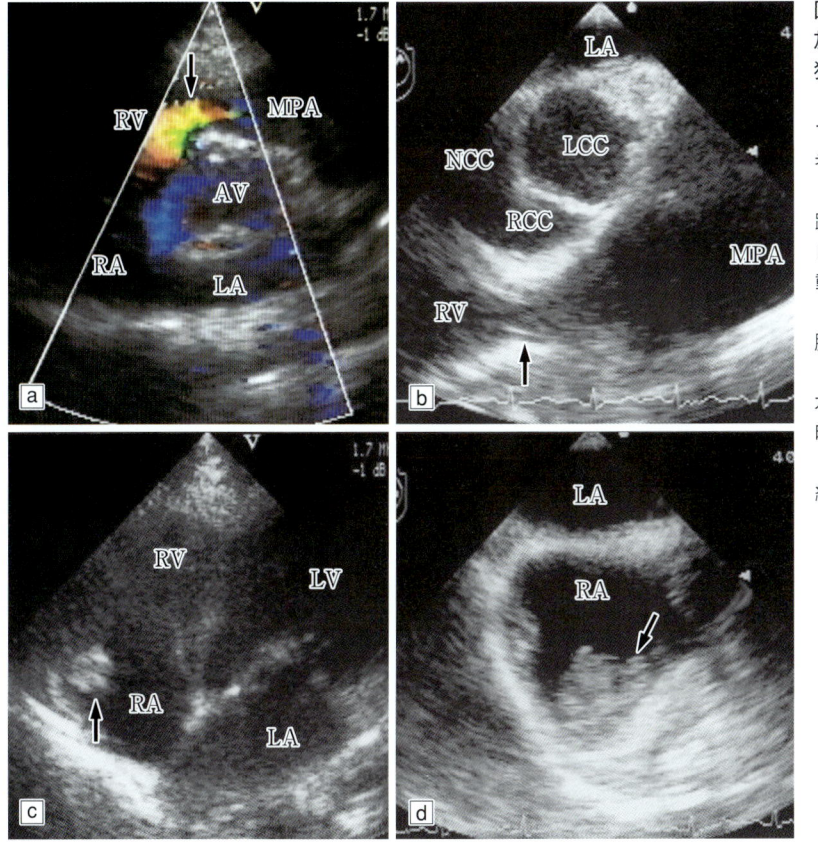

図5-12
放射線治療後に生じた右室流出路狭窄

右室流出路のカラードプラ像 a で右室流出路狭窄が生じていると考えられる（矢印）．

経食道エコー図 b で右室流出路（矢印）の狭窄（拡張期径は 11 mm，収縮期径は 5 mm，主肺動脈径は 28 mm）が確認された．

心尖からの四腔像 c で右房に腫瘤様構造（矢印）が認められた．

経食道エコー図 d を記録すると右房に形態が一定しない腫瘍（矢印）が認められた．

手術の結果，腫瘍は乳頭状弾性線維腫であった．

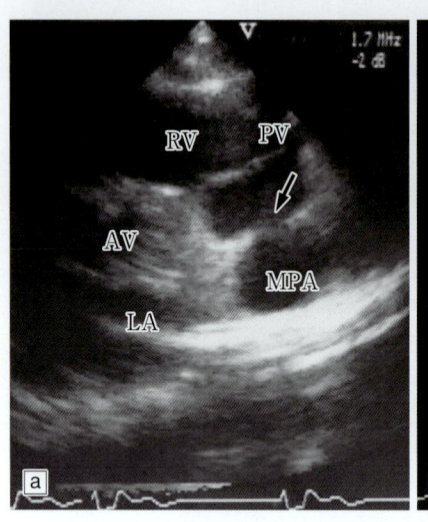

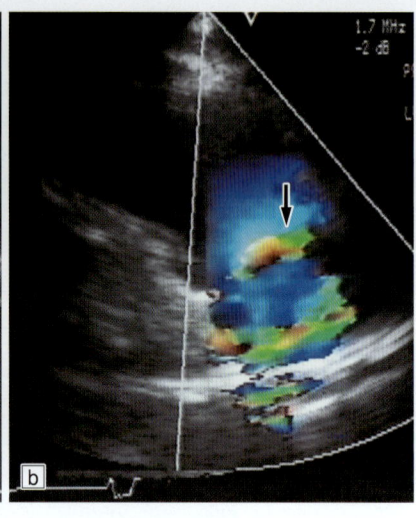

図5-13 肺動脈弁上狭窄
　幼児期に心室中隔欠損症の手術を受けている．主肺動脈に膜様構造（矢印）が認められる a．カラードプラ像 b ではこの部分に狭窄が生じていることがわかる（矢印）．圧較差は33 mmHgで右室右房圧較差は58 mmHgであった．
　PV：肺動脈弁．

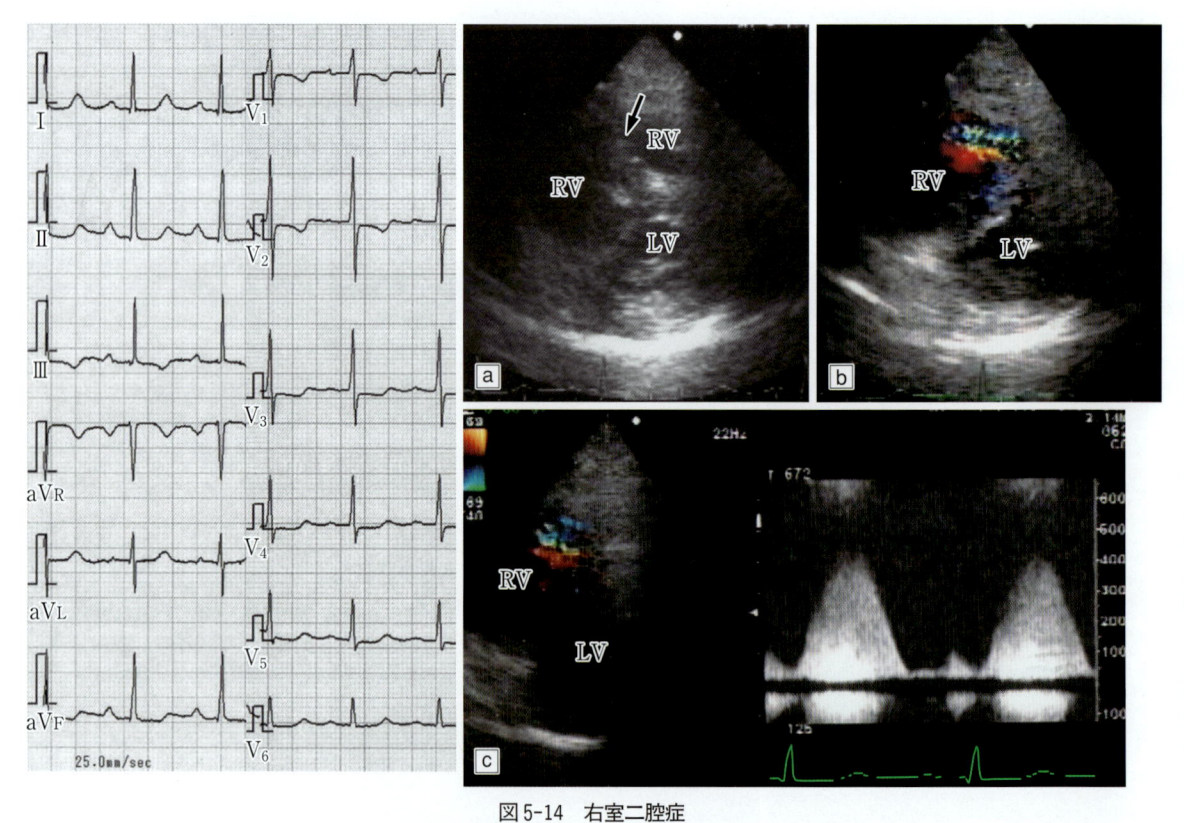

図5-14 右室二腔症
　左室短軸像 a で右室腔を横断する太い肉柱様構造（矢印）が認められる．
　収縮期のカラードプラ像 b では，この部分における右室内腔の狭窄が疑われる．連続波ドプラ像 c では，最高流速5.27 m/sの血流が収縮期から拡張期にかけて認められる．

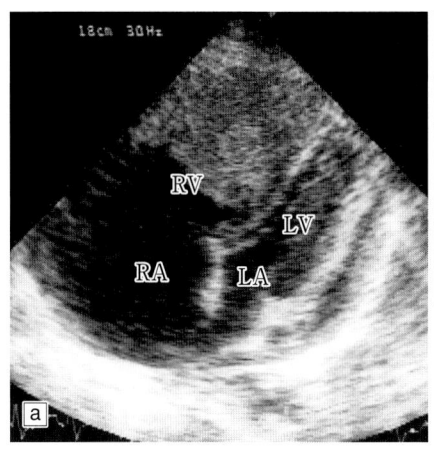

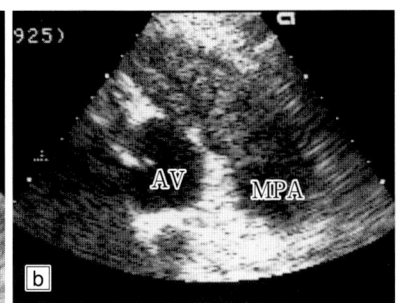

図5-15　右室腫瘍
心尖部からの四腔像 a で右室に巨大腫瘍が認められる．
右室流出路の短軸像 b では腫瘍が主肺動脈に達しているのがわかる．手術の結果，食道癌の転移と診断された．

四腔像で短絡血流と欠損孔が記録される（図5-6）．

筋性部欠損（Kirklin分類のⅣ型）では欠損孔が大きくなければ欠損孔自体を観察することは困難である．欠損孔が小さくてもカラードプラ法を用いると短絡血流を観察することができる．心基部から心尖部までの左室短軸像で心室中隔のカラードプラ像を記録すると筋性部欠損を見落とすことは少ない（図5-7）．欠損孔が心筋内を蛇行している例では単一断面では欠損孔の全体を観察することは困難である．また，欠損孔が小さい場合には短絡血流が収縮期の途中で途絶することもある．

肺動脈弁下（室上稜上）欠損（Kirklin分類のⅠ型）は日本人に多いことが知られている．多くの例では欠損孔に大動脈弁右冠尖が陥入している．そのため，欠損孔全体ではなく，欠損孔の辺縁のみで短絡血流が記録される傾向がある．このような例で短絡血流が生じている部分のみを欠損孔と考えると心室中隔欠損の大きさを過小評価することになる．右冠尖が陥入していると考えられる部分全体が欠損孔と考えたほうがよい．欠損孔の位置と大きさを正確に把握できなかったために手術が不完全に終わってしまうこともあるので注意が必要である．また，大動脈弁右冠尖の陥入による大動脈弁逆流に目を奪われると，心室中隔欠損を見落とす場合もある．右冠尖の一部が右室に陥入し，逆流が僧帽弁前尖方向に向かっている大動脈弁閉鎖不全例では，肺動脈弁下心室中隔欠損の有無を確認する必要がある（図5-8）．

d）心筋症その他

肥大型心筋症で左室と右室の肥大を示す例（図5-9）は少なくない．右室のみの肥大を示す例もまれであるが存在する（図5-10）．

右室容量負荷や圧負荷の結果として右室が拡張している場合には通常右室圧が上昇しているのに対し，拡張型心筋症，右室梗塞，右室心筋炎などの右室心筋障害では右室が拡張していても右室圧は正常あるいは低下していることが多く，右室壁運動も低下している．

拡張型心筋症の多くでは右室にも拡張と壁運動低下が認められる．催不整脈性右室心筋症（催不整脈性右室異形成）では主として右室に病変を認めるが，進行すると左室壁運動も低下し，拡張型心筋症と区別しにくくなる例もある（図5-11）．

右室梗塞は左室の後下壁梗塞に合併することが多い．後下壁梗塞例で右室が拡張しており右室壁運動が低下し右室圧が上昇していなければ右室梗塞を疑う（図6-12）．

e）右室流出路狭窄

先天性が多いが，放射線治療などにより後天性の右室流出路狭窄が生じる場合もある（図5-12）．通常の記録方法では右室流出路血流の向きが胸壁と平行するため，ドプラビームとほぼ直交する．そのため，右室流出血流の速度を計測することは困難な場合が多い．

f）肺動脈弁上狭窄

狭窄が生じる部位は主肺動脈や左右の肺動脈な

part.5　右室の異常　65

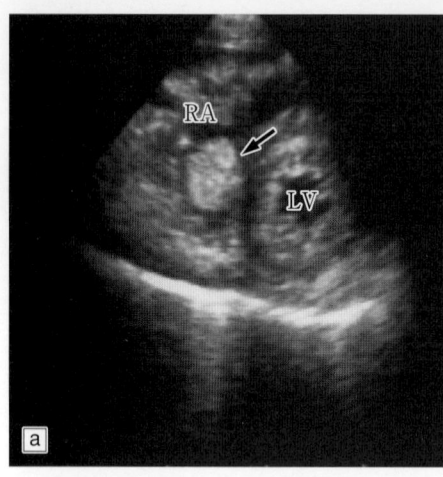

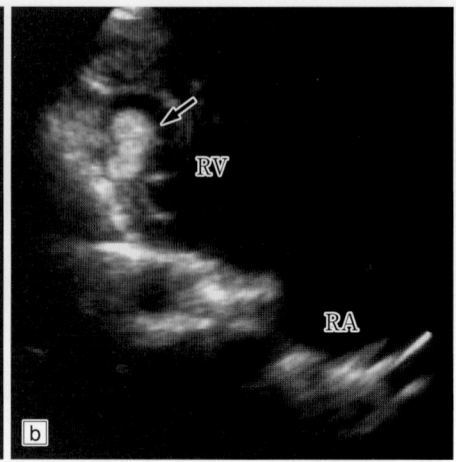

図5-16 右室血栓
催不整脈性右室心筋症．左室短軸像 a および右室流入路像 b で心室中隔右室側面に血栓（矢印）が認められる．

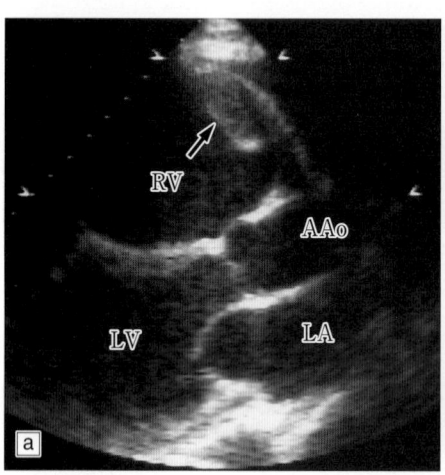

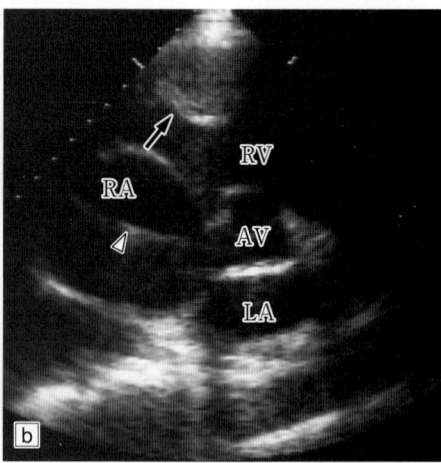

図5-17 右室血栓
拡張相肥大型心筋症．傍胸骨長軸像 a，大動脈弁レベル短軸像 b で右室自由壁に血栓（矢印）の付着が認められる．完全房室ブロックであり，右房内にペースメーカーのリード（楔形）が認められる．

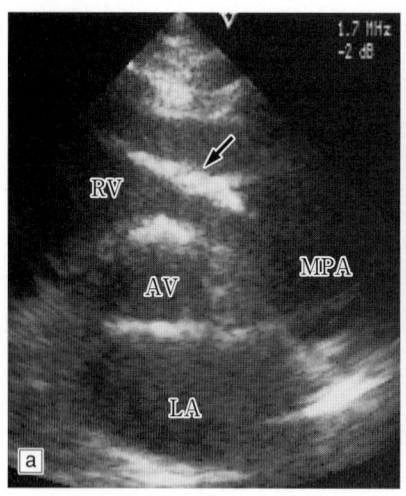

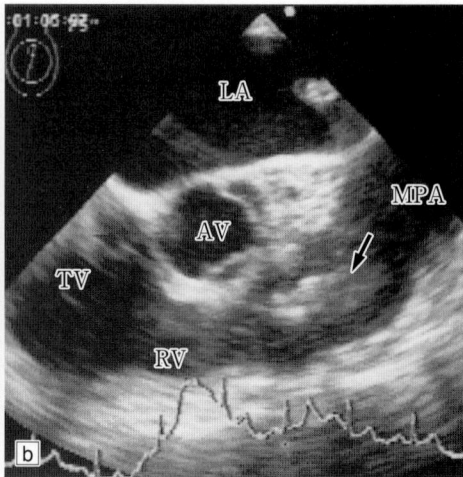

図5-18 右室血栓
左室流出路の短軸像 a で右室流出路のカテーテル（矢印）が通常より太く観察される．エコー輝度も上昇しており血栓の付着が疑われる．
経食道エコー図 b では，右室流出路から肺動脈にかけてカテーテルに付着した血栓（矢印）が認められる．

66　part.5　右室の異常

どである．他の心疾患に合併する例が多い．肺動脈径の減少によるものが多いが，膜様構造による狭窄もある（図5-13）．

g）右室二腔症

肺高血圧や肺動脈弁あるいは右室流出路狭窄がないにもかかわらず右室圧が上昇している場合には右室二腔症の可能性を考える．これは，右室流出路狭窄とは異なり，右室腔において異常筋束（太い調節帯（moderator band）が多い）により狭窄が生じた状態である．右室腔内において高速の血流が観察されることにより検出される（図5-14）．

h）右室腫瘍

悪性疾患の転移を除くと右室の腫瘍はまれである（図5-15）．右室血栓もまれであるが右室を含む心筋障害例に認められることがある（図5-16, 17）．また，カテーテルなどの右室内の異物に血栓が付着することもある（図5-18）．

part. 6 虚血性心疾患

　かつて，虚血性心疾患の臨床における心エコー図検査の役割は，心筋梗塞と心筋梗塞合併症の診断に限られていた．現在は，負荷心エコー図法による狭心症などの慢性虚血性心疾患の診断，低用量ドブタミン負荷心エコー図法による心筋viabilityの評価が可能となり，冠動脈血流の評価も行われている．

　冠動脈疾患の診断には，病変の部位診断が必要である．左室壁の区分法にはさまざまな分類があるが，AHAは，左室を17分割する図6-1の方式を勧めている．この図と冠動脈支配との関係を表6-1に示す．

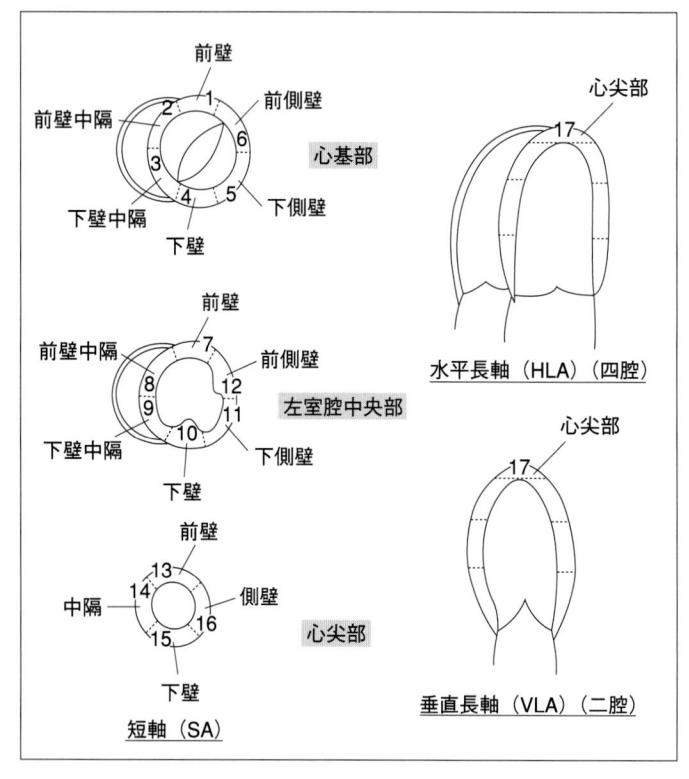

図6-1　左室壁の区分法
　(Cerqueira MD, et al：AHA Scientific Statement：Standardized myocardial segmentation and nomenclature for tomographic imaging of the heart：a statement for healthcare professionals from the Cardiac Imaging Committee of the Council on Clinical Cardiology of the American Heart Association. Circulation 105(4)：539-542, 2002より引用)

表6-1 左室壁区分と冠動脈支配の関係

心基部	前壁, 前部中隔	近位左前下行枝
	下部中隔, 下壁	右冠動脈
	下側壁	左回旋枝
	前側壁	近位左前下行枝 または左回旋枝
左室腔 中央部	前壁, 前部中隔	中部前下行枝
	下部中隔, 下壁	右冠動脈
	下側壁	左回旋枝
	前側壁	中部前下行枝 または左回旋枝
心尖部	前壁, 中隔	遠位左前下行枝
	下壁	後下行枝 または遠位左前下行枝
	側壁	左回旋枝

● 慢性虚血性心疾患の診断

有意な冠動脈狭窄があっても，心筋梗塞あるいは冬眠心筋や気絶心筋を除くと，安静時の左室収縮運動は正常である．心筋虚血が生じると左室壁運動が低下するが，通常の虚血発作にともなう壁運動低下は短時間で消失する．したがって，心エコー図検査の直前か最中に虚血発作が起こらない限り，心エコー図検査で狭心症と診断することはできない．

心筋虚血が生じると，左室拡張機能低下，左室収縮機能低下，心電図変化，狭心症症状の順に変化が現れる．心エコー図法で狭心症を診断するためには，虚血を誘発し，その結果として生じる左室壁運動低下を検出する負荷心エコー図法が行われている．

負荷心エコー図検査は，負荷により誘発される潜在性の左室流出路閉塞（狭窄）の診断にも有効である．

a) 運動負荷心エコー図法

運動負荷により誘発される左室壁運動異常は持続時間が短いため，負荷を持続して虚血状態を維持しながら心エコー図を記録することができるエルゴメーター運動負荷心エコー図法のほうが虚血の検出率が高いとされている．しかし，心エコー図が記録しやすい仰臥位でのエルゴメーター負荷は被検者にとって負担が大きく，自転車と同じ姿勢でのエルゴメーター負荷では体動のため運動中に鮮明な心エコー図を記録することは困難である．そのため，ある程度感度が低下することが予測されても，トレッドミル運動負荷心エコー図法が広く行われている．

前述の理由から，トレッドミル運動負荷心エコー図法では，負荷終了から心エコー図記録開始までの時間が短いほど診断の感度が高くなる．心エコー図検査は側臥位や左半側臥位で行うものという先入観があるためか，トレッドミル運動負荷終了後，被検者をベッドに誘導してから心エコー図検査を行っている施設が多い．しかし，被検者をベッドまで誘導して心エコー図記録を開始するまでには20秒以上の時間を要する．これに対して，トレッドミル上で立位（あるいは坐位）のまま心エコー図を記録すれば，運動終了と同時に記録を開始することが可能である．心エコー図の画質についても，立位で記録した心エコー図が左半側臥位での記録に劣るわけではなく，画像が不鮮明な場合はやや前屈として記録すると診断に耐えられる画像が得られることが多い．当院の成績では，立位記録開始時からの連続320例では4例が判定不可能であったが，その後1年間の連続341例には判定不可能例はなかった．心電図波形は姿勢で変化する場合があるので，トレッドミル運動負荷試験では立位あるいは坐位で心電図を記録することが多い．心エコー図を立位あるいは坐位で記録すれば，心電図波形の姿勢による変化が避けられるので，心電図のもつ情報も十分に活用することができる．また，立位で記録する場合にはベッドやベッドを設置するスペースを確保する必要がないことも利点である．

トレッドミル運動負荷心エコー図法の手順は以下の通りである．運動負荷の前に，負荷後に心エコー図を記録する姿勢で探触子を当て，記録に適した部位を確認し，マークをつけておく．この時点で診断に耐える心エコー図の記録は不可能と判断すれば，他の検査に切り替える．記録に適した心臓窓が電極の位置と重なる場合には，電極の位置をあらかじめ移動しておく．被検者の歩行運動が終了した直後から左室壁運動の評価を開始する．壁運動低下を認めた場合は壁運動が改善するまで記録することが望ましい．

運動負荷心エコー図法の結果は以下のように解

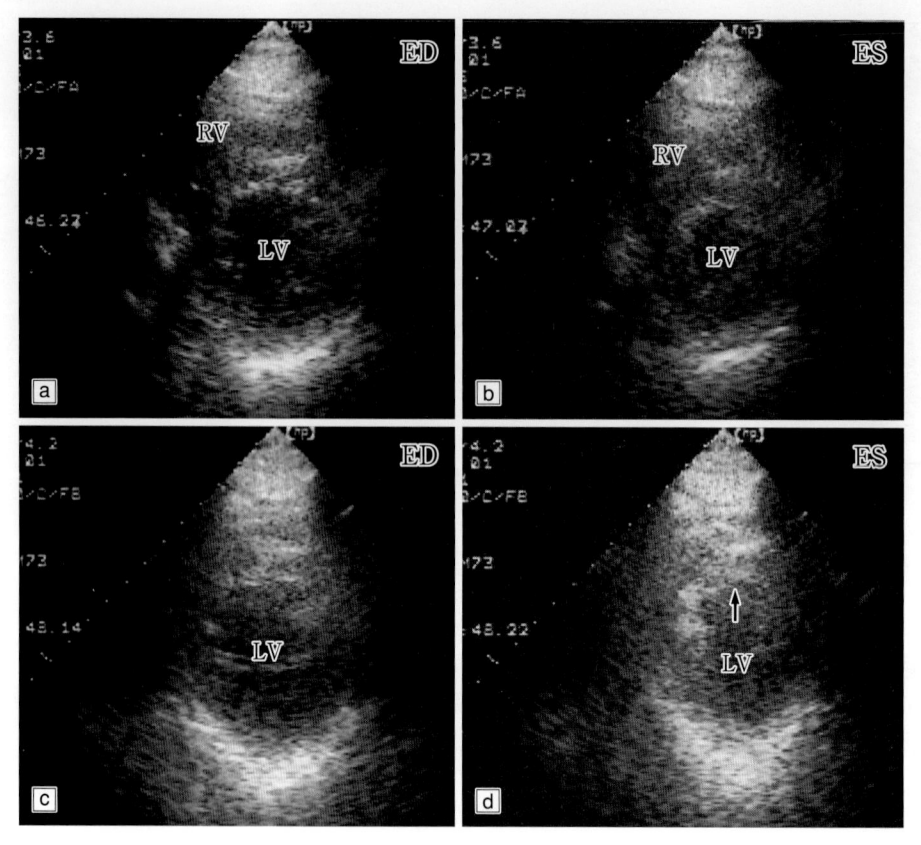

図6-2
トレッドミル運動負荷心エコー図

　負荷前の左室短軸像では，左室壁運動は正常である．拡張終期像 a，収縮終期像 b．
　負荷後の記録では，前壁中隔（矢印）の収縮運動が低下している．拡張終期像 c，収縮終期像 d．

釈する．いずれも，壁運動変化部位が冠動脈支配で説明できることが前提となる．

1) 負荷前の左室収縮運動が正常で，負荷直後の左室壁運動が負荷前より亢進していれば虚血は陰性である．

2) 負荷前には正常であった壁運動が悪化すれば虚血は陽性である（図6-2）．

3) 負荷前の壁厚は正常であるが壁運動が低下しており，負荷により壁運動がさらに悪化する場合は，虚血は陽性で，冬眠心筋あるいは気絶心筋がある．

4) 負荷前の壁厚が正常あるいはやや減少し，壁運動が低下しているが，負荷により壁運動が改善する場合は，非貫壁性梗塞が存在するが冠動脈が再開通していたり，十分な側副血行がある可能性が高い．

5) 壁厚が減少し壁運動が消失しており，負荷後の壁運動がakinesisあるいはdyskinesisとなる場合は，貫壁性梗塞である．

6) 負荷前の壁運動が正常で，負荷後に壁運動

の亢進が認められない状態は，冠動脈に異常がない大動脈弁疾患，著明な血圧上昇，心筋障害などでも認められており，解釈が困難である．

b) 薬剤負荷心エコー図法

　薬剤負荷心エコー図法は，運動が困難な場合に運動負荷試験の代わりとして行われることが多い．運動が可能であっても，心機能の定量的な指標を求めたい場合や，段階的な負荷による変化を知りたい場合は，体動の影響を受けない薬剤負荷試験が必要となる．また，薬剤負荷試験には，低用量負荷により心筋のviabilityを評価することができるという利点がある．

　薬剤負荷試験には，薬剤を用いて心筋の仕事量と酸素消費量を増加させ，運動により生じる状態を再現する方法と，冠動脈血流を変化させて虚血を誘発する方法がある．後者には，アデノシンやジピリダモールにより冠動脈スチール現象を誘発する方法と，エルゴノビンにより冠攣縮を誘発す

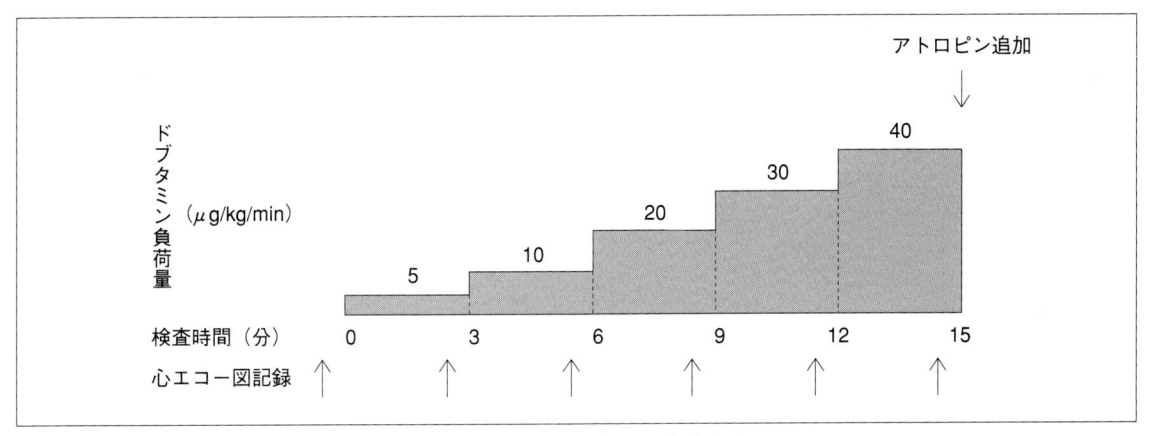

図6-3 標準的なドブタミン負荷方法

る方法がある．

運動に準じる状態を再現する薬剤としては，ドブタミン，ドーパミン，イソプロテレノール，アドレナリンなどがある．もっとも多く用いられているのはドブタミンであり，多くの検討はドブタミン負荷により行われているので，現時点ではドブタミン負荷を選択するのが適当である．ドブタミン負荷が禁忌とされているのは，重度高血圧，重度不整脈である．標準的なドブタミン負荷方法を図6-3に示す．心拍数が一定となったところで心エコー図を記録する．ドブタミン負荷のみでは心拍数が目標値に到達せず，陽性所見も得られない場合には，ドブタミン点滴を継続しながらアトロピンを追加する．アトロピンは90秒ごとに0.25 mgを静注する．上限は1〜2 mgとされているが，通常は1 mgを上限としている．ドブタミン点滴を終了しても心拍数がすみやかに減少しない場合には，プラプロノロール（0.2〜0.6 mg）を静注し，心拍数の正常化をはかる．

薬剤負荷心エコー図法の結果は以下のように判定している．なお，ドブタミン高用量負荷時には動脈が拡張するため，ドブタミン負荷試験における血圧低下は必ずしも冠動脈狭窄や左室機能低下を示すものではない．

1) 壁運動が負荷前，低用量負荷時とも正常で，高用量負荷により亢進する場合は虚血は陰性である．
2) 壁運動が負荷前，低用量負荷時とも正常で，高用量負荷により低下する場合は虚血は陽性である．
3) 負荷前の壁運動が低下あるいは消失しているが，低用量負荷，高用量負荷とも壁運動改善を認める場合は，責任冠動脈に狭窄がなく，心筋のviabilityがある．
4) 負荷前の壁運動が低下あるいは消失しており，低用量負荷で改善を認めるが，高用量負荷で壁運動が再度悪化する場合は，責任冠動脈に狭窄があるが，心筋のviabilityがある．
5) 負荷前の壁厚が減少しており，壁運動がakinesisやdyskinesisで負荷による改善がなければ貫壁性梗塞である．

●急性冠症候群の診断

虚血発作後，時間が経過し，心電図も正常化しているにもかかわらず，発作時の心電図変化に対応した壁運動低下が持続している場合には，重度の虚血と考える．ただし，冠動脈支配で説明しうる壁運動低下が認められても，心エコー図以外の情報が得られていない状況では，虚血性心疾患と診断することはできない．壁運動低下が虚血によるものか否かは，症状，心電図変化，負荷検査などの情報に基づいて判断しなければならない．

急性冠症候群では，収縮期に壁厚増加が認められるか否かの判定が重要である．収縮期に壁厚増加が認められれば，心筋のviabilityがあると言える．ただし，dyskinesisで収縮期に壁厚が減少していても，必ずしも貫壁性梗塞が完成しているとは限らず，後に壁厚や壁運動が回復する場合もあ

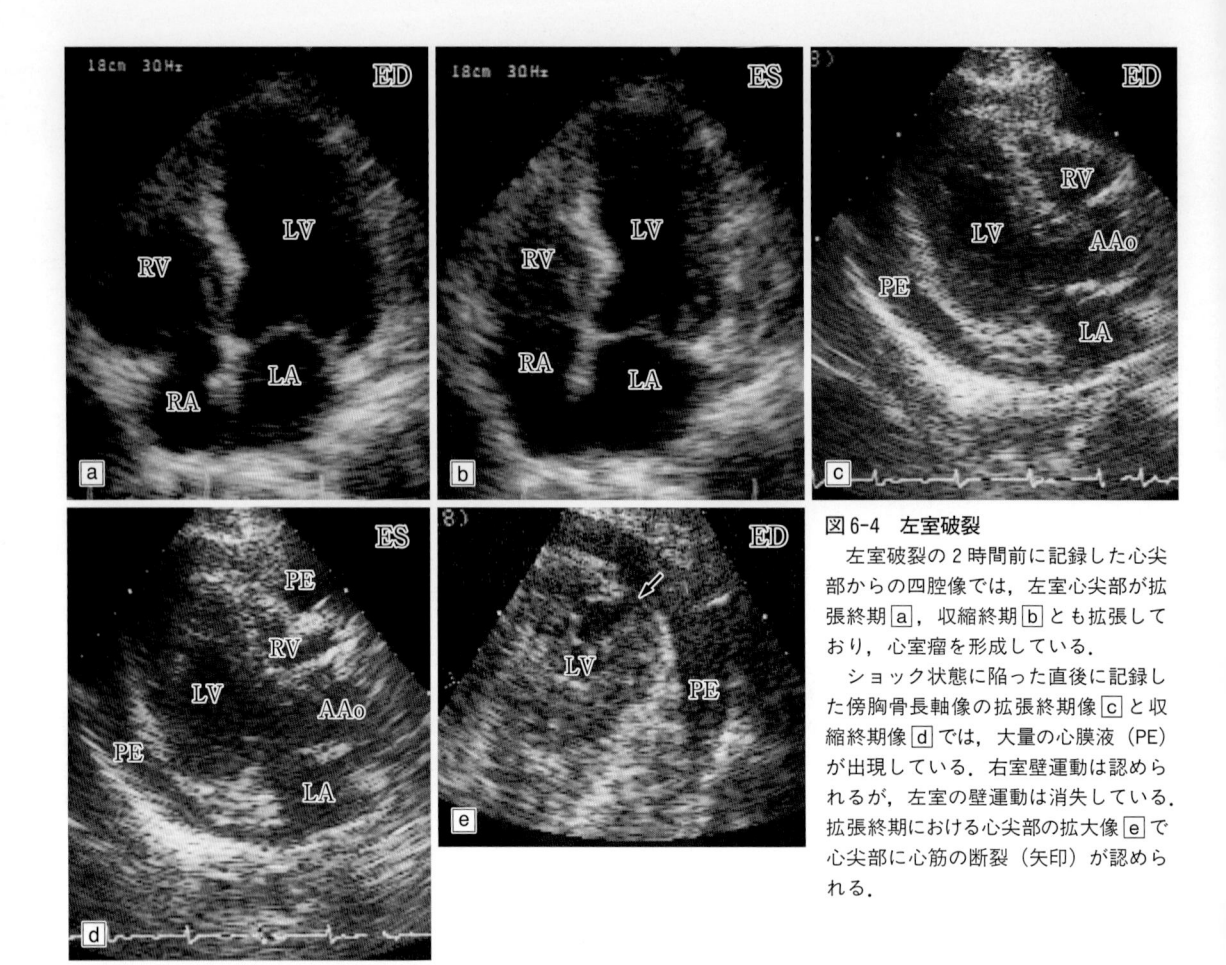

図6-4 左室破裂
　左室破裂の2時間前に記録した心尖部からの四腔像では，左室心尖部が拡張終期[a]，収縮終期[b]とも拡張しており，心室瘤を形成している．
　ショック状態に陥った直後に記録した傍胸骨長軸像の拡張終期像[c]と収縮終期像[d]では，大量の心膜液（PE）が出現している．右室壁運動は認められるが，左室の壁運動は消失している．拡張終期における心尖部の拡大像[e]で心尖部に心筋の断裂（矢印）が認められる．

る．壁厚が減少していて輝度が上昇している場合には，すでに心筋梗塞が完成していると考えられる．

●虚血性心疾患の合併症

　手術を要する合併症であっても明らかな症状があるとは限らない．心筋の破裂や断裂による重度の合併症は，急性冠動脈症候群の治療が普及するとともに減少しているが，心筋梗塞例においては合併症が存在する可能性を常に念頭において検査を行うことが重要である．特に血栓や心室瘤の好発部位である心尖部は見落としやすいので，記録条件の設定に注意するとともに，多方向から観察することが必要である．

a）心室破裂

　心室破裂の多くは，発症後7日以内の貫壁性梗塞例に生じ，心尖部や左室中部の前壁から側壁に生じやすい．心内膜面の断裂部分から血腫が心筋内に拡大し，壊死心筋の裂開が進行して心外膜面に達し，心室破裂となって心タンポナーデに至るタイプが多い．心筋層にスリット状の断裂が生じるタイプは1枝病変の前壁中隔梗塞に多く，心筋梗塞発症当日に生じやすい．広範囲の梗塞で壁が菲薄化して破裂に至る場合もあるが，このような破裂は梗塞後ある程度時間が経過してから生じる．右室壁の破裂はまれである．

　心室が破裂すると，大量の血性心膜液や心嚢内血腫が出現し，心室径は減少する（図6-4）．心室の収縮機能が残っていれば，心室と心嚢の間の血流が観察される可能性もあるが，多くの例では破

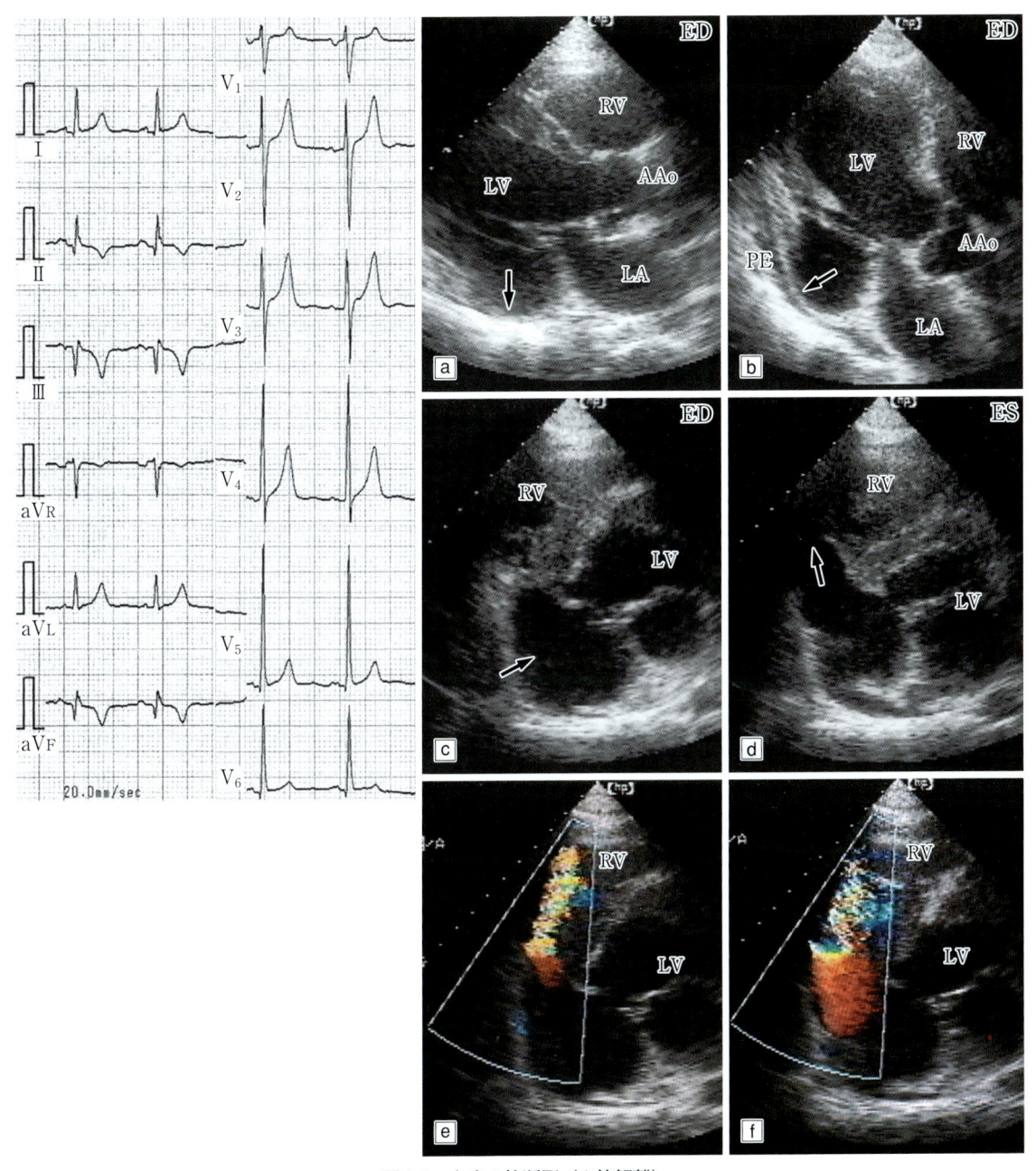

図6-5 左室心筋断裂（心筋解離）

拡張終期における傍胸骨長軸像 a および心尖からの長軸像 b で心室瘤様の拡張（矢印）が認められる．
僧帽弁レベルの左室短軸像では拡張終期像 c において下部中隔と下壁の後方に仮性心室瘤様の構造（矢印）が認められる．収縮終期像 d では瘤状構造の一部が右室に開口しており（矢印），収縮早期 e と収縮中期 f のカラードプラ像ではこの開口部を通じて短絡血流が右室に流入している．
手術の結果，下壁と下壁中隔の左室心筋が解離しており，右室に張り出した部分に穿孔が認められた．
PE：心膜液．

part.6 虚血性心疾患

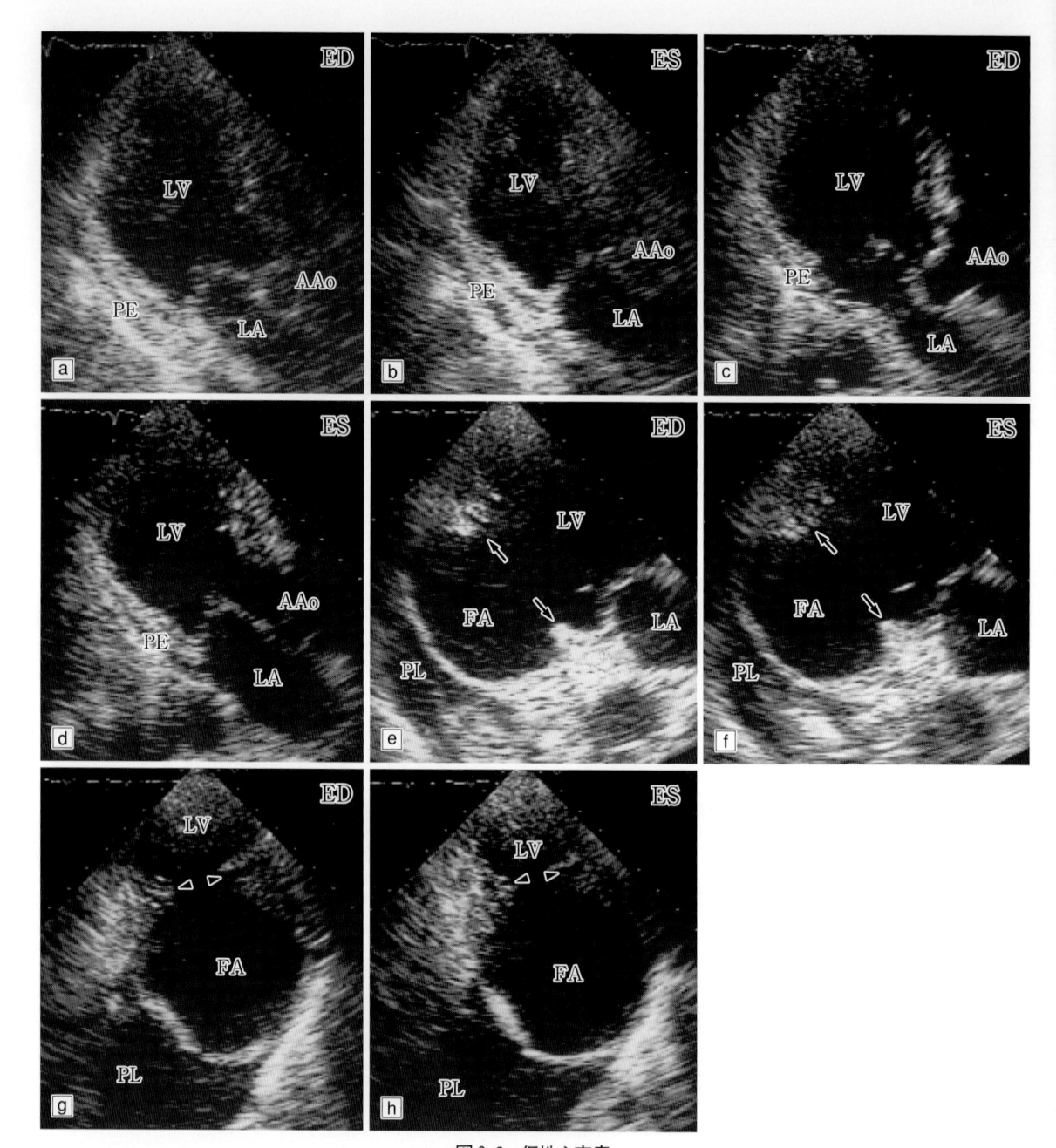

図6-6　仮性心室瘤

拡張終期 a と収縮終期 b における心尖からの長軸像では，下壁から下側壁が心室瘤を形成し，心膜液貯留（PE）が認められる．

その20日後の拡張終期像 c と収縮終期像 d では，左室の拡張が進行している．

43日後に急性心不全となった時点で記録した長軸像の拡張終期像 e と収縮終期像 f および短軸像の拡張終期像 g と収縮終期像 h では，下側壁に仮性心室瘤（FA）が生じていることがわかる．楔形は仮性心室瘤の入口部である．

PL：胸水．

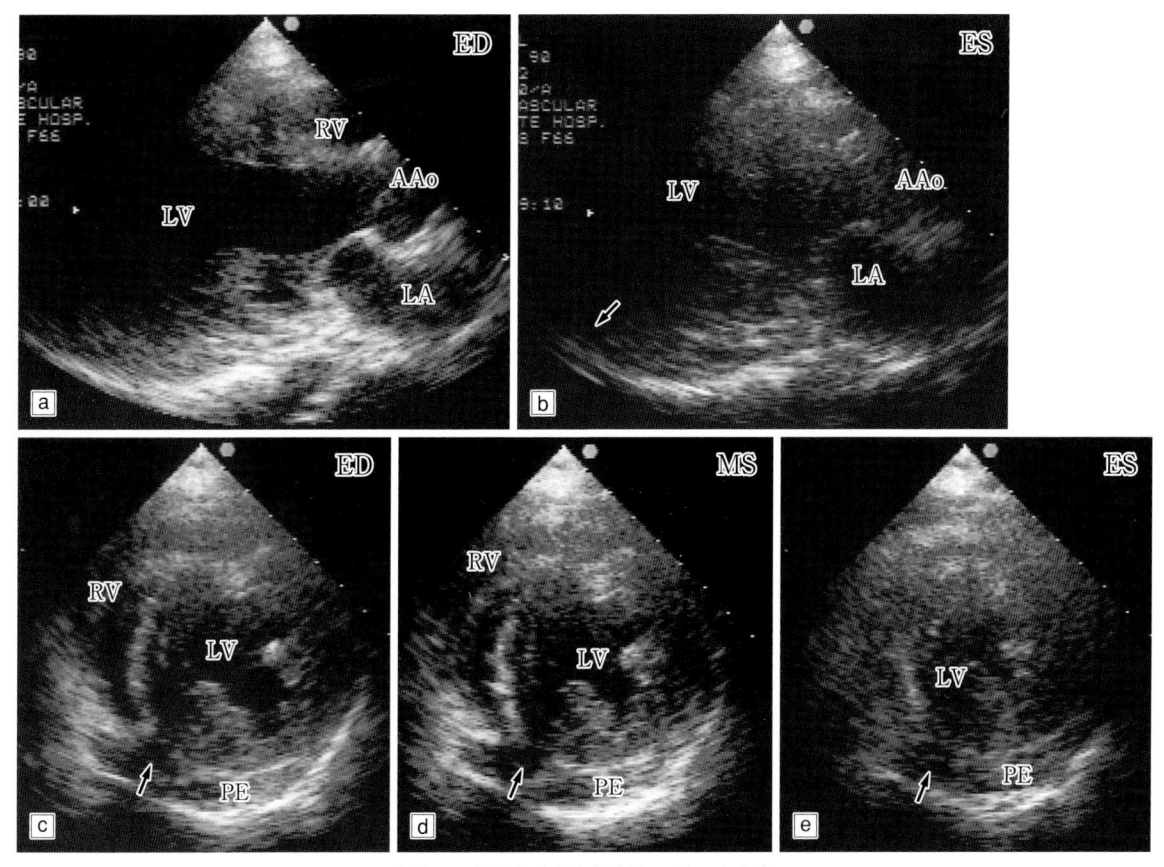

図 6-7 仮性心室瘤と鑑別しにくい心室瘤
下壁を含む左室長軸像（正しい傍胸骨長軸像ではない）では，拡張終期 a，収縮終期 b とも，下壁が拡張している．拡張終期 c，収縮中期 d，収縮終期 e の左室短軸像で，狭い入口部を持つ瘤状構造（矢印）が下壁に認められたため，仮性心室瘤と診断した．
　手術の結果，真性の心室瘤で心嚢との癒着は認められなかった．梗塞部以外の心筋と乳頭筋が肥厚し，心室瘤の入口部が狭くなっていた．過去の記録と比較すると，梗塞部が徐々に拡張したと考えられる．
PE：心膜液．

裂した心室はほとんど収縮しないので，カラードプラ法により心筋断裂部位を検出することは困難である．出血が徐々に進行した場合には，心筋梗塞にともなう心膜液貯留と区別しにくい場合もある．

　心筋が断裂しても，心室破裂に至らず，心筋層が解離して瘤状の間隙が形成される場合もある（図6-5）．

b）仮性心室瘤

　壁側心膜と臓側心膜の癒着により心嚢に限局された間隙が形成され，心筋断裂によりこの間隙と心室の内腔との間に交通が生じた状態が仮性心室瘤である．心膜間の癒着が破綻すれば心室破裂と同じ状態となる．

　心室瘤が心尖付近に生じることが多いのに対し，仮性心室瘤の好発部位は下側壁から側壁である．心室瘤の壁が瘢痕化した梗塞部心室壁であるのに対し，仮性心室瘤は入口部は破裂心筋，壁は壁側心膜である．心室瘤は入口部がもっとも広く，全体が滑らかな曲線を形成する．これに対し，仮性心室瘤は入口部が不規則な形態を示し，入口部径は瘤の最大径よりも狭い（図6-6）．ただし，真性心室瘤であっても瘤の拡張や残存心筋の肥大などにより入口部のほうが狭くなり，仮性心室瘤と区別しにくい形態をとることもある（図6-7）．

part.6　虚血性心疾患

図6-8 心室中隔穿孔

　肋骨弓下から記録した収縮中期の長軸像 a で心室中隔の穿孔（矢印）が認められ、カラードプラ像 b では穿孔部分を通過する短絡血流が認められる．

　肋骨弓下から記録した左室短軸像の拡張終期像 c と収縮終期像 d では、下部心室中隔の穿孔部分（矢印）が収縮期に拡大しており、収縮終期のカラードプラ像 e で大量の短絡血流が認められる．

図6-9 心室中隔穿孔

　穿孔の1.5時間前に記録した拡張終期 a と収縮終期 b の心尖部からの四腔像では、左室心尖部が拡張し壁運動が低下している．

　穿孔直後の拡張終期像 c、収縮終期像 d では、右室が拡張しており、左室心基部の壁運動は穿孔前より亢進している．

　収縮中期のカラードプラ像 e では、右室心尖方向に向かい、右室壁で折り返して右室心基部方向に向かう短絡血流が認められる．

76　part.6　虚血性心疾患

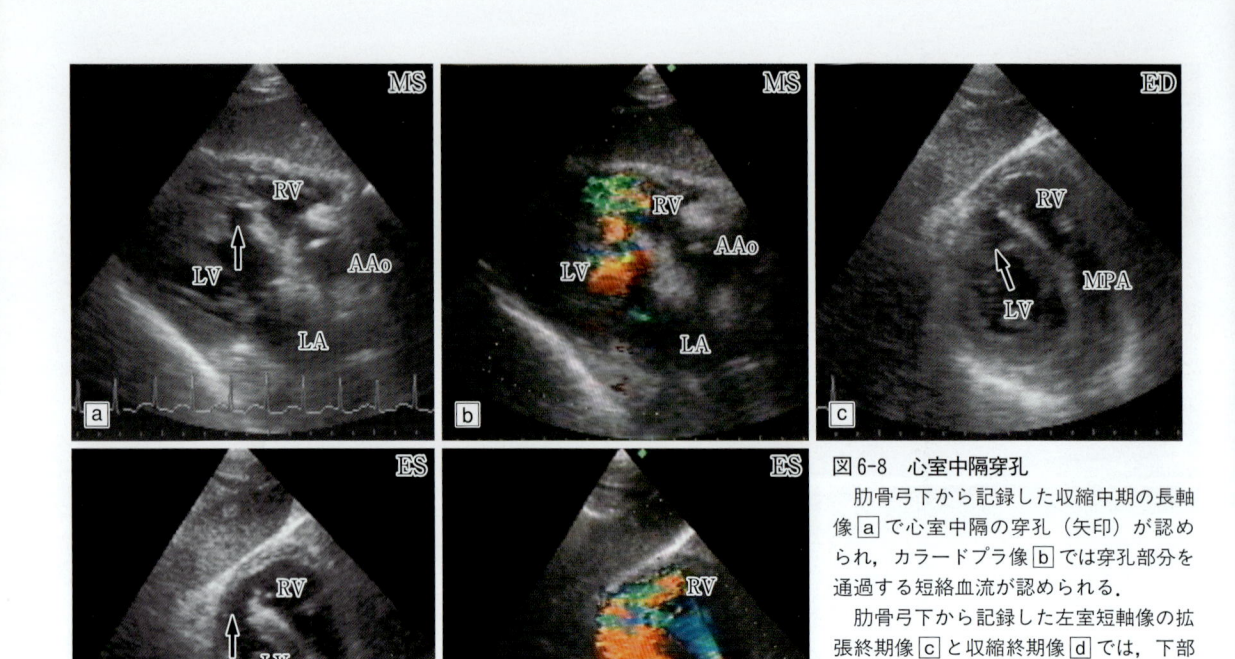

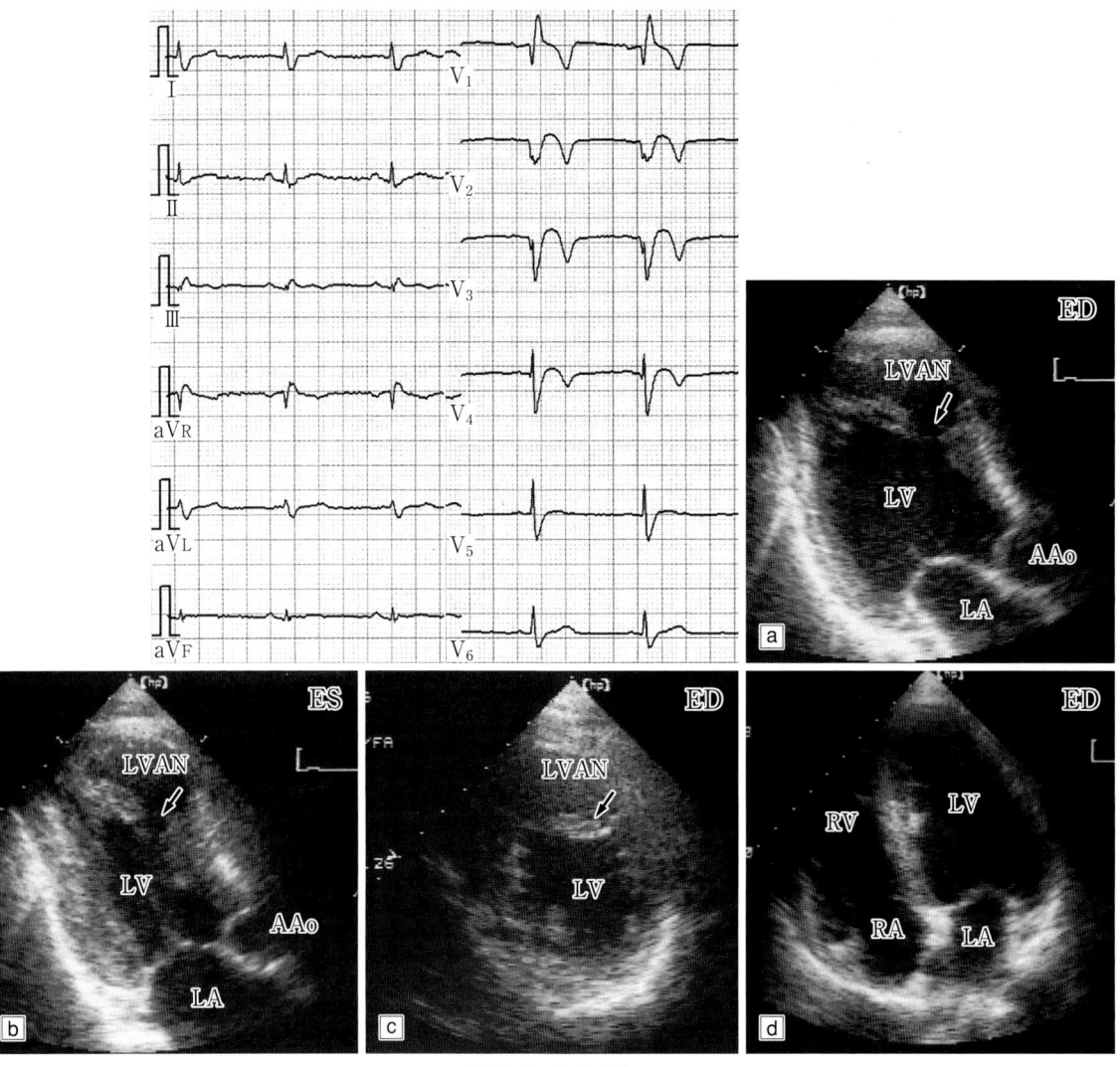

図6-10 左室肉柱

心尖からの拡張終期 a および収縮終期 b の長軸像では矢印の部分で心室中隔穿孔が生じているように見える．これは肉柱が左室を横断しているためで，肉柱の前方は心室瘤である．

拡張終期左室短軸像 c で，右室のように見えるのは左室心室瘤であり，心室中隔のように見えるのは肉柱である（矢印）．

拡張終期四腔像 d では心尖部が心室瘤を形成しているが，心室中隔穿孔を示唆する所見は認められない．

LVAN：左室瘤

c）心室中隔穿孔

発症3日から6日に生じるものが多い．収縮期雑音の出現，右室の拡張と壁運動の亢進，右室1回心拍出量の急激な増加などを認めた場合には，心室中隔穿孔を疑って検査を進める．穿孔はさまざまな形態をとり，心筋層内を複雑に蛇行する場合もある．右室に短絡血流が認められるので，最初から断層法で穿孔部位を発見しようとするより，まずカラードプラ法により右室の異常血流を検出するほうが効率がよい．

右冠動脈病変による心室中隔穿孔は心基部の下部中隔に（図6-8），左冠動脈病変による心室中隔穿孔は心尖付近の心室中隔（図6-9）に生じやすい．肉柱（仮性腱索）を心筋の断裂と見誤らないよう，注意が必要である（図6-10）．

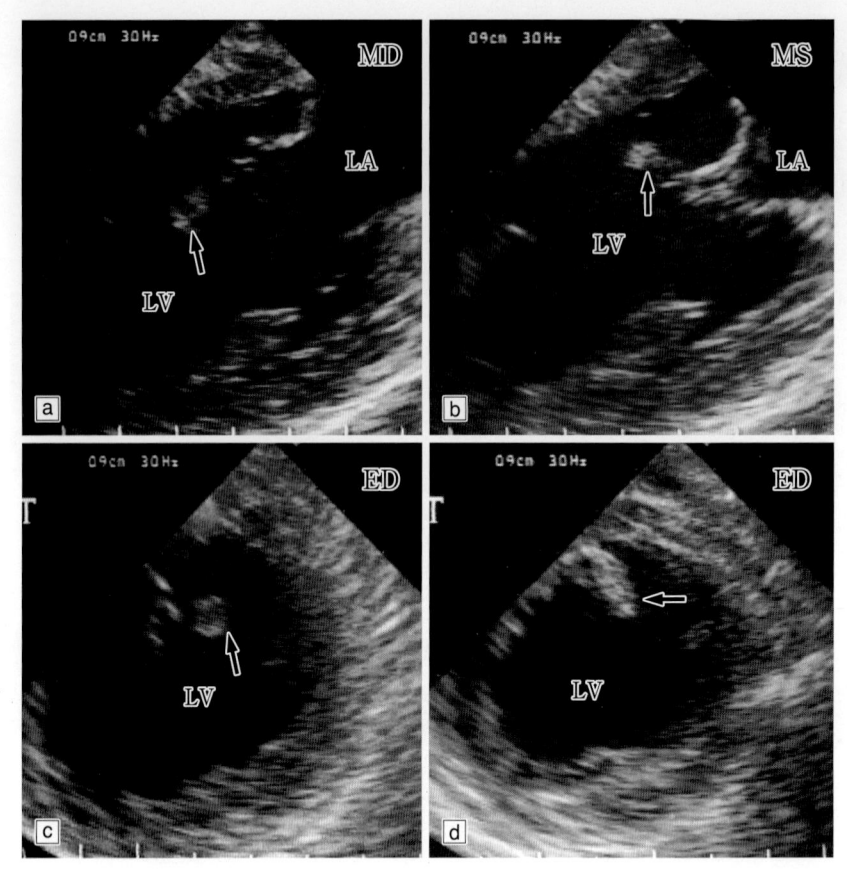

図6-11
乳頭筋断裂(経食道心エコー図)
　拡張中期aと収縮中期bにおける僧帽弁の記録では，断裂した乳頭筋の一部(矢印)が僧帽弁後尖に付着している．
　拡張終期における心基部短軸像cでは，僧帽弁後尖に付着する乳頭筋の一部(矢印)が，乳頭筋レベル短軸像dでは乳頭筋の断端(矢印)が認められる．

d) 僧帽弁閉鎖不全

　心筋梗塞例において大量の僧帽弁逆流が急激に出現した場合には，僧帽弁尖，腱索，乳頭筋の観察が必要である．僧帽弁の一部が収縮期に左房に陥入したり，拡張期に不規則な振動を示していれば，腱索断裂や乳頭筋断裂(図6-11)の可能性を考える．

　乳頭筋断裂は，広範囲の心筋梗塞よりも小梗塞や心内膜下梗塞により生じる場合が多い．前乳頭筋は左前下行枝と左回旋枝から二重の血液供給を受けているが，後乳頭筋に血液を供給しているのは右冠動脈一本である．そのため，乳頭筋断裂の多くは，下壁梗塞にともなう後乳頭筋断裂である．

　左室の拡張や変形の結果，腱索が左室，特に短軸方向に引かれ弁尖の接合不全が生じると，房室弁閉鎖不全が出現する．このような逆流は，心室の内径(特に収縮期径)が減少すれば減少あるいは消失することが多い．

e) 右室梗塞

　大多数は右冠動脈の病変により生じる．ただし，左室下壁梗塞をともなわない例もあるので，左室に梗塞が認められないという理由で右室梗塞を否定することはできない．右室は低圧で酸素消費量が少ないため，広範囲な不可逆性梗塞には至りにくく，右室梗塞と診断されていても気絶心筋の状態にとどまっている場合もある．このような例の多くでは，時間経過とともに右室径が正常化し右室壁運動も回復する．

　右室梗塞では，右室が拡張し，右室自由壁の壁運動は低下あるいは消失する．左室内腔は縮小する(図6-12)．右室の容量負荷や圧負荷による右室の拡張では，右室壁運動が亢進したり，右室・右房圧較差が増大するのに対し，右室梗塞による右室拡張例では，壁運動が低下し，右室・右房圧較差の増大は認められず，右室・右房圧較差が減少する場合もある．中心静脈圧が上昇し，右房や下大静脈が拡張する例が多い．卵円孔開存がある

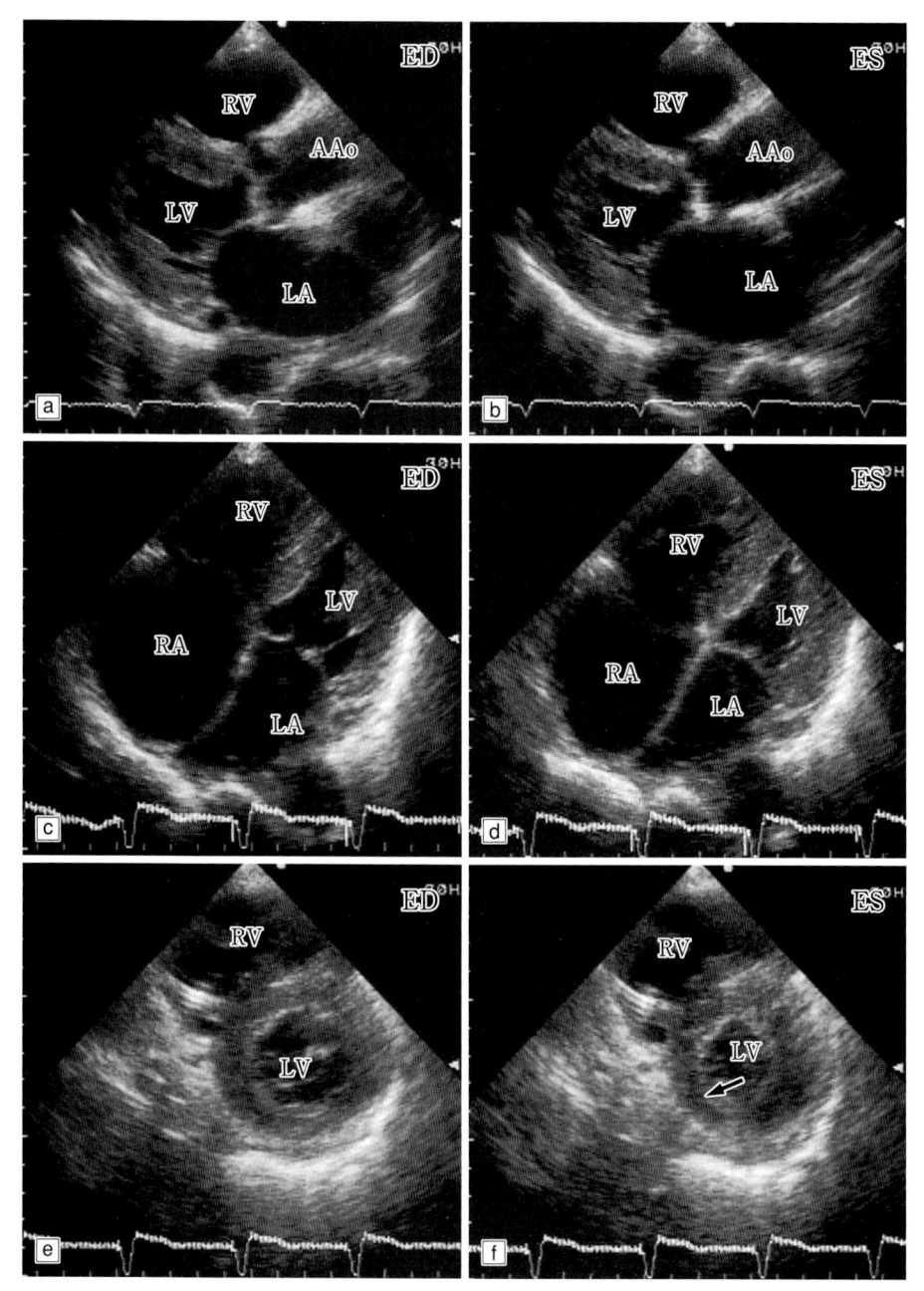

図6-12 右室梗塞

拡張終期 a と収縮終期 b の傍胸骨長軸像では，右室が拡張し，収縮運動は認められない．

心尖部からの四腔像では，拡張終期 c，収縮終期 d とも右室と右房が拡張しており，右室はほとんど収縮していない．

左室短軸像では左室下壁の壁運動が低下しているが前壁や側壁の収縮は正常である．拡張終期 e と収縮終期 f の左室壁厚に注目すると収縮期における下壁（矢印）の壁運動が低下し，収縮にともなう壁厚増加が減少している．右室壁の収縮運動は認められない．

part.6 虚血性心疾患

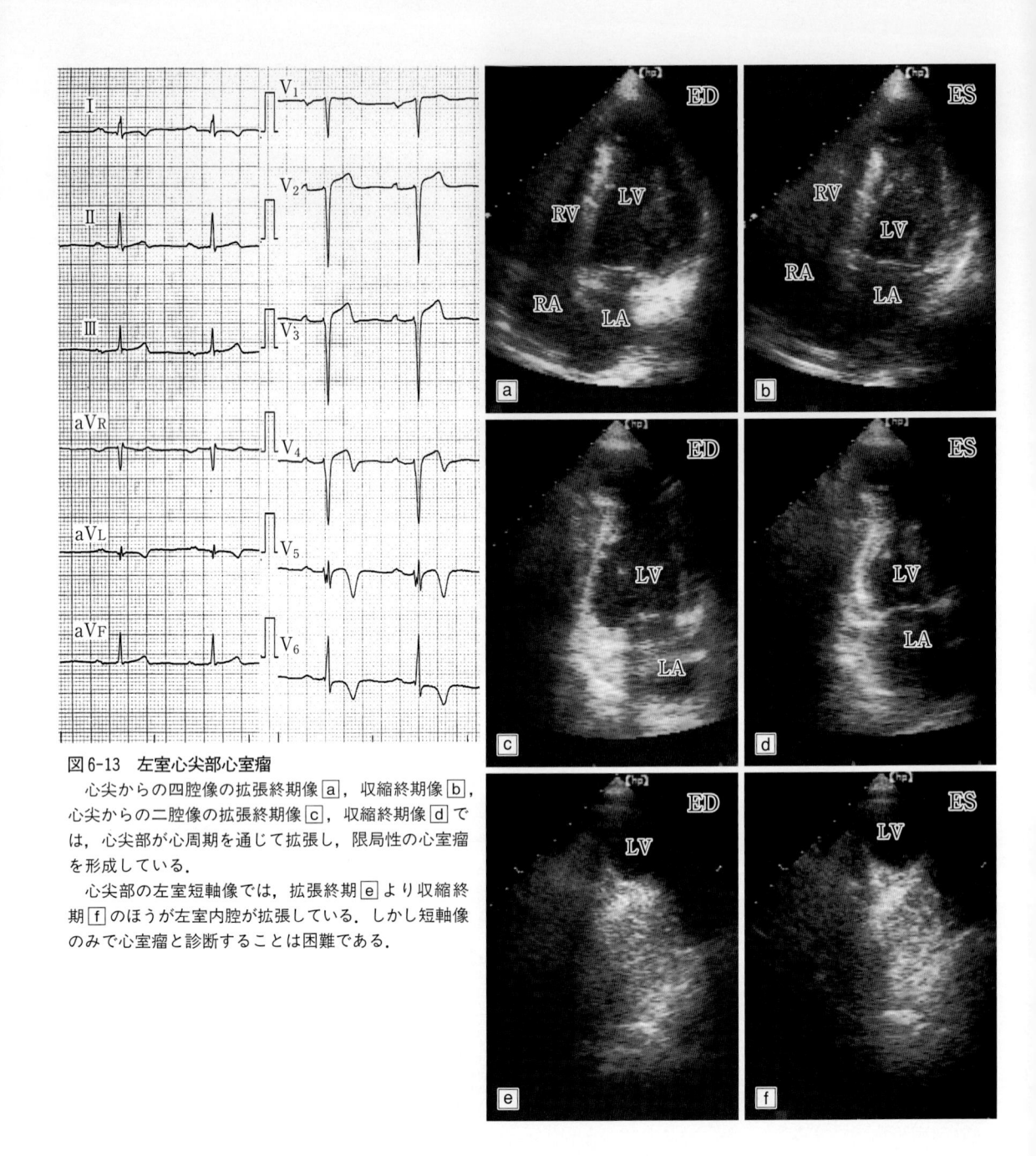

図6-13 左室心尖部心室瘤
　心尖からの四腔像の拡張終期像a，収縮終期像b，心尖からの二腔像の拡張終期像c，収縮終期像dでは，心尖部が心周期を通じて拡張し，限局性の心室瘤を形成している．
　心尖部の左室短軸像では，拡張終期eより収縮終期fのほうが左室内腔が拡張している．しかし短軸像のみで心室瘤と診断することは困難である．

と，右房圧の上昇により右房から左房への短絡血流が生じることがある．

f）心室瘤

　心室瘤は，心室壁が心周期を通じて本来の位置より外方に張り出している状態である．多くは貫壁性梗塞により生じる．完成した心室瘤では，壁は菲薄化し，心内膜面は肉柱構造が消失して平滑となっており，心筋残存部との間には明らかな境界が認められる．心室壁が瘢痕化すれば明らかなdyskinesisを示すことは少ない．急性期にのみ出現し，後に消失する心室瘤もある．心室瘤の多くは心尖付近の前〜側壁に生じるので，心尖からの記録が重要である（図6-13）．側壁に心室瘤を認めた場合は，仮性心室瘤である可能性があるので注意が必要である（図6-14）．仮性心室瘤と異なり，

80　part.6　虚血性心疾患

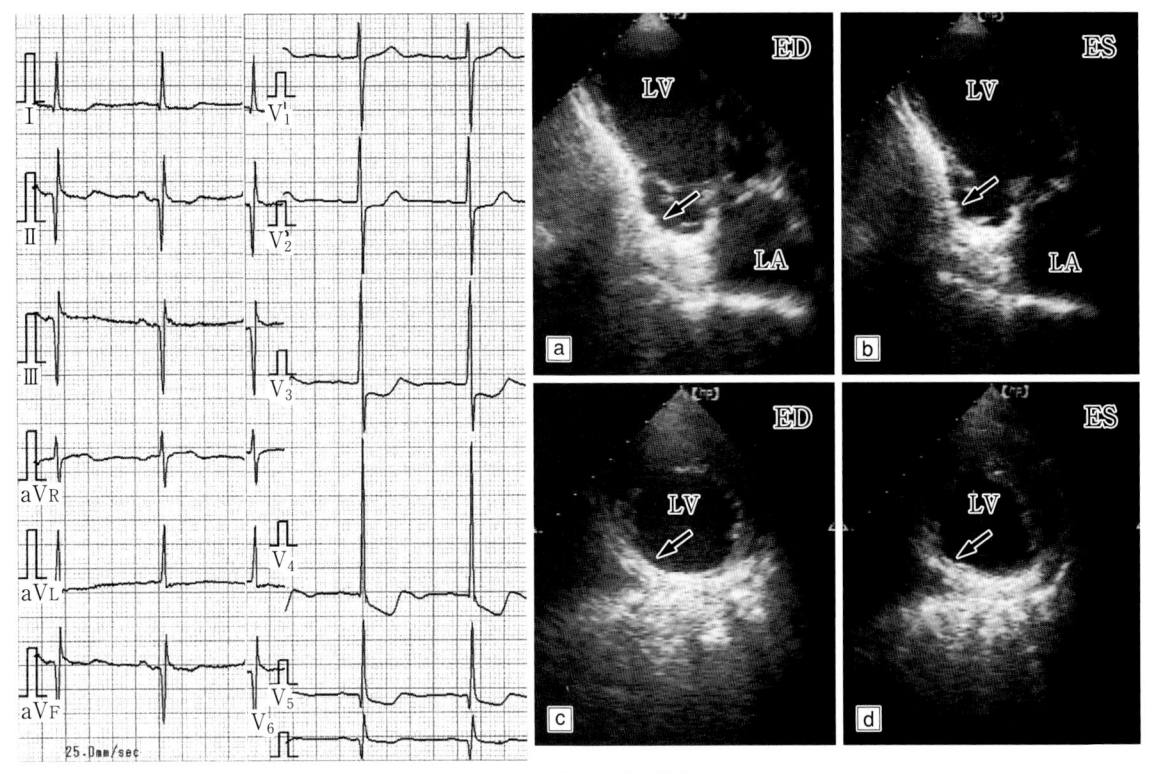

図6-14 左室下壁心室瘤
拡張終期aと収縮終期bの左室長軸像では下壁が後方へ張り出している（矢印）．
拡張終期cと収縮終期dの左室短軸像では，下壁（矢印）の壁厚が減少し収縮運動が消失している．この例でも短軸像のみで心室瘤か否かを判定することは困難である．

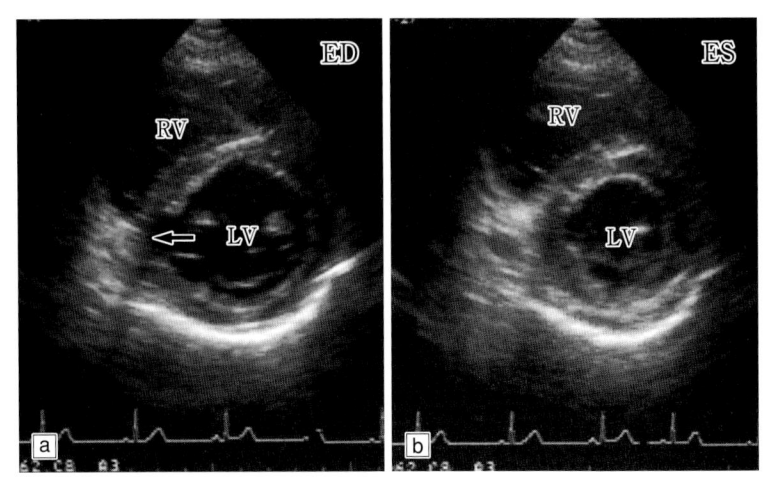

図6-15 左室憩室
拡張終期左室短軸像aでは，下部心室中隔と下壁の一部の壁厚が減少しており，心室瘤様に見える．しかし収縮終期bにはこの部分でも左室壁厚が増加しており，心筋が存在していることがわかる．

part.6 虚血性心疾患

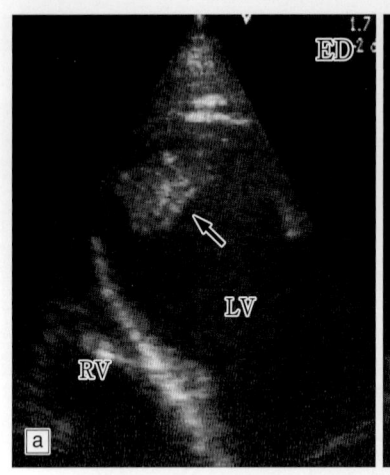

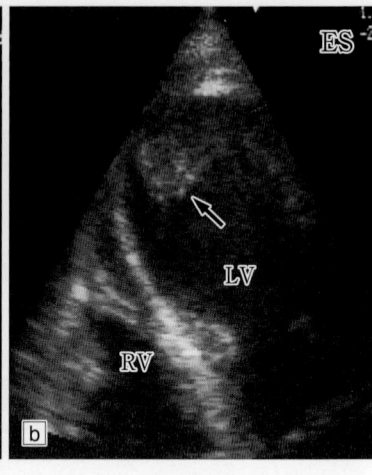

図 6-16　左室心尖部血栓
　陳旧性心筋梗塞例であり，心尖部は心室瘤を形成していたが血栓は認められていなかった．前立腺癌のためホルモン剤による治療を開始したところ，左室心尖部に可動性のある血栓が出現した．
　拡張終期像 a と収縮終期像 b を比較すると，血栓（矢印）の位置と形態が変化しており，可動性のある血栓であることがわかる．エコー輝度は心筋と同程度なので，新しい血栓であると考えられる．

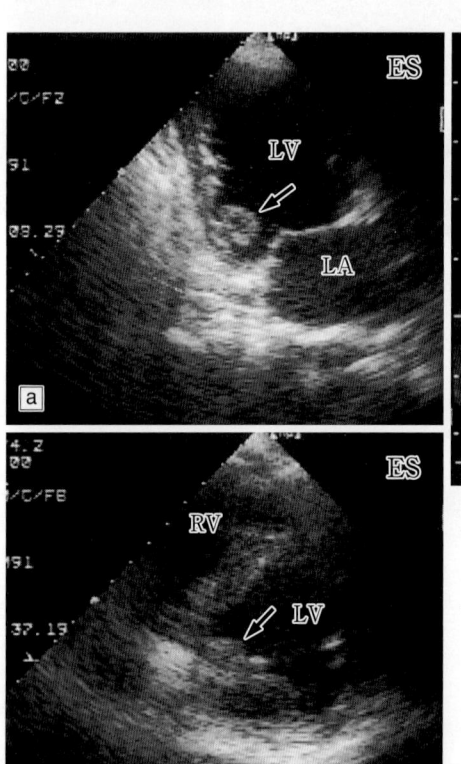

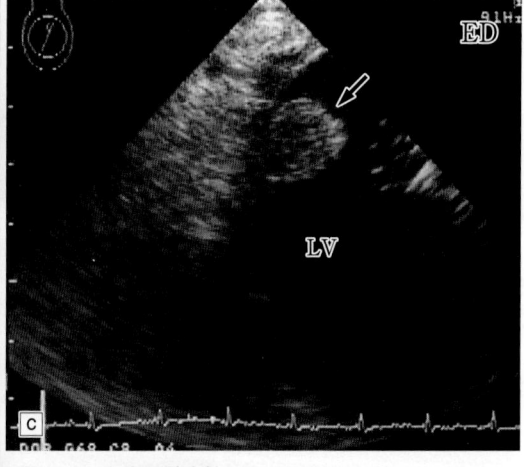

図 6-17　左室下壁血栓
　収縮終期左室長軸像（正しい長軸より斜になっている） a で，下壁にエコー輝度が心筋と同程度の有茎性血栓（矢印）が認められる．
　収縮終期左室短軸像 b および拡張終期経食道心エコー図 c でも球状の血栓（矢印）が認められる．

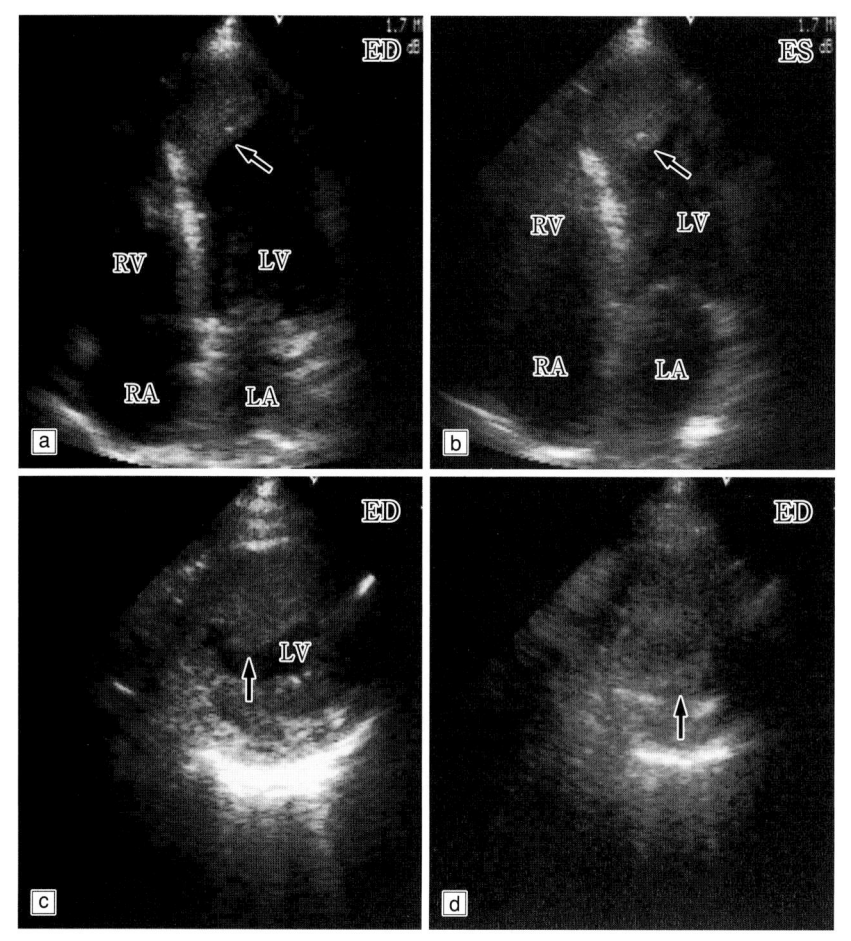

図6-18 左室心尖部血栓
 心尖からの四腔像では，心室瘤内全体を血栓（矢印）が占めている．拡張終期像aと収縮終期像bを比較すると，血栓自体の形態はほとんど変化していないことがわかる．
 心尖付近の左室短軸像cでは前壁側の左室腔を，心尖の左室短軸像dでは左室腔全体を血栓（矢印）が占めている．

完成した心室瘤が破裂する危険性は低いが，瘢痕化が不十分であったり，壁が著しく薄い場合などには，心室瘤がdyskinesisを示し，心機能を悪化させる要因となる．また破裂に至る危険性もある．
 心内膜面の形態のみに注目していると，壁厚減少を心室瘤と見誤ることがある．なお，dyskinesisは収縮期に心室の心内膜面が外に張り出す状態であって，心室瘤と同義ではない．心室瘤と見誤る異常に左室憩室がある（図6-15）．憩室の壁には心筋が存在しており，収縮期には収縮運動（壁厚増加）を示す．

g）左室血栓

左室壁在血栓は心室瘤のように壁運動が消失し，血流が停滞した部位に生じる．好発部位は左室心尖部であるが（図6-16），他の部位に生じる場合もある（図6-17）．壁在血栓には広基性で可動性の少ないものから，可動性に富むものまでさまざまなものがある．大きな血栓（図6-18）を見落とすことは少ないが，薄く広がる壁在血栓（図6-19）は左室内膜の肥厚と区別しにくい場合がある．
 新鮮な血栓は心筋と同程度のエコー輝度（これは疣贅と同程度でもある）を示す．時間が経過すると，輝度が上昇し，石灰化をともなうこともある．急性心筋梗塞にともなう壁在血栓は，左室内血流が改善すると消失する場合が多い．陳旧性心筋梗塞において，新たな梗塞が生じていないにもかかわらず，血栓が出現したり，成長する場合もある（図6-16）．
 壁運動がそれほど悪化していない部位に血栓様エコーを認めた場合には，多重反射などのアーチファクトであったり，乳頭筋（特に乳頭筋周囲の心室壁が梗塞になっている場合），肉柱（左室が拡大すると肉柱が目立ってくる），肥大した心室壁などを見誤っている可能性が高い（図6-20）．血栓か否かの判定にはカラードプラ法が役立つ．血栓と

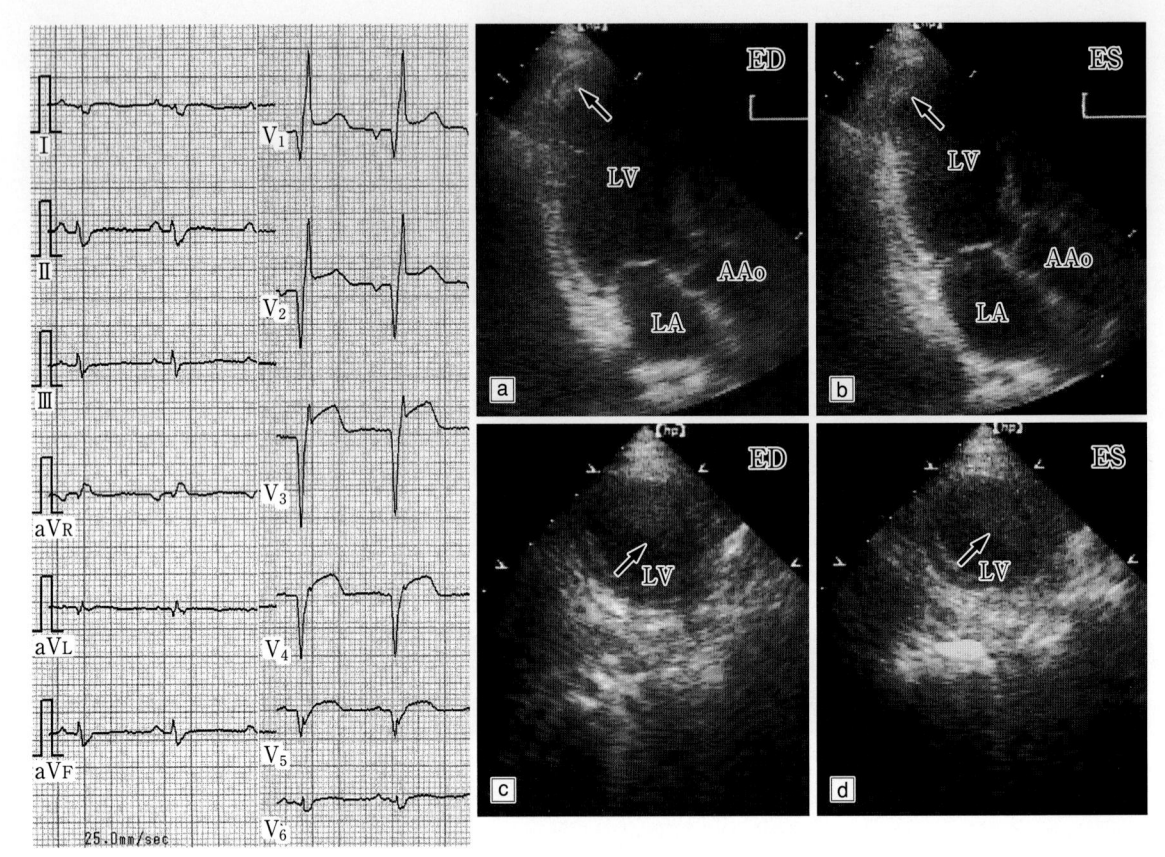

図6-19 左室心尖部血栓

拡張終期⒜と収縮終期⒝の左室長軸像では，心尖部が瘤を形成しており，瘤の壁に沿った血栓（矢印）が認められる．このような形態の血栓は左室壁や肉柱と区別しにくい．

拡張終期⒞と収縮終期⒟の心尖部短軸像では，壁運動が消失した前壁に血栓（矢印）が付着している．

考えた構造の周囲に十分な血流信号が認められる場合は，血栓ではない可能性が高い．逆に検査時には血栓が認められなくても，血流信号がほとんど認められない部位には血栓が生じる可能性があるので，経過観察が必要である．

h）心膜液貯留

心筋梗塞にともない心膜液が貯留することは少なくないが，心タンポナーデに至るほどの心膜液貯留はまれである．貯留は梗塞後3〜10日に出現することが多い．梗塞10日以上経過して心膜液貯留が生じた場合には，Dressler症候群も考える．

大量の心膜液が急速に出現した場合には，心室破裂や解離性大動脈瘤の鑑別が必要である．心電図変化と心室壁運動低下をともなう心膜液貯留例では，心膜心筋炎との鑑別も必要である．また，悪性疾患の心膜転移の可能性も忘れてはならない．

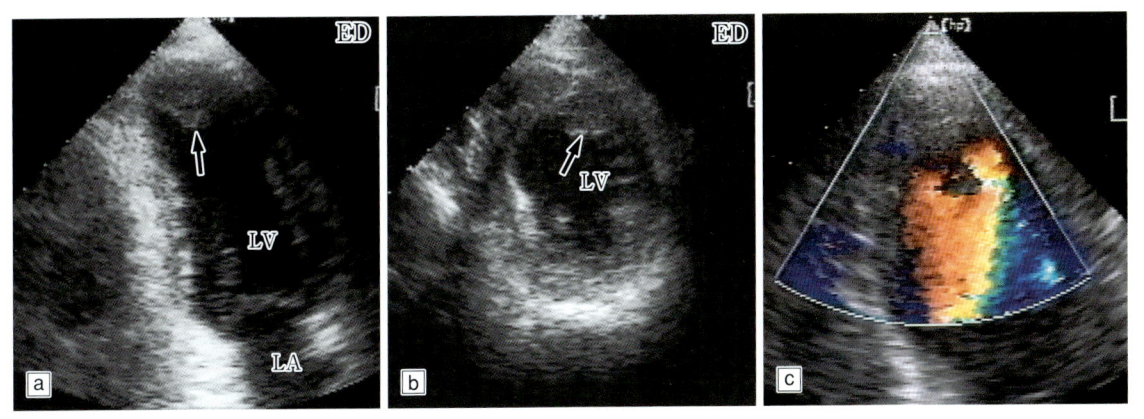

図6-20　心尖部肉柱

拡張終期における心尖からの長軸像 a および短軸像 b で心尖部に血栓様構造（矢印）が認められる．心尖からの長軸像でカラードプラ像 c を記録すると，この部分に十分な血流が認められる．心尖部の壁運動は正常であり，血栓様に見えるのは肉柱と考えられる．

part. 7
心房の異常

　左房，右房は房室弁疾患，心房細動などにより拡張する．また右房は呼吸器疾患により拡張することもある．これらの異常がないにもかかわらず左房が拡張している場合は左室の機能障害，特に拡張機能障害がないか評価する必要がある．ただし，左房の拡張がないからといって左室の機能障害がないとはいえない．通常，左室径は治療に反応して変化するが，左房径は負荷が軽減しても減少しにくいので，特に左房の拡張が著しい例では左房径で治療効果を判定することは適当とはいえない．

●心房の評価
a）心房形態の評価
　Mモード法により求めた左房径は信頼性の高い

表7-1　左房径の正常値（mm）

男性

		年齢	
		≦45	>45
身長	≦170 cm	24〜39	25〜40
	>170 cm	23〜39	25〜41

女性

		年齢	
		≦50	>50
身長	≦155 cm	23〜37	22〜37
	>155 cm	22〜41	23〜43

年齢，身長を2分割する際には，対象とした正常者数をほぼ2等分する値を境界とした．値は平均値の95％信頼限界である．

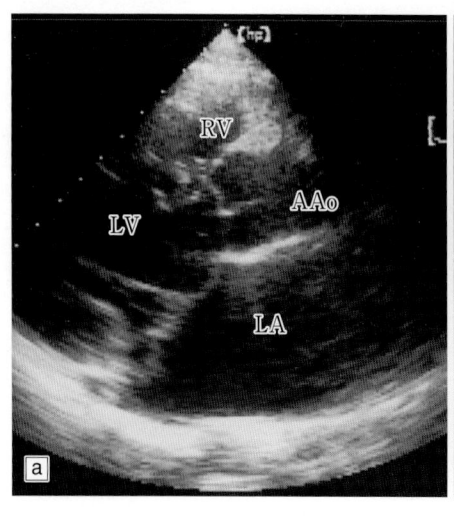

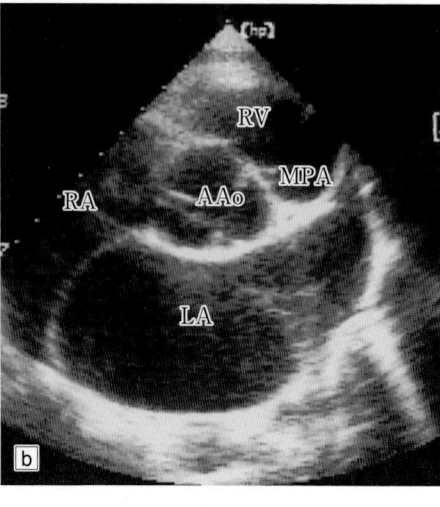

図7-1
胸郭による左房の拡張制限
　僧帽弁前尖の逸脱および後尖の腱索断裂による重度の僧帽弁閉鎖不全のため，この後僧帽弁置換術を受けた例．胸郭により心臓が前後方向に圧迫されている．
　傍胸骨長軸像 a では左房径は48 mmであるが，短軸像 b を記録すると左房が左右に広く拡張していることがわかる．

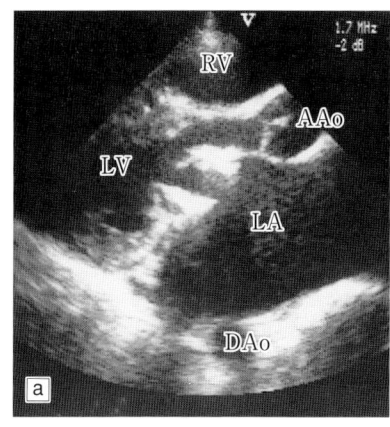

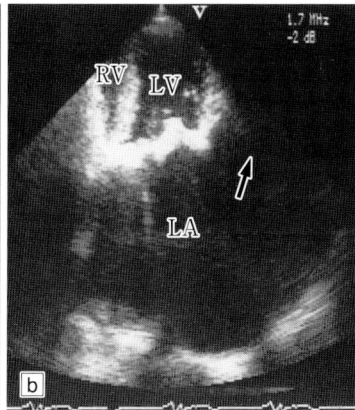

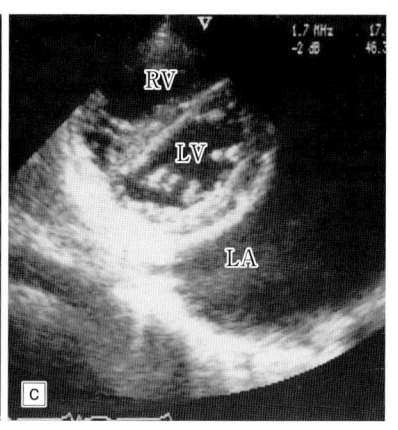

図7-2 巨大左房
僧帽弁位生体弁が劣化し僧帽弁狭窄兼閉鎖不全状態となった例．
傍胸骨長軸像 a で左房拡張を認める．心尖からの長軸像 b では拡張した左房が左室後方に広がっている（矢印）．左室心基部の短軸像 c では左房が左室後方の心膜液貯留のように見える．
この例では左室下壁の拡張運動が，拡張した左房により妨げられていた．

指標で，日常診療にも研究にも用いられている（表7-1）．ただし左房の形態や径は心臓外からの影響を受けやすい．たとえば漏斗胸や直背のように胸郭の前後径が短縮している例では，左房が後方から椎骨に圧迫され扁平化するため，左房が拡張しても傍胸骨長軸像において計測する標準的な左房径はあまり増大しない．胸郭変形例などでは多方面からの記録で左房全体の形態と広がりを観察する必要がある（図7-1）．左房の拡張が進行すると心室の後方に左房が入り込み，心室の拡張運動を妨げることがある．このような例では左室短軸像で左房を心膜液貯留と見誤ることがあるので注意が必要である（図7-2）．

心房の拡張を評価するためには内径より容積を評価するほうが正確であるという立場から，四腔像と二腔像を記録しシンプソン法などを用いて左房体積を推定する場合もある．

右房径の適当な計測方法はないので，右房の拡張は左房との比較により判断する．

b）心房負荷の評価

房室弁通過血流速度を計測し，簡易ベルヌーイの式（圧較差（mmHg）＝4×流速（m）^{2}）を用いると房室弁における圧較差が得られる．

心房中隔がどちらかの心房側に大きく張り出していれば，心房中隔が張り出したほう（拡張しているほう）の心房に負荷がかかっている可能性が

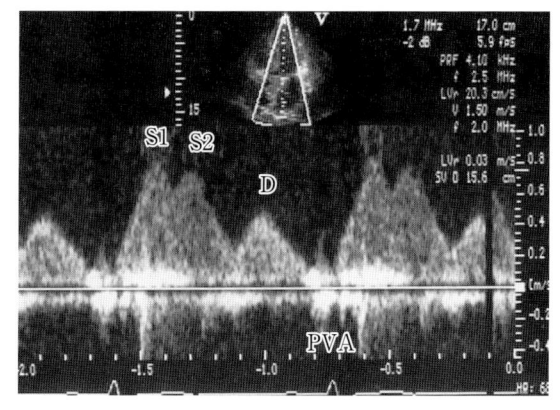

図7-3 肺静脈血流
心尖部からの長軸像で記録した肺静脈血流のパルスドプラ像．収縮期のS1波およびS2波，拡張期のD波，左房収縮によるPVA波が認められる．S1波は能動的な心房拡張により生じるため心房細動例では認められない．

ある．

肺静脈から左房への流入血流は左房の圧や拡張機能の影響を受けるので，肺静脈血流の血流パターンにより左房機能を推定する方法が提唱されている（図7-3）．正常例では左房流入血流のうち，収縮期流入血流のほうが流速が速い．左房圧が上昇すると収縮期における左房への流入が減少するとともに，肺静脈から左房への流入が左房から左室への流入にともなって生じるようになるため，拡張期流入血流の割合が高くなる．左房収縮（P波）にともなう肺静脈への逆流が増大しているのは左

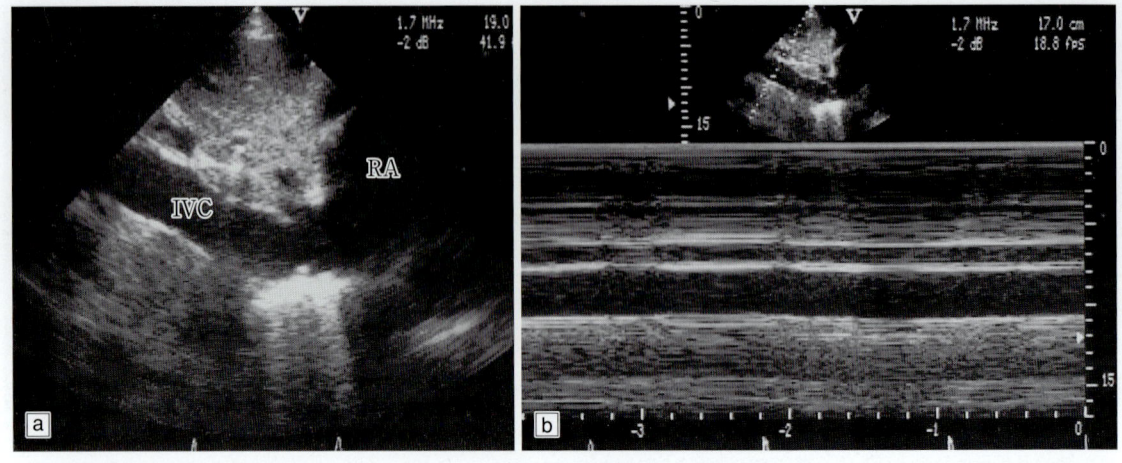

図7-4 右房圧（中心静脈圧）上昇
僧帽弁閉鎖不全および三尖弁閉鎖不全例．下大静脈が拡張している（a）．呼吸時に記録した下大静脈Mモード像bでは呼吸による内径の変動がほとんど認められない．これらの所見より，中心静脈圧が上昇していると考えられる．

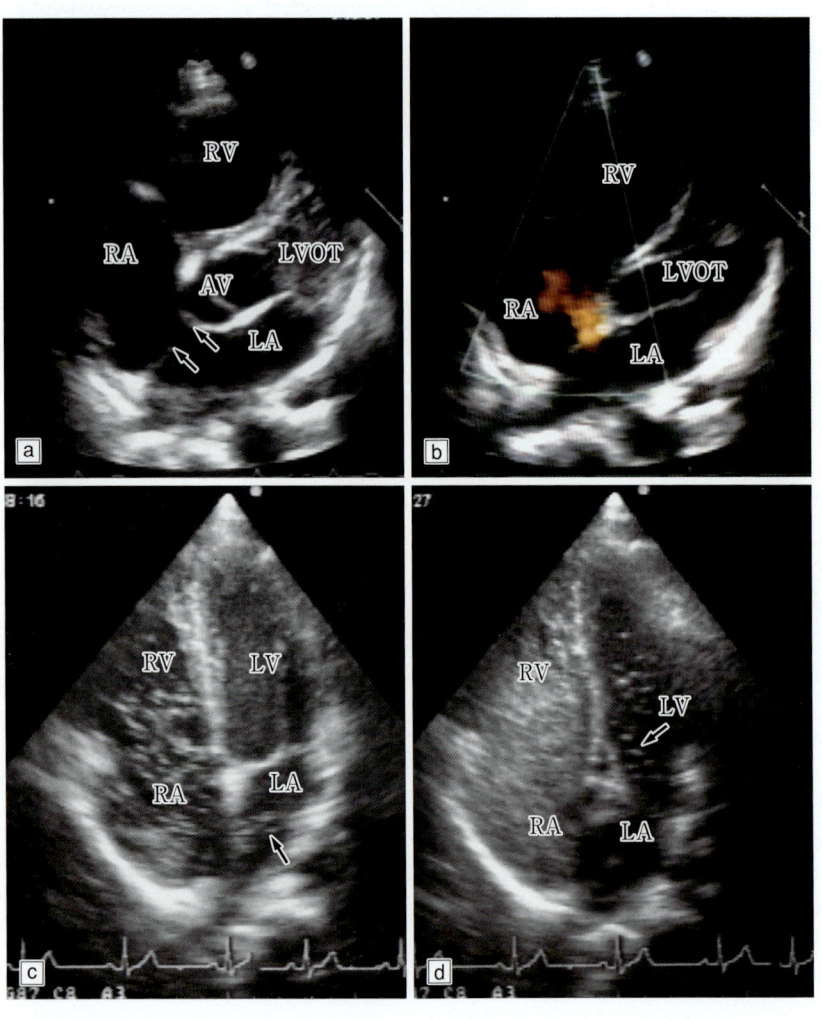

図7-5
心房中隔欠損に認められた逆短絡
　脳塞栓の原因精査で心房中隔欠損と右下肢静脈血栓を指摘されている．
　断層像aでは，心房中隔大動脈弁後方に直径9mm程度の小さな二次孔欠損を認める．右室径は37mm，右室右房最大圧較差は16mmHg，肺体血流比は1.48で短絡は軽度と考えられる．
　カラードプラ像bでは，バルサルバ負荷や姿勢変化などを行っても右左短絡は記録されなかったが，生理的食塩水によるコントラストエコー法では安静時にも，コントラストエコーの一部（矢印）が収縮期cには左房に，拡張期dには左房と左室に出現し，逆短絡血流の存在が確認された．
　LVOT：左室流出路．

88　part.7　心房の異常

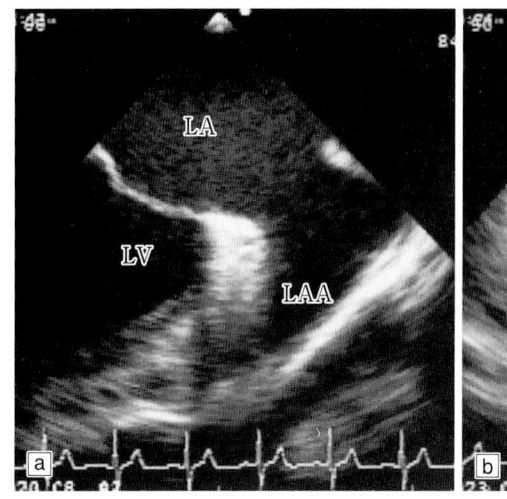

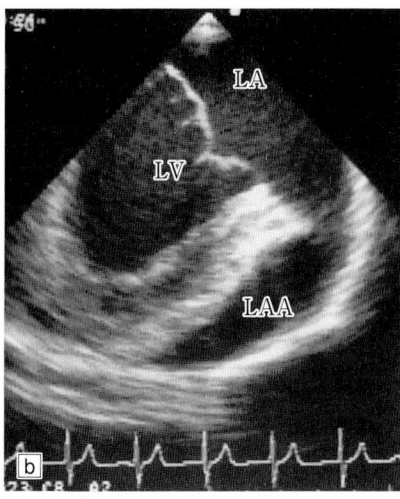

図7-6
長い左心耳（経食道記録）
　左心耳（LAA）入口部付近を観察すると通常の左心耳のように見える（a）．
　観察範囲を広げると左心耳が左室後方から心尖部近くまで達していることがわかる（b）．

室拡張終期圧の上昇を示唆するが，左房収縮機能が低下すると左室拡張期圧が上昇していてもP波にともなう逆流速度が減少し，持続時間も短縮する．肺静脈血流の波形は姿勢や呼吸状態などの影響を受けやすいので，その評価に際しては，記録条件を考慮する必要がある．

　右房圧（中心静脈圧）の上昇がなければ，吸気により静脈から右房への流入が増加すると下大静脈の内径は減少する（呼気時内径の50％以下になる）．中心静脈圧が上昇すると下大静脈や肝静脈が拡張するとともに下大静脈内径の呼吸性変動が減少する（図7-4）．これらの所見を認める場合は中心静脈圧が上昇（10 mmHg以上）していると推測する．これらの情報から中心静脈圧の値を推定する方法がいくつか報告されているが定量的評価の信頼性は低い．

c）短絡の評価

　心拍数の安定した洞調律で，肺動脈弁や大動脈弁に有意な逆流がなければ，ドプラ法と断層法を組み合わせることにより，右室と左室の1回拍出量を求めることができる．右室の1回拍出量は右室流出路内径と右室流出路における時間流速積分，左室の1回拍出量は左室流出路内径と左室流出路における時間流速積分から，流出路断面を円形と仮定して計算する（1回拍出量（ml）＝3.14×流出路半径（cm）^{2}×時間流速積分（cm））．

　検査結果の解釈に際して注意しなければならな

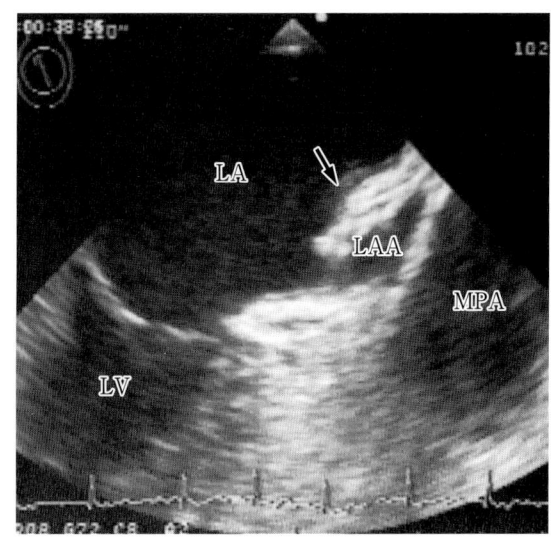

図7-7　**向きが逆の左心耳（経食道記録）**
　左心耳（LAA）が左上肺静脈方向に伸びている．肺静脈との隔壁（矢印）を腫瘍と見誤らないよう注意が必要である．

いことは，こうして得られた右室1回拍出量と左室1回拍出量の比が肺体血流比にはならない短絡疾患もあるということである．心臓内の短絡や，心臓外でも右房への肺静脈還流異常のように肺静脈から右房，右室への短絡では右室1回拍出量/左室1回拍出量が肺体血流比となる．これに対して動脈から肺動脈への短絡（動脈管開存など）では右室1回拍出量/左室1回拍出量の逆数が肺体血流比となる．動脈から静脈，あるいは肺動脈から

part.7　**心房の異常**　89

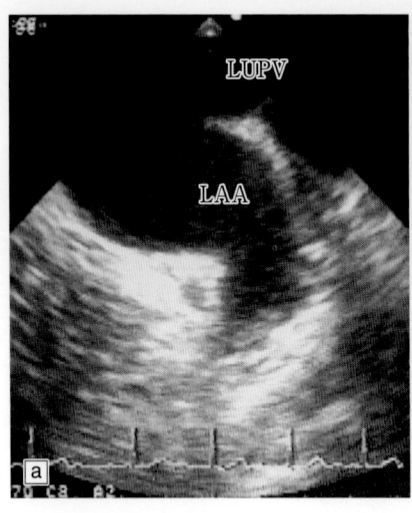

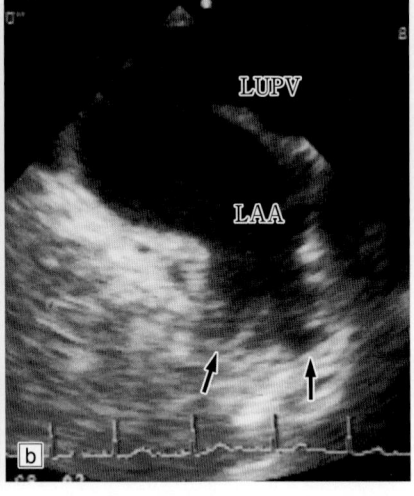

図7-8
先端が分離している左心耳（経食道記録）

この断面では通常の左心耳（LAA）のように見える（[a]）．しかし断面を移動させると左心耳の先端が二分（矢印）していることがわかる（[b]）．

左心耳の先端が分離していることに気付かないと分岐部分を血栓と見誤る可能性がある．先端が分離した左心耳は少なくないので，左心耳を観察する際は断面を回転させて左心耳の全体を観察しなければならない．

LUPV：左上肺静脈．

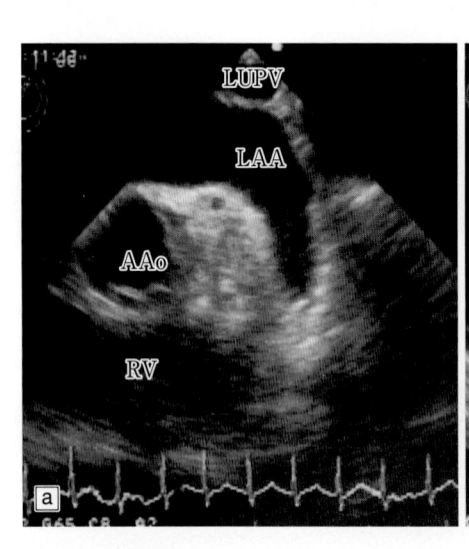

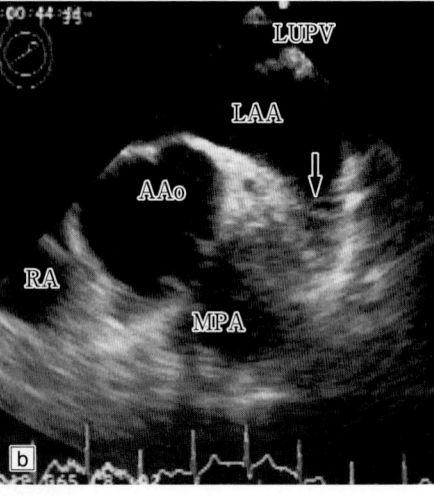

図7-9
櫛状筋（経食道記録）

左心耳（LAA）の長軸を通過する断面[a]では左心耳内部の構造は認められない．

断面を傾けると左心耳先端付近で壁を横走する線条の櫛状筋（矢印）が認められる（[b]）．

LUPV：左上肺静脈．

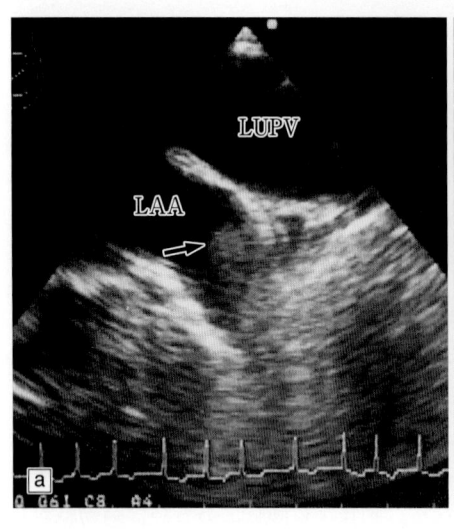

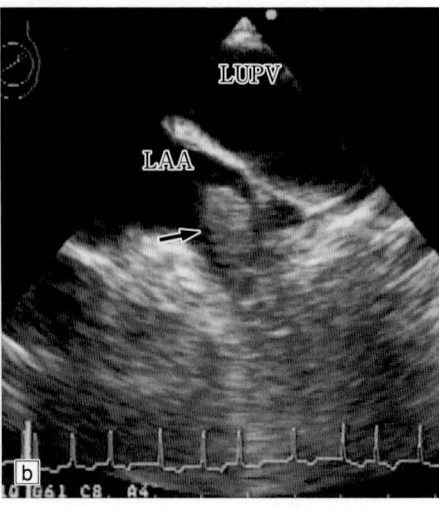

図7-10
左房血栓（経食道記録）

左心耳（LAA）の先端から生じた血栓（矢印）．左心耳血栓の多くはこのような形態を示す．時相により位置と形態が変化していることから（[a][b]），可動性のある血栓と推定することができる．

LUPV：左上肺静脈．

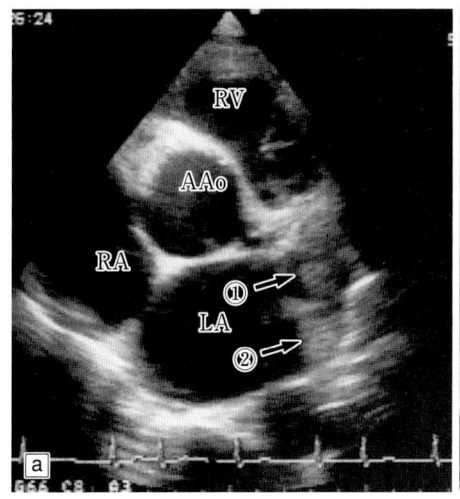

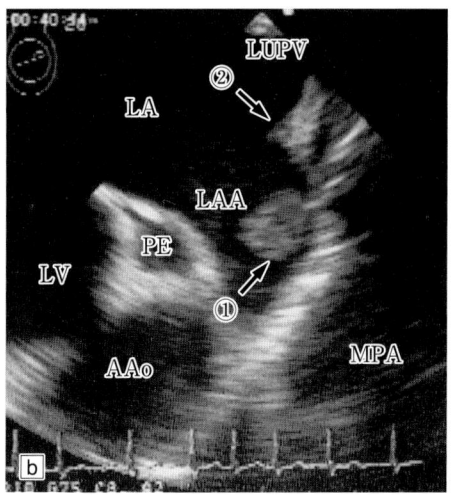

図7-11 左房血栓
経胸壁記録aでは左心耳（矢印①）と左房後壁（矢印②）に血栓があるように見える.
経食道記録bでは血栓は左心耳血栓（矢印①）のみで，左房後壁の血栓のように見えたのは左上肺静脈と左心耳の隔壁（矢印②）であった.
左心耳内最高流速は20 cm/sであった.
LAA：左心耳，LUPV：左上肺静脈.

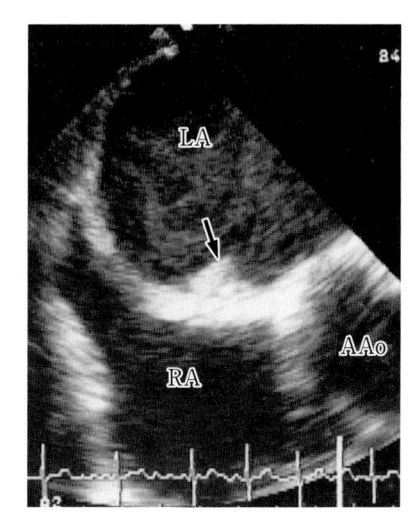

図7-12 左房血栓とモヤモヤエコー（経食道記録）
経皮的僧帽弁交連切開術後，心房中隔の穿刺部分に血栓（矢印）が生じた例．左房内にはモヤモヤエコーが認められる．

肺静脈への短絡では上記の方法では短絡量の推定はできない．

上記の方法による短絡量の推定においては，右室1回拍出量の計測に際して誤差が生じやすい．これは右室流出路径の計測と右室流出血流の記録が，ともに困難な場合が多いためである．洞調律で有意な大動脈弁逆流や肺動脈弁逆流のない正常者105例を対象として上記の方法で求めた肺体血流比の95％信頼限界は0.61～1.67であった．心エコー図法により短絡疾患があると推定するためには肺体血流比がこの範囲を越えていることが必要である．

短絡疾患を認めたときは，カラードプラ法で血流を観察するだけでなく，パルスドプラを用いて血流の方向を記録し，逆短絡の有無を確認することも必要である．

左右短絡が主で少量の右左短絡が混在していても，カラードプラ法では左右短絡しか記録されないので，右左短絡が存在しているか否かを判断することは困難である．このような場合に右左短絡の有無を確認するには，コントラストエコー法が役立つ．撹拌した生理的食塩水などを上肢の静脈から注入しながら記録した断層心エコー図検査で，左房に気泡によるコントラストエコーが出現した場合には，右左短絡が存在していると診断することができる（図7-5）

●心房の病変
a）心房血栓
■左房血栓

心房細動など左房の収縮機能が低下あるいは消失している例では，左房血栓の有無を診断するだけでなく，血栓が生じやすい状態か否かを判断することも求められる．左房の中でも特に血栓が生じやすい部位である左心耳は胸壁からは十分に観察できない例が多いので，左心耳の状態を正確に評価するためには経食道心エコー図法による観察が必要である．左心耳の形態には個体差があるので（図7-6, 7, 8），血栓の有無を判定するには多方面からの記録で左心耳の全体像を把握しなければならない．左心耳の壁面には横方向に走るひだ状

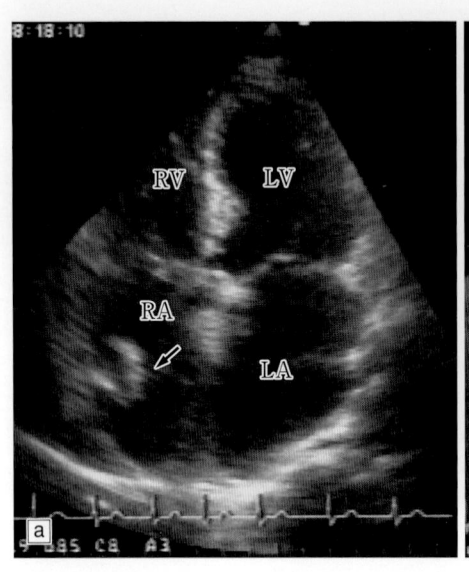

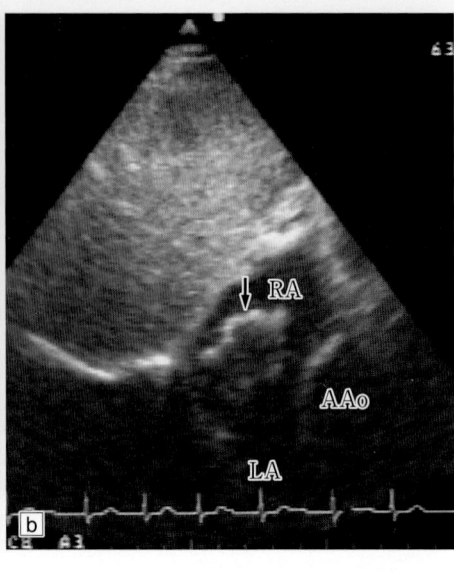

図7-13 右房血栓
心尖からの四腔像 a および肋骨弓下からの断面 b で，右房自由壁に付着する不整形の腫瘤（矢印）が観察される．凝固機能の異常はなかった．肺塞栓の既往があるので外科的に切除した．病理所見は血栓であった．

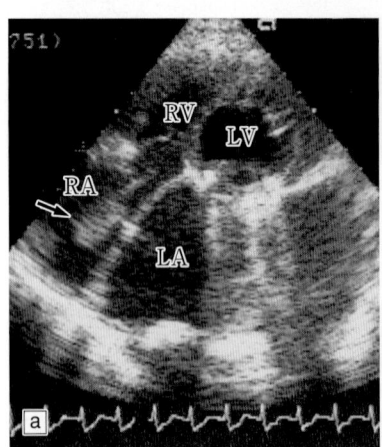

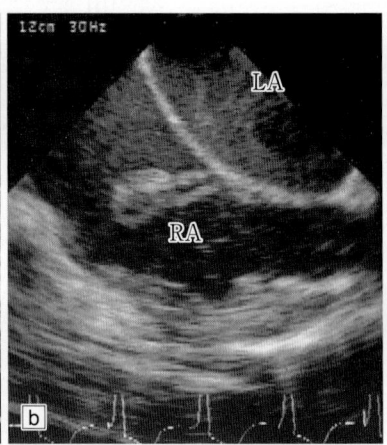

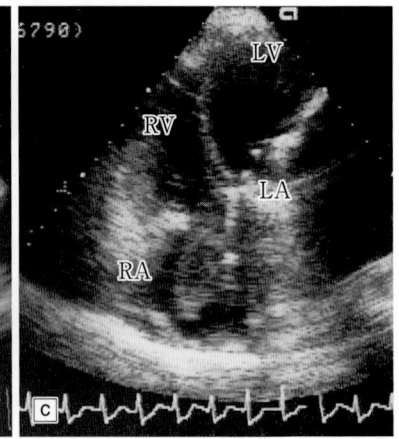

図7-14 右房血栓
僧帽弁置換および三尖弁輪縫縮術の1週間後，右房に可動性血栓（矢印）が認められた（a）．経食道記録ではこの血栓が心房中隔から生じていることがわかる（b）．抗凝固療法を行ったがその3日後の記録で明らかな成長が認められたため（c）同日外科的に切除した．

構造である櫛状筋（pectinate muscle）（図7-9）がある．断面を少しずつ移動させることにより左心耳を横断する紐状の構造と確認できれば櫛状筋と考える．

　左房血栓は左心耳の先端から発生することが多い（図7-10）．したがって血栓の有無を確認するには先端を中心に左心耳全体を観察することが不可欠である．経胸壁記録で左心耳の血栓が観察される例もあるが信頼性は十分ではないので，左房の状態を確認するためには経食道記録が望ましい（図7-11）．

　左房血栓が生じる危険性のある例では左房血栓の有無のみでなく，左房血栓が生じやすい状態か否かを判断することも求められる．左心耳に明らかな収縮が認められたり，ドプラ法で左心耳内に十分な血流が認められれば血栓が生じる可能性は低い．左房の血流停滞を反映するモヤモヤエコーが認められたり（図7-12），左心耳内血流速度が低下していれば血栓が生じやすいとされている．しかし，モヤモヤエコーの程度は記録装置や記録条件により異なるので，左心耳流速のほうが血栓予測に対する信頼性が高いと考えられる．当院にお

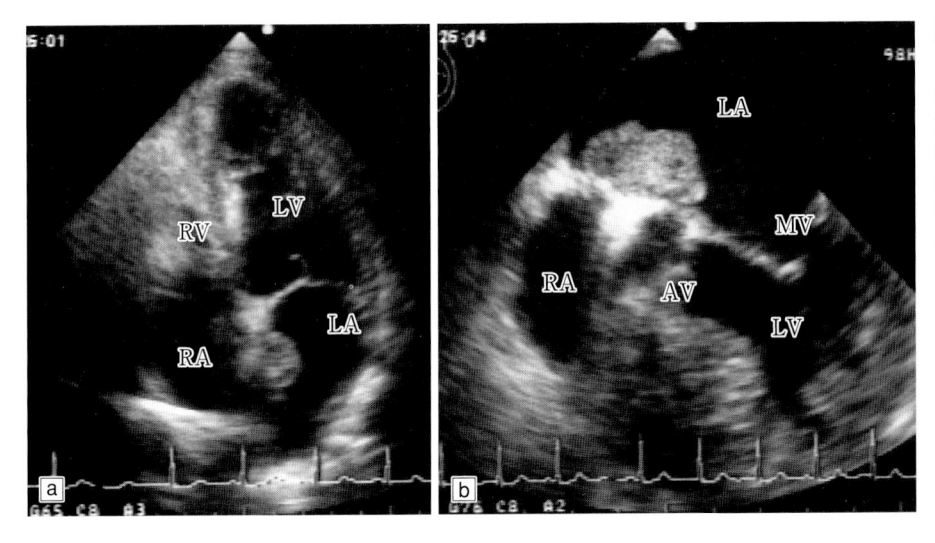

図7-15 左房粘液腫
やや傾いた心尖からの四腔像[a]および経食道記録[b]で心房中隔に付着する広基性の左房腫瘤が認められる．手術の結果は粘液腫であった．

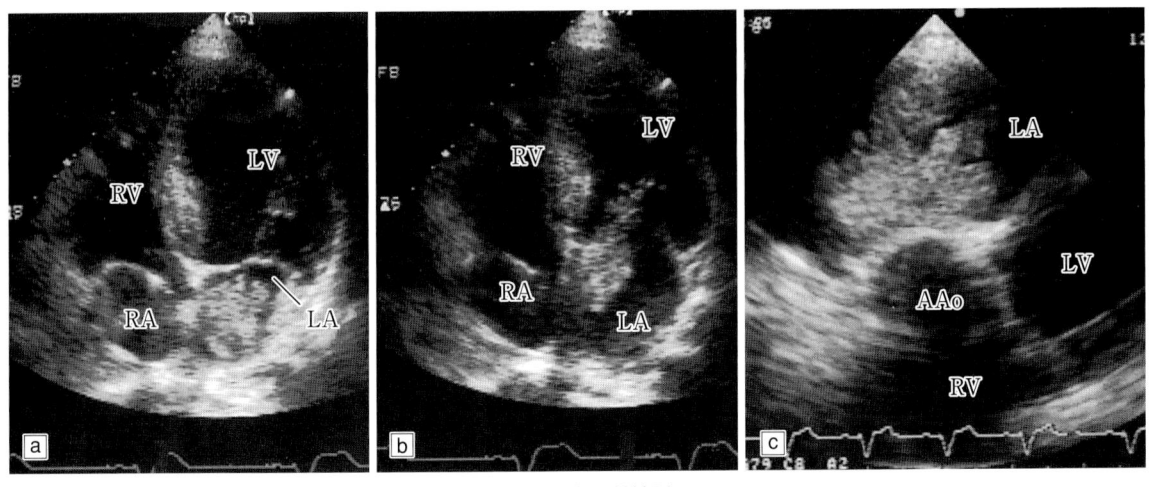

図7-16 左房粘液腫
経胸壁記録の収縮期像[a]では腫瘍が左房後壁寄りに認められるが，拡張期像[b]では腫瘍が僧帽弁輪を越えて左室側に移動している．
経食道記録では腫瘍が多房性であることがわかる（[c]）．腫瘍の付着部は僧帽弁輪から4mm離れていた．
この例では5年前（76歳時）の記録では粘液腫は認められなかった．

ける分析では左心耳に血栓が生じた例では左心耳内の最高流速は35cm/s以下であった．
　左心耳血栓と見誤りやすい構造には，櫛状筋のほかに左心耳壁がある．特に記録面と左心耳壁面の一部が重なる場合や，左心耳壁が張り出している場合にはその部分が他の左心耳壁よりエコー輝度の低い不整形の構造に見えることがある．左心耳壁が鮮明に観察されるように断面を設定して全体を観察するとこのような見誤りは少なくなる．また，可動性のある血栓と左心耳壁は動きが異な

るので血栓様構造の動きと左心耳壁の動きをMモード像で比較することも診断に役立つ．左心耳周囲の構造や心嚢内脂肪などを血栓と見誤ることもあるが，血流信号などにより左心耳の内部と外部を区別すればこのような誤りは避けられる．

■**右房血栓**
　右房血栓は左房血栓よりはるかに少ない（図7-13）．カテーテルやペースメーカーリードなどの異物に付着することもあるので，長期間中心静脈栄養を続けている例などでは注意が必要である．ま

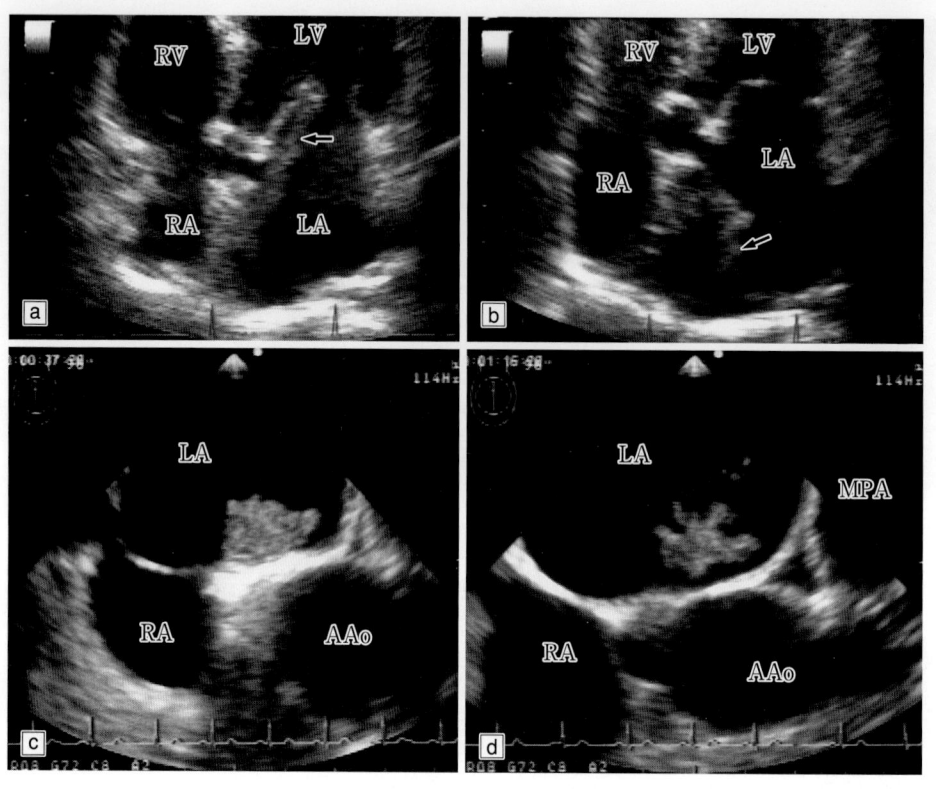

図7-17
左房粘液腫
　心尖部からの四腔像で，心房中隔に付着する左房腫瘤が認められる．拡張期 a と収縮期 b で形態が大きく変化している．
　経食道記録 c d では，腫瘤形態の変化が著しい．
　手術所見からも乳頭状弾性線維腫が疑われたが，病理所見は粘液腫であった．

た，手術などにより損傷を受けた心房壁に血栓が生じる場合もある（図7-14）．

b）心房腫瘍

■粘液腫

　心臓腫瘍のうちもっとも多い．好発部位は左房前壁で，多くは有茎性で柔らかな球状あるいは房状の腫瘍であるが広基性のもの（図7-15）や多房性のもの（図7-16, 17）もある．腫瘍としては良性であるが塞栓を生じる可能性があるので手術の適応となる．検査に際しては腫瘍の大きさや形態などを評価するのみでなく，手術時に僧帽弁に対する処置が必要となるかどうかを判断するため，腫瘍の付着部と僧帽弁輪の位置関係も確認しなければならない．これらを正確に評価するには経食道記録が適している．

■その他の腫瘍

　粘液腫以外の良性腫瘍としては僧帽弁などに生じる乳頭状弾性線維腫がある（図5-12, 7-18）．綿状の腫瘍で血流により形態が大きく変化する傾向があるが，エコー像では粘液腫と区別しにくいこともある．腫瘍自体あるいは腫瘍に付着する血栓が塞栓源になることがあるので，粘液腫と同じく手術の適応となる．

　そのほかの腫瘍としては悪性腫瘍の転移（図7-19, 20）や，心臓原発の悪性腫瘍がある（図7-21）．腹部臓器の腫瘍が下大静脈を経て右房に達する場合もあるので，右房腫瘍を認めた場合には，下大静脈の状態も確認しなければならない．肺の腫瘍が肺静脈を経て左房に達する場合もある（図7-22）．

c）心房レベルの短絡疾患

　短絡量が多い心房レベルの短絡疾患では，右室が拡張するとともに左室は縮小する．しかし，僧帽弁逸脱などにより僧帽弁逆流が生じた場合には左室は縮小せず，ときには拡張する場合もある．短絡疾患の診断には短絡血流の確認が不可欠であるが，欠損孔が確認されない場合は肺体血流比を求めて短絡の有無を推定する．

　心房中隔の二次孔欠損，一次孔欠損（心内膜床欠損）および下大静脈の静脈洞欠損では経胸壁記録により欠損孔と短絡血流を観察することができる．

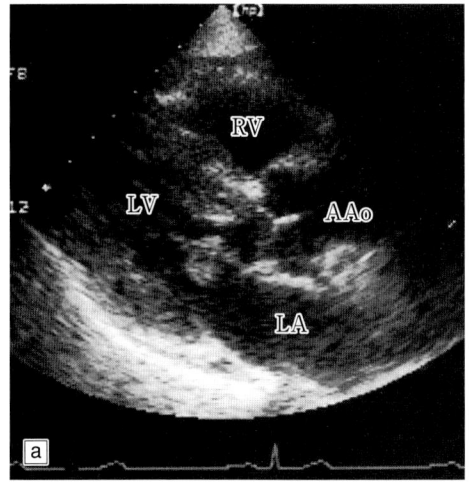

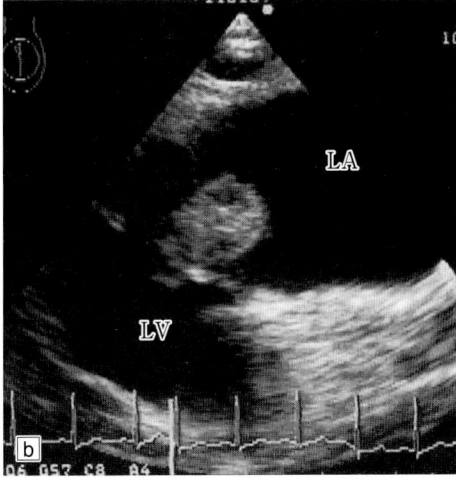

図7-18
乳頭状弾性線維腫

経胸壁記録 a および経食道記録 b で僧帽弁前尖の左房側面に球形の腫瘍を認める．

拍動にともなう形態の変化は少なかったが，病理診断は乳頭状弾性線維腫であった．

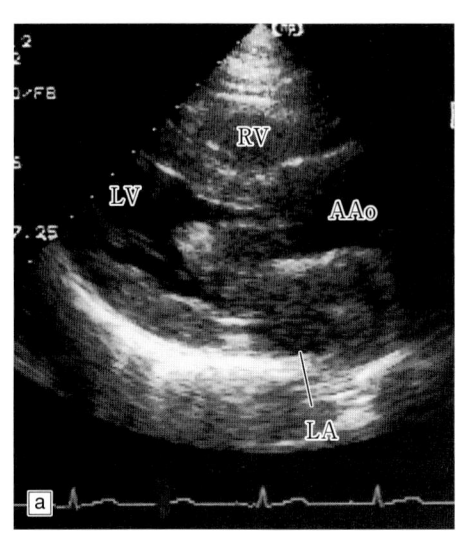

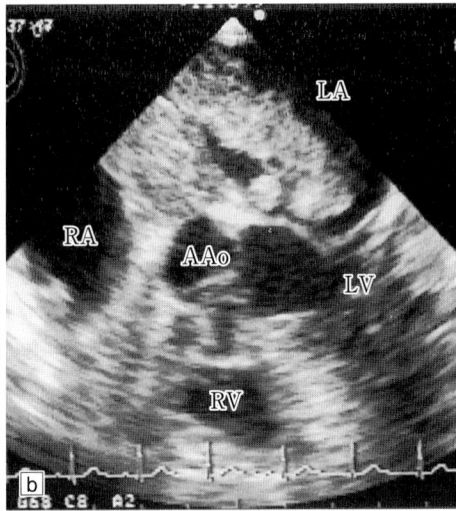

図7-19
腎臓癌の左房転移

経胸壁記録 a でほぼ左房全体を占める可動性の腫瘍が認められ，一部は左室に達している．

経食道記録 b では広基性で不整形の多房性腫瘍であることがわかる．

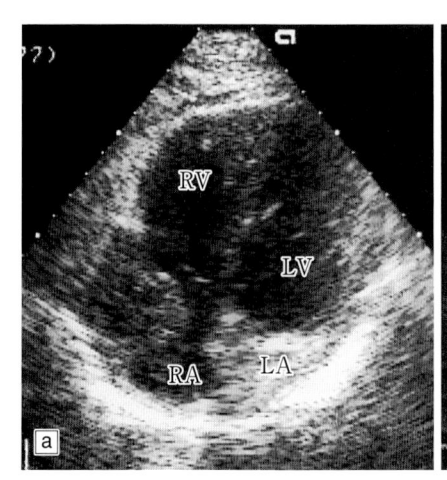

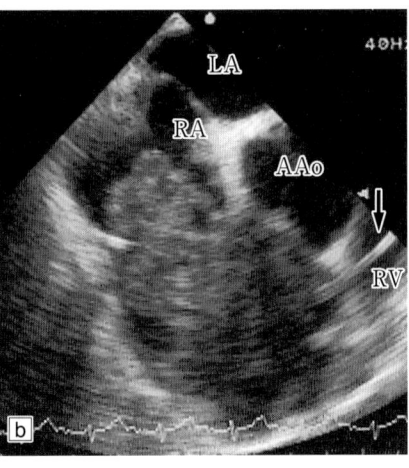

図7-20 **右房悪性リンパ腫**

経胸壁記録 a で右房に大きな可動性腫瘍が認められる．

経食道記録 b で不整形の広基性の腫瘍であることがわかる．矢印はスワンガンツカテーテル．

手術の結果，悪性リンパ腫と診断された．本例では術後の化学療法が奏効した．

part.7 **心房の異常**

二次孔欠損では心房中隔の中央付近（図7-23）で，下大静脈の静脈洞欠損では心房中隔下端の下大静脈流入部（図7-24）で欠損孔が観察される．心内膜床欠損は心室中隔欠損，心房中隔一次孔欠損，房室弁の異常から成る．成人では心室中隔欠損を認めないか，あっても欠損孔が小さく，心房中隔一次孔欠損が主体である例に遭遇することが多い．房室弁の異常としては僧帽弁前尖が二分した僧帽弁裂隙（cleft mitral valve）が観察される（図7-25）．

これらの欠損の場合，心尖からの四腔像や大動脈弁レベルにおける短軸像では心房中隔と超音波ビームが平行に近くなるため心房中隔の画像が不鮮明になりやすい．その結果，欠損孔を見落としたり欠損孔の幅を誤ることがある．短絡血流はカラードプラ法で記録するが，カラードプラ法で記録した短絡血流の幅と欠損孔の幅は必ずしも一致しない．また，心房中隔に当たって向きを変える下大静脈からの流入血流を心房中隔欠損を通過する短絡血流と見誤ることもある．欠損孔の大きさを判定するとともに，短絡血流と下大静脈血流を区別するためには，肋骨弓下あるいは胸骨右縁からできるだけ心房中隔に垂直となるようにビームを当てるとよい．欠損孔の大きさや位置をより正確に評価するためには経食道記録を行う．

経胸壁記録では心房中隔欠損や心室中隔欠損が観察されないが，右心系の拡張や右室圧上昇が認められ，肺体血流比が増大している場合には，冠静脈洞心房中隔欠損（図7-26），上大静脈の静脈洞欠損（図7-27），部分的肺静脈還流異常（図7-28）などの短絡疾患の存在を疑う．また，心エコー図検査で短絡が確認された例であっても，欠損孔が小さいにもかかわらず肺体血流比が大であったり，右室や右房の拡張や右室圧の上昇が著しい場合には，他の短絡疾患を合併している可能性も考える．

上大静脈の静脈洞欠損では，四腔像を大動脈弁短軸像の方向に傾ける，あるいはこの逆の探触子操作を行って上大静脈流入部付近を観察すると短絡血流が異常血流として認められることがある．また，大動脈弁レベル付近で断面をゆっくり上方に移動させながらカラードプラ像を記録すると短絡血流が観察されることもある．しかし，経胸壁記録で欠損孔自体を確認することは多くの場合不可能である．経食道記録で大動脈弁短軸像を記録すると上行大動脈の右側に上大静脈の短軸像が認められる．ここから少し探触子を引き上げると左房と上大静脈の交通を確認することができる．

冠静脈洞心房中隔欠損では，左室心基部の短軸像で左室後方に拡張した冠静脈洞を記録し，冠静脈洞を観察しながら断面を四腔像を記録する方向に傾けると左房と冠静脈洞を同時に観察することができる．こうして得られた冠静脈洞の長軸像においてカラードプラ法により異常血流を検出し，これを手掛かりに冠静脈洞と左房壁との境界を観察すると欠損孔が認められることがある．

部分的肺静脈還流異常にはさまざまな型があるが，心エコー図法では肺静脈が直接右房に還流する型以外は診断が困難である．

心房中隔欠損に僧帽弁狭窄を合併すると（Lutembacher症候群），左房左室間に抵抗があるため左房圧が上昇し，左房から右房への短絡量が増加する（図7-29）．

d）心房中隔瘤

心房中隔瘤とは心房中隔の一部が限局性に張り出した状態である（図7-30）．心周期を通じて同一方向に張り出している例と右房側と左房側を移動する例がある．卵円孔開存を合併する場合がある．

e）卵円孔開存

卵円孔開存では左右短絡が認められる例もあるが，多くの例では通常の記録では短絡は認められない．右房圧が上昇した際に右左短絡が生じる例では奇異性塞栓症が生じる可能性がある．右左短絡を検出するためにはカラードプラ像やコントラストエコー像を記録しながらバルサルバ試験を行うとよい．右房圧の上昇により右左短絡が出現すれば卵円孔開存と診断することができる（図7-31）．

f）三心房心

胎生期にあった総肺動脈壁が吸収されないで左房内の隔壁として残った状態である．左房は肺静脈流入部を含むproximal chamberと左心耳と僧帽弁を含むdistal chamberに二分される（図7-32）．隔壁の開口部が狭い場合は左房内で圧較差が生じ，僧帽弁狭窄様の血行動態となる．

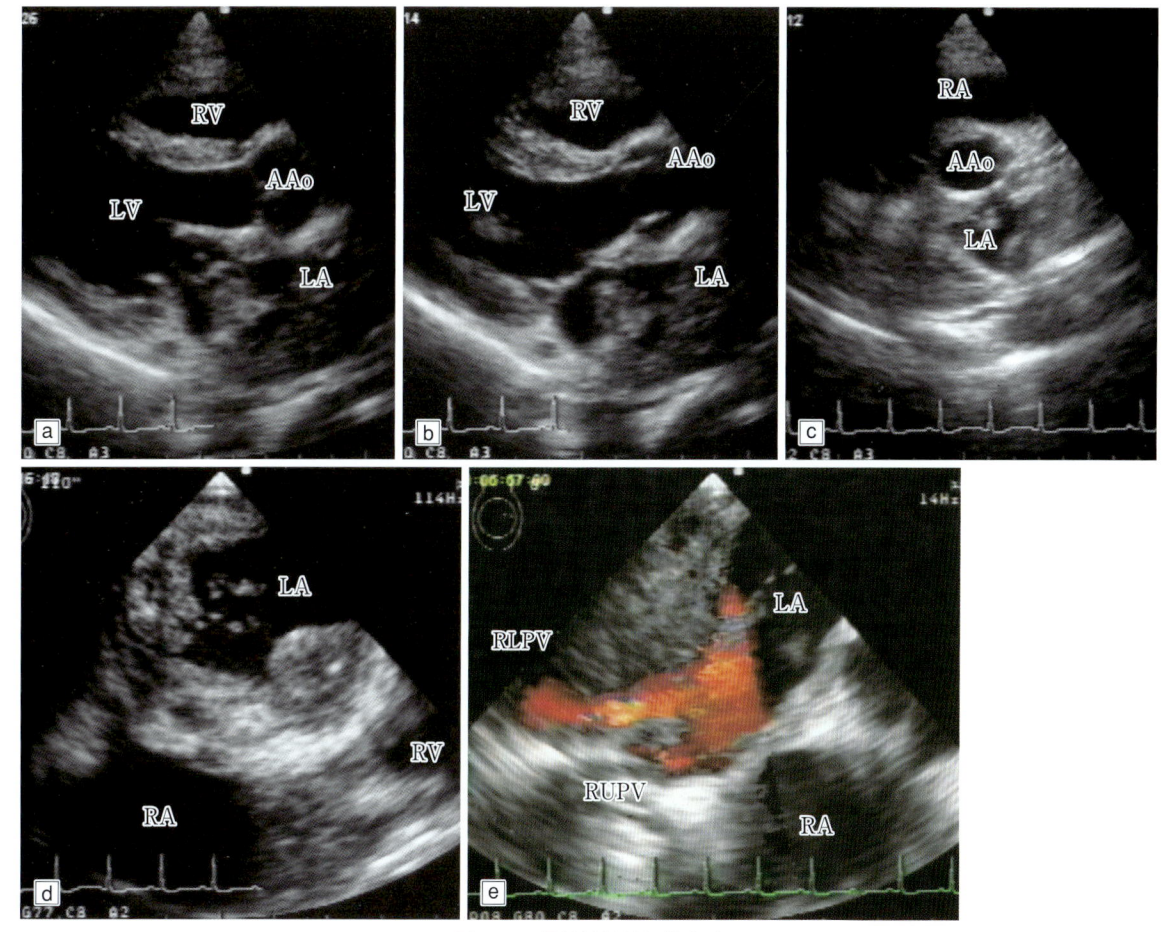

図7-21 悪性線維性組織球腫
拡張期 a と収縮期 b の傍胸骨長軸像で，左房内に不整形で可動性のある腫瘍が認められる．
上行大動脈レベルの短軸像 c では，左房腔が一部を除いて腫瘍で埋められている．
経食道記録 d では左房壁全体に腫瘍が付着し，カラードプラ像 e では右肺静脈の流入血流が腫瘍に妨げられている．
RUPV：右上肺静脈，RLPV：右下肺静脈．

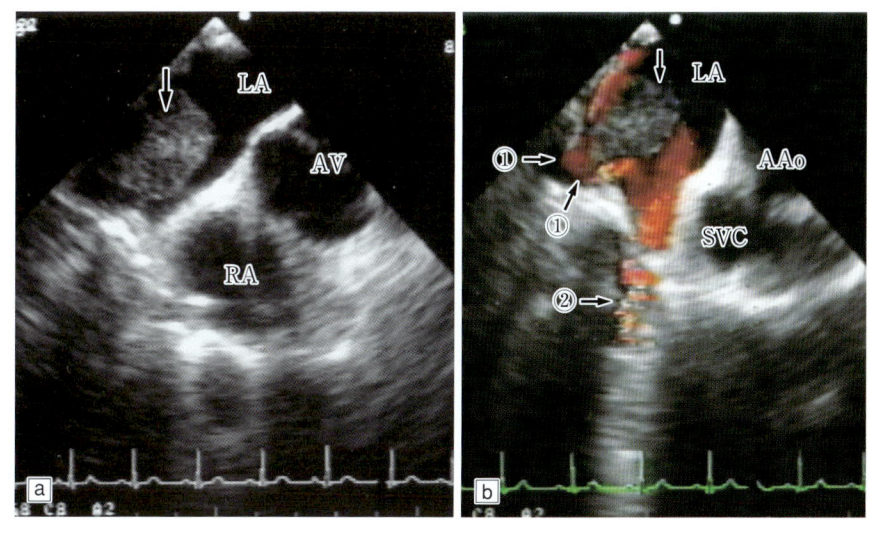

図7-22 転移性肺腫瘍の肺静脈浸潤
　肝細胞癌が右肺下葉に転移した症例である．
　経食道記録 a で，左房の右肺静脈流入部に腫瘍が認められる．
　肺静脈の位置を確認すると，この腫瘍が右下肺静脈から生じていることがわかる（b）．矢印 ① は右下肺静脈，矢印 ② は右上肺静脈からの流入血流である．

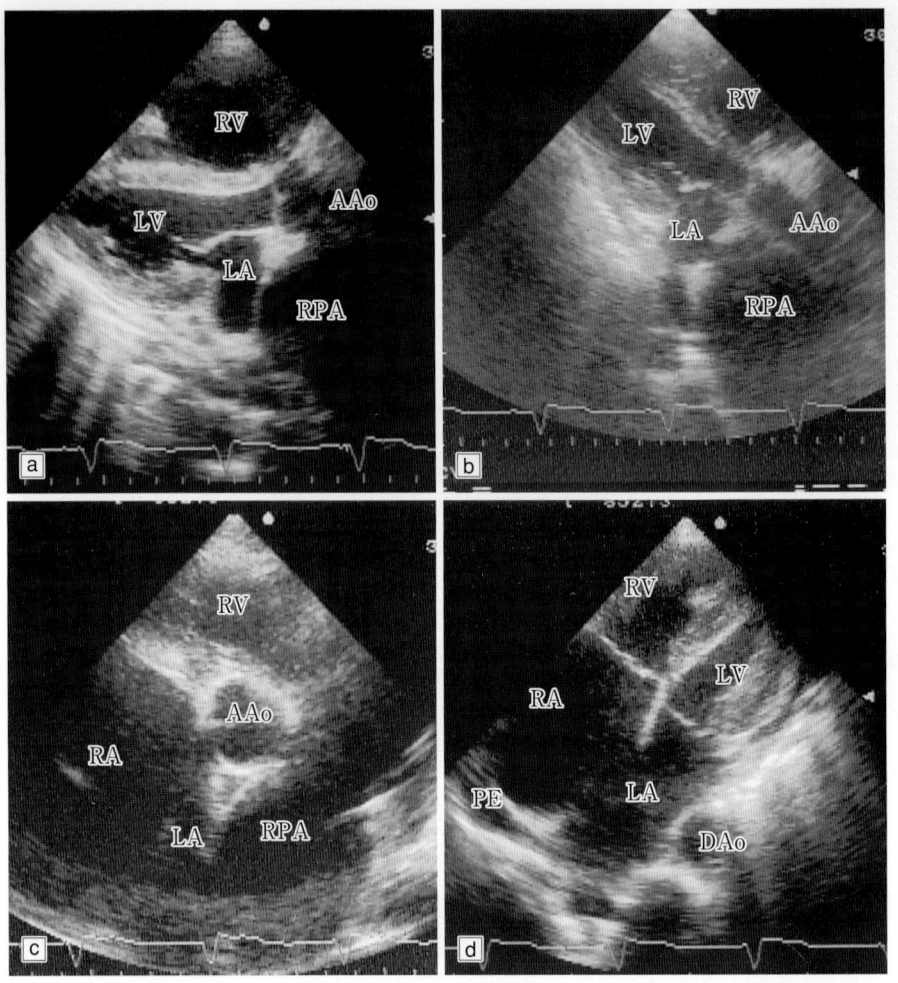

図7-23
心房中隔二次孔欠損
　傍胸骨長軸像 a では肥大し拡張した右室を認め，左房は後方から拡張した右肺動脈により圧迫されている．右室と右房の圧較差は123 mmHgであった．中心静脈圧は10 mmHg以上と考えられるため，右室圧は133 mmHg以上と推定された．
　心尖からの記録 b では左房が三心房心のように見える．
　短軸像 c を記録すると拡張した右肺動脈が本来左房のある位置に張り出しており，左房が圧迫されていることがわかる．
　四腔像 d で心房中隔二次孔欠損が認められる．
　PE：心膜液．

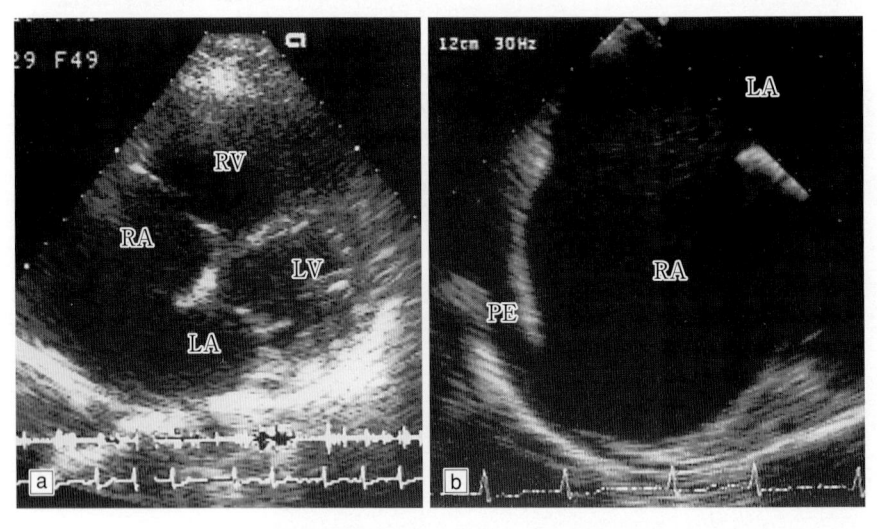

図7-24
下大静脈静脈洞欠損
　四腔像 a で心房中隔下端の欠損が認められる．
　経食道記録 b では心房中隔下縁に欠損孔が認められる．
　PE：心膜液．

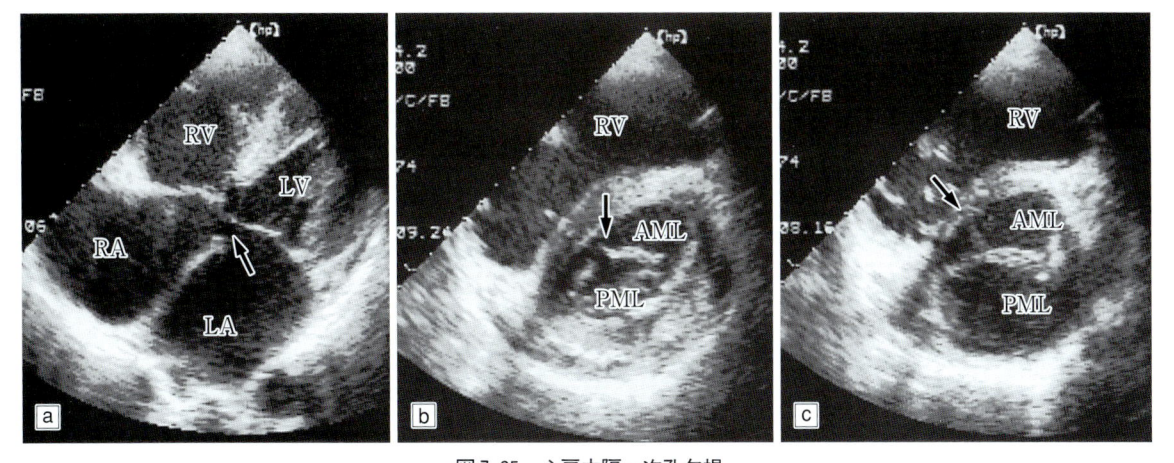

図 7-25 心房中隔一次孔欠損
四腔像 a では房室弁輪と心房中隔の間に欠損孔（矢印）が認められる．
僧帽弁前尖短軸像で裂隙（矢印）が認められる．b は弁開放時，c は弁閉鎖時．

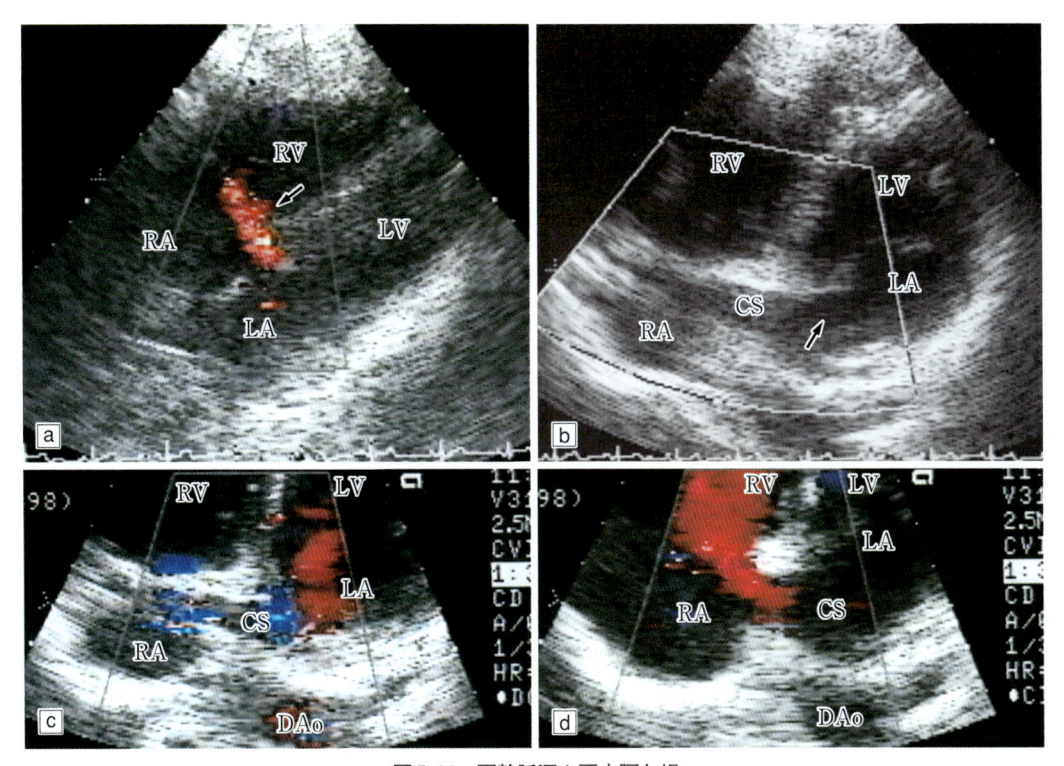

図 7-26 冠静脈洞心房中隔欠損

　肋骨弓下から記録した四腔像 a では，心房中隔欠損は認められないが，冠静脈洞付近から短絡と考えられる血流（矢印）が生じている．肺体血流比は 1.90，右房圧を 10 mmHg と仮定した右室圧は 31 mmHg であった．

　心尖からの四腔像を傾けて冠静脈洞を観察すると左房と冠静脈洞（CS）の交通（矢印）が認められる（b）．

　カラードプラ像では左房から冠静脈洞への短絡血流 c と冠静脈洞から右房へ流入する血流 d が認められる．

part. 7　心房の異常

図7-27 上大静脈静脈洞欠損（左上大静脈遺残を合併）

　四腔像 a では右室と右房が拡張しているが心房中隔欠損は認められない．肺体血流比は 2.36，右室圧は 43 mmHg であった．
　短軸断面を大動脈弁レベルより上方に移動させると右房へ向かうと考えられる血流（矢印）が認められる（b）．
　経食道記録で大動脈弁より上方に断面を移動させると（c）左房と上大静脈の交通が認められる（矢印）．断面を下方に移動させると（d）上大静脈が右房に開口している（矢印）．
　カラードプラ像 e を記録すると左房から上大静脈への流入血流が認められる．この例では傍胸骨長軸像 f で拡張した冠静脈洞（CS）が観察された．
　左上肢より生理的食塩水を注射したところ冠静脈洞にコントラストエコー（矢印）が出現した（g）．これより左上大静脈遺残を合併していると診断した．
　冠静脈洞欠損型の心房中隔欠損や肺静脈還流異常の合併は認められなかった．
　PE：心膜液．

100　part. 7　心房の異常

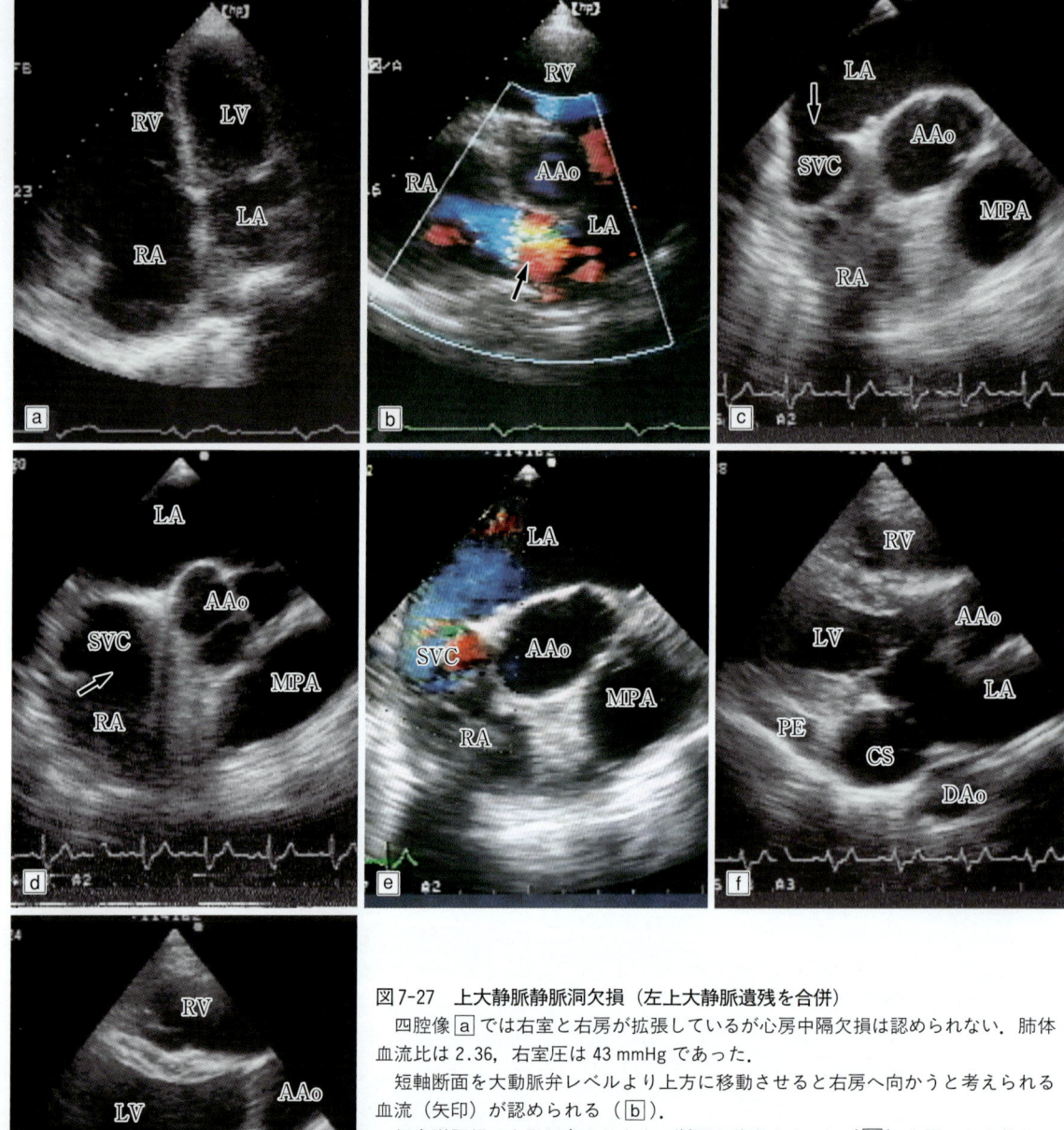

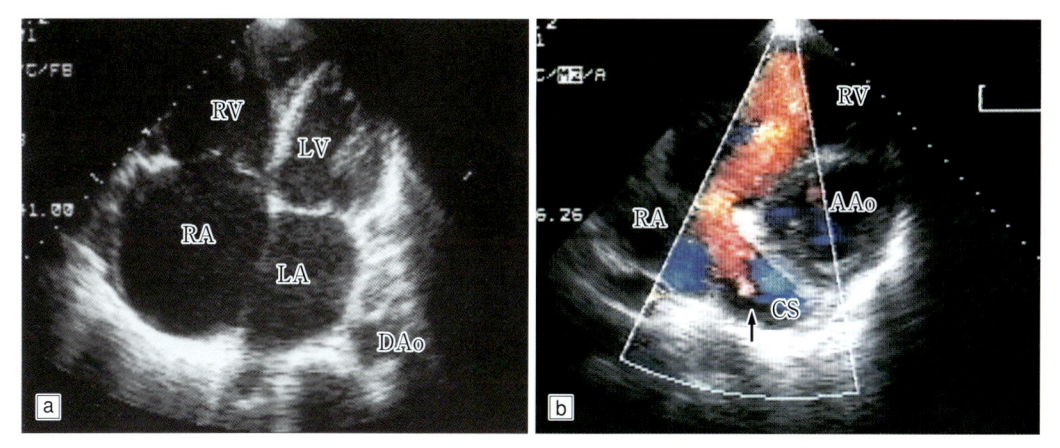

図7-28 部分的肺静脈還流異常

心尖からの四腔像 [a] では右室と右房が拡張しているが心房中隔欠損は認められない．肺体血流比は 3.26，右房圧を 10 mmHg と仮定した右室圧は 41 mmHg であった．

冠静脈洞のカラードプラ像を記録すると冠静脈洞内に流入する血流（矢印の部位で流入していると考えられる）が認められ，この血流が右房へ流出しているのがわかる（[b]）．

カテーテル検査の結果，肺静脈が冠静脈洞へ還流していることが確認された．

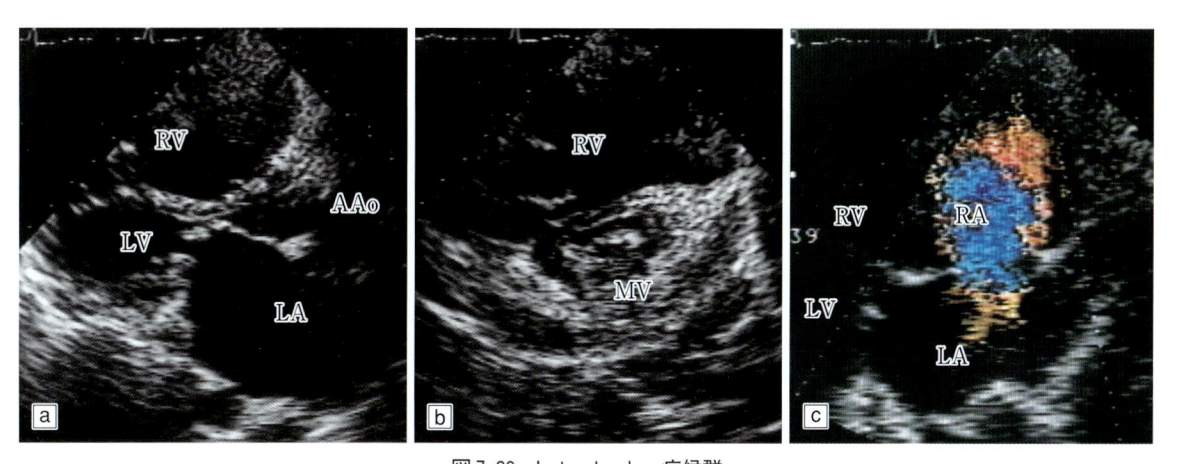

図7-29 Lutembacher 症候群

傍胸骨長軸像 [a] では右室と左房が拡張しており，僧帽弁はドーミングを示している．
僧帽弁短軸像 [b] では僧帽弁狭窄があり，心室中隔が拡張した右室に圧迫されている．
肋骨弓下からの四腔像 [c] で左房から右房への短絡血流が認められる．

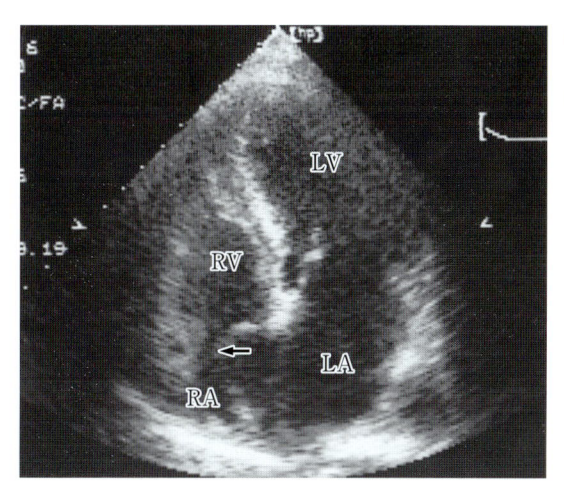

図7-30 心房中隔瘤

心尖からの四腔像．心房中隔が瘤を形成して右房側に張り出している（矢印）．

part.7 心房の異常

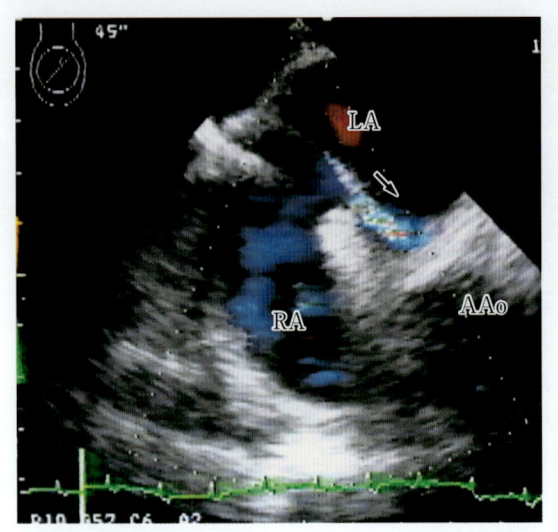

図7-31 卵円孔開存
心房中隔の経食道記録でバルサルバ試験を行ったところ右房から左房への流入血流が認められた．矢印は短絡血流の方向を示す．

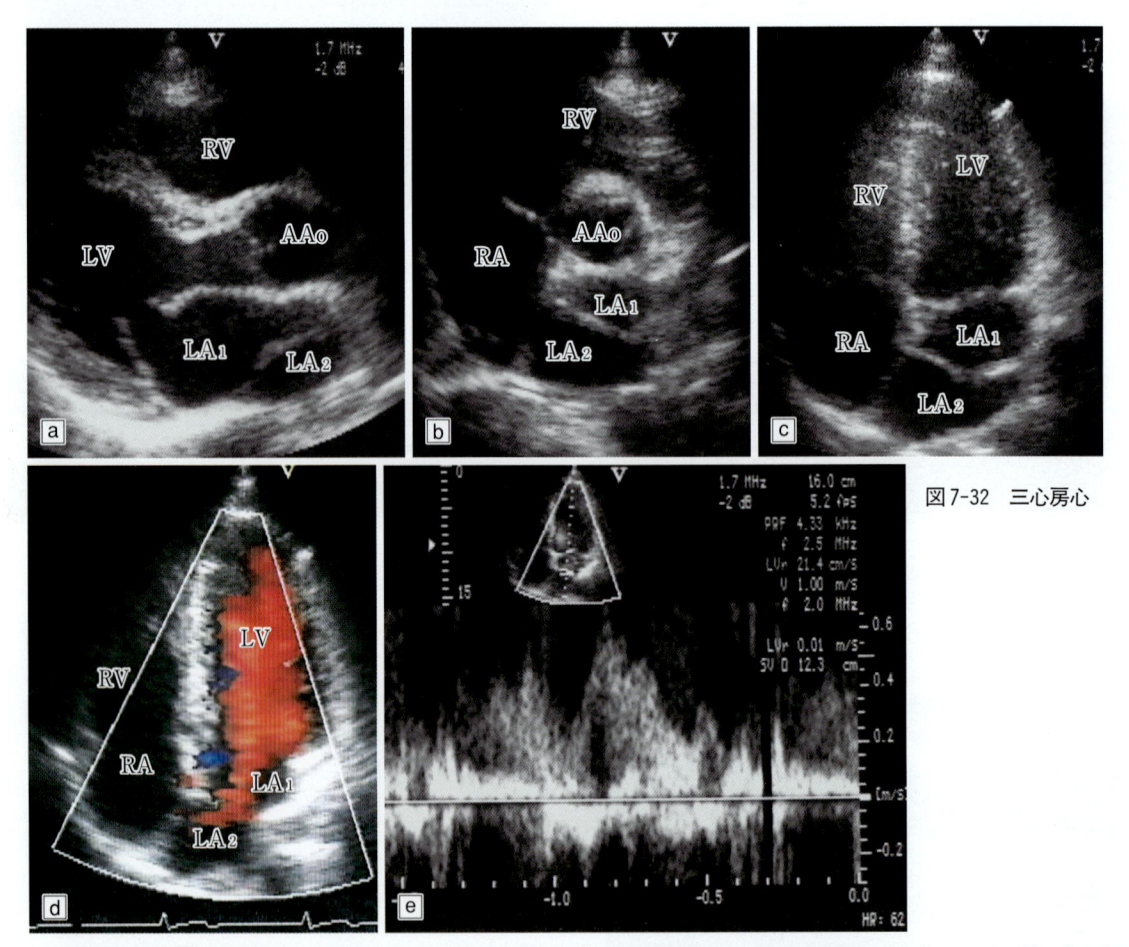

図7-32 三心房心

傍胸骨長軸像 a で隔壁により左房が前部の distal chamber (LA₁) と後部の proximal chamber (LA₂) の2つの腔に分かれている．
左房の短軸像 b では左房が隔壁により左心耳を含む distal chamber (LA₁) と肺静脈を含む proximal chamber (LA₂) に二分されている．
心尖からの四腔像 c でも左房内に隔壁があり左房が二分されている．カラードプラ像 d では血流が隔壁の開口部を通過している．開口部における圧較差は 1.7 mmHg であった (e)．

102　part.7　心房の異常

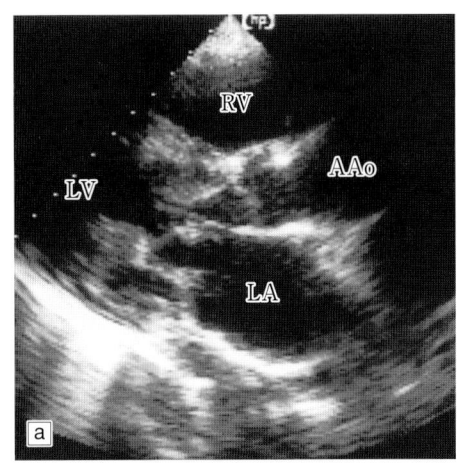

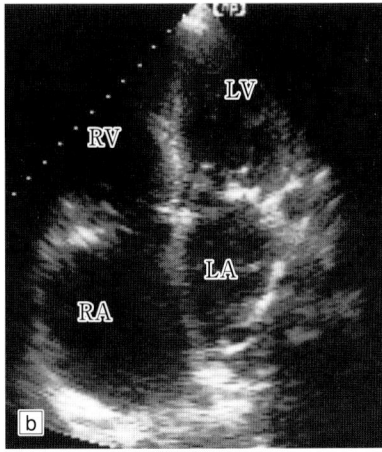

図7-33 左房壁石灰化
リウマチ性僧帽弁狭窄例である．傍胸骨長軸像 a では明らかな左房拡張はなく，左房後壁のエコー輝度が上昇している．
心尖部からの四腔像 b では右房に比して左房が小さく，左房壁の輝度が上昇している．
僧帽弁口面積は1.4 cm²であったが，僧帽弁口最大圧較差は17.1 mmHg，平均圧較差は6.6 mmHg，右室右房間最大圧較差は79 mmHg（右室圧は89 mHg以上）であった．

g）心房壁の異常

リウマチ性心疾患では心房壁も肥厚，石灰化する場合がある．左房壁石灰化例では左房圧が上昇しやすいため，心不全になりやすい（図7-33）．

コラム1

負荷心エコー図検査の活用

　通常の心エコー図は，臥床（多くは左半側臥位）で記録するため，そこから得られる情報は，安静臥床時における情報に限られます．したがって，負荷が加わった時にのみ症状が出現する例では，安静時に記録した心エコー図からは症状を説明しうる情報が得られない可能性があります．

　症状が出現した状況を再現して，安静臥床時の記録では発見できなかった異常を検出するために行われるのが負荷心エコー図検査です．負荷心エコー図検査のおもな目的は虚血の診断や心筋の viability 評価，弁膜症の重症度評価などです．しかし，負荷により得られるのはこれらの情報だけではありません．

　症例を示します．高齢の女性が肺癌の手術中に血圧が低下し，カテコラミンなどによる治療の結果さらに状態が悪化したため手術が中止となりました．肺癌の手術に際しては，脱水気味にするとのことでした．日常生活で症状はなく，当院受診時には，心拍数 73/m の洞調律で，血圧は 154/62 mmHg，収縮期雑音 II/VIを聴取しました．心エコー図検査では，前壁中隔壁厚 13 mm，拡張終期左室流出路径 14 mm，左室流出路における収縮期最高血流速度 1.46 m/s でした．ドブタミン負荷心エコー図検査では左室壁運動は亢進し，虚血は陰性と判定しました．負荷前は心拍数 69/m，血圧 154/70 mmHg，左室流出血流最高速度 1.42 m/s でしたが，20 μg/kg/m では 107/m，145/62 mmHg，3.45 m/s，40 μg/kg/m では，109/m，111/52 mmHg，5.32 m/s となりました．潜在性の左室流出路閉塞と診断し，カテコラミンなどの使用と脱水を避け，β遮断薬などで心拍数を調整することにより，無事手術を乗り切ることができました．

　潜在性左室流出路閉塞の存在に気付かず，カテコラミンや血管拡張薬を用いたために，周術期に心不全が悪化した例が何例か紹介されてきたので，現在は術前評価として負荷心エコー図検査を行う場合は，潜在性左室流出路閉塞も評価するようにしています．

　以前から運動で失神したり意識が遠のく感がある例，労作時息切れのある例，負荷時の血圧低下などがある例，心室中隔肥大のある例では，潜在性左室流出路閉塞の有無を評価していました．最近，左室壁厚が正常である例や，高齢者で運動量が少ないため無症状である例などが少なくないことがわかってきたので，負荷心エコー図検査に際しては，左室肥大や症状の有無に関係なく左室流出血流も観察することを原則としています．

part. 8
僧帽弁の異常

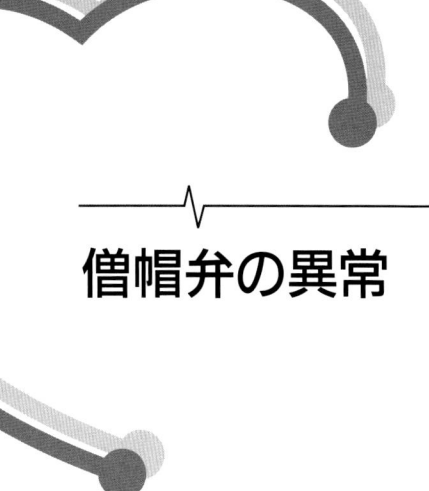

●僧帽弁の評価

　僧帽弁は，前尖と後尖の2尖から成り立ち，前尖のほうが大きい．弁の辺縁は他の部分より厚くrough zone，中央部は薄い膜様構造でclear zone，基部はbasal zoneとよばれる．僧帽弁が閉鎖する際に前尖と後尖が接する部位（line of closure）は，弁の辺縁ではなく，rough zoneとclear zoneの間にある．

　前尖は1枚であるが，後尖は3枚のscallop（適当な日本語はない）から成る．前交連側のscallopをanterior（またはlateral，あるいはantero-lateral）scallop，中央のscallopをmiddle（またはcentral）scallop，後交連側のscallopをposterior（またはmedial，あるいはpostero-medial）

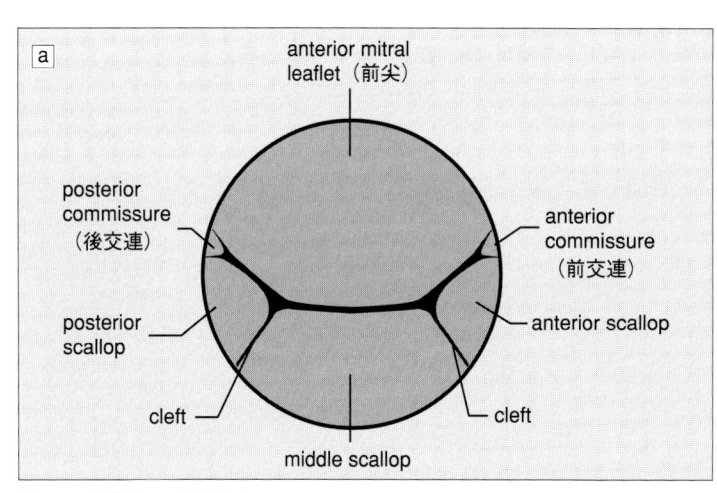

図8-1 僧帽弁の表現方法
a 解剖学的表現.
b 前尖および後尖middle scallopを2分割する表現.
　A_1：前尖の前交連寄1/2，A_2：前尖の後交連寄1/2，C_1：前交連，C_2：後交連，P_1：後尖anterior scallop，PM_1：後尖middle scallopの前交連寄1/2，PM_2：後尖middle scallopの後交連寄1/2，P_2：後尖posterior scallop.
c 僧帽弁前尖を3分割する表現.
　A_1：前尖前交連寄1/3，A_2：前尖中央1/3，A_3：前尖後交連寄1/3，P_1：後尖anterior scallop，P_2：後尖middle scallop，P_3：後尖posterior scallop.

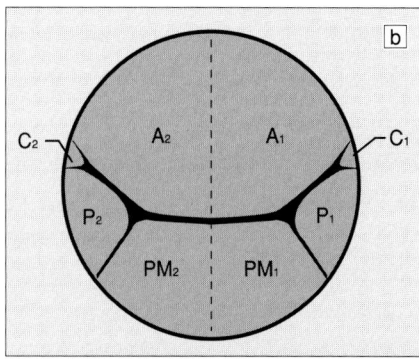

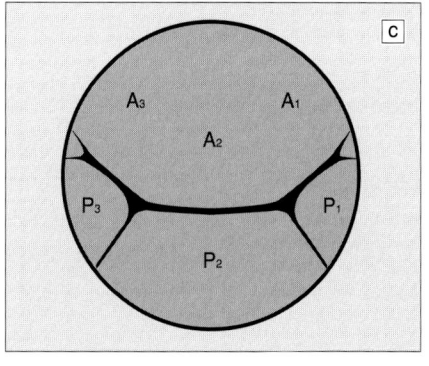

part. 8 僧帽弁の異常　　105

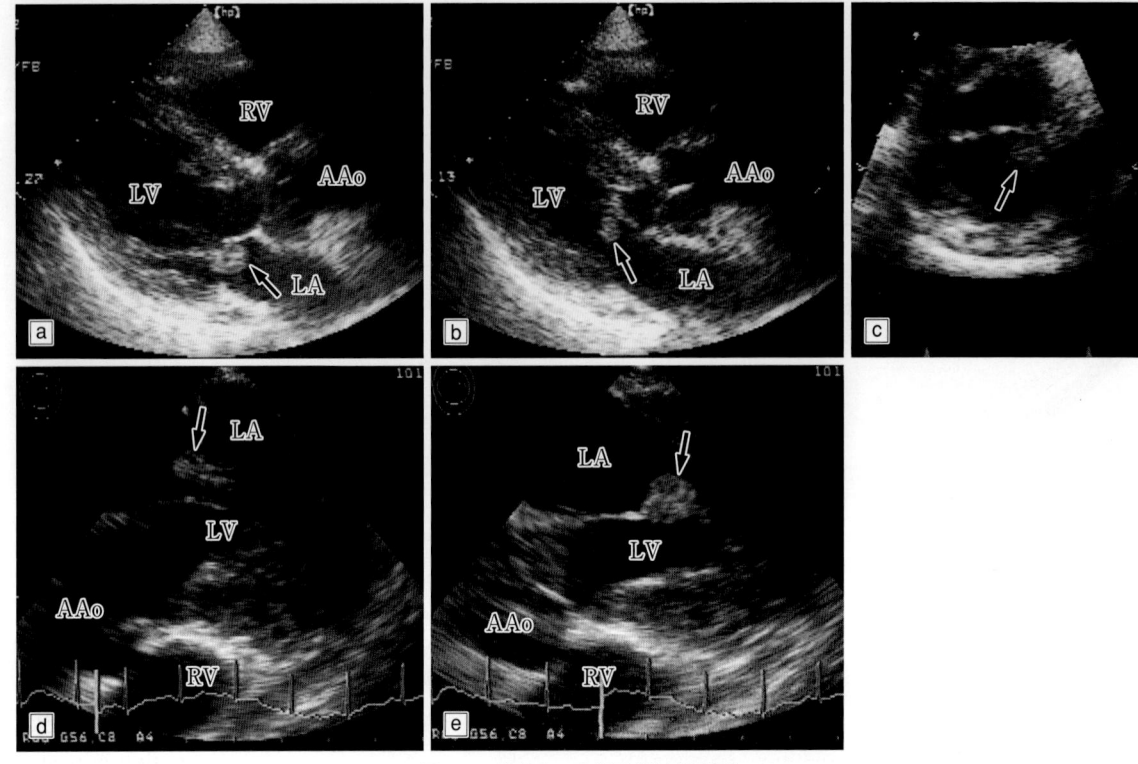

図8-2 僧帽弁の乳頭状弾性線維腫

収縮期 a および拡張早期 b における傍胸骨長軸像を比較すると，エコー輝度の低い腫瘤（矢印）の形態が時相により変化していることがわかる．粘液腫でも，ある程度の形態変化がおこるが，乳頭状弾性線維腫は形態の変化がより明らかである．
僧帽弁短軸像 c では僧帽弁前尖前交連側に付着する腫瘤（矢印）が認められる．
収縮期 d と拡張早期 e の経食道記録でも，腫瘤（矢印）の形態が大きく変化することがわかる．

scallopと呼ぶ．僧帽弁の各部位に対するこれ以外の命名法が外科を中心に用いられている（図8-1）．前尖と後尖の間はcommissure（交連）あるいはmajor commissure，scallopの間はcleftあるいはminor commissureと呼ばれる．

腱索にもさまざまな呼び方がある．1次～3次に分類する方法では，弁の辺縁に付着する腱索を1次腱索，弁の辺縁から6～8 mm（この距離も一定したものではない）に付着する腱索を2次腱索，basal zoneに付着する腱索（後尖にのみ存在する）を3次腱索と呼ぶ．腱索をrough zone chordae, basal chordae, commissural chordae, cleft chordae に分類する方法もある．前後交連に付着する腱索はcommissural chordaeと呼ばれ，扇状の広がりを示す．3枚のscallopの間に付着する腱索はcleft chordaeと呼ばれる．形態的にはcommissural chordaeと同じであり，cleft chordae を commissural chordaeと呼ぶこともある．前尖の辺縁に付着する腱索の中には，前半と後半にそれぞれ1本の，筋肉を含む太い腱索があり，strut chordaeと呼ばれる．高齢者や透析例などではstrut chordaeが石灰化することがある．

腱索には，僧帽弁を支えて弁の閉鎖を確実にする機能だけでなく，左室の形態を維持する機能もある．そのため，僧帽弁置換術を行う際にも，弁尖と腱索を一部温存するようになっている．術後の残存腱索を異常構造と見誤ってはならない．

乳頭筋は基本的には前後2本であるが，形態には個体差がある．乳頭筋の分裂は前乳頭筋より後乳頭筋に多い．いずれかの乳頭筋がほとんど認められない例もある．乳頭筋の石灰化は高齢者や透析例などによく見られる所見である．下壁梗塞例では，後乳頭筋梗塞の合併が少なくない．

僧帽弁や弁下組織の病変は均等に生じるわけで

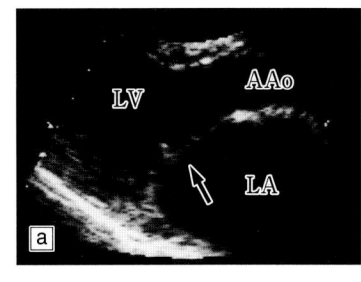

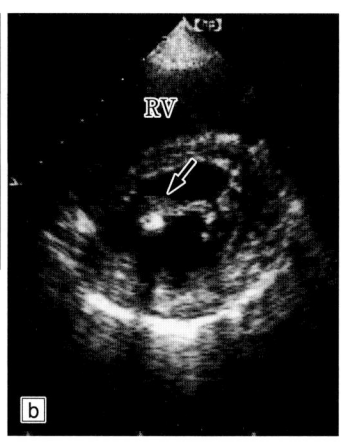

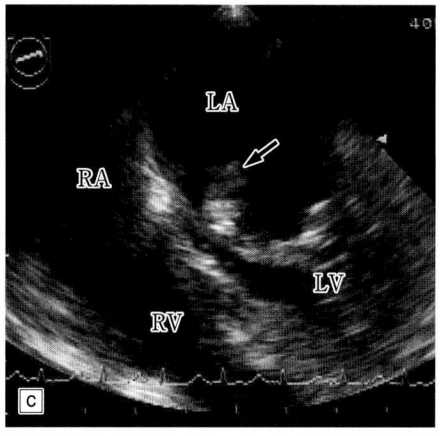

図8-3 潰瘍化したリウマチ性病変
傍胸骨長軸像 a で僧帽弁前尖の左房側にエコー輝度が低く可動性に富む腫瘤（矢印）が認められる．
僧帽弁短軸像 b では，前尖の後交連寄りに腫瘤（矢印）が認められる．
収縮期の経食道記録 c でも僧帽弁左房側面に柔らかい腫瘤（矢印）が認められる．手術の結果，僧帽弁のリウマチ性病変が潰瘍化していた．

はない．標準的な傍胸骨長軸像で異常が認められなくても，僧帽弁や弁下組織に異常がないとは言えない．傍胸骨長軸像を前交連側（断面を左上に傾ける）から後交連側（断面を右下に傾ける）まで移動させるとともに，短軸像を大動脈弁レベルから腱索レベルまで移動させて観察することが必要である．

● 僧帽弁腫瘤

僧帽弁に腫瘤様構造を認めた場合は，まず感染性心内膜炎の可能性を考えるべきである（part. 11）．僧帽弁の腫瘍としては，乳頭状弾性線維腫（図8-2）や粘液腫などの良性腫瘍，悪性腫瘍の転移などがあるが，いずれもまれである．リウマチ性病変や動脈硬化性病変などが，腫瘍のように見えることもある（図8-3）．

● 僧帽弁狭窄

僧帽弁交連の癒着，僧帽弁弁尖の肥厚，石灰化，可動性低下が明らかであれば，僧帽弁狭窄の診断は容易である．僧帽弁の変化が明らかでなくても，僧帽弁のドーミングが認められれば，僧帽弁狭窄の可能性が高い．ドーミングは弁の上流と下流に圧較差があり，弁尖の可動性が保たれていることを示す所見である．僧帽弁自体が正常であれば，心機能低下例などを除くと，最大開放時に僧帽弁口の短軸像がはっきり見えることは少ない．僧帽弁最大開放時の短軸像において，僧帽弁の交連や辺縁がはっきり観察された場合には僧帽弁狭窄を疑う必要がある．

a）僧帽弁狭窄の評価

僧帽弁口面積を求める方法には，僧帽弁口短軸像をトレースして直接計測する方法と，ドプラ波形の圧半減時間から弁口面積を推定する方法がある．

僧帽弁口面積を直接計測する場合は，僧帽弁短軸像を観察しながら探触子を徐々に腱索方向に移動する．腱索レベルに達する直前で記録される僧帽弁口が真の僧帽弁口に近いので，このレベルで僧帽弁口面積を計測する．僧帽弁弁腹レベルにおける短軸像を僧帽弁口と考えて計測すると，僧帽弁口面積が過大評価される（図8-4, 5）．記録装置にトレース機能がない場合は，僧帽弁口に著しい変形がなければ，弁口の形態を楕円形に近似（交連間を長径，これに直交する径を短径とする）して弁口面積を計測するとトレースして求めた弁口面積に近い値が得られる．

圧半減時間は，僧帽弁口圧較差が最大圧較差から最大圧較差の1/2（流速が最高流速から最高流速の$1/\sqrt{2}$）になるまでの時間が，僧帽弁口面積と反比例することから提唱された式で，220 msが1

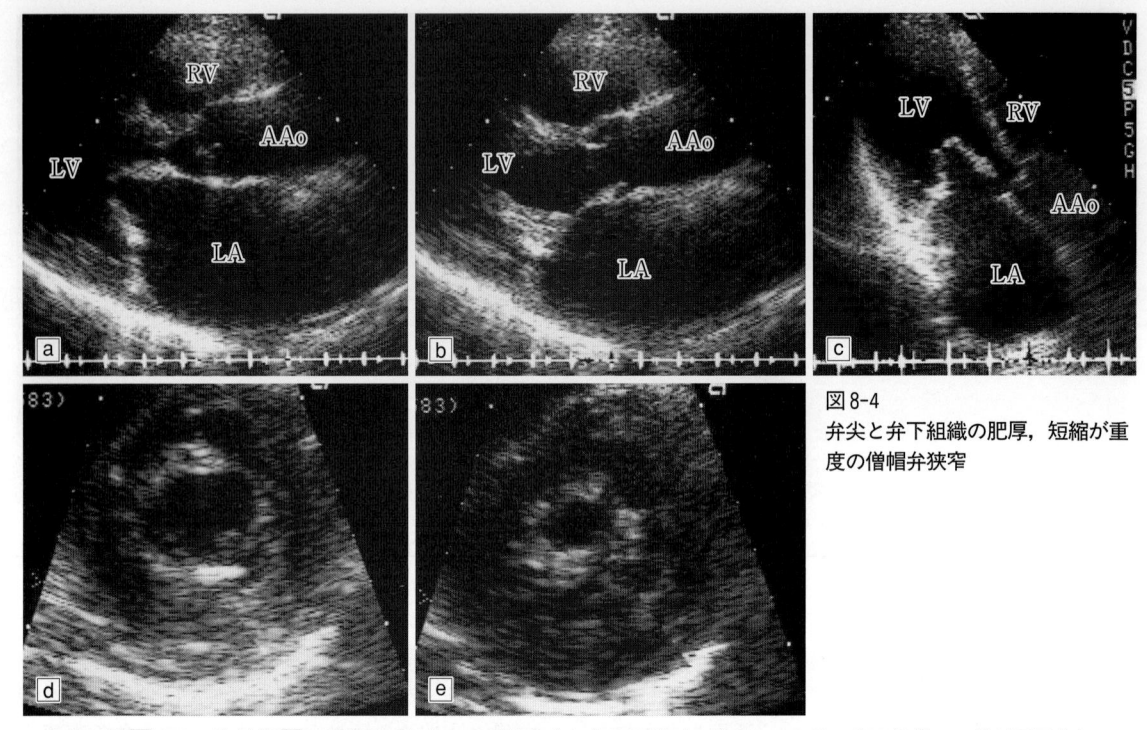

図8-4
弁尖と弁下組織の肥厚，短縮が重度の僧帽弁狭窄

拡張期 a および収縮期 b の傍胸骨長軸像では僧帽弁尖と弁下組織が一体化しており，弁下組織の一部が石灰化している．

心尖からの長軸像 c では僧帽弁輪から僧帽弁口の間が筒状となっている．

弁腹で記録した僧帽弁短軸像 d では，狭窄は軽度であるように見えるが，腱索レベルに近付けて記録した僧帽弁短軸像 e では，狭窄が重度であることがわかる．僧帽弁口面積 0.9 cm²，最大圧較差 27 mmHg，平均圧較差 15 mmHg であった．

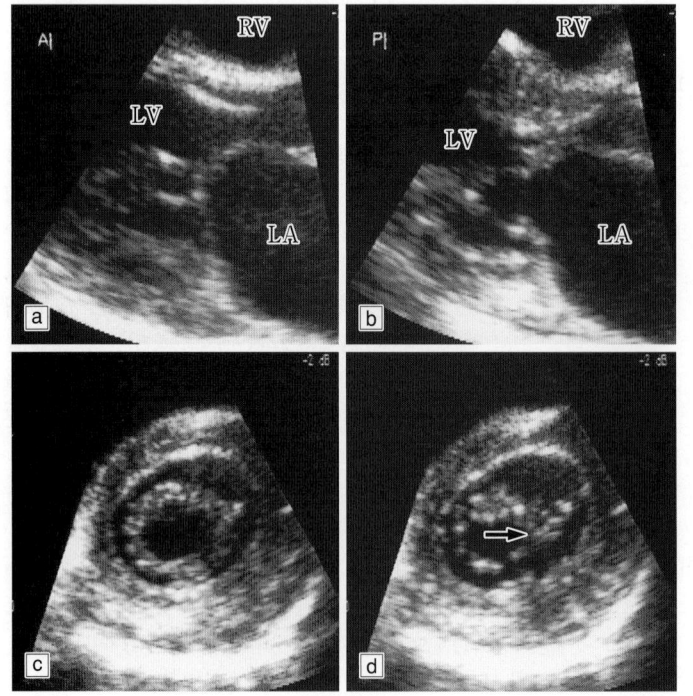

図8-5 前交連の癒着が強い僧帽弁狭窄

拡張期に前交連寄りで記録した傍胸骨長軸像 a では，僧帽弁尖がドーミングを示すが開口部は観察されない．後交連寄りの記録 b では僧帽弁の開口部が認められる．

弁腹で記録した僧帽弁短軸像 c では前交連の癒着が確認できないが，腱索レベルに近付けて記録した僧帽弁短軸像 d では前交連（矢印）が癒着しており，僧帽弁開口部の面積も減少している．

僧帽弁口面積 1.7 cm²，最大圧較差 19.3 mmHg，平均圧較差 6.2 mmHg であった．

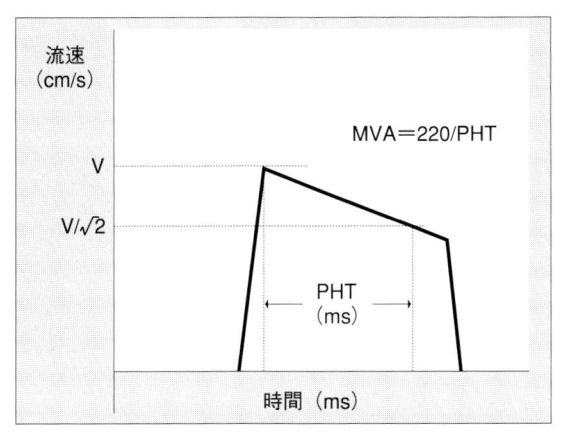

図8-6 圧半減時間の測定法
V：僧帽弁口通過血流の最高流速，PHT：圧半減時間（pressure half time）（単位は ms），MVA：僧帽弁口面積（cm²）．

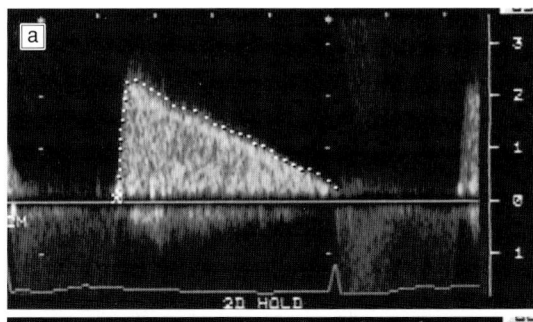

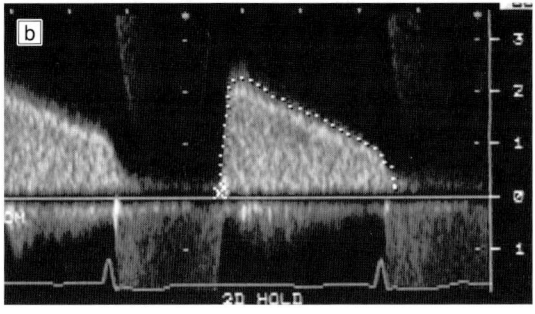

図8-7 心拍数による平均圧較差の変化
拡張期が長い場合（a）の，最大圧較差は21.5 mmHg，平均圧較差は8.7 mmHgである．
拡張期が短い場合（b）には，最大圧較差は20.8 mmHgであるが，平均圧較差は10.4 mmHgに上昇している．

cm²に相当する．僧帽弁口面積（cm²）は220/圧半減時間（ms）として求める（図8-6）．最大圧較差を記録するため，圧較差は連続波ドプラ法により計測するのが基本である．大動脈弁閉鎖不全を合併すると，僧帽弁通過血流と大動脈逆流が分離しにくい場合がある．このような場合は，カラードプラ法でそれぞれの血流が存在する部位を確認し，大動脈弁逆流の影響を受けない位置で僧帽弁通過血流を評価しなければならない．連続波ドプラ法では僧帽弁通過血流と大動脈弁逆流が分離できない場合は，パルスドプラ法を用いて僧帽弁口通過血流のみを記録することが必要となるが，その際は折り返しを避けるため，設定条件を工夫しなければならない．

平均圧較差は僧帽弁狭窄の重症度を評価する指標として用いられている．しかし，平均圧較差は弁口面積以外の要因にも影響されるので，記録時の状況を把握しておくことが不可欠である．平均圧較差は拡張期持続時間が短いほど高くなるので，僧帽弁通過血流の波形を確認して計測することが必要である．僧帽弁通過血流の終了後に左室の収縮が始まる場合の平均圧較差と，僧帽弁通過血流が持続している（左房・左室間にまだ圧較差が存在している）時点で左室収縮が始まる場合の平均圧較差では，同一症例であっても後者のほうが高くなり（図8-7），頻拍となって拡張期が短縮するほど平均圧較差は上昇する．また，僧帽弁閉鎖不全を合併すると，僧帽弁口面積が同じであっても圧較差は上昇し，肺動脈圧も上昇する．

b）僧帽弁狭窄の原因疾患
① リウマチ性僧帽弁狭窄では，交連の癒着，弁尖の肥厚・石灰化による可動性低下，弁下組織（腱索や乳頭筋）の肥厚・短縮による弁尖の開放制限などにより，弁口面積が減少する（図8-4,5）．僧帽弁狭窄の重症度を評価したり，経皮的僧帽弁交連切開術（PTMC）の可能性を判断するためには，前交連から後交連まで断面を移動させて記録した長軸像と，大動脈弁レベルから乳頭筋レベルまで断面を移動させて記録した短軸像を組み合わせて，弁および弁下組織を観察する．観察する内容は，弁尖の可動性（柔らかさ），交連間の距離，両交連の癒着の程度（前後で均等か否か），交連癒着部の石灰化の程度，腱索の短縮の程度，腱索や

図8-8 経皮的僧帽弁交連切開術後の僧帽弁狭窄

拡張期傍胸骨長軸像 a では，前尖後尖とも肥厚は軽度で可動性が保たれている．僧帽弁前尖の左房側に石灰化（矢印）が認められる．

収縮期に前交連側 b と後交連側 c を記録すると弁下組織の肥厚・石灰化が軽度であることがわかる．

僧帽弁短軸像 d では両交連が切開されている．僧帽弁口面積2.0 cm², 最大圧較差5.3 mmHg, 平均圧較差2.0 mmHg で，交連切開術後15年を経過しているが，弁口面積は切開術直後とほぼ同じである．切開術前の記録では，交連の癒着が前後同程度で，石灰化は認められず，僧帽弁口面積は1.1 cm²であった．

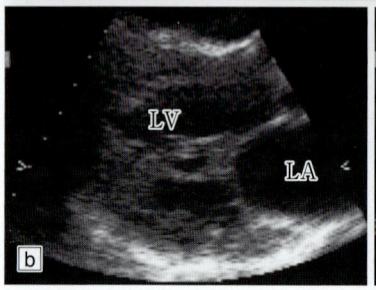

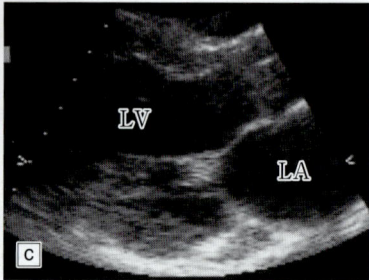

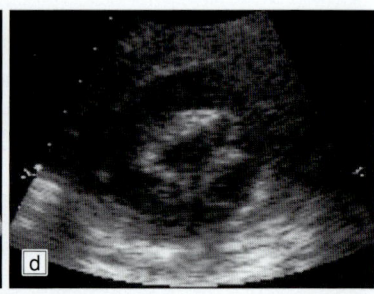

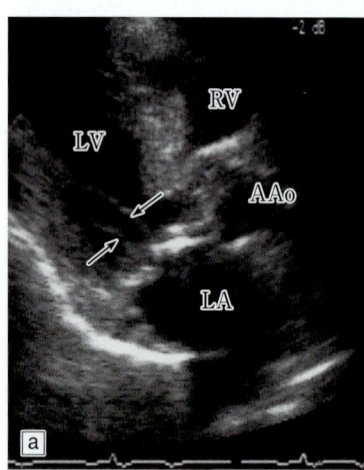

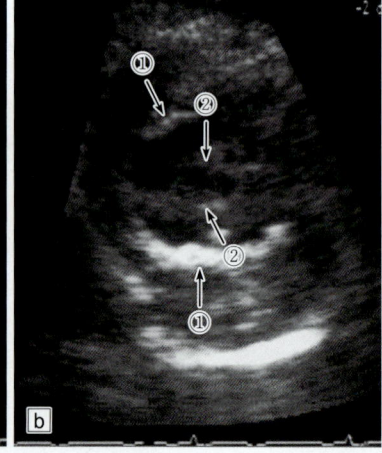

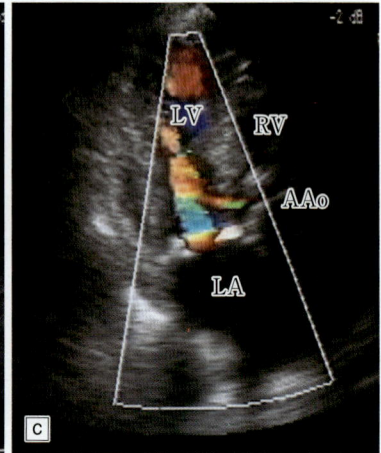

図8-9 僧帽弁輪石灰化による僧帽弁狭窄

心尖寄りから記録した拡張期の左室長軸像 a では，僧帽弁輪が石灰化しているが，僧帽弁尖および弁下組織（矢印）には肥厚や石灰化は認められない．

僧帽弁短軸像 b では僧帽弁輪石灰化（矢印①）の中に弁尖（矢印②）が認められる．

心尖から記録したカラードプラ像 c では僧帽弁口通過血流の幅が減少しており，僧帽弁狭窄であることがわかる．僧帽弁口面積1.5 cm², 最大圧較差13.3 mmHg, 平均圧較差4.6 mmHg であった．

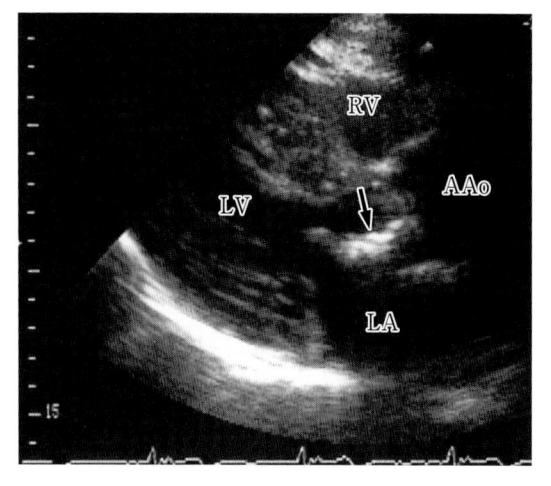

図8-10 二尖大動脈弁に認められた僧帽弁石灰化
　傍胸骨長軸像では，大動脈弁から僧帽弁前尖にかけて石灰化（矢印）が生じている．僧帽弁口面積 1.7 cm²，僧帽弁口における最大圧較差 10.5 mmHg，平均圧較差 4.4 mmHg であった．

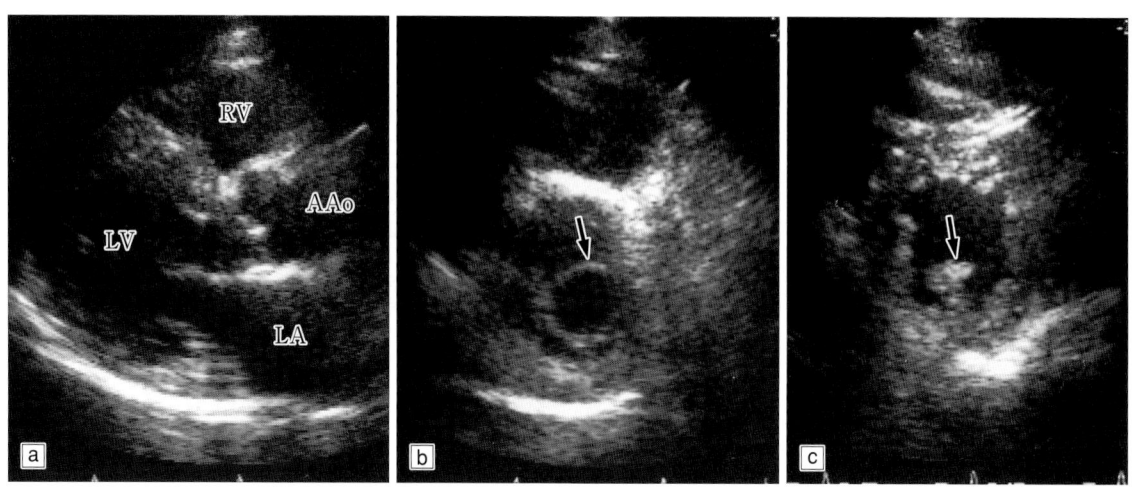

図8-11 パラシュート型僧帽弁狭窄
　僧帽弁最大開放時に記録した傍胸骨長軸像 a では，僧帽弁の肥厚や石灰化は認められないが，弁の開放が低下している．
　僧帽弁口の短軸像 b では開口部（矢印）が円形であった．
　左室短軸像 c では，単一の異常乳頭筋（矢印）が認められる．この例では有意な僧帽弁狭窄はなく，最大圧較差 2.1 mmHg，平均圧較差 0.7 mmHg であった．

乳頭筋の肥厚や石灰化の程度と分布，弁と弁下組織の癒着の程度，僧帽弁輪径などである（図8-8）．
　② 僧帽弁後尖側の僧帽弁輪石灰化や乳頭筋の石灰化は，高齢者や透析例などによく見られる変化である．僧帽弁輪の石灰化自体が心機能に有意な影響を及ぼすことは少ない．しかし，僧帽弁輪石灰化が進行して全周に及び，僧帽弁の可動部分が減少すると，弁口面積が減少し，僧帽弁狭窄に至ることがある（図8-9）．僧帽弁前尖側（大動脈弁左室面）から始まる石灰化は先天性二尖大動脈弁などに見られることがある（図8-10）．
　③ 先天性の僧帽弁疾患はまれであり，多くは小児期に診断されている．しかし，単一の乳頭筋に腱索が収束するパラシュート型僧帽弁（図8-11），重複僧帽弁口（図8-12）などは，成人になってから発見されることがある．

● 僧帽弁閉鎖不全

　僧帽弁閉鎖不全の原因には，僧帽弁自体の異常や弁下組織の異常のほかに，左室の拡張がある．

part.8 僧帽弁の異常

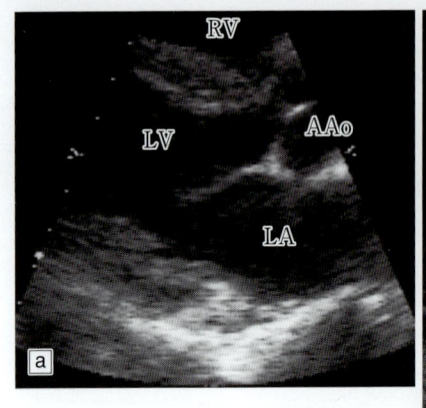

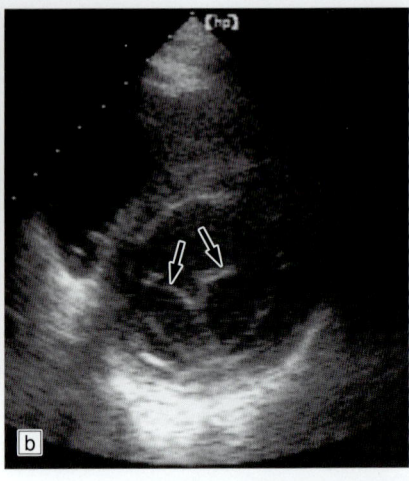

図8-12 重複僧帽弁口
　僧帽弁最大開放時の傍胸骨長軸像 a では僧帽弁の開放が低下している.
　僧帽弁口短軸像 b では2つの僧帽弁口（矢印）が認められる. 有意な僧帽弁狭窄はなく, 最大圧較差 1.8 mmHg, 平均圧較差 0.5 mmHg であった.

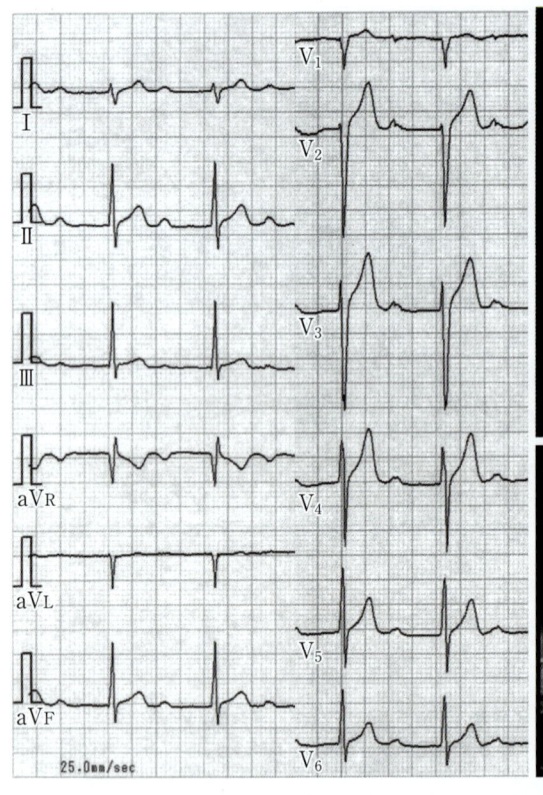

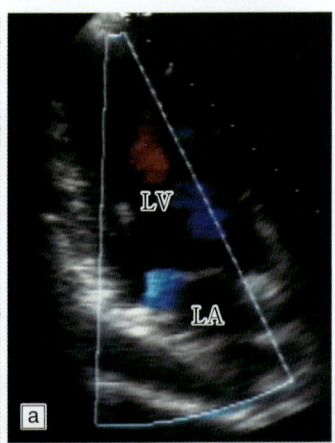

図8-13 拡張期僧帽弁逆流
　I度房室ブロック例. 心尖部からの長軸像 a で拡張期後半に少量の僧帽弁逆流が記録される.
　パルスドプラ像 b では, E波とA波が接近しており, これに続いて逆流信号（矢印）が記録される.

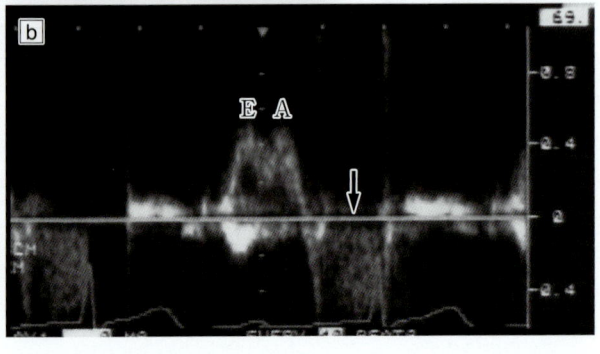

僧帽弁の形態に明らかな異常が認められない僧帽弁閉鎖不全は, カラードプラ像を記録しないと見落とすことがある. 左室の拡張は僧帽弁閉鎖不全の原因である場合も, 僧帽弁閉鎖不全の結果である場合もある. 原因か結果かを区別することは治療方針決定のために不可欠であるため, 僧帽弁自体に閉鎖不全の原因となる異常がないかを確認しなければならない.

a）僧帽弁閉鎖不全の評価

　断層像では病変の位置, 形態, 範囲を評価し, 弁形成が可能か否かについて検討することが必要である. カラードプラ法では, 逆流の広がりを評価するだけでなく, 逆流の出現部位と方向を知る

図 8-14 リウマチ性僧帽弁閉鎖不全
　傍胸骨長軸像 a では僧帽弁の前尖，後尖とも肥厚しているが，弁の開口は保たれている．
　僧帽弁口の短軸像 b では僧帽弁が肥厚しているが，弁口面積は 2.4 cm² であった．
　心尖からの長軸 c および僧帽弁短軸 d で記録したカラードプラ像では，逆流が複数の方向に向かっていることがわかる．有意な狭窄はなかったが，僧帽弁逆流があるため，最大圧較差 12.2 mmHg，平均圧較差 4.7 mmHg となっていた．

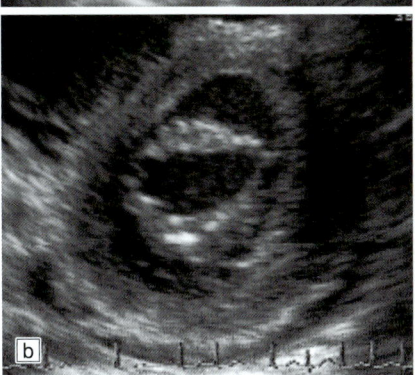

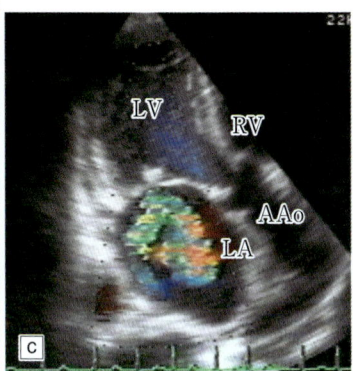

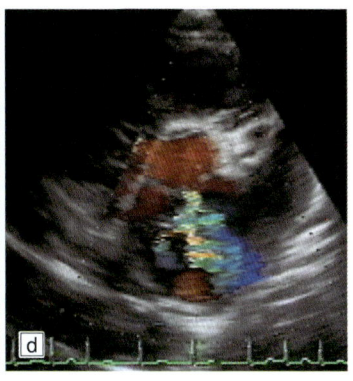

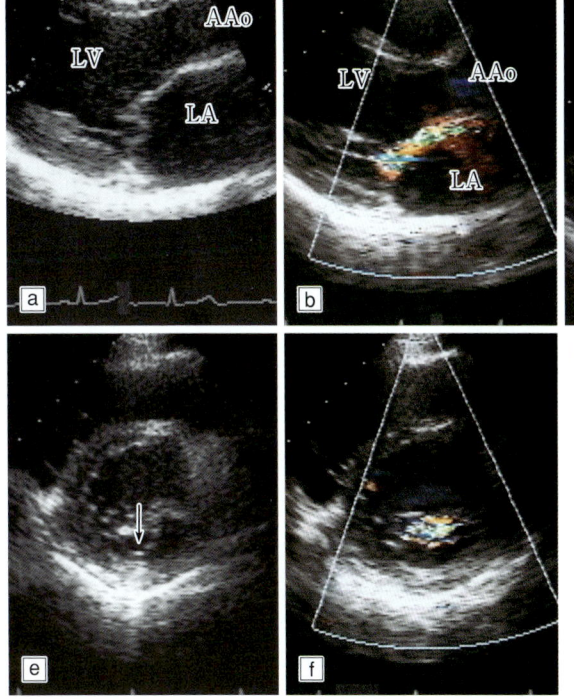

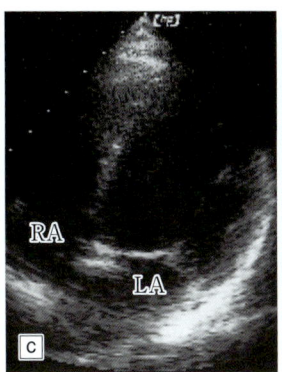

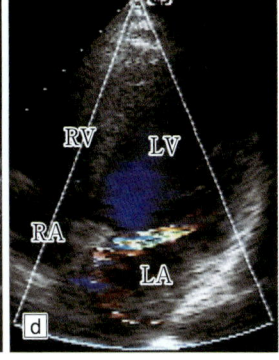

図 8-15 僧帽弁後尖 middle scallop の逸脱
　傍胸骨長軸像 a で後尖の弁腹が左房側に陥入しており，カラードプラ像 b ではこの部位から生じた逆流が左房前壁に向かっている．
　心尖からの四腔像 c では後尖の逸脱が認められ，カラードプラ像 d では逆流が心房中隔に向かったのちに左房内を回旋している．
　僧帽弁短軸像 e では逸脱部分の短軸像（矢印）が楕円形に記録される．カラードプラ像 f ではこの部分から逆流が生じている．

part. 8　僧帽弁の異常　113

図8-16　僧帽弁前尖逸脱

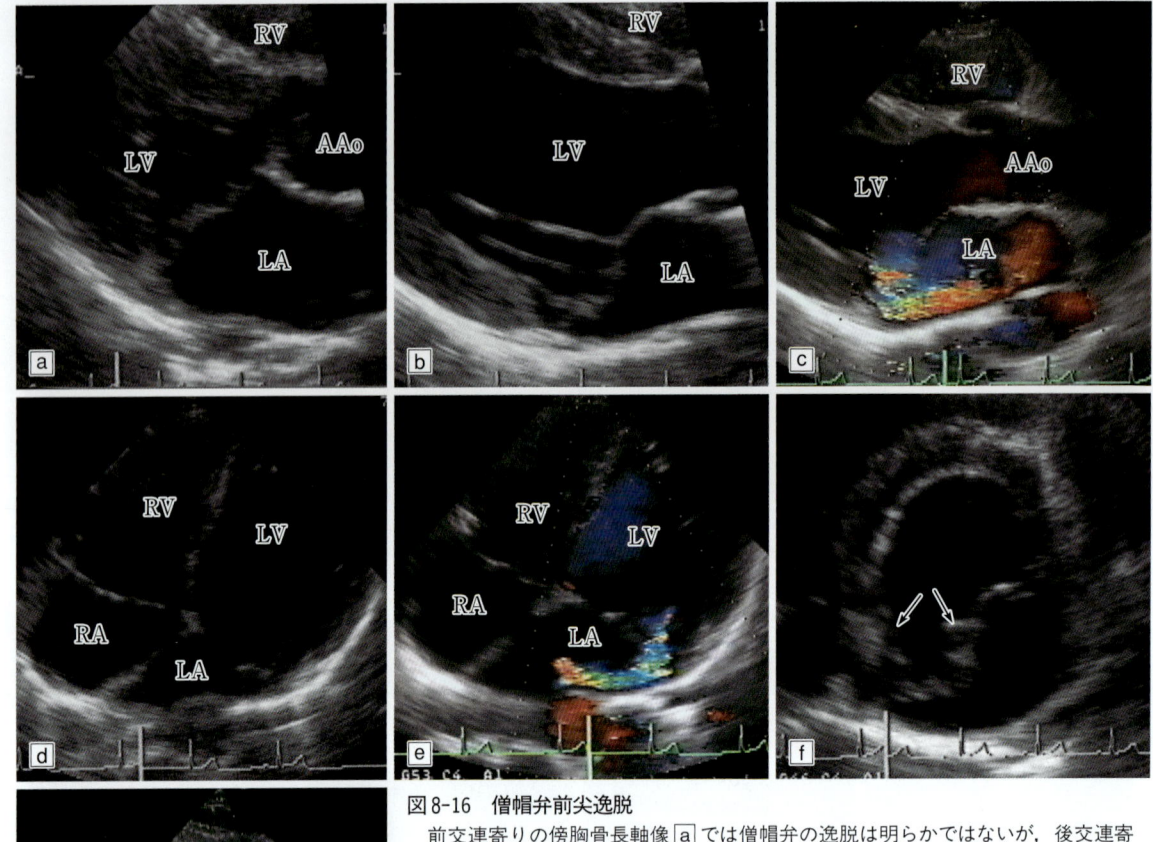

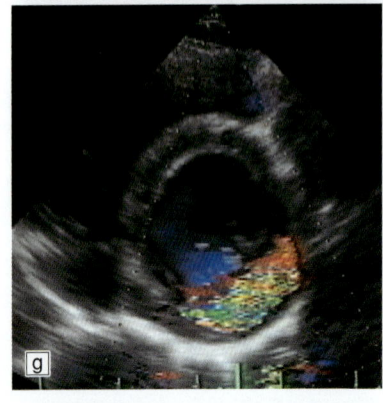

前交連寄りの傍胸骨長軸像 a では僧帽弁の逸脱は明らかではないが，後交連寄り b で記録すると僧帽弁前尖が逸脱している．カラードプラ像 c では左房後壁に向かう逆流が認められる．
心尖からの四腔像 d で前尖の逸脱が認められ，カラードプラ像 e では逆流が左房後壁に向かっている．
僧帽弁短軸像 f では前尖の後交連寄りに逸脱（矢印の間）が生じており，カラードプラ像 g では逸脱部位から逆流が生じている．

ことが必要である．断層像で病変を確認することが困難な場合には，逆流の出現部位と逆流の方向から病変の位置を推定し，その部分を中心に断層像で病変の種類を明らかにするのも一方法である．
　僧帽弁閉鎖不全がある場合，拡張終期左室容量と収縮終期左室容量の差は大動脈に流出する血液量と僧帽弁逆流量の和となる．したがって，modified-Simpson 法やMモード法から求めた左室1回拍出量と，左室流出路断面積と左室流出血流波形から求めた左室1回拍出量の差は，計測値が理想的であれば，僧帽弁逆流量となる．実際には理想的な値が得られることは少ないが，この方法は僧帽弁閉鎖不全の重症度評価の目安にはなる．
　僧帽弁逆流のカラードプラ像を観察すると，逆流の幅は弁を通過した直後に一過性に減少する（vena contracta）．血流幅が減少した部分の幅は，僧帽弁逆流の程度を反映しており，7 mm以上を重度，3 mm未満を軽度と判定することが多い．
　肺静脈血流を記録すると，正常では収縮期血流のほうが拡張期血流より波高が高い．僧帽弁逆流が増加すると，収縮期流入波の波高が減高し，重度の僧帽弁逆流では，収縮期に肺静脈内で逆流が

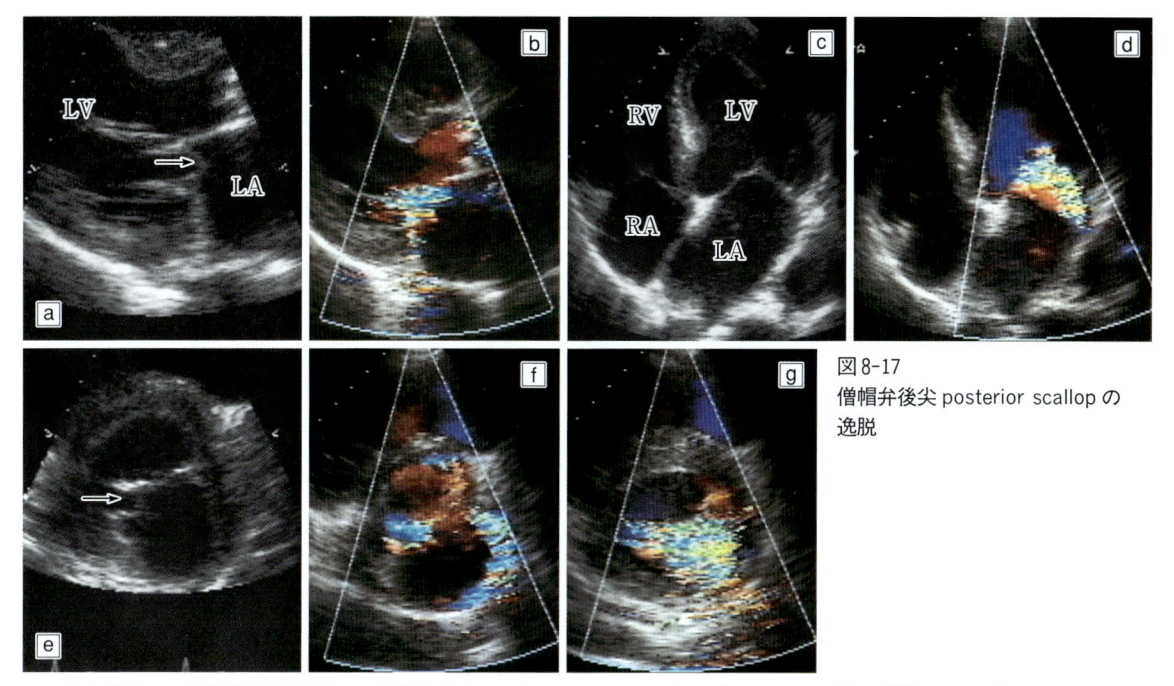

図 8-17
僧帽弁後尖 posterior scallop の逸脱

　後交連寄りの傍胸骨長軸像 a では僧帽弁後尖の逸脱が認められる（矢印）．カラードプラ像 b では僧帽弁付近のみに逆流が認められる．
　心尖部からの四腔像 c では逸脱は確認できないが，カラードプラ像 d ではやはり僧帽弁付近のみに逆流が認められる．
　僧帽弁の短軸像 e では posterior scallop（矢印）の変形が認められ，カラードプラ像 f ではこの部分から逆流が生じ左房内を回旋している．
　左房寄りの断面で記録したカラードプラ像 g では逆流が posterior scallop から前交連方向に向かっている．

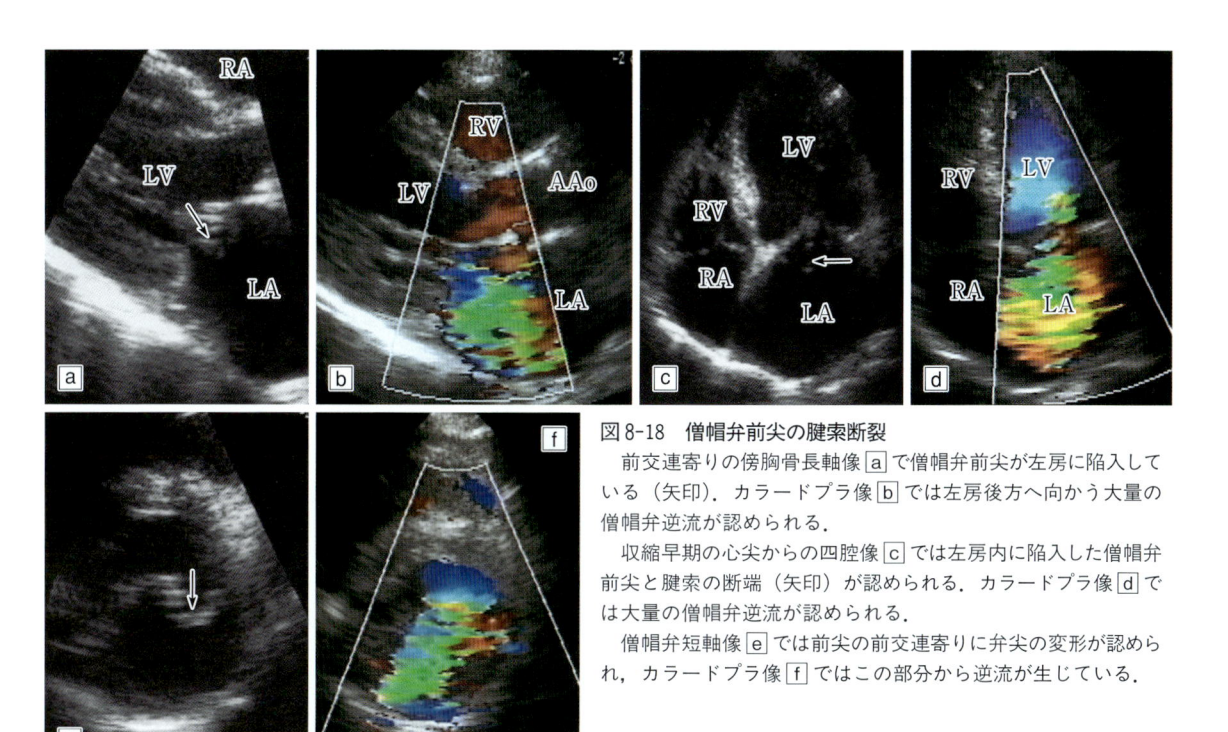

図 8-18　僧帽弁前尖の腱索断裂
　前交連寄りの傍胸骨長軸像 a で僧帽弁前尖が左房に陥入している（矢印）．カラードプラ像 b では左房後方へ向かう大量の僧帽弁逆流が認められる．
　収縮早期の心尖からの四腔像 c では左房内に陥入した僧帽弁前尖と腱索の断端（矢印）が認められる．カラードプラ像 d では大量の僧帽弁逆流が認められる．
　僧帽弁短軸像 e では前尖の前交連寄りに弁尖の変形が認められ，カラードプラ像 f ではこの部分から逆流が生じている．

part.8　僧帽弁の異常　115

図 8-19
僧帽弁後尖 middle scallop の腱索断裂

傍胸骨長軸像 a で僧帽弁後尖が左房に陥入しており，後尖の先端が前尖の後方に認められる．カラードプラ像 b では左房前壁に向かう逆流が認められる．

心尖からの四腔像 c でも後尖が左房に陥入しており，カラードプラ像 d では心房中隔に向かう逆流が観察される．

僧帽弁が閉鎖しかけている時点で記録した僧帽弁短軸像 e では，腱索断裂部位（矢印）の変形が認められ，カラードプラ像 f ではこの部位から逆流が生じている．

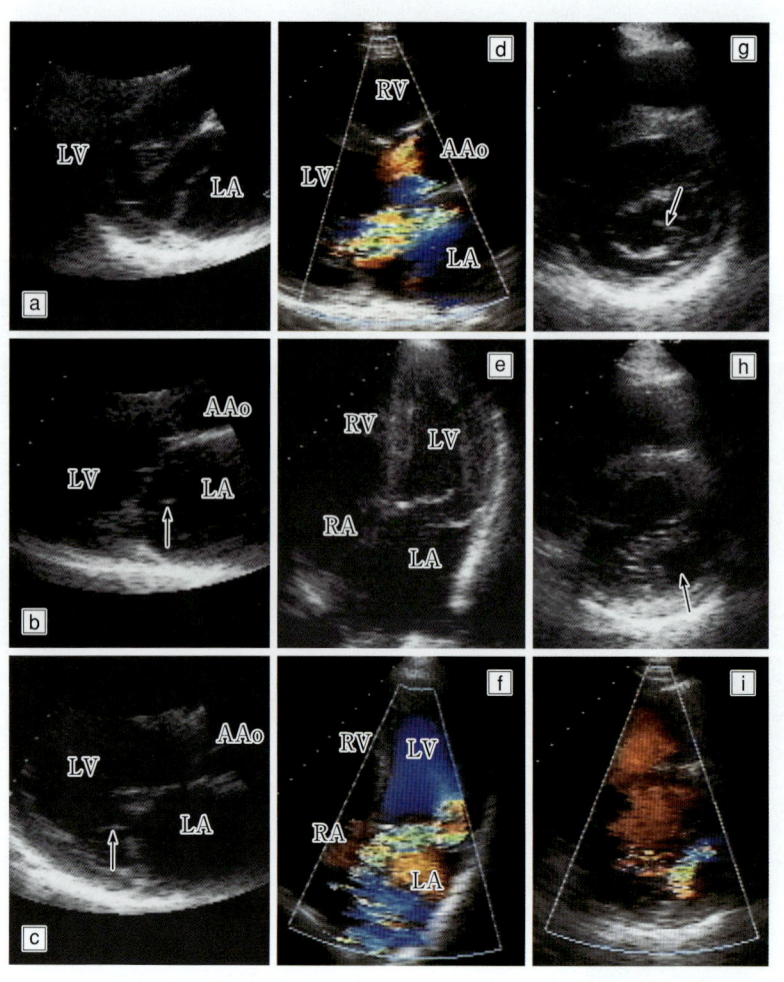

図 8-20
僧帽弁後尖 middle scallop 前部の腱索断裂

前交連寄りで記録した傍胸骨長軸像 a では，僧帽弁後尖が左房に陥入している．断面をやや後交連寄りに移動すると（b）僧帽弁の陥入は認められないが，左房内に腱索断端の一部（矢印）が認められる．

拡張早期の傍胸骨長軸像 c では，左室に腱索断端（矢印）が認められる．カラードプラ像 d では左房前方に向かう逆流が認められる．

心尖からの四腔像 e では，後尖が左房側に陥入しており，カラードプラ像 f では逆流が心房中隔へ向かっている．

拡張期の僧帽弁短軸像 g では腱索の断端（矢印）が認められる．収縮期の僧帽弁短軸像 h では逸脱部位の短軸像（矢印）が丸い穴のように見え，カラードプラ像 i では，この部位から逆流が生じている．

part. 8 僧帽弁の異常

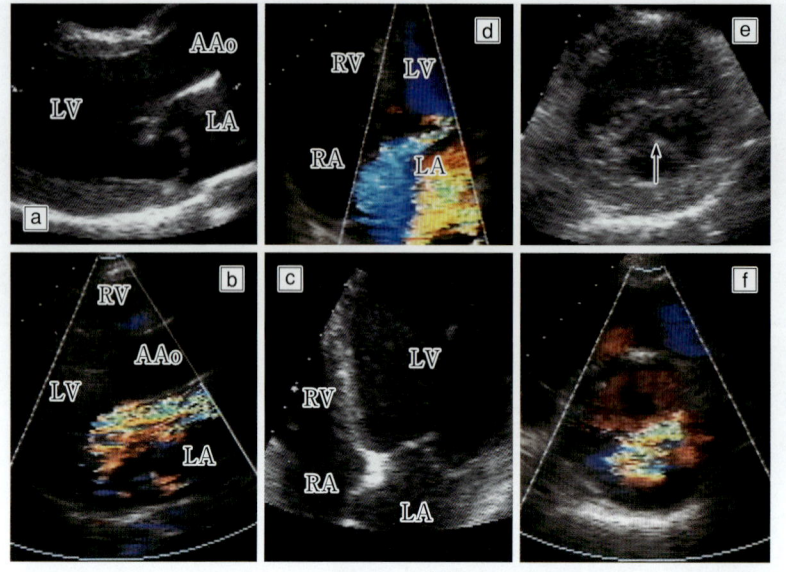

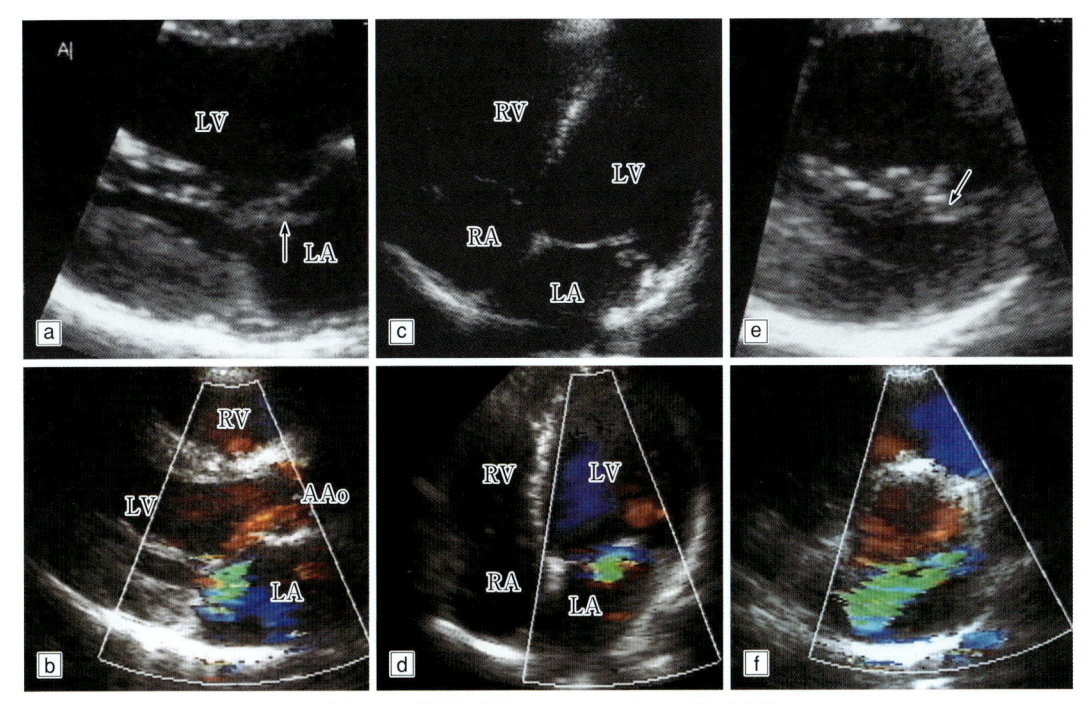

図8-21 僧帽弁後尖 anterior scallop の腱索断裂

前交連寄りの傍胸骨長軸像 a で左房内に陥入している僧帽弁後尖（矢印）が観察される．カラードプラ像 b では僧帽弁付近に限局した逆流信号が認められる．

心尖からの四腔像 c でも左房に陥入している後尖が認められるが，カラードプラ像 d ではやはり僧帽弁付近のみに逆流信号が認められる．

収縮期における僧帽弁短軸像 e では anterior scallop（矢印）の変形が認められ，この断面より左房寄りで記録したカラードプラ像 f では逆流が anterior scallop から後交連方向に向かっている．

記録される．肺静脈血流は左室や左房の機能，僧帽弁狭窄の有無などに影響されるので，これらを考慮して解釈しなければならないが，収縮期血流の逆転があれば重度の僧帽弁逆流であると考えてよい．

僧帽弁閉鎖不全の重症度を評価するには，僧帽弁逆流量のみでなく，僧帽弁口圧較差，右室圧，中心静脈圧，心房や心室の大きさ，左室機能などを評価することが必要である．特に，左室の状態は手術の適応決定に重要な情報である．

僧帽弁逆流は本来収縮期に生じるが，拡張期に少量の僧帽弁逆流が出現することがある．これは拡張期僧帽弁逆流とよばれ，房室ブロックや徐脈例において認められることがある．左室への血液流入がほぼ終了した後に心房が収縮し，左室にさらに血液が押し込まれるため，左室の拡張期圧が上昇するとともに左室が拡張し，左室に押し込まれた血液の一部が左房に逆流する状態と考えられ

ている（図8-13）．

b）僧帽弁閉鎖不全の原因疾患

■リウマチ性

リウマチ性僧帽弁閉鎖不全が単独で存在することはまれで，大多数は程度の差はあるものの僧帽弁狭窄を合併している．逆流が生じる原因は，僧帽弁尖の変形や短縮，腱索や乳頭筋の短縮などによる，僧帽弁の接合不全である（図8-14）．

■僧帽弁逸脱

逸脱の定義として，収縮期に僧帽弁の弁腹が僧帽弁輪を越えて左房側に陥入する状態と記載されていることが多い．しかし，僧帽弁の変形をともなう有意な逆流があっても，僧帽弁の左房陥入状態がこの定義を満たさない例も少なくない．僧帽弁弁腹の左房側への変位が原因と考えられる明らかな僧帽弁逆流が認められれば，僧帽弁逸脱と診断するのが，臨床的には適当と考えられる（図8-

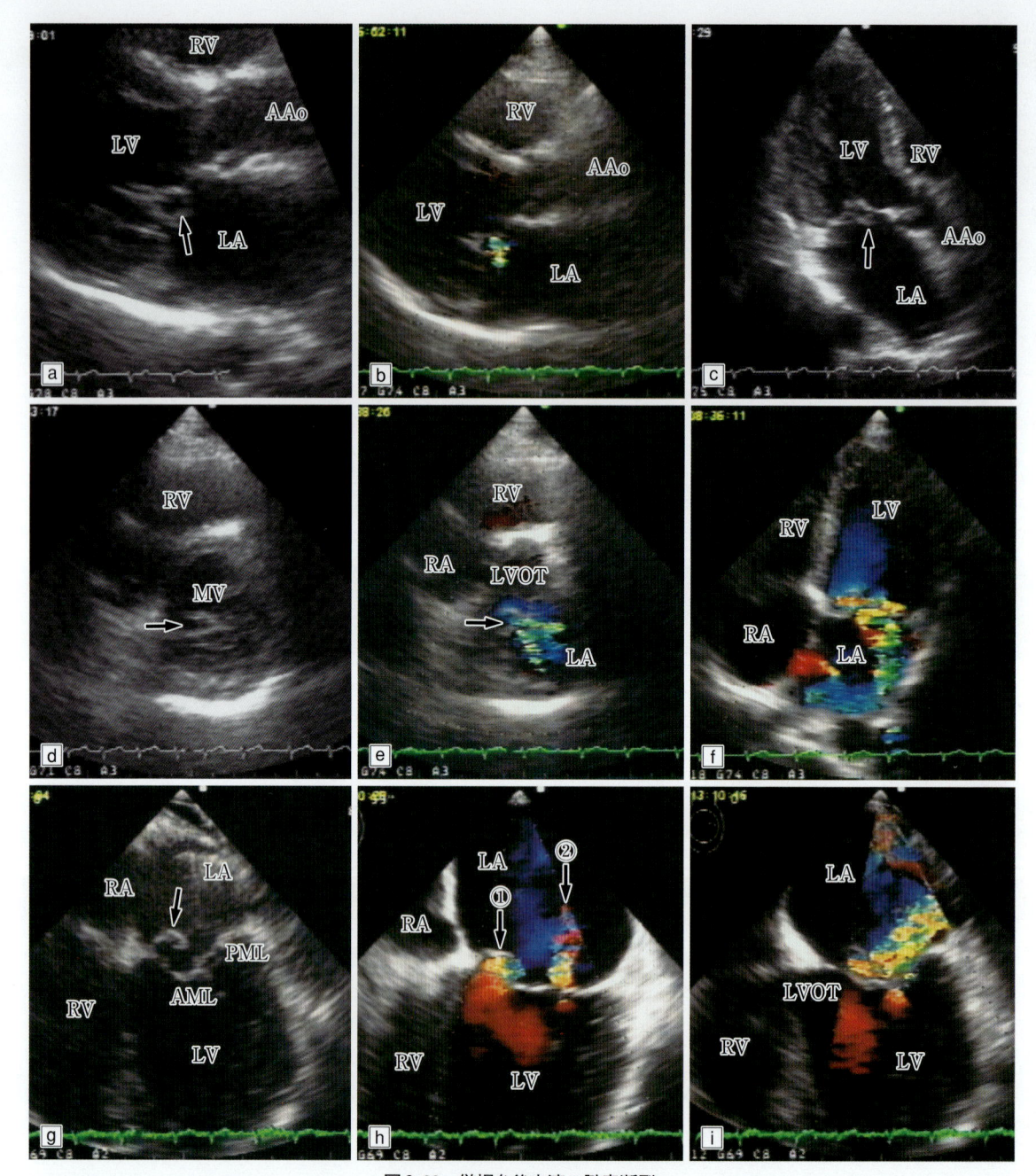

図8-22　僧帽弁後交連の腱索断裂

　傍胸骨長軸像 a で僧帽弁の左房側に，断裂した僧帽弁尖と考えられる像（矢印）が認められる．カラードプラ像 b ではこの付近に逆流信号が認められるが逆流の広がりは観察できない．
　心尖部からの長軸像 c でも僧帽弁前尖の左房側に弁尖様構造（矢印）が観察される．
　僧帽弁短軸像 d では後交連から前交連向きに細い弁尖様構造（矢印）が張り出している．カラードプラ像 e ではこの付近から2方向に逆流が生じている．
　心尖部からの四腔像 f では大量の僧帽弁逆流が認められる．
　経食道記録 g では僧帽弁前尖の左房側に弁尖断端のような構造（矢印）が認められ，カラードプラ像 h では，この部分からの逆流（矢印①）と前尖と後尖の間から生じる逆流（矢印②）が認められる．断面を移動させると2つの逆流は合流している（ i ）．手術の結果，後交連の断裂であった．
　LVOT：左室流出路．

118　part.8　僧帽弁の異常

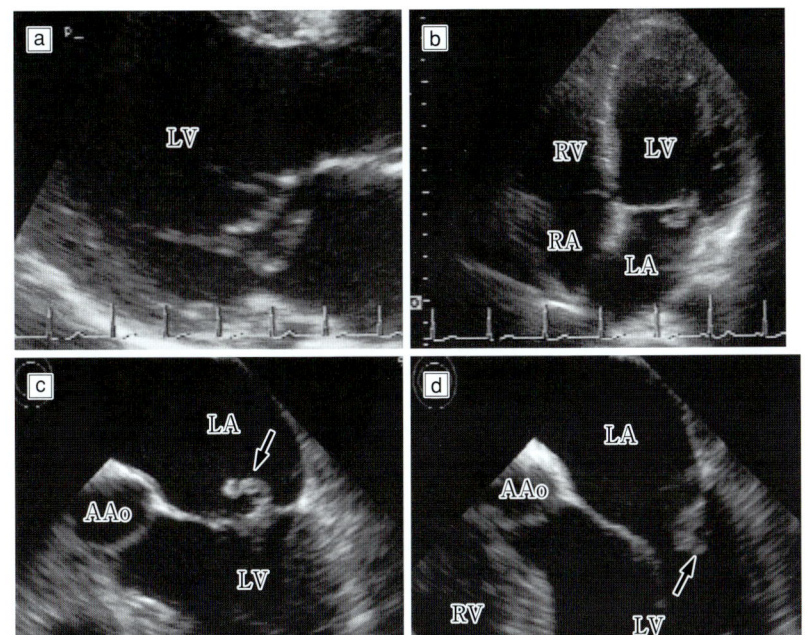

図8-23 感染性心内膜炎との区別が困難な腱索断裂

傍胸骨長軸像 a および心尖からの四腔像 b では，左房に陥入した後尖が肥厚しているように見える．

収縮期 c および拡張早期 d の経食道記録では，僧帽弁後尖 middle scallop に疣贅が付着しているように見える（矢印）．

以前から僧帽弁逸脱を指摘され，検査前に感染が持続していたことから，感染性心内膜炎と考えた．しかし，手術の結果，弁尖は肥厚していたが，感染所見は認められなかった．

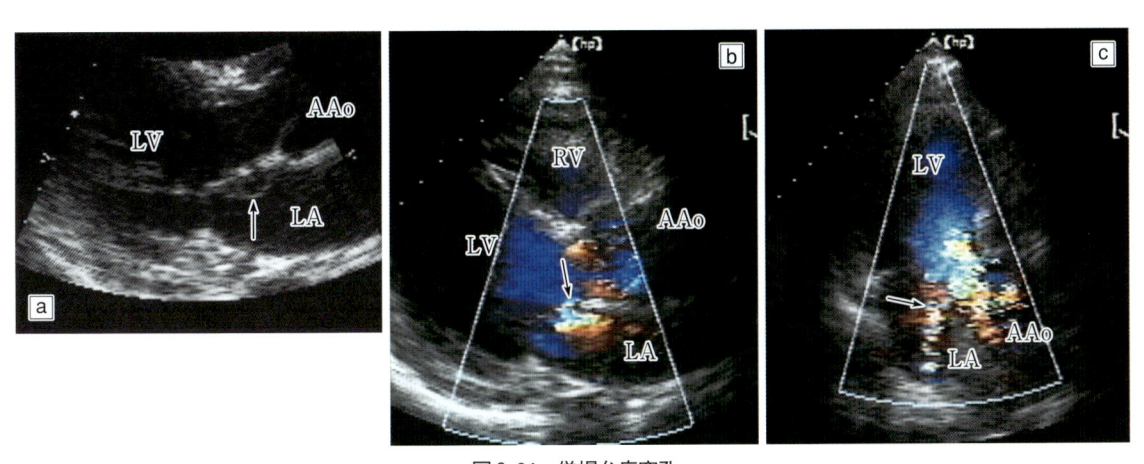

図8-24 僧帽弁瘤穿孔

傍胸骨長軸像 a では僧帽弁前尖の左房側に瘤状構造（矢印）が認められる．カラードプラ像 b では僧帽弁前尖の弁腹を通過する血流（矢印）が認められる．

心尖からの長軸像で記録したカラードプラ像 c では，僧帽弁口を通過していない逆流（矢印）が認められる．感染性心内膜炎により生じた僧帽弁瘤の穿孔による逆流であった．

15, 16, 17). なお，形態的には僧帽弁逸脱が明らかであっても，有意な僧帽弁逆流が認められない例も少なくない．

僧帽弁後尖では，1枚の scallop が逸脱を示す例が大多数である．僧帽弁前尖でも弁尖の一部が限局性に逸脱する例が少なくない．したがって，通常の傍胸骨長軸像のみで逸脱の有無を判断すると逸脱を見逃す可能性がある．僧帽弁の逸脱と診断するためには，傍胸骨長軸像を前交連から後交連まで連続的に移動させて観察するとともに，短軸像でも弁尖の異常な動きを確認する必要がある．逆流の生じる部位と方向は逸脱の位置により異なるので，逆流の生じる位置と方向から病変の位置を推定することができる．僧帽弁逸脱でも腱索断

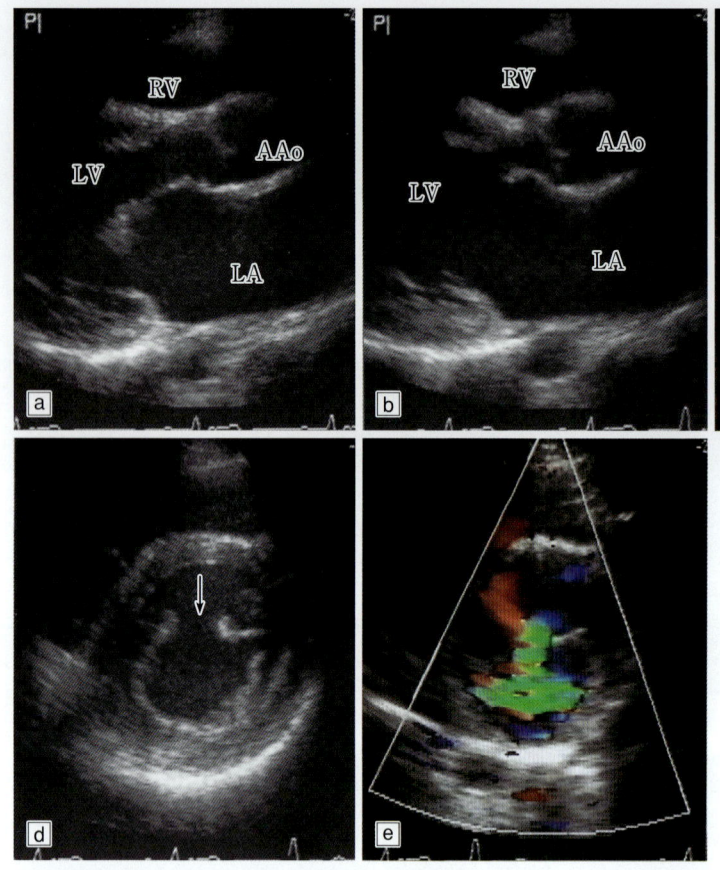

図 8-25 僧帽弁裂隙（cleft）
　後交連寄りの傍胸骨長軸像 a では僧帽弁前尖の長さは正常であるが，中央付近で記録した傍胸骨長軸像 b では僧帽弁前尖が短い．カラードプラ像 c では左房下壁に向かう逆流が認められる．
　僧帽弁短軸像 d では，僧帽弁前尖に分裂（矢印）が認められ，カラードプラ像 e では，この部分から逆流が生じている．

裂でも，逆流は病変部位の反対方向に向かう．

■**僧帽弁腱索断裂**

　僧帽弁腱索断裂では僧帽弁閉鎖不全が突然発生するため，逆流量が有意であれば左心不全症状が急激に出現する．逆流が有意な例では，腱索が断裂した時刻やその時の状況を正確に記憶していることが多い．多くの例では，数日内に症状が軽減するが，心不全が進行する例もある（図8-18, 19, 20, 21, 22）．

　典型的な例では，収縮期に，腱索断裂部位で弁尖の先端と腱索の断端が左房側に陥入する．しかし腱索断裂と逸脱の区別が困難な場合もあり，僧帽弁逸脱と腱索の合併も少なくない．また，僧帽弁逸脱と診断されたものの中にも手術時に腱索断裂が認められる例がある．

　新しい腱索断裂では腱索の断端が認められることが多い（図8-18, 20）．しかし，時間が経過すると，腱索の断端が短縮したり，腱索の断端が弁尖と一体化して，腱索の断端が認められなくなり，

弁尖の一部が肥厚しているように見えることがある．肥厚した腱索断端と感染性心内膜炎による疣贅との区別が困難な場合もある（図8-23）．

　僧帽弁逸脱と同様に，逆流の位置と方向は腱索断裂が生じた部位を診断する手掛かりとなる．腱索断裂は前尖より後尖に多く，後尖の腱索断裂の多くは1枚のscallopに生じる．

　僧帽弁逸脱や腱索断裂の治療としては，弁置換術ではなく弁形成術が主流となっている．手術を行う予定がある例では，僧帽弁逆流が生じている部位と範囲を確認し，外科医に必要な情報を提供することが必要である．

■**僧帽弁の損傷**

　位置や方向が通常と異なる僧帽弁逆流は，僧帽弁穿孔などで認められる（図8-24）．しかし断層像で穿孔があるか否かを診断することはきわめて困難である．穿孔の位置や大きさはカラードプラで評価したほうがよい．

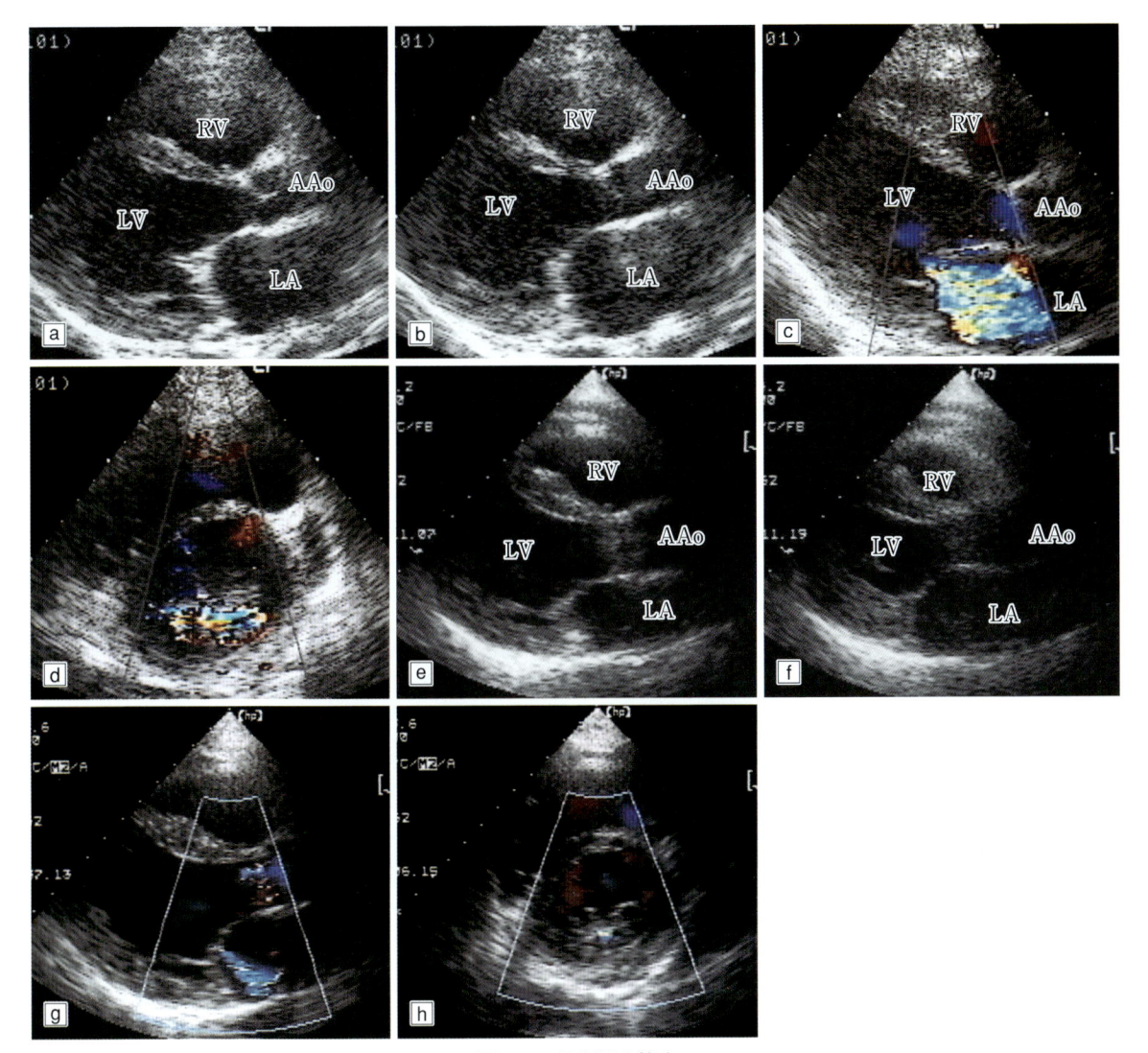

図 8-26　拡張型心筋症
初診時の傍胸骨長軸像では左室は拡張し，壁運動が低下している．aは拡張終期像，bは収縮終期像．
長軸のカラードプラ像cで僧帽弁逆流が認められ，僧帽弁短軸のカラードプラ像dでは，僧帽弁口全体から逆流が生じていることがわかる．
1年6ヵ月の治療後に記録した断層像では，左室内径は減少し，壁運動は改善している．eは拡張終期像，fは収縮終期像．
カラードプラ像g hでは，僧帽弁逆流の幅が明らかに減少している．

■先天性疾患

僧帽弁裂隙（cleft mitral valve）は心内膜床欠損例に認められるが，単独で存在することもある．僧帽弁分裂では，僧帽弁前尖中央に切れ込みがあり，この部分から大量の逆流が生じる（図8-25）．

■左室拡張

左室が拡張すると，弁尖自体に異常がなくても，僧帽弁尖が接合不全となり，逆流が生じることがある．僧帽弁輪の拡張や，僧帽弁尖が左室側に引かれる（tethering）ことが原因であるが，おもな原因は後者で，とくに短軸方向への拡張である．左室拡張による僧帽弁逆流は左室長軸とほぼ同方向（弁輪とほぼ垂直）に生じる例が多いが（図8-26），後尖のほうがより強く左室側に引かれると，僧帽弁逆流が左房後壁に向かい，僧帽弁前尖の逸脱や腱索断裂による逆流と区別しにくいことがあ

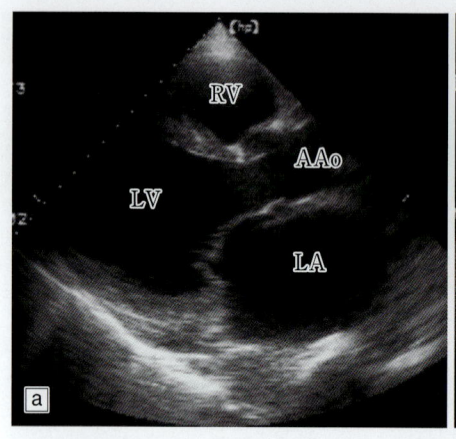

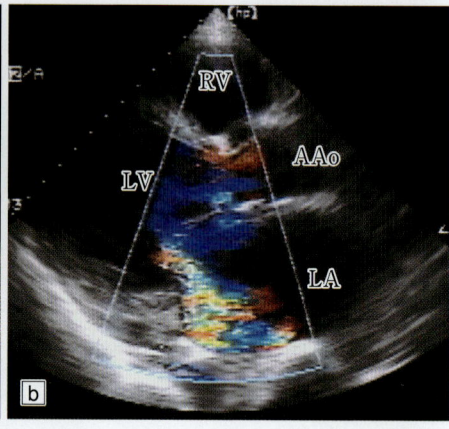

図 8-27
拡張型心筋症
　収縮早期の傍胸骨左室長軸像 a では，僧帽弁後尖が左室側に引かれている．長軸のカラードプラ像 b では，左房後壁に向かう僧帽弁逆流が認められる．

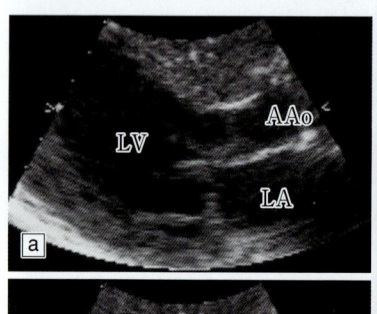

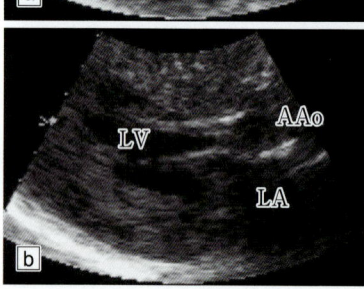

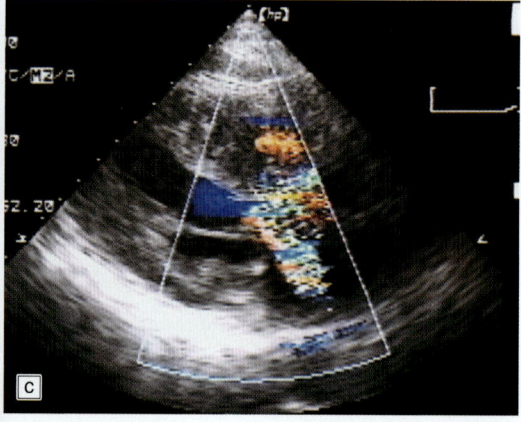

図 8-28
閉塞性肥大型心筋症
　拡張終期 a と収縮期 b の傍胸骨長軸像を比較すると，収縮期に僧帽弁前尖が心室中隔方向に引かれている．カラードプラ像 c では，左室流出血流と，僧帽弁前尖の変位による逆流が認められる．

る（図8-27）．通常，左室拡張による僧帽弁閉鎖不全は，左室機能が改善し左室径が減少すれば，軽減したり消失する（図8-26）．左室の異常による僧帽弁逆流に対して，乳頭筋不全という病名が用いられてきた．しかし，通常は，乳頭筋梗塞があっても左室の拡張がなければ，有意な僧帽弁閉鎖不全は生じない．乳頭筋不全という病名が適切か否かは再検討が必要であろう．

■左室流出路閉塞
　左室流出血流の流速が高速になると，僧帽弁前尖の収縮期前方運動により，僧帽弁逆流が生じることがある（図8-28）．閉塞性肥大型心筋症が代表的であるが，左室肥大をともなわない左室流出路狭窄も少なくないので，肥大の有無に気をとられると，左室流出路閉塞を見逃す恐れがある．僧帽弁前尖の収縮期前方運動が認められる僧帽弁逆流例では左室流出路の流速を記録することが不可欠である．

part. 9 大動脈弁の異常

●大動脈弁の評価

正常な大動脈弁は，無冠尖，右冠尖，左冠尖の3弁尖（cusp）から成る．各弁尖は大動脈側に開いたポケット状の構造で，大きさはほぼ同じであり，左室側では弁輪に，大動脈側ではバルサルバ洞の遠位端付近に付着する．バルサルバ洞遠位端の大動脈弁付着部位は，supura-aortic ridge とよばれていたが，現在は sinotubular junction（ST junction）とよぶことが多い．ST junction の拡張は大動脈弁閉鎖不全の原因として重要であり，大動脈弁に異常を認めない大動脈弁閉鎖不全例ではこの部分の観察と計測が不可欠である．

僧帽弁と異なり，大動脈弁には先天性疾患が少なくない．先天性大動脈弁疾患の大多数は二尖大動脈弁であり，一尖大動脈弁や四尖大動脈弁ははるかに少ない．先天性大動脈弁疾患の診断に役立つ情報は，大動脈弁口の形態である．大動脈弁口の形態は，大動脈弁の遠位端で大動脈弁開口部の短軸像を観察するとわかりやすい．大動脈弁口より左室側に断面を設定すると，二尖弁であっても raphe の部分が弁の開口部に見えることがある．断層像では鮮明な画像が得られない例でも，大動脈弁短軸像で記録したカラードプラ像により，大動脈弁口の形態を推定しうる場合がある．収縮期血

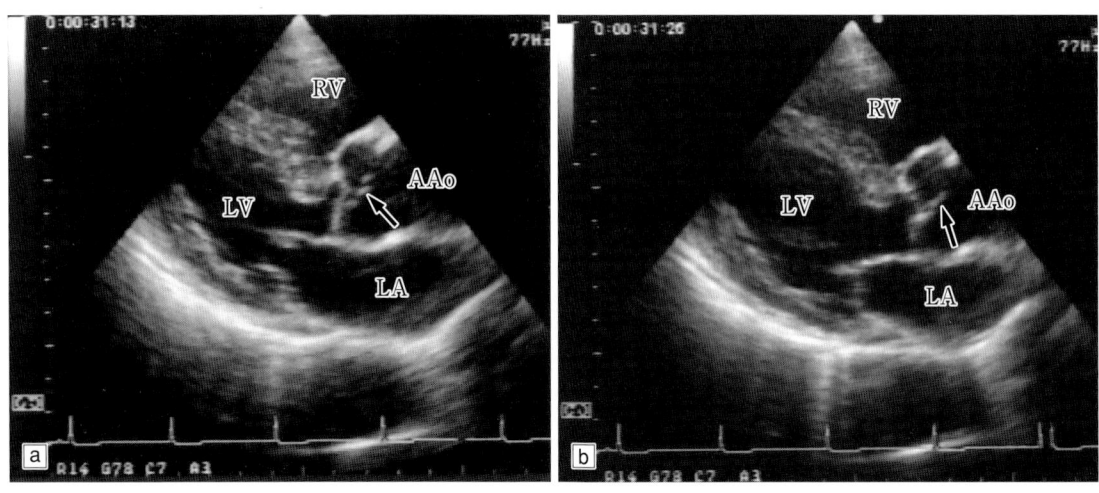

図9-1　ランブル疣贅
傍胸骨長軸像で大動脈弁無冠尖に付着する糸状の構造（矢印）が認められる．拡張中期 a と拡張終期 b における位置の変化が著しいことから，可動性に富む構造と推測することができる．

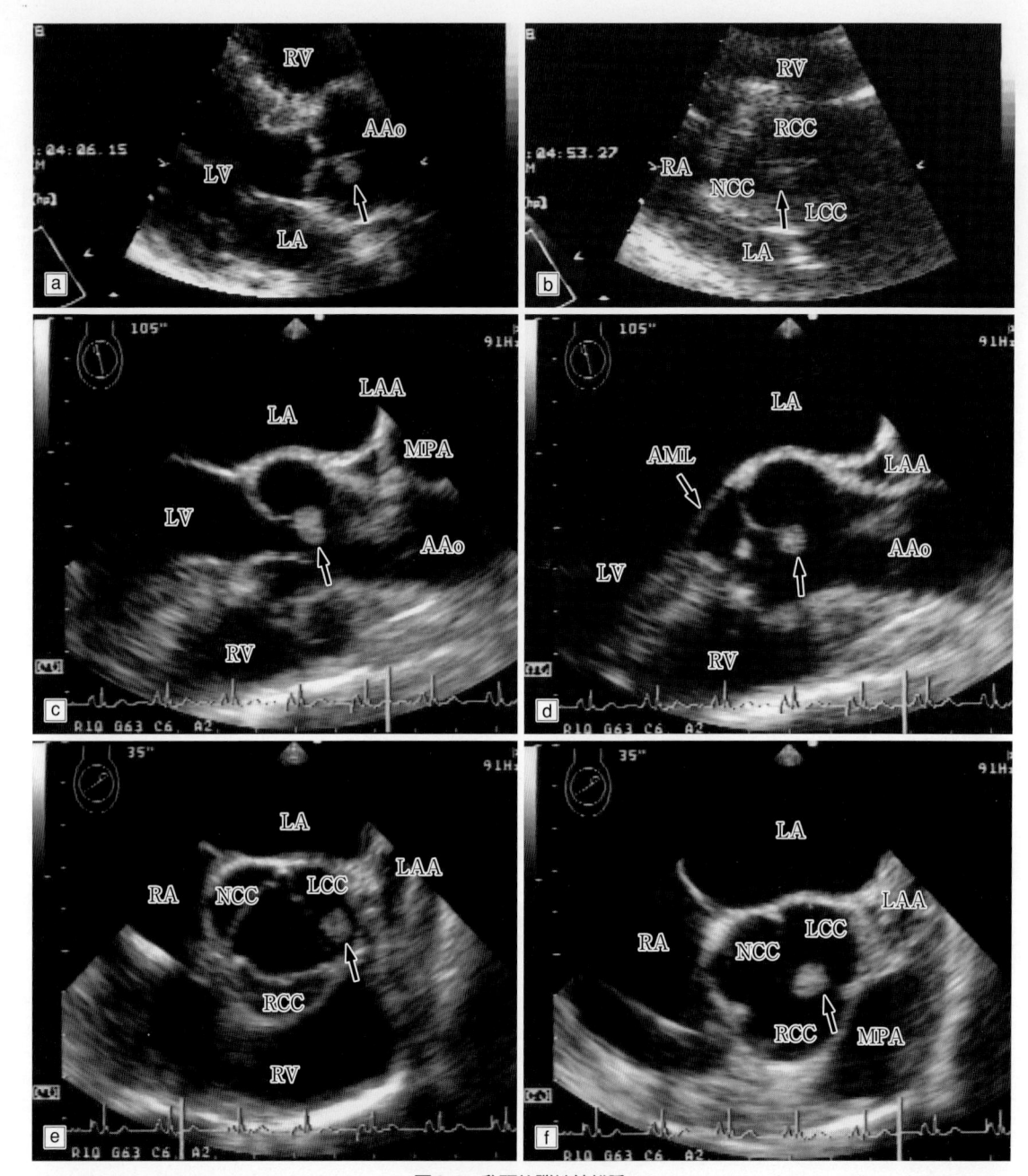

図 9-2　乳頭状弾性線維腫
拡張期傍胸骨長軸像 a で上行大動脈内に腫瘤（矢印）が認められる．
大動脈弁短軸像 b では腫瘤（矢印）が左冠尖に付着していると考えられるが，この画像では確認困難である．
経食道記録の長軸像では収縮期 c と拡張期 d で腫瘤（矢印）の形態が変化しており，柔らかい腫瘤と推定される．
大動脈弁短軸像を記録すると，腫瘤が左冠尖に付着していることが確認される．収縮期 e，拡張期像 f．
LAA：左心耳．

part. 9　大動脈弁の異常

流は大動脈弁開口部の大動脈寄りで，大動脈弁逆流は大動脈弁開口部の左室流出路寄りで観察する．

●大動脈の腫瘍

大動脈弁に腫瘤様エコーを認めた場合は，僧帽弁の場合と同様に，まず感染性心内膜炎の可能性を考える．大動脈弁に認められる腫瘍は大多数が良性である．

Lambl's excrescences はランブル疣贅と訳されることが多いが，感染とは無関係である（図9-1）．血栓や結合組織が1層の内皮組織で覆われたもので，細胞成分を含まない．弁の内膜損傷部位に生じる．好発部位は大動脈弁の接合部である．臨床的意義は知られておらず，治療対象となることはない．

乳頭状弾性線維腫は，結合組織と平滑筋が内膜に覆われた構造で，有茎性のイソギンチャク様形態を示す（図9-2）．心臓内のすべての部位に生じうるが，房室弁の心房側，大動脈弁や肺動脈弁の心室側が好発部位である．Lambl's excrescencesと異なり，弁尖の接合部位には生じないと言われている．発生原因は未詳であるが，内膜損傷や壁在血栓から生じる可能性，過誤腫である可能性などが考えられている．それ自体が塞栓の原因となりうるほかに，血栓が付着して塞栓症を生じることもある．冠動脈開口部を塞いだ例も報告されている．

●大動脈弁狭窄

a）大動脈弁狭窄の評価

長軸像における弁の肥厚石灰化，開口幅減少，ドーミングなどが診断のきっかけとなる．大動脈弁輪径が小さい場合には，断層像では軽度の大動脈弁狭窄に見えても，実際には有意な大動脈弁狭窄であることがある．逆に，左室1回拍出量の減少による開口幅の減少を大動脈弁狭窄と見誤ることもある．大動脈弁の異常を疑った場合は，断層像の観察だけでなく，必ず圧較差や弁口面積などを計測すべきである．

狭窄の程度を評価する指標には，圧較差，弁口面積，弁抵抗などがある．

■圧較差

圧較差は，弁口面積のほかに記録時の左室収縮機能，特に左室1回拍出量，血圧などさまざまな要因により変化する．圧較差は大動脈弁狭窄の評価に不可欠な指標であるが，圧較差のみで狭窄の重症度を判断してはならない．経過観察中に圧較差が減少した場合は，記録が適切であれば，心機能が悪化した可能性を考えなければならない．

最大圧較差は，連続波ドプラ法により計測した大動脈弁通過血流最高流速から，簡易ベルヌーイの式により求める．この際，狭窄部より上流（左室流出路）の流速を0と仮定して圧較差を求めるのが一般的であり，大多数の例ではこの方法でも臨床上問題はない．しかし，左室流出路狭窄を合併している例では，左室流出路の流速を0と見なすと圧較差が過大評価されるため，左室流出血流速度をパルスドプラ法で求めて補正することが必要となる．左室流出路流速による補正を正確に行うためには，大動脈弁通過血流と左室流出血流を同一時相で記録しなければならないが，通常は大動脈弁通過血流の最高流速と左室流出路血流の最高流速から計算する．

ドプラ法による最大圧較差は血流から求められるもので，実際に大動脈弁口において生じている圧較差を反映している．カテーテル法により求められる最大圧較差（peak to peak）は，大動脈における最高圧と左室における最高圧の差であり，両者が同じ時相に得られているとは限らない．したがって，peak to peak として得られた最大圧較差は，両者の時相が一致していなければ真の最大圧較差より低くなる．

狭窄した弁口を通過する血流の断面積は，弁口通過直後に一過性に減少し，弁口より小さくなる（縮流：vena contracta）．したがって，圧はこの部分でさらに低下する．血流断面積が再度増加するとともに圧は上昇する（圧の回復：pressure recovery）．縮流における圧の低下は大動脈弁狭窄の場合，5〜10 mmHg 程度といわれている．ドプラ法が縮流の流速を記録し，カテーテルが縮流における圧の減少が回復した後の圧を大動脈圧として記録していれば，カテーテル法から得られた圧較差はドプラ法による圧較差より低くなる．

以上のような要因により，ドプラ法による最大圧較差はカテーテル法による最大圧較差より高くなる傾向がある．

平均圧較差は，大動脈弁通過血流の時間流速積分から求めるが，左室流出路狭窄の影響が無視で

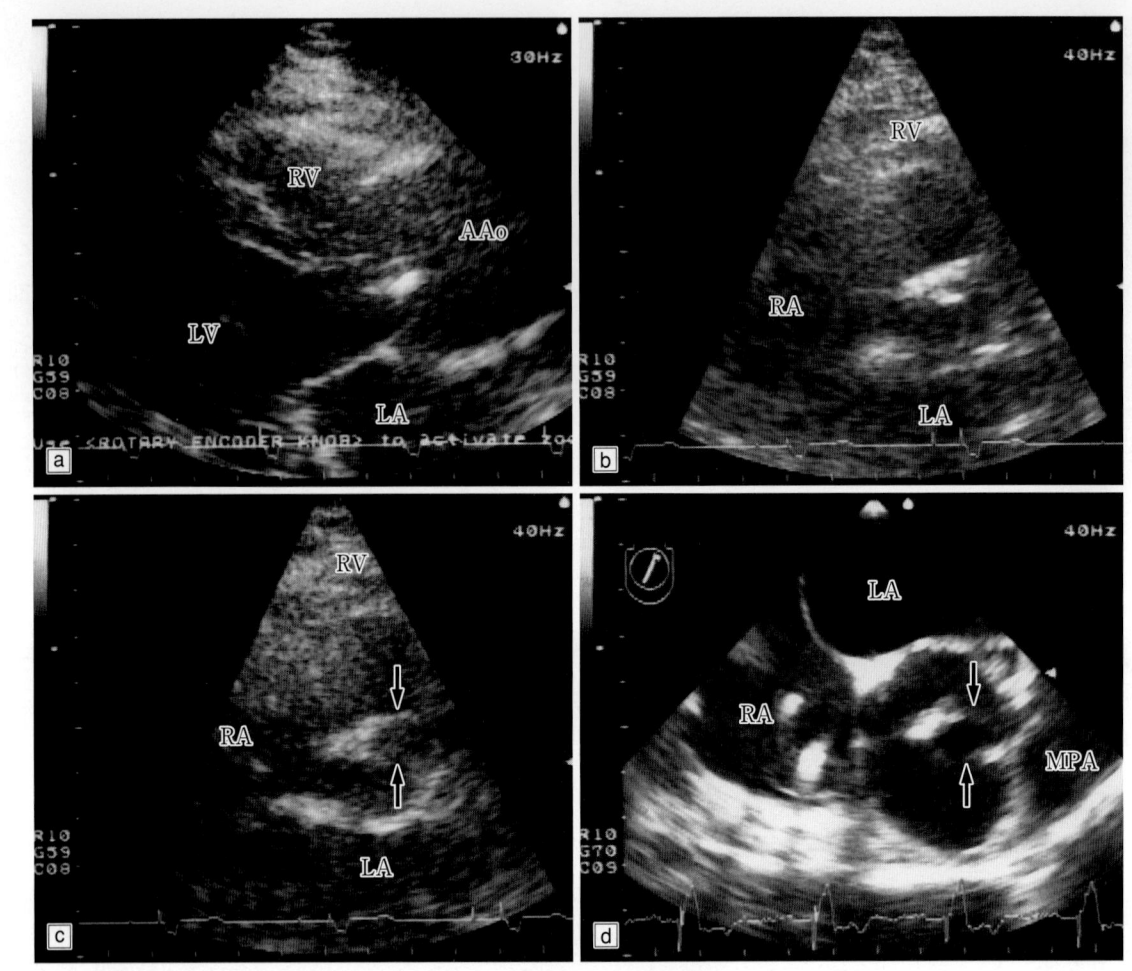

図 9-3 単交連型一尖大動脈弁
　58 歳時の記録．収縮期傍胸骨長軸像 a では上行大動脈の拡張と大動脈弁のドーミングが認められる．拡張期 b および収縮期 c の大動脈弁短軸像では大動脈弁口（矢印の間）が左に偏っているが，確認は困難である．経食道エコー図 d を記録すると，交連のある一尖弁であることがわかる．矢印の間が大動脈弁口．
　大動脈弁口面積 0.6 cm², 最大圧較差 142 mmHg, 平均圧較差 85 mmHg.

図 9-4 無交連型一尖大動脈弁
　25 歳時の記録．拡張期 a と収縮期 b の傍胸骨長軸像で，上行大動脈の拡張と大動脈弁のドーミングが認められる．収縮期の大動脈弁短軸像では大動脈弁口（矢印）が円形で，左に偏っている．大動脈寄りの短軸像 c と左室流出路寄りの短軸像 d を比較すると，大動脈弁開口部の直径は左室寄りのほうが大きく，大動脈弁がフジツボ型であることがわかる．大動脈弁口面積 0.5 cm², 最大圧較差 66 mmHg, 平均圧較差 29 mmHg, わずかな大動脈弁逆流があった．
　27 歳時の記録．拡張期 e と収縮期 f の傍胸骨長軸像を 2 年前の記録と比較すると狭窄と大動脈弁の石灰化が進行している．収縮期の大動脈弁短軸像 g でも石灰化の進行が明らかである．矢印の間が大動脈弁口．大動脈弁口面積 0.4 cm², 最大圧較差 96 mmHg, 平均圧較差 52 mmHg, 大動脈弁逆流の増加はなく，自覚症状もなかった．
　31 歳時の記録．心不全症状が出現していた．拡張期 h と収縮期 i の傍胸骨長軸像を記録すると，大動脈弁の石灰化が進行し，前方ではわずかなドーミングが認められるが，後方では弁尖の石灰化により弁の動きが著しく減少していることがわかる．収縮期の大動脈弁短軸像 j では，弁尖の石灰化と大動脈弁口面積の減少が認められる．矢印の間が大動脈弁口．大動脈弁口面積 0.3 cm², 最大圧較差 198 mmHg, 平均圧較差 134 mmHg, 中等量の大動脈弁逆流が出現していた．

図 9-4

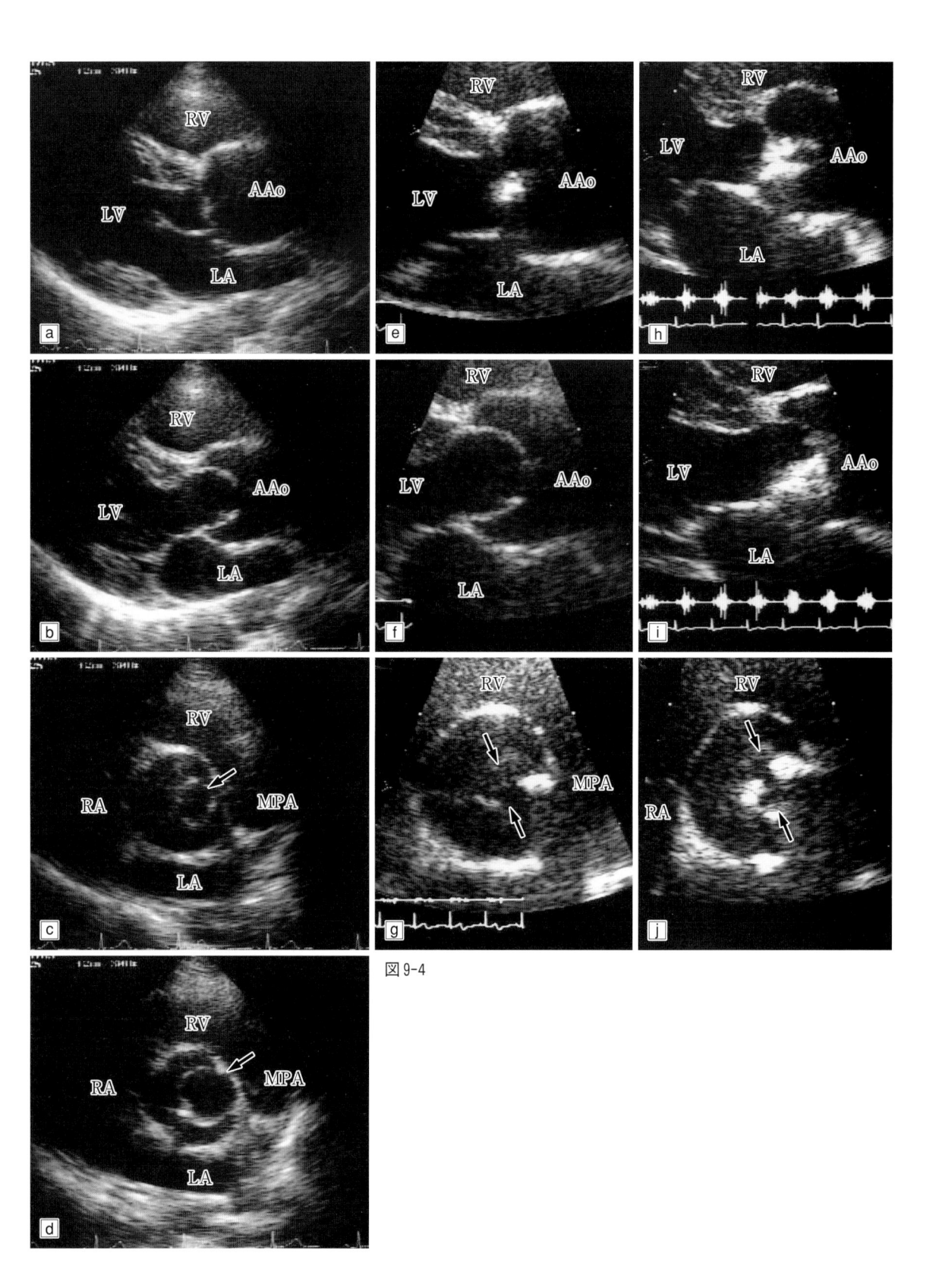

part.9 大動脈弁の異常

きない場合は，最高流速と同様の補正が必要となる．

■弁口面積

大動脈弁口の短軸断面が正確に記録されれば，大動脈弁口面積を断層法で計測することができる．経胸壁記録での観察が困難でも，経食道記録を行えば大動脈弁口が観察できることがある．大動脈弁口の正確な短軸像を観察することができない場合は，連続の式を用いて大動脈弁口面積を求める．

連続の式は，閉回路ではどの断面でも流量が同じであるという原理に基づく式である．左室流出路を通過した血液量と大動脈弁口を通過した血液量は同じであるから，左室流出路通過血流量と，単位面積当たりの大動脈弁口通過血流量を知ることができれば，大動脈弁口面積を推定することができる．左室流出血流は大動脈弁の直前で記録する．左室流出路径は収縮中期に測定するとされているが，時相の判定に個人差があること，多くの例では拡張終期径と収縮中期径に大きな差はないので，拡張終期径を用いる場合も多い．

流速から求めるとその時点における弁口面積が，時間流速積分から求めると収縮期における弁口面積の平均値が得られる．通常は時間流速積分を用いて，弁口面積を求めている．大動脈弁口面積＝左室流出路断面積×左室流出路時間流速積分/大動脈弁通過血流時間流速積分となる．

狭窄した弁口を通過した血流は通過直後に血流の断面積が一過性に減少し縮流を形成する．連続の式で求められる大動脈弁口面積は，ドプラビームが縮流を記録していれば，縮流部分の断面積に相当するため，弁口自体の面積より小さくなる．臨床上は，この差が問題になることは少ない．

左室1回拍出量が減少した例で大動脈弁口面積が減少している場合，大動脈弁に異常がなければ，左室1回拍出量の減少が弁口面積減少の原因と推定することは困難ではない．しかし，大動脈弁に肥厚や石灰化などがあると，弁口面積減少が大動脈弁狭窄によるものか左室機能低下によるものかが区別しにくいことがある．このような場合，圧較差や弁抵抗などの情報を併せて総合的に評価することが必要である．ドブタミン負荷などにより左室収縮機能を改善させると弁口面積が増加するか否かも，有意な大動脈弁狭窄があるか否かの判断に役立つ情報である．左室機能が改善すること

により十分な大動脈弁口面積が得られるならば，大動脈弁置換の対象とはならない．

■弁抵抗

弁抵抗は弁固有の値で，心機能，特に左室1回拍出量の影響を受けない指標とされている．圧較差は弁抵抗と流量により決定する．心エコー図検査では，流量と圧較差から弁抵抗を計算するため，弁抵抗値はこれらの計測精度に影響される．弁抵抗＝1333×平均圧較差（mmHg）/（左室1回拍出量（ml）/駆出時間（s））で単位は dyne・s・cm^{-5} である．

b）心室，心房の変化

左室は求心性肥大となり，収縮期圧，拡張終期圧は上昇する．左室拡張機能は低下するが，通常は左房収縮が亢進するため，肺静脈圧が上昇し肺うっ血となることは少ない．しかし，心房細動などにより心房機能が低下したり消失すると心不全が悪化する．一般的に安静時の左室1回拍出量は維持されるが，労作による左室1回拍出量の増加は低下する．左室および左房の機能低下が進行すると，右心系の負荷所見が出現する．

c）大動脈弁狭窄の原因疾患

■先天性疾患

診断上もっとも重要な情報は大動脈弁口の形態である．経胸壁記録で形態が確認できない場合は，経食道記録で形態を確認する．石灰化が進行すると，経食道記録でも形態の確認は困難となる．

① 一尖大動脈弁

一尖大動脈弁には，交連があり，開口部が涙滴様（exclamation mark 様と表現されることが多い）の単交連型一尖大動脈弁（unicommissural unicuspid aortic valve）（図9-3）と，交連がなく，円形の開口部があって，弁尖がフジツボ様の形態を示す無交連型一尖大動脈弁（acommissural unicuspid aortic valve）（図9-4）がある．いずれもまれで，小児期に大動脈弁狭窄となり手術を受ける例が多いが，成人になってから，弁機能障害が出現し，発見される例もある．

② 二尖大動脈弁

2枚の弁尖の融合のパターンとしては，右冠尖と左冠尖の融合型（図9-5,6）と無冠尖と右冠尖の融合型（図9-7）が多い．右冠尖と左冠尖の融合

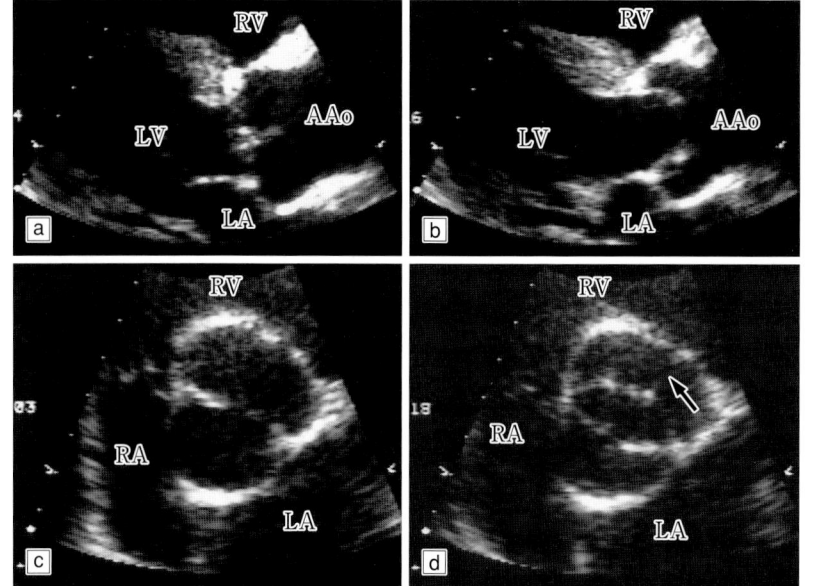

図9-5
二尖大動脈弁（右冠尖・左冠尖融合型）

傍胸骨長軸像の拡張期像 a および収縮期像 b で，大動脈弁尖の軽度肥厚とドーミングをともなう開放制限が認められる．

拡張期 c および収縮期 d の大動脈弁短軸像から，右冠尖と左冠尖が融合し，弁口面積が減少していることがわかる．矢印は raphe.

弁口面積 1.9 cm^2，最大圧較差 19 mmHg，平均圧較差 11 mmHg であり，有意な狭窄はなかった．

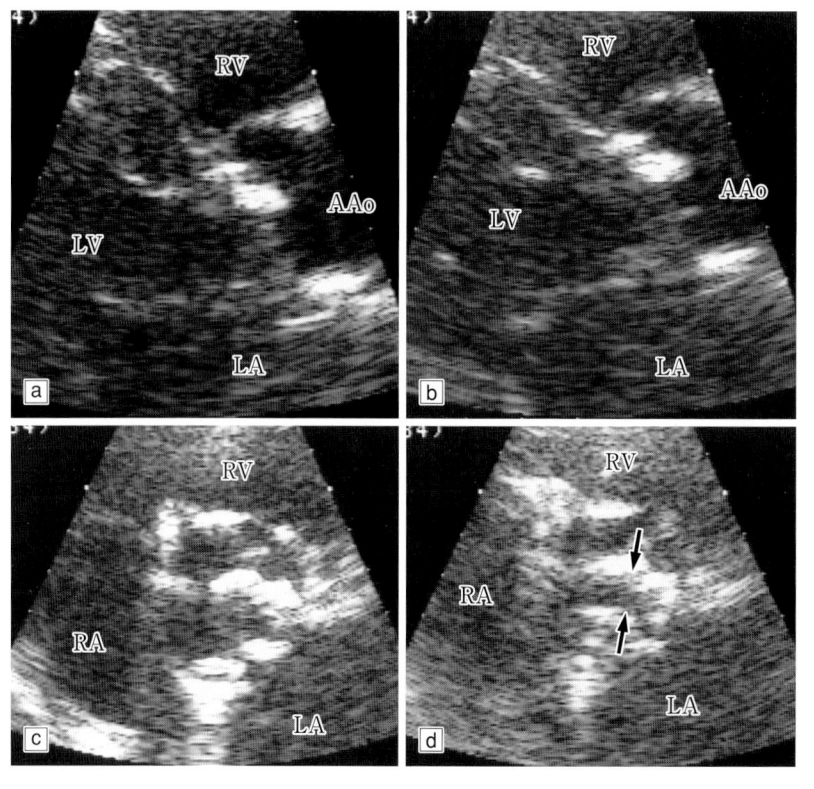

図9-6
大動脈弁狭窄．二尖大動脈弁（右冠尖・左冠尖融合型）

拡張期 a と収縮期 b の傍胸骨長軸像で，大動脈弁の石灰化と可動性低下が認められる．

拡張期大動脈弁短軸像 c では，前方の弁尖の石灰化が強い．収縮期大動脈弁短軸像 d では，大動脈弁が右冠尖と左冠尖が融合した前方の弁尖と，後方の弁尖の2尖から成り立っており，前方の弁尖はほとんど移動せず，後方の弁尖がわずかな開放運動を示している．矢印の間が大動脈弁口．

弁口面積 0.6 cm^2，最大圧較差 114 mmHg，平均圧較差 74 mmHg．

part.9 大動脈弁の異常　129

図 9-7

130　part. 9　大動脈弁の異常

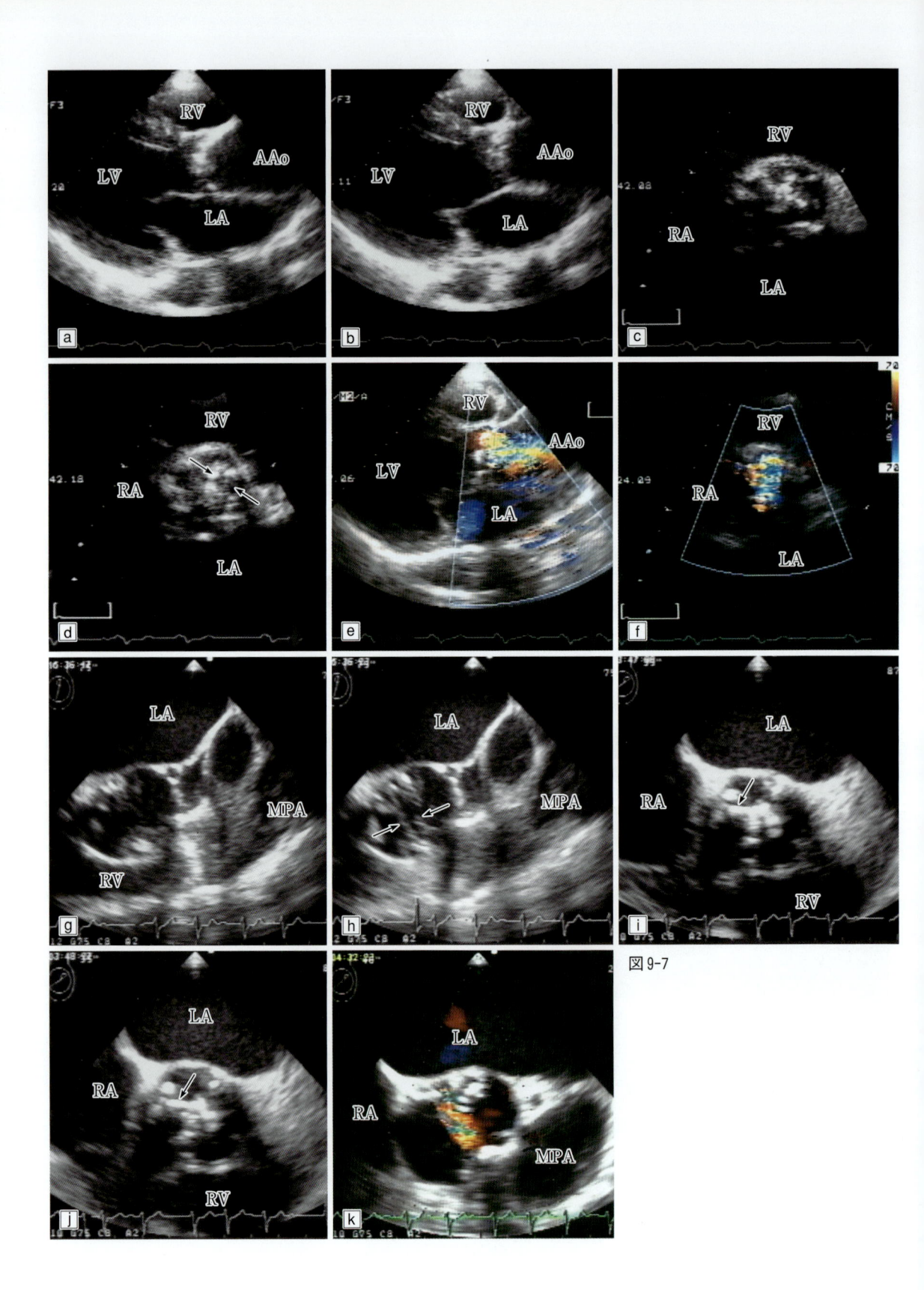

図9-7 大動脈弁狭窄．二尖大動脈弁（無冠尖・右冠尖融合型）
　傍胸骨長軸像では，無冠尖と右冠尖が融合した弁尖が大動脈起始部を塞ぐ膜様に見える．大動脈弁輪径34 mm（正常上限23 mm），上行大動脈径56 mm（正常上限33 mm）で，ともに拡張が著明である．大動脈弁の位置は，拡張期 a と収縮期 b とで，あまり変化していない．拡張期 c の大動脈弁短軸像では弁尖の石灰化が認められるが，弁口の形態はわからない．収縮期 d にはわずかな開口部（矢印の間）が認められ，無冠尖と右冠尖が融合していると推測することができる．
　カラードプラ像を記録すると，傍胸骨長軸像 e では大動脈全体に流出血流が認められる．乱流パターンであるが，血流の幅は広い．大動脈弁短軸像 f では血流が左右の弁尖の間から生じており，血流の上下幅は正常であるが，左右幅は減少していることがわかる．
　経食道法で大動脈弁の大動脈寄りの短軸像を記録すると，大動脈弁の開口部（矢印の間）を確認することができる． g は拡張期像， h は収縮期像．
　経食道記録であっても，弁腹の短軸像では，弁口の形態評価は困難である． i は拡張期像， j は収縮期像．矢印はraphe．
　大動脈弁短軸像の収縮期カラードプラ像 k で記録した大動脈弁口通過血流からも，無冠尖と右冠尖の融合した二尖弁と考えられる．
　弁口面積0.9 cm², 最大圧較差67 mmHg, 平均圧較差41 mmHg.

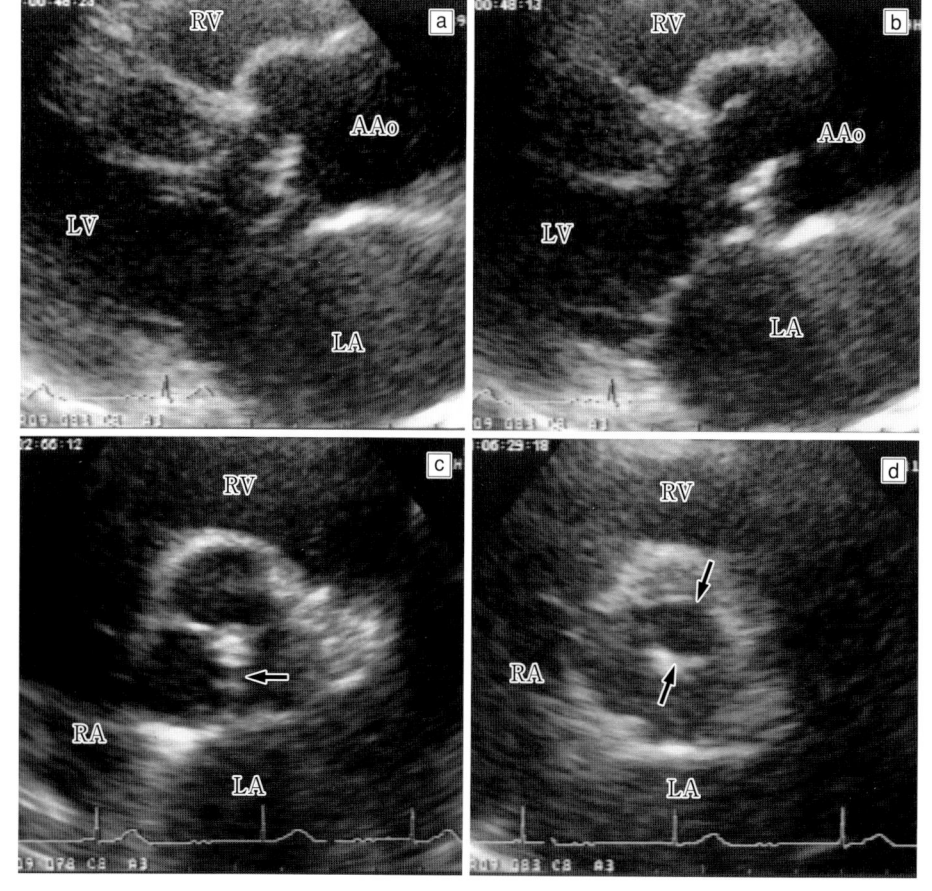

図9-8 大動脈弁狭窄．二尖大動脈弁（左冠尖・無冠尖融合型）
　拡張期 a および収縮期 b の傍胸骨長軸像では，左房側にある大動脈弁尖が石灰化し，可動性が低下している．
　拡張期大動脈弁短軸像 c では左冠尖と無冠尖が癒着しているが，リウマチ熱の既往はなく，僧帽弁は正常であった．矢印はraphe．収縮期短軸像 d では，左冠尖と無冠尖が融合した二尖大動脈弁であることがわかる．矢印の間が弁口．
　弁口面積1.5 cm², 最大圧較差34 mmHg, 平均圧較差16 mmHg.

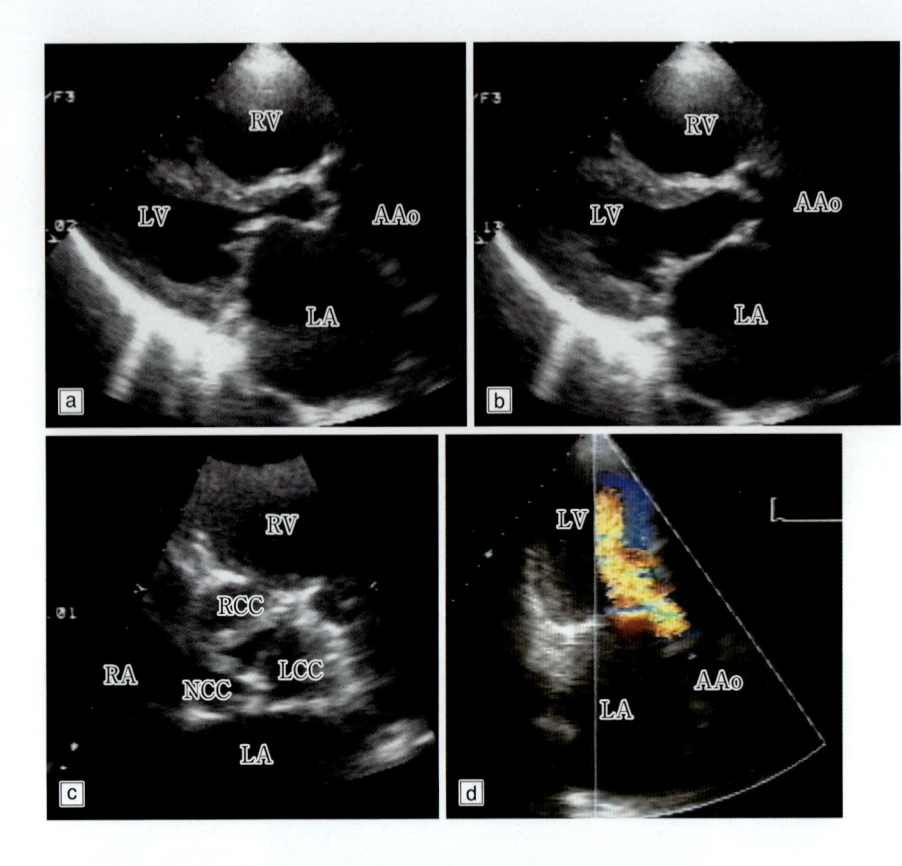

図 9-9 リウマチ性大動脈弁狭窄兼閉鎖不全

拡張期傍胸骨長軸像 a では僧帽弁狭窄があり，大動脈弁も肥厚石灰化している．右室と左房は拡張している．収縮期像 b では大動脈弁の開放が制限されている．

収縮期大動脈弁短軸像 c では，大動脈弁の交連部が癒着しており，開口部が三角形となっている．

心尖部から記録したカラードプラ像 d では，中等量の大動脈弁逆流が認められる．

弁口面積 0.7 cm², 最大圧較差 66 mmHg, 平均圧較差 43 mmHg. 僧帽弁口面積は 0.6 cm², 僧帽弁口の最大圧較差は 28 mmHg, 平均圧較差は 17 mmHg, 右室圧は 73 mmHg であった．

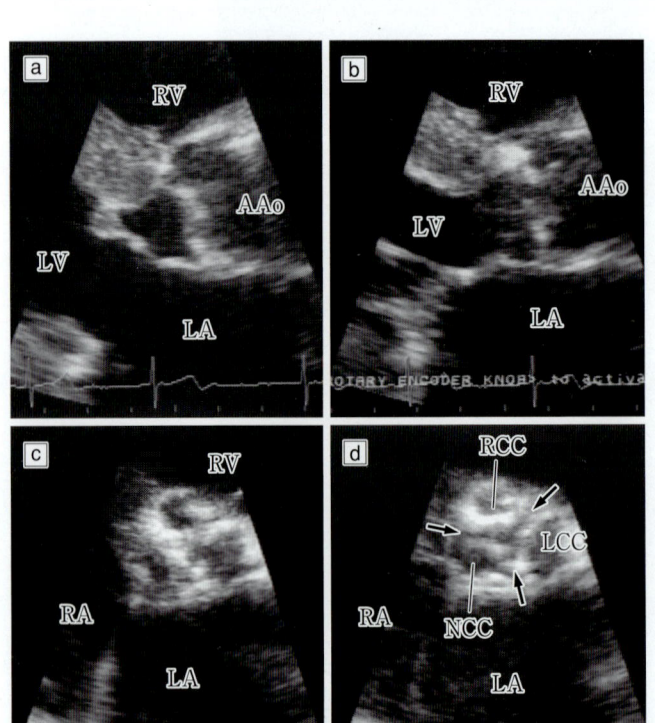

図 9-10 変性（老人性）大動脈弁狭窄

拡張期 a と収縮期 b の傍胸骨長軸像を比較すると，大動脈弁はほとんど開放していない．

拡張期短軸像 c では，大動脈弁全体に石灰化が認められる．収縮期短軸像 d では，弁の開口部（矢印）が Y 字形に観察される．

弁口面積 0.5 cm², 最大圧較差 77 mmHg, 平均圧較差 48 mmHg.

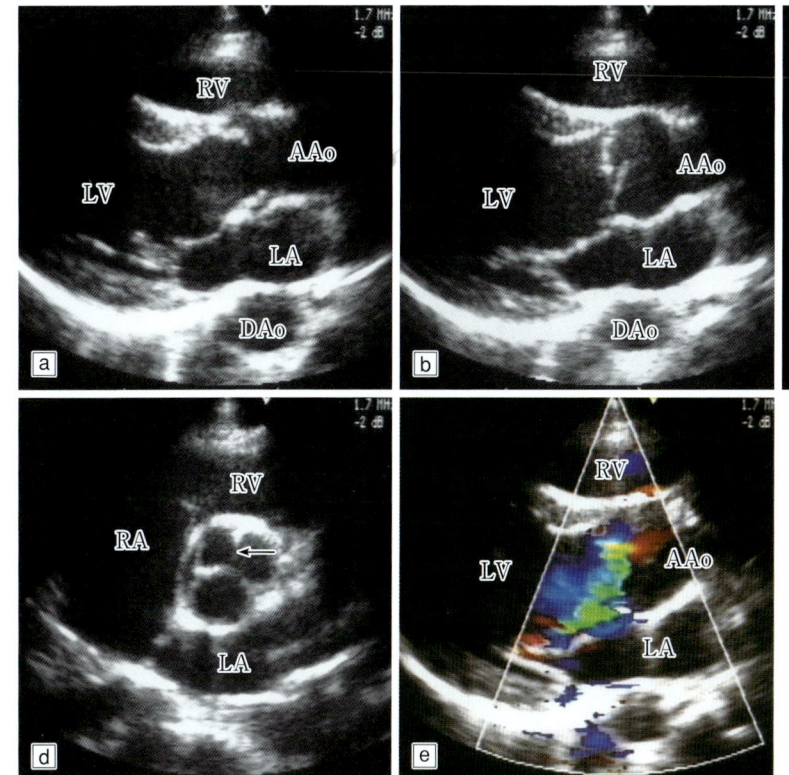

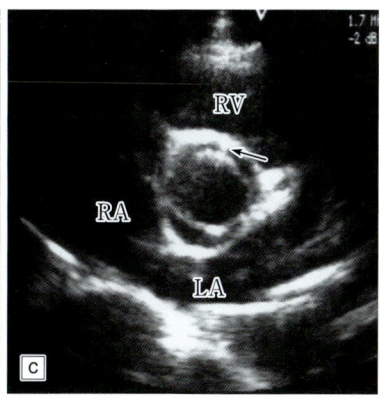

図9-11
大動脈弁閉鎖不全．弁尖の接合にずれのある二尖大動脈弁（右冠尖・左冠尖融合型）

収縮期傍胸骨長軸像 a では大動脈弁の軽度ドーミングを認める．拡張期像 b では前後の大動脈弁尖にずれが認められ，僧帽弁前尖の開放運動が妨げられている．収縮期 c および拡張期 d の大動脈弁短軸像では，左冠尖と右冠尖の融合した二尖大動脈弁であることがわかる．矢印は raphe である．
拡張期傍胸骨長軸カラードプラ像 e では，大動脈弁逆流が僧帽弁前尖に向かっている．

型では，2枚の弁尖は前後に配置され，前方の弁尖のほうが大きい．2本の冠動脈はともに前方の弁尖から生じる．無冠尖と右冠尖の融合型では，2枚の弁尖は左右に配置され，右の弁尖のほうが大きい．傍胸骨長軸像では融合した弁尖が膜様に見えることがある．2本の冠動脈はそれぞれ左右の弁尖から生じる．左冠尖と無冠尖の融合型（図9-8）はまれであり，2枚の弁尖が前後に配置され，後方の弁尖のほうが大きい．冠動脈は，前後の弁尖から1本ずつ生じる．左冠尖と無冠尖の融合型では，リウマチ性病変との鑑別が必要である．

通常，融合した弁の大きさは，融合していない弁の2倍よりは小さい．弁の融合部位は raphe（縫線）と呼ばれる堤状構造を形成するが，raphe が観察されない例もある．交連の癒着と石灰化した raphe とは区別しにくく，経食道記録でも診断できないことがある．

Mモード法の時代には，拡張期の大動脈弁エコーが大動脈の中央からずれていることが重要な診断の根拠であり，ずれの程度は eccentricity index と呼ばれていた．Mモード法を二尖弁の診断に用いることはなくなったが，拡張期における大動脈弁エコーの位置が大動脈の中心から明らかにずれている場合は，二尖大動脈弁である可能性が高いので，断層像を再確認する必要がある．

成人においては，二尖大動脈弁であることのみで有意な大動脈弁狭窄となることはまれである．弁尖が肥厚，石灰化して可動性が低下することにより，大動脈弁狭窄が進行する．二尖大動脈弁は上行大動脈の拡張を合併することが多く，大動脈瘤や解離性大動脈瘤に進行する場合もある．大動脈の拡張は狭窄の有無とは無関係で，弁機能に明らかな異常がない例や，閉鎖不全例にも同様に認められる．また，動脈管開存や大動脈縮窄などの先天性心疾患の合併も少なくないので，二尖大動脈弁例では大動脈の観察も重要である．

■リウマチ性

リウマチ性大動脈弁狭窄は，交連の癒着と弁尖

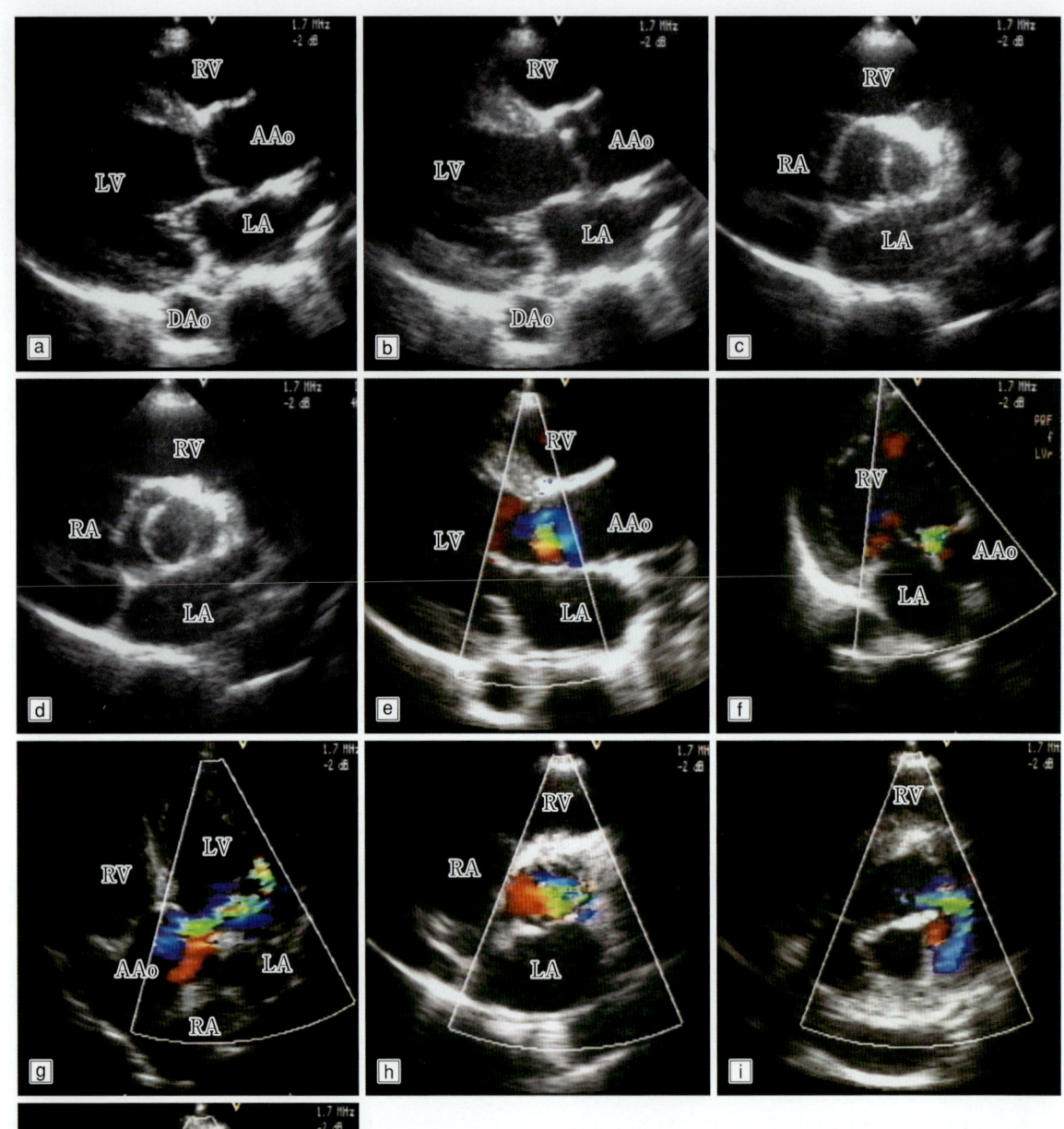

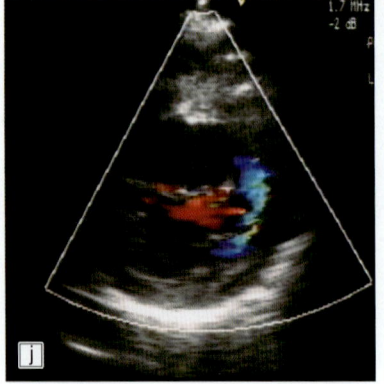

図9-12
大動脈弁閉鎖不全，大動脈拡張をともなう二尖大動脈弁（無冠尖・右冠尖融合型）

　傍胸骨長軸像の拡張終期像 a と収縮期像 b では，大動脈弁が膜様構造に見える．収縮期には大動脈弁が大動脈方向に移動しているが，明らかな弁の開放は認められない．

　拡張期 c と収縮期 d の大動脈弁短軸像では大動脈弁の肥厚石灰化は軽度であり，raphe も明らかではない．

　拡張期カラードプラ像を観察すると，傍胸骨長軸像 e および心尖からの長軸像 f では逆流信号が大動脈弁の左室側に限局しており，逆流の広がりはわからない．心尖からの五腔像 g では逆流が左室側壁方向に向かっている．

　大動脈弁短軸像 h，左室流出路短軸像 i，左室腱索レベル短軸像 j では逆流が左室前側壁方向に回旋している．

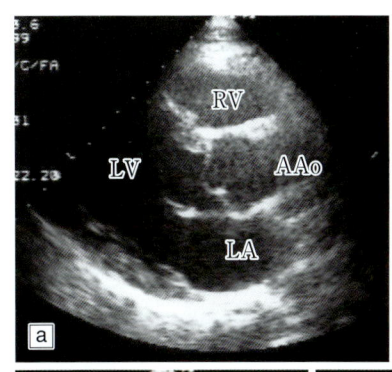

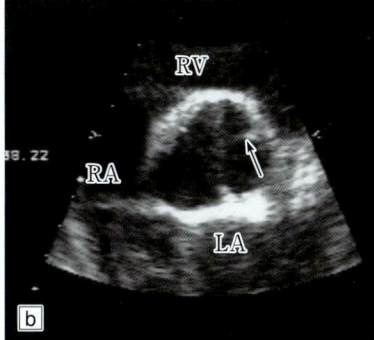

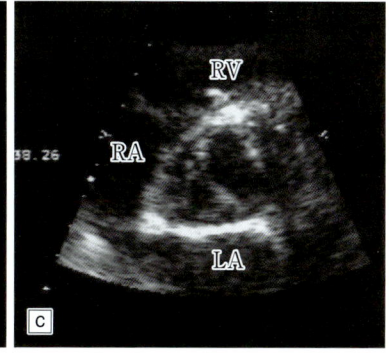

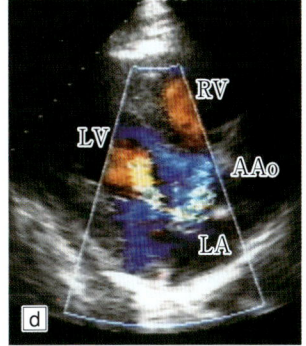

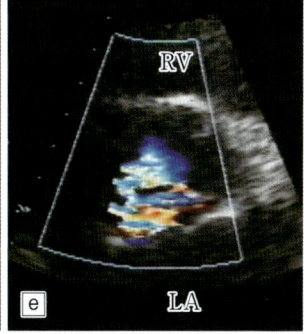

図9-13
大動脈弁閉鎖不全．大動脈弁尖の逸脱を示す二尖大動脈弁（右冠尖・左冠尖融合型）

拡張期傍胸骨長軸像 a では，前方の大動脈弁尖が左室側に逸脱している．大動脈弁短軸像では右冠尖と左冠尖の融合型で，raphe（矢印）が認められる．b は拡張期像，c は収縮期像．

拡張期傍胸骨長軸カラードプラ像 d では，逆流が僧帽弁前尖に向かい，僧帽弁前尖に当たって向きを変え，心室中隔方向に向かっている．

大動脈弁短軸カラードプラ像 e では，逆流が右後方に向かっている．

の肥厚石灰化により生じるため，大動脈弁開口部の短軸像は三角形となる（図9-9）．リウマチ性変化の大多数は僧帽弁から大動脈弁狭窄に進行するため，リウマチ性病変が大動脈弁のみに生じることはまれで，通常は僧帽弁にもリウマチ性病変を認める．

■変性（老人性）

高齢者の増加にともない，大動脈弁狭窄の原因疾患において弁の変性による大動脈弁狭窄の占める割合が増加している（図9-10）．透析例などのカルシウム代謝異常例では高齢者ではなくても変性大動脈弁狭窄が生じる．変性大動脈弁狭窄は，僧帽弁輪や乳頭筋の石灰化をともなうことが多い．僧帽弁輪石灰化による僧帽弁狭窄を合併する場合もある．

狭窄の機序は弁尖の肥厚石灰化による可動性低下であり，交連の癒着はあっても軽度である．石灰化は大動脈弁尖の大動脈側面に結節状に生じる．収縮期には弁尖間がスリット状に開くため，弁開口部はY字型となる．

変性大動脈弁狭窄例には，大動脈弁輪径が小さい例が多いので，大動脈弁置換を行う場合は弁輪径を正確に計測しなければならない．また，左室流出路径も減少している場合が少なくないので，圧較差の評価に際して左室流出路の流速を考慮することも必要である．変性大動脈弁狭窄は他の大動脈弁狭窄より進行が早いので（弁口面積は1年でほぼ0.1 cm^{2}減少する），手術の時期を逸することがないよう，定期的な経過観察を行うことが必要である．また，変性大動脈弁狭窄例には狭窄が強くても左室の肥大が軽度である例が多いので，左室肥大の程度のみで狭窄の重症度を判断してはならない．

● 大動脈弁閉鎖不全
　a）大動脈弁閉鎖不全の評価

大動脈弁閉鎖不全の重症度を評価するに際しては，まずカラードプラ法により逆流の広がりを確認するが，この際に長軸像における到達距離と広がりのみでなく，長軸像と短軸像を組み合わせて逆流がどの部分からどの程度の幅で生じているかを確認することも必要である．

左室が拡張し，壁運動が亢進していたり，左室流出路においてドプラ法により求めた左室1回拍出量が明らかに増加していれば，大動脈弁逆流量

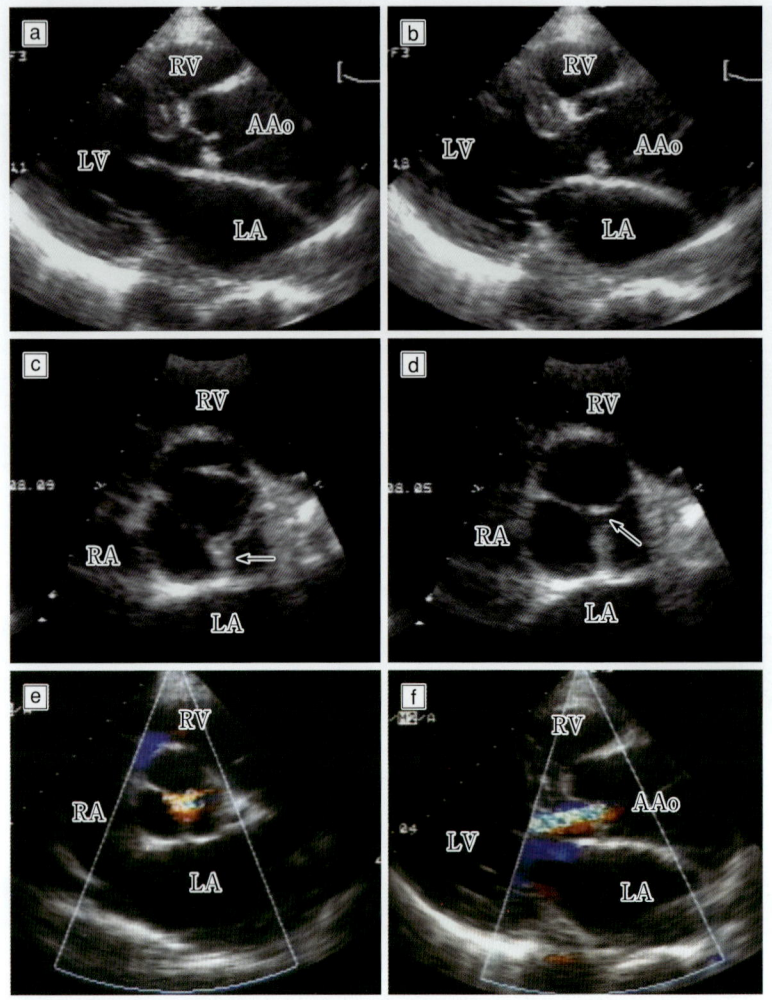

図9-14
大動脈弁閉鎖不全．大動脈弁尖の融合が不完全な二尖大動脈弁（左冠尖・無冠尖融合型）

拡張期 a と収縮期 b の傍胸骨長軸像では，左房側の弁尖が肥厚している．
収縮期の大動脈弁短軸像 c では左冠尖と無冠尖の融合が認められるが，融合部分の大動脈弁辺縁は滑らかな弓形となっていない．矢印は raphe．拡張期の大動脈弁短軸像 d では，弁尖の接合部中央に間隙（矢印）が認められる．
カラードプラ像 e ではこの部分から逆流が生じている．拡張期傍胸骨長軸カラードプラ像 f では，大動脈弁逆流が弁の中央から大動脈弁輪とほぼ垂直に生じている．

が大量である可能性が高い．下行大動脈あるいは上部の腹部大動脈において記録したパルスドプラ像において拡張期を通じて左室方向に向かう逆流信号を認めた場合は，有意な大動脈弁逆流と言える．ただし，大動脈管開存があると大動脈弁閉鎖不全がなくても拡張期逆流信号が認められる．

b）心室心房の変化

左室は遠心性肥大を示し，心筋量は大動脈弁狭窄例よりも増加する傾向がある．しかし，左室壁厚自体は正常であることが多いので，心筋量の推定式を用いて心筋量を推定し，正常値と比較しないと遠心性肥大に気付かないことがある．

左心機能が低下した左室拡張例には，線維化が進行し，大動脈弁置換を行っても心機能が回復しない例が少なくないので，左室に不可逆性変化が生じる前に手術を行わなければならない．大動脈弁閉鎖不全の手術時期を決定するためには，症状のほかに左室機能も重要な情報となる．そのためには左室の大きさや機能を正確に診断し，経時的変化を評価することが不可欠である．

c）大動脈弁閉鎖不全の原因疾患

大動脈弁閉鎖不全は，弁尖の異常のほかに大動脈の拡張によっても生じるので，大動脈弁輪およびST junctionを含む上行大動脈の拡張についても評価することが必要である．感染性心内膜炎による大動脈弁損傷は，感染性心内膜炎の項（**part.11**）で説明する．

■先天性

① 二尖大動脈弁

二尖大動脈弁における大動脈弁逆流の原因には，

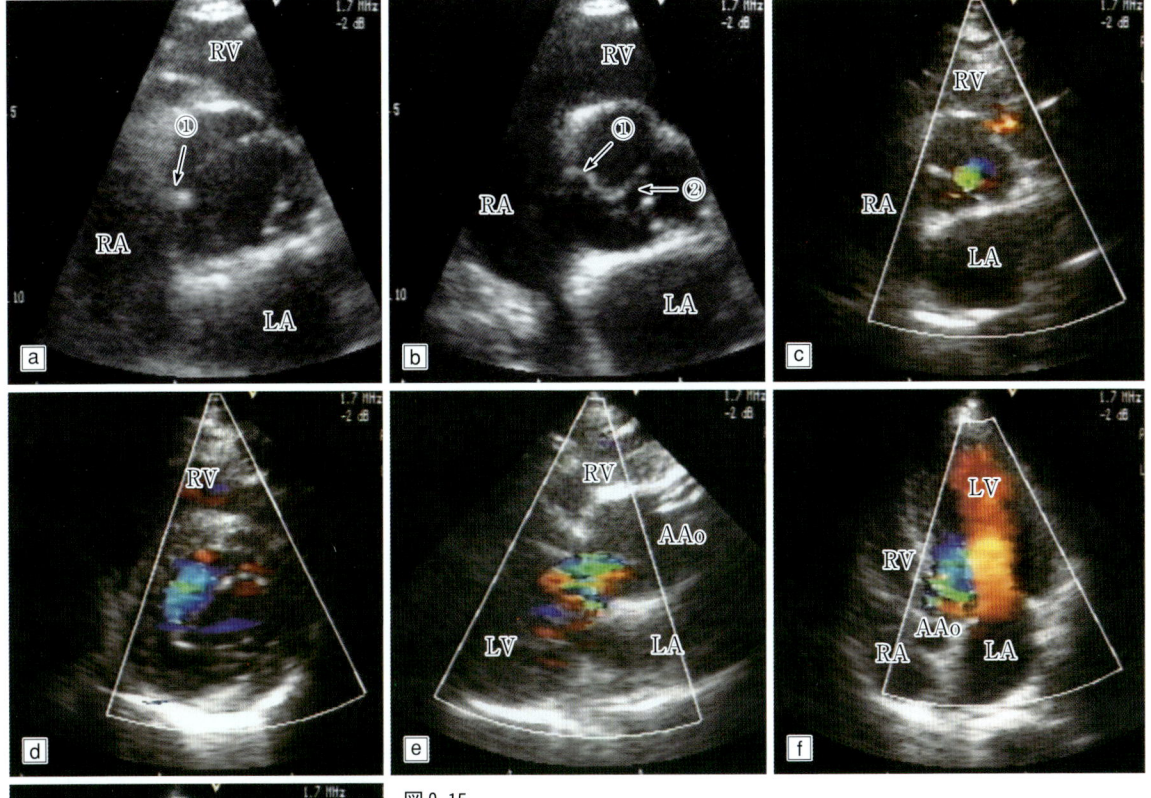

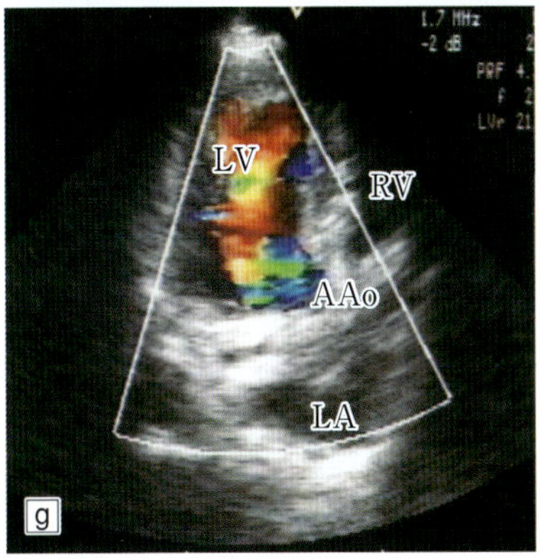

図9-15
大動脈弁閉鎖不全．大動脈弁尖の融合が不完全な二尖大動脈弁（無冠尖・右冠尖融合型）

収縮期大動脈弁短軸像 a では左冠尖と無冠尖の融合が認められるが，図9-14同様融合部分の大動脈弁辺縁は滑らかな弓形となっていない．拡張期 b には弁尖の接合部に間隙（矢印②）が認められる．矢印① は raphe．

大動脈弁短軸カラードプラ像 c ではこの間隙から逆流が生じている．左室短軸像 d では，逆流が下壁方向に向かっている．

拡張期傍胸骨長軸像 e および拡張期における心尖からの五腔像 f では，大動脈弁逆流信号が大動脈弁左室側に限局して観察される．心尖からの五腔像に認められる赤色の血流信号は僧帽弁通過血流である．心尖からの傍胸骨長軸像を傾けると（g）拡張期に下壁から心尖に向かう大動脈弁逆流を観察することができる．

弁尖のずれ（図9-11），大動脈の拡張による弁尖の接合不全（図9-12），弁尖の逸脱，（図9-13），弁尖の不完全な融合（図9-14, 15）などある．大動脈や大動脈弁輪の拡張により弁尖の接合不全が生じた例では，弁の辺縁全体から，弁尖の融合が不完全な二尖弁では，弁の中央から逆流が生じる．

一般的に二尖大動脈弁における逆流の方向は偏っているが，弁尖の融合が不完全な二尖大動脈弁の逆流には，大動脈弁輪と垂直の方向（上行大動脈長軸方向）に向かうものもある．

弁尖の融合が不完全な二尖大動脈弁では，逆流量がそれほど多くなくても左室の拡張や肥大が進行している場合がある．これは，融合が不完全な例では，融合の不完全な部分からの逆流が誕生時から継続しているためと考えられる．

② 四尖大動脈弁

まれな疾患であり，弁尖の接合不全により逆流を生じる場合がある（図9-16）．

■ リウマチ性

線維組織により大動脈弁が短縮し，弁尖の接合不全が生じる（図9-9）．リウマチ性変化が大動脈弁のみに生じることはまれであり，原則として僧

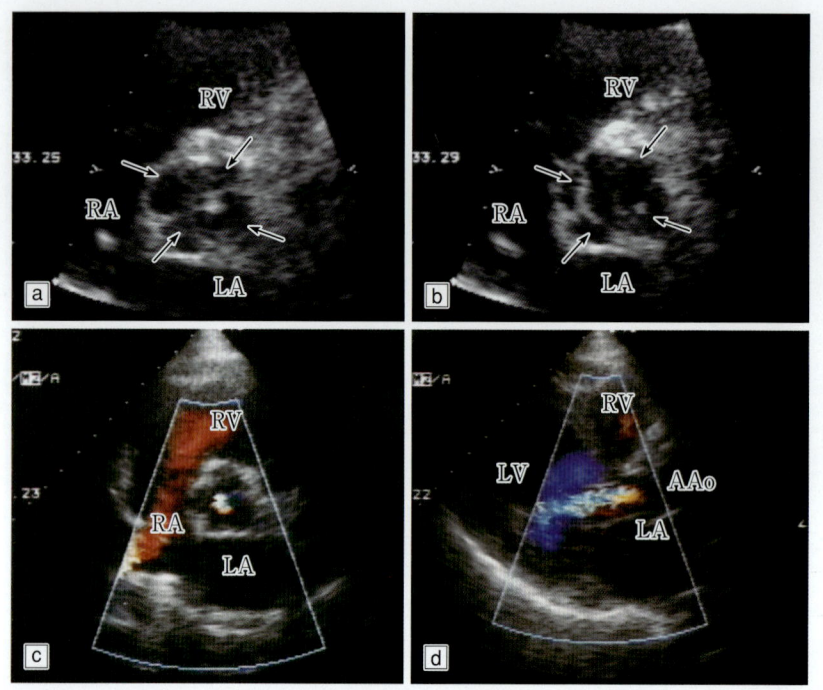

図 9-16 大動脈弁閉鎖不全，四尖大動脈弁

拡張期 a および収縮期 b の大動脈弁短軸像で，4 枚の大動脈弁弁尖が認められる（矢印は各弁尖を示す）．

短軸カラードプラ像 c では弁の中央から逆流が生じている．

傍胸骨長軸カラードプラ像 d では大動脈弁逆流が弁の中央から大動脈弁輪とほぼ垂直に生じている．

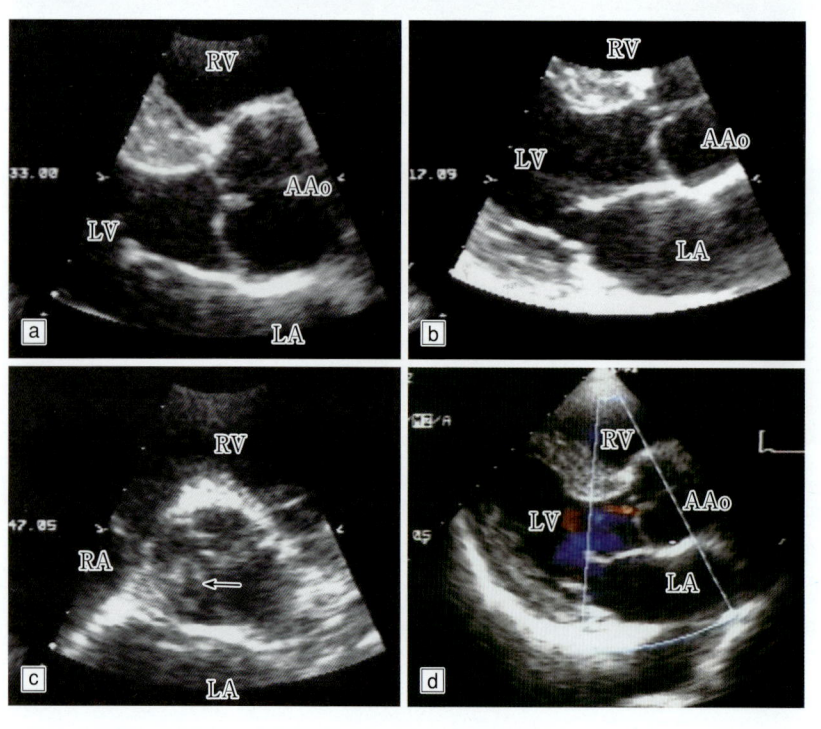

図 9-17 大動脈弁無冠尖逸脱

拡張期傍胸骨長軸像 a では無冠尖が左室側に陥入している．断面を無冠尖側に傾けると逸脱はより明らかになる（b）．

拡張期の大動脈弁短軸像 c では，逸脱部分が楕円形に認められる（矢印）．

拡張期傍胸骨長軸カラードプラ像 d では，逸脱部から心室中隔方向に向かうわずかな逆流が認められる．

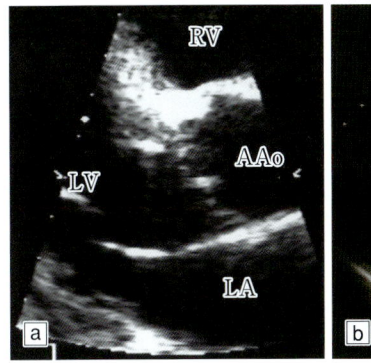

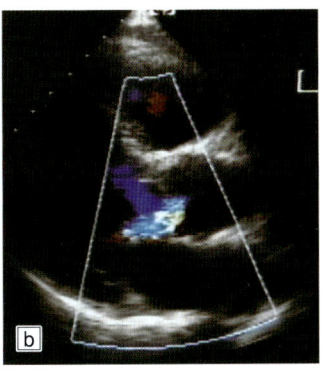

図9-18 大動脈弁閉鎖不全．大動脈弁右冠尖逸脱
拡張期傍胸骨長軸像 a で右冠尖の逸脱が認められ，カラードプラ像 b では，逸脱部位から下壁に向かう逆流が生じている．

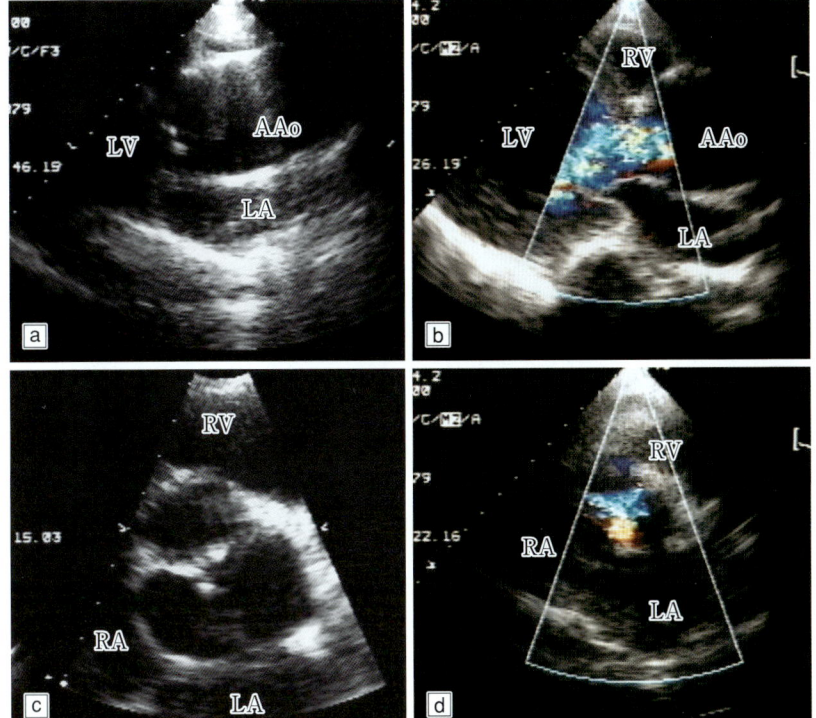

図9-19
大動脈弁閉鎖不全．上行大動脈拡張
拡張期傍胸骨長軸像 a では大動脈弁輪径は 22 mm で正常であったが，上行大動脈が 49 mm と拡張しており，カラードプラ像 b では左室流出路全体に逆流信号が認められる．
拡張期大動脈弁短軸像 c では 3 枚の弁尖の接合不全が認められ，カラードプラ像 d では 3 枚の弁尖の接合部全体から生じる Y 字形の逆流信号が認められる．
心室中隔壁厚は 14 mm，左室下壁厚は 13 mm，左室拡張終期径は 65 mm，収縮終期径は 45 mm で遠心性肥大となっており，左室心筋量は 511 g（正常上限 223 g）であった．

帽弁のリウマチ性疾患をともなっていることは，大動脈弁狭窄と同じである．程度の差はあるが，大動脈弁狭窄をともなう．大動脈弁逆流が多いと狭窄は軽度であっても圧較差が高くなるので，大動脈弁閉鎖不全を合併する大動脈弁狭窄では重症度の評価に注意が必要である．

■変 性
一般に，大動脈弁の変性（老人性）石灰化では，閉鎖不全はあっても軽度である．大動脈弁閉鎖不全が主体となる例はほとんどない．

■逸 脱
三尖の大動脈弁において，明らかな大動脈弁逸脱を認めることはまれである（図9-17, 18）．大動脈弁が左室側に陥入している場合は，二尖弁であったり（図9-13），心室中隔欠損（室上稜上方欠損）部位に右冠尖が陥入している（図5-8）ことが多い．

■大動脈拡張
ST junction を含めた上行大動脈の拡張，延長により大動脈弁の遠位端が引っ張られると，大動脈弁辺縁の接合不全が生じ，大動脈弁閉鎖不全と

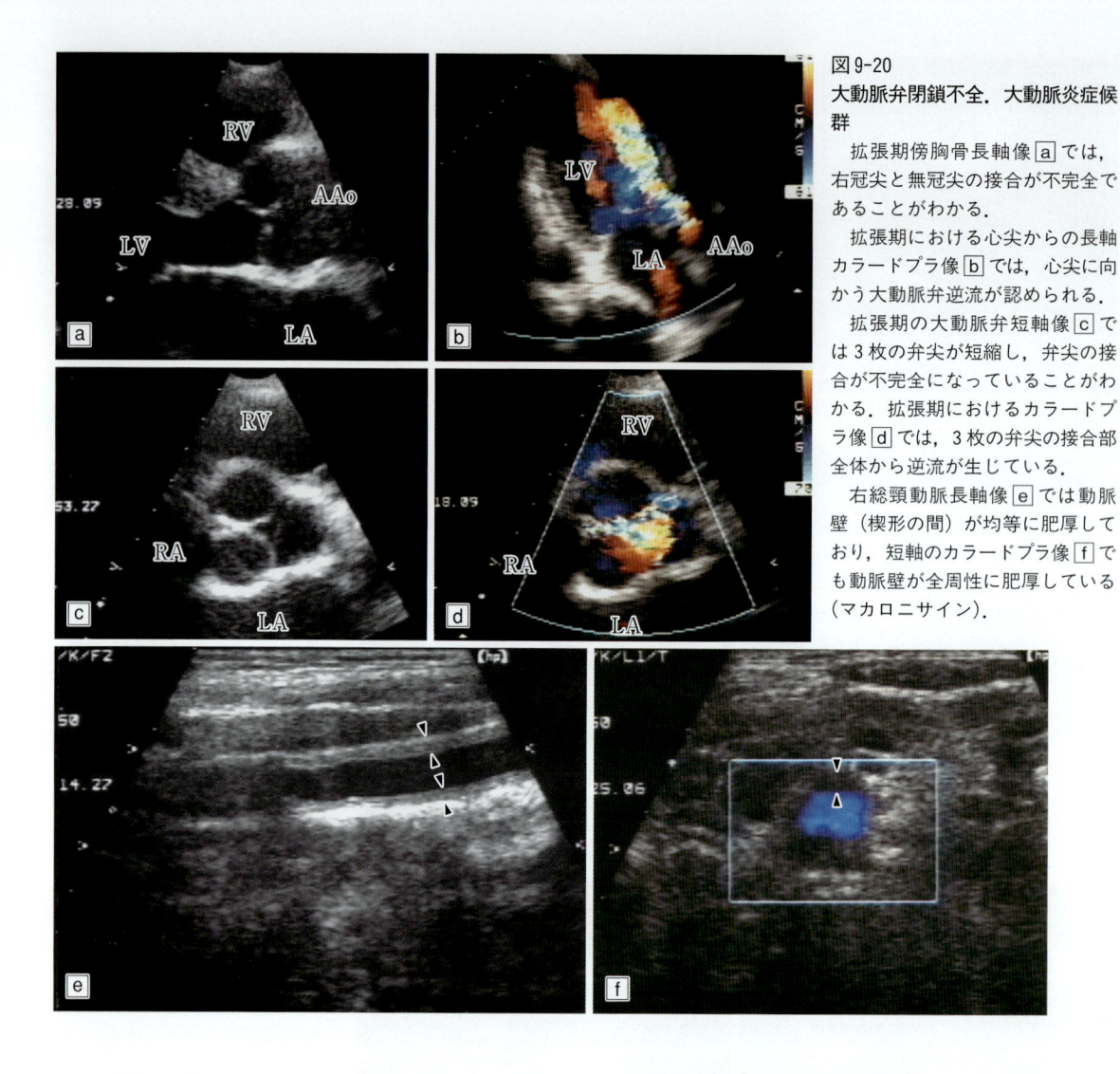

図9-20
大動脈弁閉鎖不全．大動脈炎症候群

拡張期傍胸骨長軸像 a では，右冠尖と無冠尖の接合が不完全であることがわかる．
拡張期における心尖からの長軸カラードプラ像 b では，心尖に向かう大動脈弁逆流が認められる．
拡張期の大動脈弁短軸像 c では3枚の弁尖が短縮し，弁尖の接合が不完全になっていることがわかる．拡張期におけるカラードプラ像 d では，3枚の弁尖の接合部全体から逆流が生じている．
右総頸動脈長軸像 e では動脈壁（楔形の間）が均等に肥厚しており，短軸のカラードプラ像 f でも動脈壁が全周性に肥厚している（マカロニサイン）．

なる（図9-19）．大動脈弁輪の拡張のみで有意な大動脈弁逆流が生じることは少ない．原因としては，加齢や高血圧にともなう大動脈拡張，大動脈解離（図15-7），マルファン症候群（図15-1），関節疾患などがある．

カラードプラ法で大動脈弁短軸像を記録すると，逆流が各弁尖の中心から生じる場合には大動脈弁の中央に，各弁尖の間から生じる場合にはY字型に逆流信号が記録される．

■大動脈弁の短縮，変形
大動脈弁の変形には，弁の辺縁の肥厚，弁尖の短縮（図9-20）などがあり，接合不全による大動脈弁逆流を生じる．膠原病，高安病（大動脈炎症候群），クローン病などに合併することがある．

■大動脈弁穿孔，瘤，解離
感染性心内膜炎によるものが多いが，組織が脆弱であるために瘤，穿孔，弁輪付近の解離を生じる場合もある（図9-21, 22, 23）．

● 大動脈弁周囲の病変
a）大動脈弁下狭窄
大動脈弁下の膜様構造や線維輪による discrete 型狭窄（discrete subaortic stenosis）が多い（図9-24）．線維組織と筋肉からなるトンネル型狭窄もある．discrete 型狭窄は術後に再狭窄が生じることもあるので，術後の経過観察が必要である．

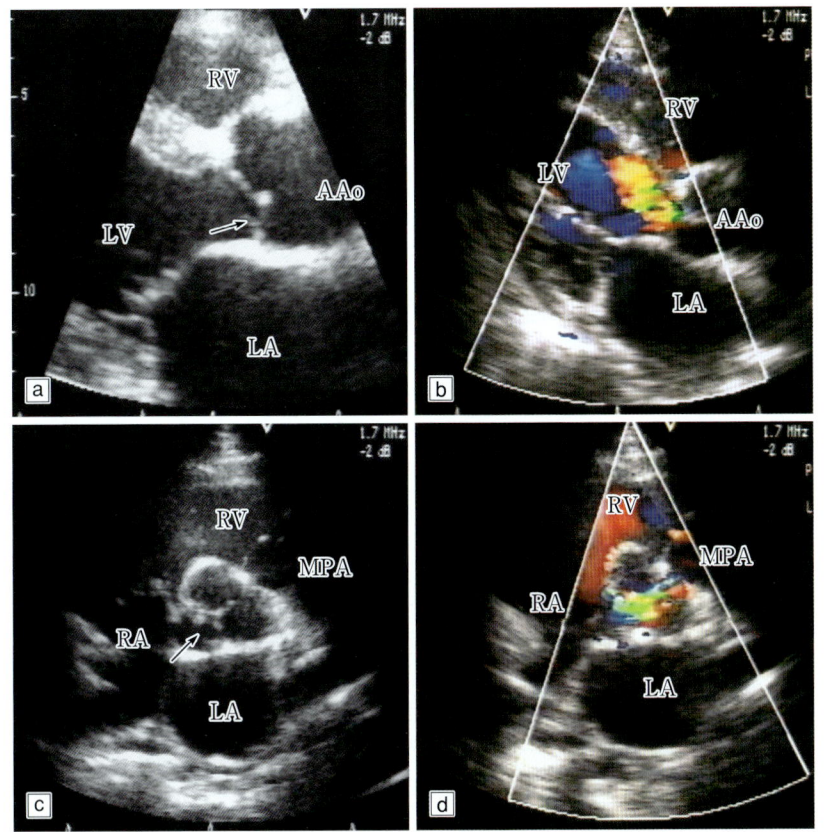

図 9-21　大動脈弁無冠尖穿孔

　拡張早期の傍胸骨長軸像 a で，無冠尖の損傷（矢印）が疑われる．カラードプラ像 b ではこの部分から逆流が生じている．

　拡張期大動脈弁短軸像 c では，無冠尖に穿孔（矢印）が認められ，カラードプラ像 d では，この部分から逆流が生じている．病理診断は線維層の断裂による大動脈弁の穿孔であった．

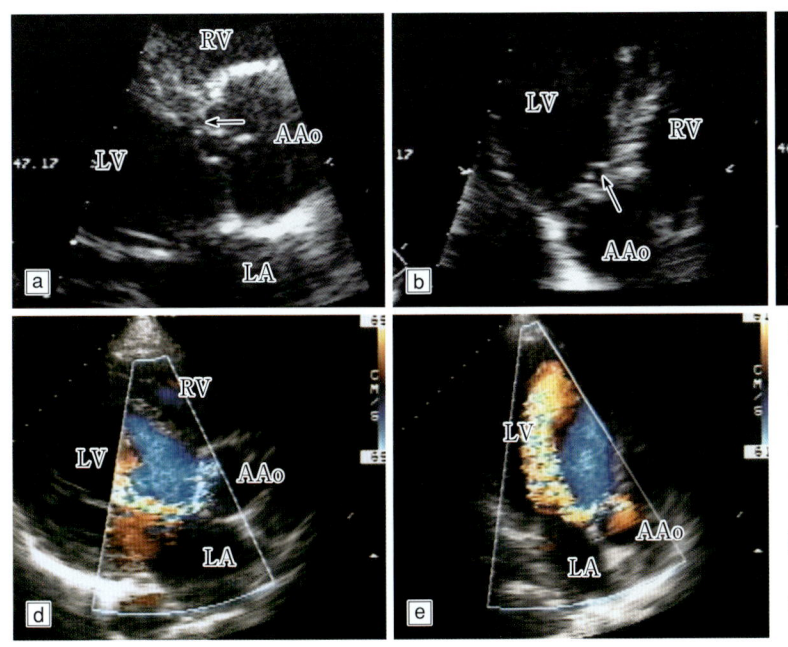

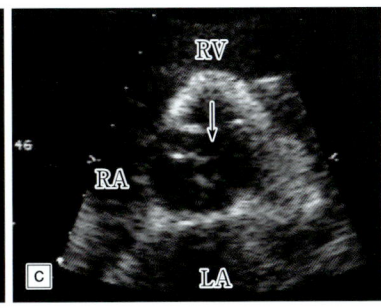

図 9-22　大動脈弁右冠尖弁瘤

　拡張期における傍胸骨長軸像 a および心尖からの長軸像 b で，右冠尖の瘤（矢印）が認められる．

　拡張期短軸像 c では，弁の陥凹部分（矢印）が認められる．

　拡張期における傍胸骨 d および心尖 e からのカラードプラ像で，僧帽弁前尖に向かう逆流が認められる．病理診断は線維層の欠損であった．

part. 9　大動脈弁の異常　　141

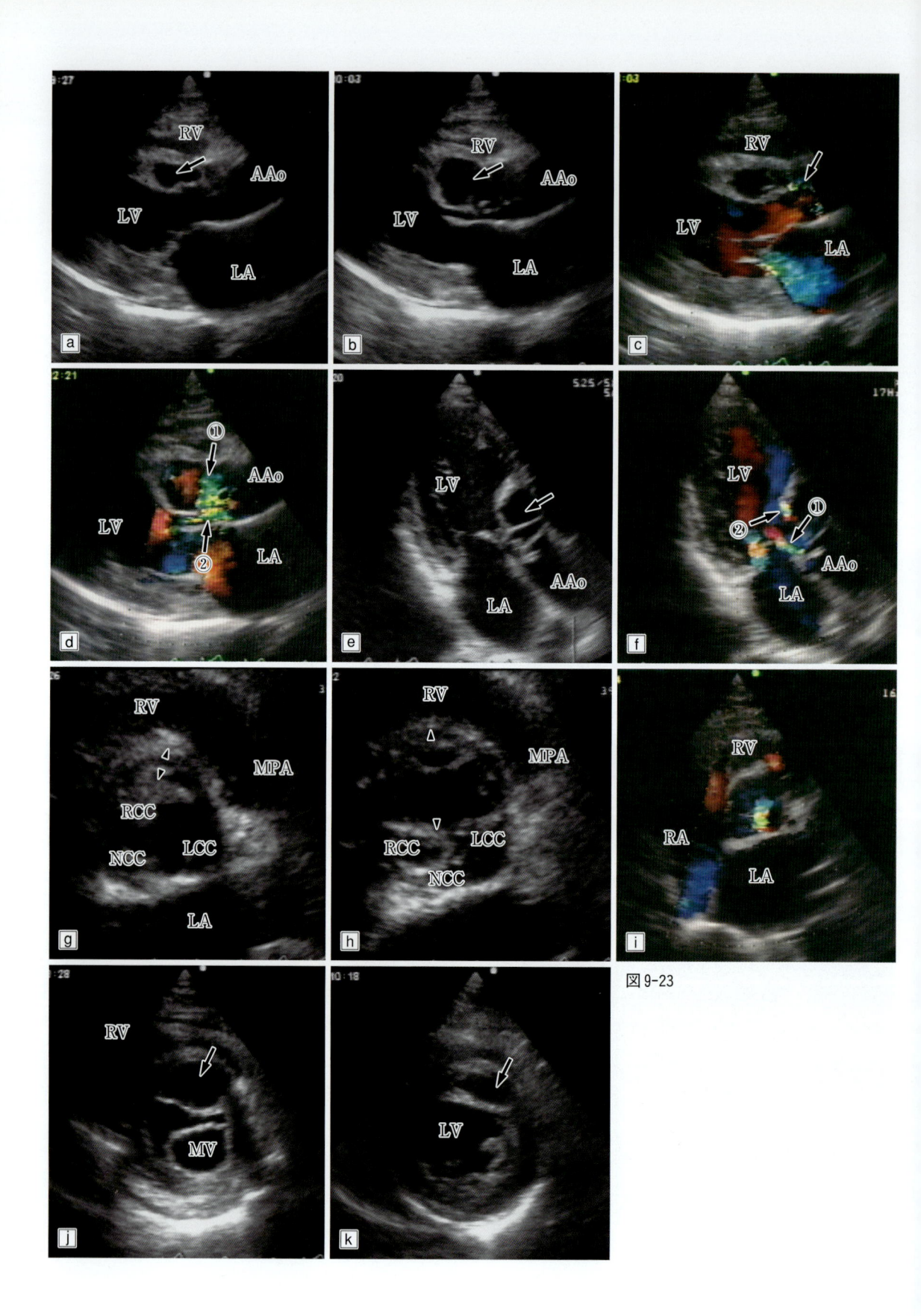

図 9-23

part.9　大動脈弁の異常

図9-23 バルサルバ洞および左室の解離
　大動脈炎症候群．傍胸骨長軸像で，心室中隔から大動脈弁輪にかけて認められる囊状構造（矢印）が，収縮期 a には縮小し，拡張期 b には拡大して大動脈弁輪と左室流出路を圧迫している．カラードプラ像では，収縮期 c に僧帽弁逆流と囊状構造から大動脈に流入する血流（矢印）が，拡張期 d には囊状構造に流入する血流（矢印①）と大動脈弁逆流（矢印②）が観察される．
　拡張期における心尖部からの長軸像 e では拡張した囊状構造（矢印）の内部に複数の隔壁が認められる．カラードプラ像 f では，大動脈弁逆流（矢印①）と，囊状構造の穿孔部から左室に流入する血流（矢印②）が認められる．
　大動脈弁短軸像では，収縮期 g に3枚の弁尖の前方に認められる解離腔（楔形の間）が，拡張期 h には拡大し，3枚の弁尖が前方から圧迫されている．拡張期のカラードプラ像 i では，3枚の弁尖の中央付近から大動脈弁逆流が生じている．
　拡張期における僧帽弁レベル左室短軸像 j と乳頭筋レベル左室短軸像 k では，心室中隔内に解離腔（矢印）が認められる．

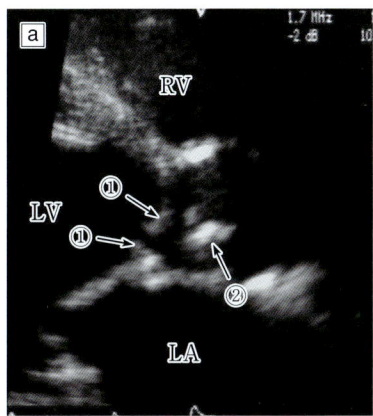

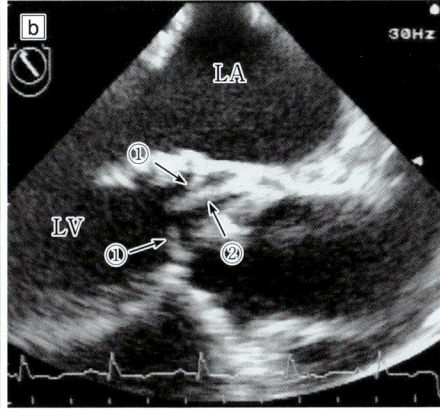

図9-24 大動脈弁弁下狭窄（discrete型）
　大動脈弁に感染性心内膜炎を生じている．拡張期傍胸骨長軸像 a では肥厚した大動脈弁の左室側に膜様構造（矢印①）と疣贅（矢印②）が認められる．
　拡張期経食道記録 b では大動脈弁に付着した疣贅（矢印②）が膜様構造（矢印①）の開口部に陥入している．

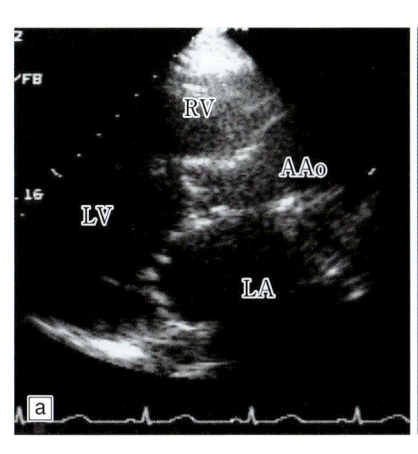

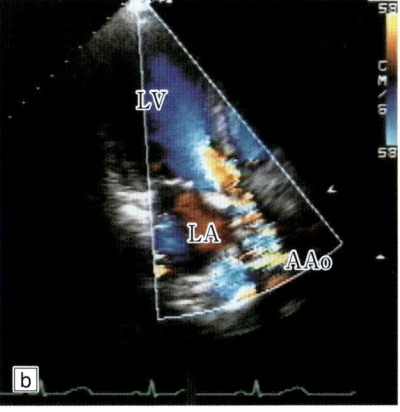

図9-25 大動脈弁弁上狭窄
　収縮期傍胸骨長軸像 a では，上行大動脈起始部の径が減少している．
　心尖から記録した収縮期カラードプラ像 b では，大動脈狭窄部分で流速が上昇し，乱流となっている．

b）大動脈弁上狭窄
　冠動脈開口部の直上から生じる上行大動脈の限局性狭窄で，ST junctionの径が大動脈弁輪の径より狭いことが診断の手掛かりとなる（図9-25）．

c）バルサルバ洞動脈瘤
　多くは右バルサルバ洞に生じ，左バルサルバ洞の動脈瘤はまれである．瘤の原因とされている大動脈中膜と大動脈弁線維輪部位との接合不全は先天性と考えられているが，瘤自体は経年的に出現，成長し，一部に破裂が生じるものと考えられている．右室への破裂では，連続性の短絡血流が認められる（図9-26）．

part.9　大動脈弁の異常

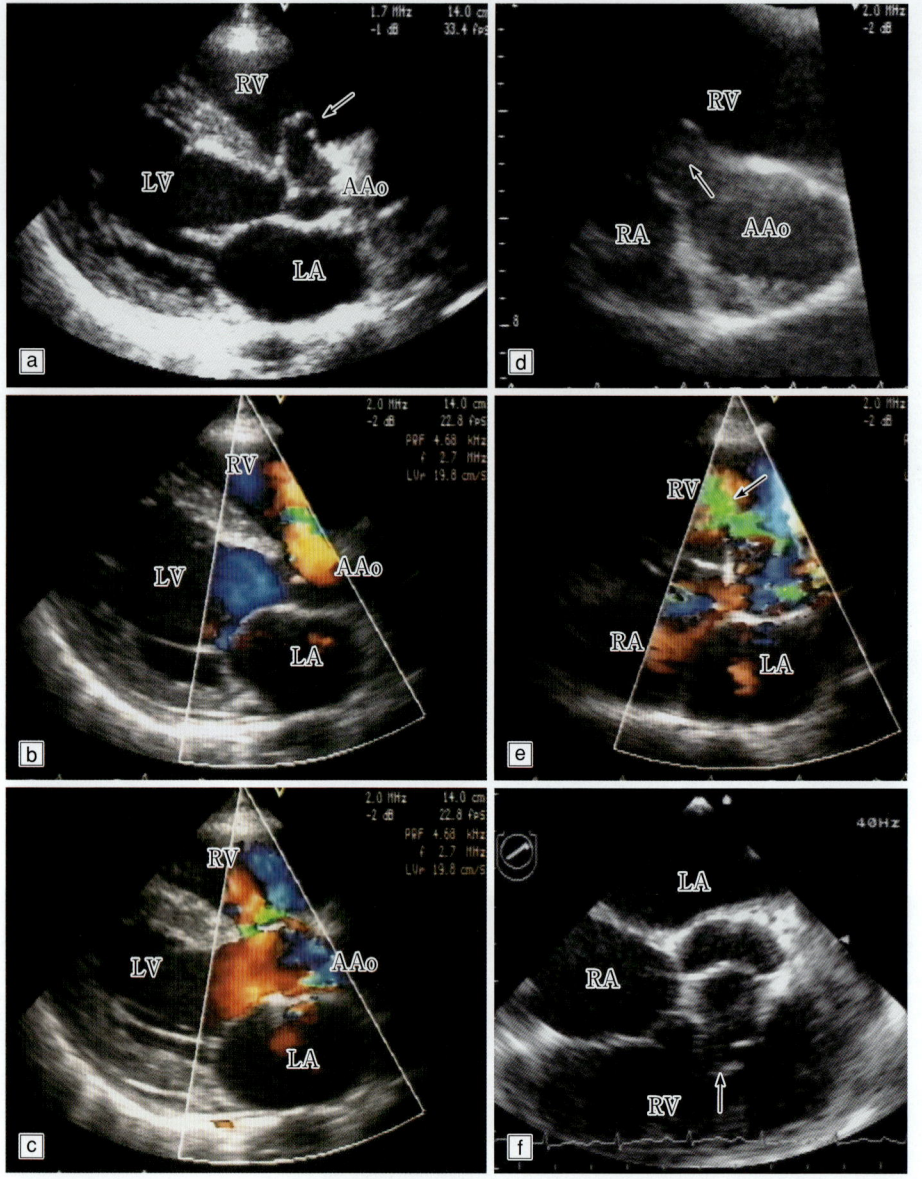

図 9-26
バルサルバ洞動脈瘤破裂

拡張後期の傍胸骨長軸像 a では右冠動脈洞が右室側に瘤状に張り出している（矢印）．拡張後期 b および収縮期 c のカラードプラ像では，この部分から右室に向かう血流が認められる．

収縮期に記録した上行大動脈短軸像 d では右冠動脈洞の瘤（矢印）が，カラードプラ法 e では短絡血流（矢印）が認められる．

大動脈起始部の経食道短軸像 f では，右室に張り出している瘤（矢印）が認められる．

144　part.9　大動脈弁の異常

三尖弁，肺動脈弁の異常

　右心系における弁機能障害の大多数は，圧負荷や容量負荷による弁尖の接合不全であり，弁尖自体の異常による弁機能障害はまれである．右心系の弁逆流には呼吸器疾患や左心系の疾患によるものが多いので，カラードプラ法で逆流を観察するだけで検査を終えるのではなく，心機能の評価を行うとともに逆流の原因を追及することが求められる．

　僧帽弁や大動脈弁にリウマチ性疾患が認められても，明らかなリウマチ性病変が三尖弁に及ぶことは少なく，三尖弁のみにリウマチ性疾患が生じた例は知られていない．肺動脈弁にリウマチ性病変が生じることは三尖弁よりさらに少ない．感染性心内膜炎による弁機能障害に関しては感染性心内膜炎の項（part.11）で解説する．

● 三尖弁疾患
a）三尖弁狭窄

　成人に認められる三尖弁狭窄は，ほぼ全例がリウマチ性である．僧帽弁狭窄に比し，弁の肥厚や石灰化が軽度で，明らかなドーミングも認められない傾向があるので，断層像を観察していても狭窄を見落とすことがある．また，僧帽弁狭窄に比し弁口を通過する血流速度が低いため，カラードプラ像でも狭窄の存在に気付きにくい．リウマチ性三尖弁狭窄例では，リウマチ性病変による三尖弁尖の短縮，右室拡張による三尖弁の接合不全，僧帽弁病変による肺動脈圧の上昇のため，中等量から大量の三尖弁逆流をともなうことが多く，有意な三尖弁逆流をともなわない三尖弁狭窄はまれである．大量の三尖弁逆流に目を奪われると，三尖弁狭窄に気づかないまま検査を終えてしまうおそれがある．

　三尖弁通過血流のパルスドプラ像あるいは連続波ドプラ像を記録すると，三尖弁狭窄でも僧帽弁狭窄と同様の血流パターンが認められる．三尖弁狭窄を見逃さないためには，僧帽弁や大動脈弁にリウマチ性弁膜疾患が認められる例においては，三尖弁逆流だけでなく三尖弁通過血流の波形も記録する習慣をつけておくことが重要である．三尖弁狭窄の重症度判断に用いられる指標は，三尖弁口における拡張期平均圧較差である．三尖弁口における圧較差は呼吸や姿勢の影響を受けやすいが，三尖弁口における平均圧較差が 2 mmHg 以上であれば有意な狭窄，4 mmHg 以上であれば重度の狭窄と判断するのが一般的である（図 10-1）．

　三尖弁に異常がなくても，周囲からの圧迫により三尖弁輪径が減少し，三尖弁狭窄状態となることもある（図 10-2, 3, 4）．

b）三尖弁閉鎖不全

　三尖弁逆流には三尖弁自体の病変によるものもあるが，大多数は右室の圧負荷あるいは容量負荷の結果として生じる三尖弁尖の接合不全に起因するものである（図 10-5）．有意な三尖弁逆流と判断した場合は，逆流量の評価のみでなく，三尖弁逆流速度による右室圧の評価，下大静脈径の呼吸性

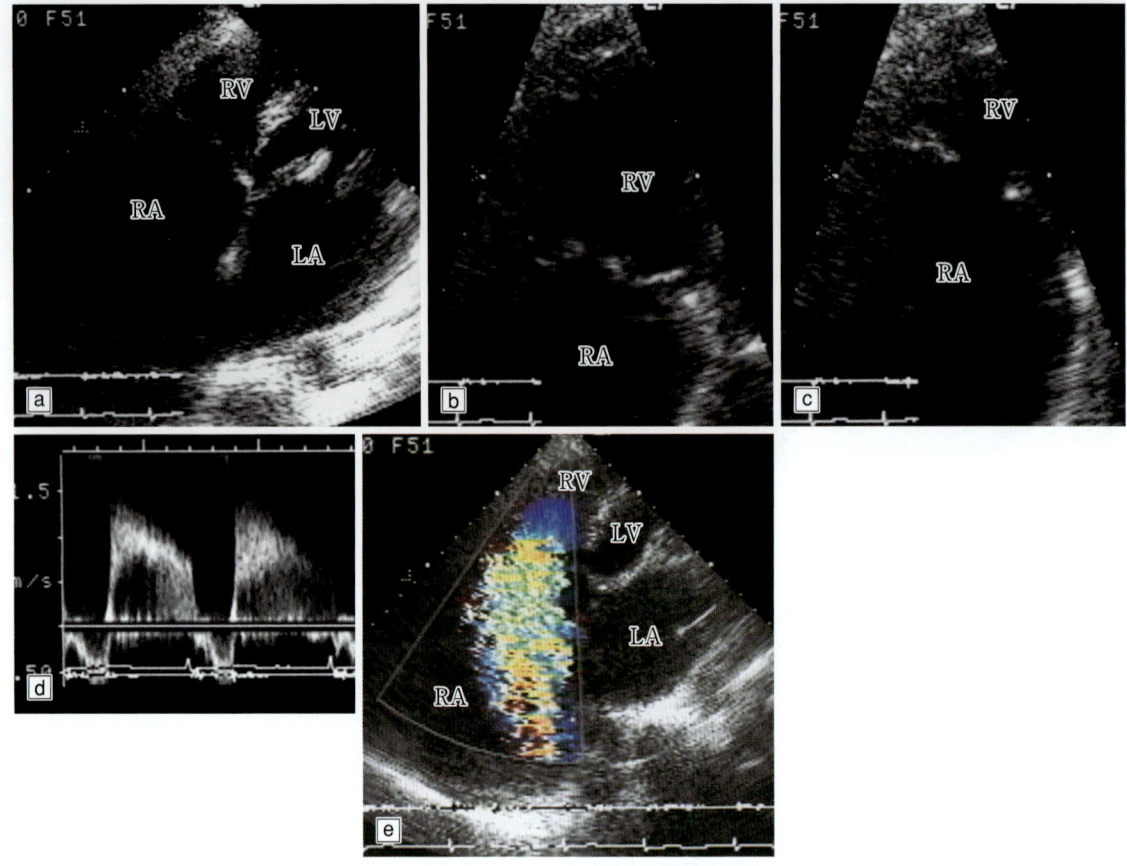

図10-1 リウマチ性三尖弁狭窄

　拡張期に記録した心尖からの四腔像⒜では，右房と左房が拡張している．僧帽弁には肥厚石灰化が認められる．三尖弁は開放が不十分であるが，弁尖自体には明らかな病変はないように見える．
　三尖弁の拡大像を記録すると，収縮期像⒝で弁尖の肥厚が認められ，弁尖の接合不全が疑われる．正常の三尖弁は拡張期に弁尖が右室側に大きく開くが，この例の拡張期像⒞では，三尖弁尖の位置が収縮期における位置とあまり変化しておらず，三尖弁が十分に開いていないことがわかる．しかし，三尖弁のドーミングは認められない．
　三尖弁通過血流の連続波ドプラ像⒟では，僧帽弁狭窄と同様の波形が認められる．流速より求めた最大圧較差は10 mmHgであった．収縮期のカラードプラ像⒠では，大量の三尖弁逆流が認められ，三尖弁逆流速度から求めた右室右房圧較差は43 mmHgであった．

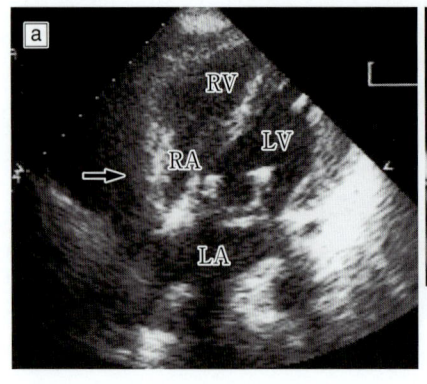

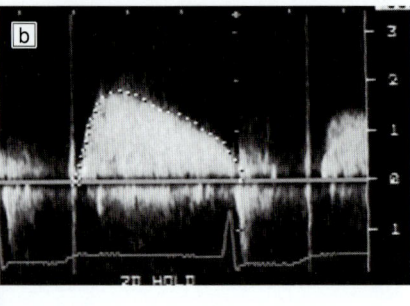

図10-2
血腫による三尖弁狭窄（僧帽弁置換術後）

　心尖からの四腔像⒜では，血腫（矢印）により右房と三尖弁輪が圧迫されている．
　三尖弁通過血流の連続波ドプラ像⒝より，最大圧較差13.7 mmHg，平均圧較差7.4 mmHgの三尖弁狭窄となっていることがわかる．

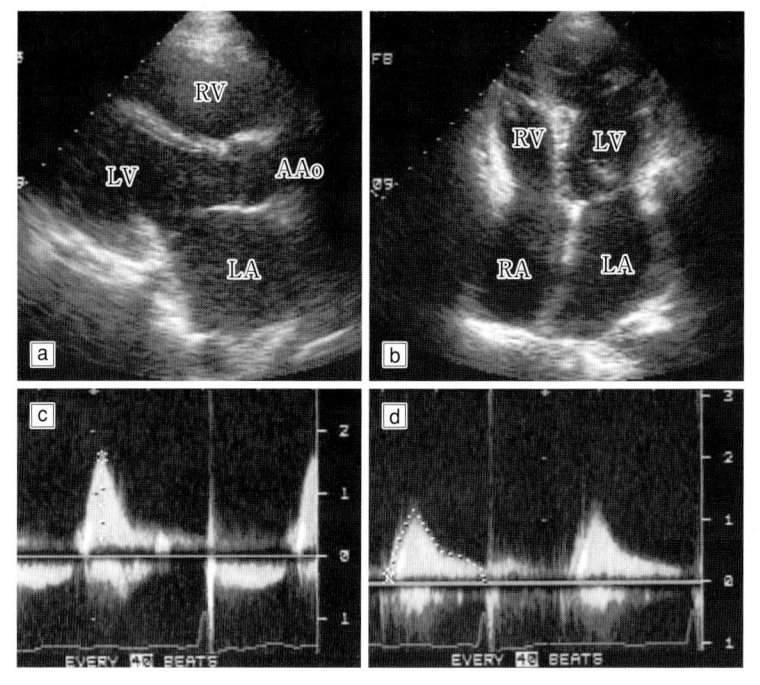

図10-3 収縮性心膜炎による房室弁狭窄

拡張終期の傍胸骨左室長軸像 a では，左房が拡張しており，僧帽弁輪付近の心膜が肥厚している．

心尖からの四腔像 b では，左右の房室弁輪が肥厚した心膜により締め付けられ，左右の心房が拡張している．

僧帽弁通過血流の連続波ドプラ記録 c では最大圧較差10.1mmHg，平均圧較差3.7mmHg，三尖弁通過血流の連続波ドプラ記録 d では，最大圧較差5.9mmHg，平均圧較差1.9mmHgであり，軽度の僧帽弁および三尖弁狭窄となっている．下大静脈は拡張し内径の呼吸性変動は消失していた．

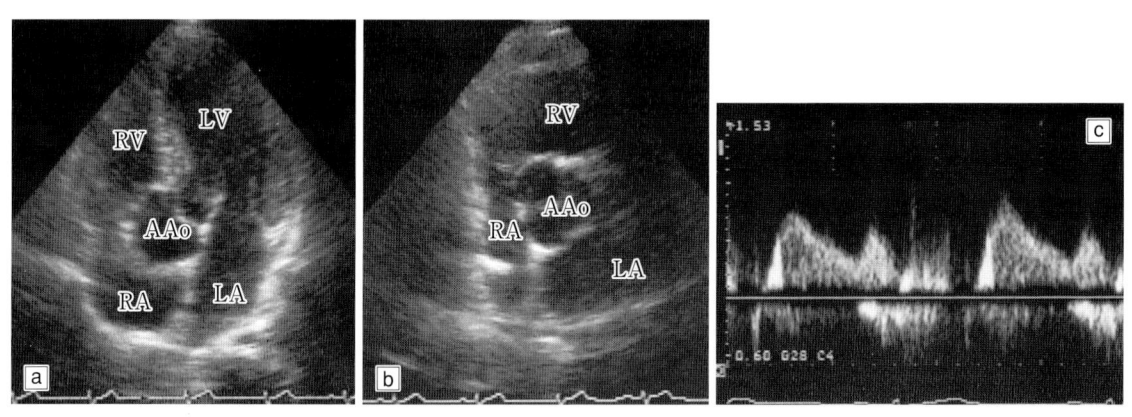

図10-4 上行大動脈による三尖弁狭窄

心尖からの五腔像に近い四腔像 a，大動脈弁レベルにおける短軸像 b では，三尖弁輪が上行大動脈起始部に圧迫されている．

三尖弁通過血流の連続波ドプラ像 c は，軽度の狭窄パターンを示している．最大圧較差は2.9mmHg，平均圧較差は1.2mmHgで有意な狭窄ではない．

変動による中心静脈圧上昇の推定，肺動脈弁逆流速度による肺動脈拡張期圧の推定なども行う．

三尖弁逆流の原因となる三尖弁疾患には，リウマチ性病変（図10-1）のほかに，三尖弁逸脱（図10-6,7）や三尖弁腱索断裂（図10-8,9）などがあるが，いずれも僧帽弁の逸脱や腱索断裂と比較すると，その頻度ははるかに低い．三尖弁の腱索断裂は，交通事故などによる胸部打撲のために生じることもある．

c）エプスタイン病

三尖弁閉鎖不全の原因となる先天性心疾患にエプスタイン病がある（図10-10）．先天性心疾患に占める割合は低いが，治療されないまま成人になる例，成人になって発見される例もある．

三尖弁中隔尖と後尖の付着部が本来の三尖弁輪より右室心尖方向に移動するのが特徴である．付着部自体が移動する例のほかに，弁尖が索状構造で右室壁に付着し，機能上の弁尖付着部が，解剖

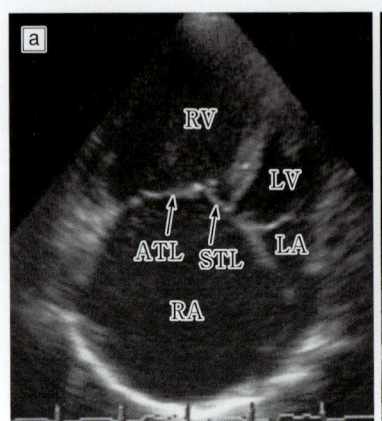

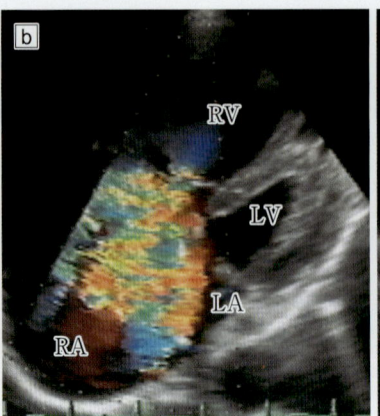

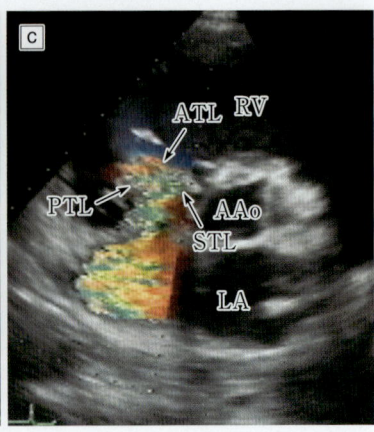

図 10-5 肺梗塞による三尖弁閉鎖不全

収縮期における心尖からの四腔像 a では右室と右房が拡張しており，三尖弁中隔尖と前尖の接合不全が認められる．
カラードプラ像 b では大量の三尖弁逆流が認められる．
三尖弁の短軸に近い断面 c では，3枚の弁尖の中央から逆流が生じており，3枚の弁尖が互いに接合不全となっていると推定される．
ATL：三尖弁前尖，STL：三尖弁中隔尖，PTL：三尖弁後尖．

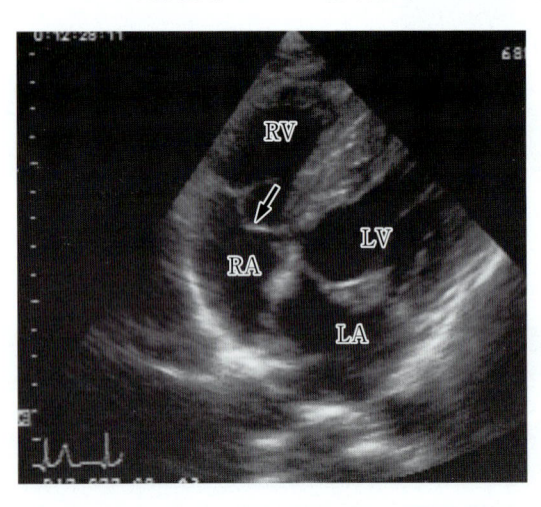

図 10-6 三尖弁逸脱

心尖からの四腔像で三尖弁中隔尖（矢印）の逸脱が認められる．この例では，有意な三尖弁逆流は認められなかった．

図 10-7 三尖弁逸脱

心尖部からの四腔像 a で，三尖弁前尖の逸脱（矢印）が認められる．拡大像 b では弁尖の陥入（矢印）がより鮮明に観察される．カラードプラ像 c では，逸脱部分から心房中隔に向かう三尖弁逆流が認められる．

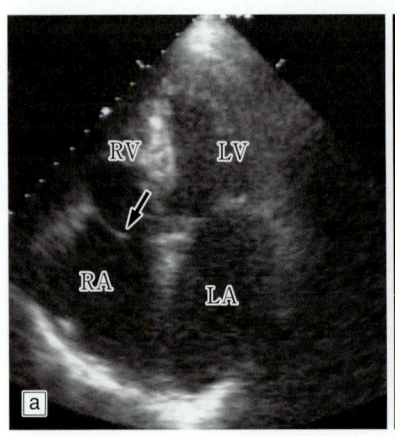

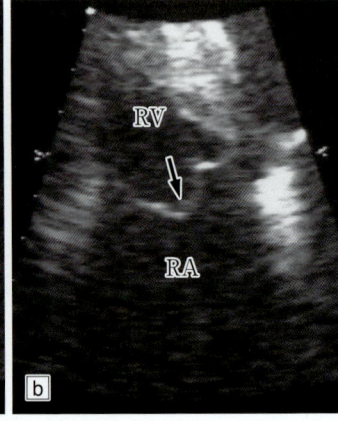

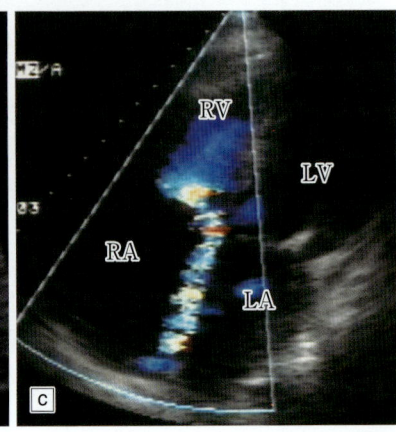

part.10 三尖弁，肺動脈弁の異常

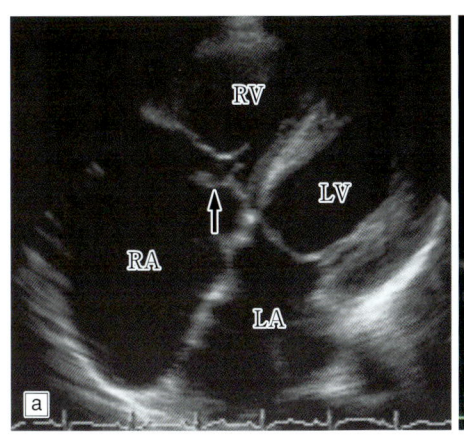

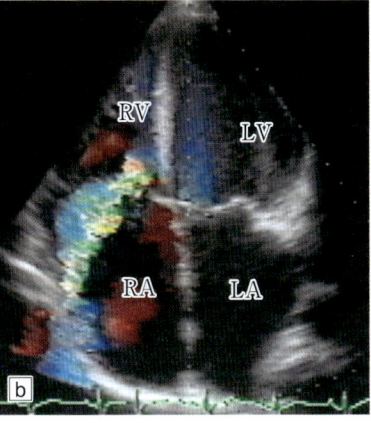

図10-8 三尖弁腱索断裂

収縮期における心尖からの四腔像 a では，右室と右房が拡張し，三尖弁中隔尖（矢印）が右房に陥入している．カラードプラ像 b では中隔尖由来の三尖弁逆流が認められる．

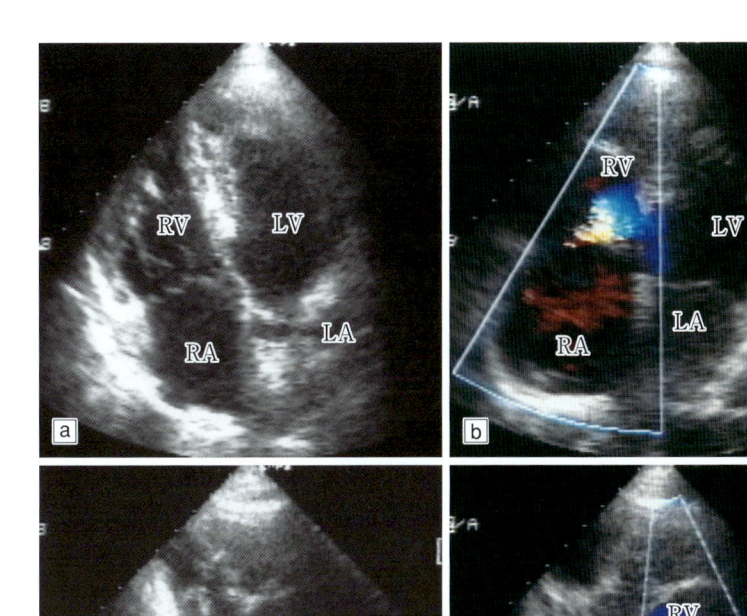

図10-9 三尖弁腱索断裂

心尖部からの四腔像 a では三尖弁の異常は観察されず，カラードプラ像 b でも逆流の全貌は観察できない．

右室流入路像 c を記録すると，三尖弁後尖の先端（矢印）が右房に陥入していることがわかる．カラードプラ像 d では，断裂部分から逆流が生じている．

part.10 三尖弁，肺動脈弁の異常

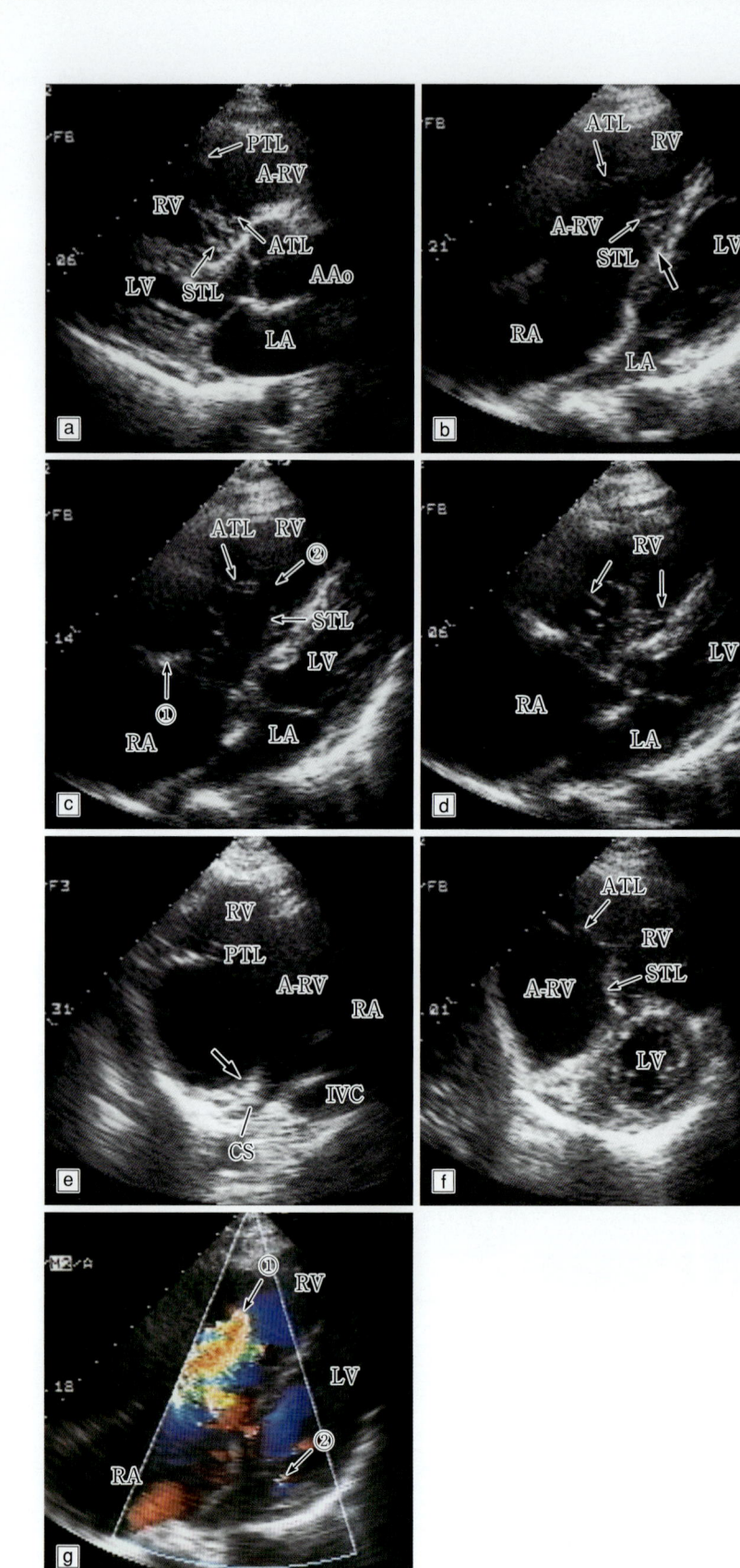

図10-10 エプスタイン病

収縮終期における傍胸骨長軸像 a では，本来の位置より右室側にずれた三尖弁が認められる．

収縮期における心尖部からの四腔像 b では中隔尖の付着部位（矢印）が右室側に偏位しており，中隔尖と心室中隔を結ぶ索状の構造が認められる．収縮期における心尖部からの四腔像 c で前尖を観察すると，前尖は三尖弁輪（矢印①）から生じているが，前尖と中隔尖の接合部（矢印②）は右室側に大きく偏位していることがわかる．

収縮終期における心尖部からの四腔像 d では，中隔尖と心室中隔，前尖と右室壁を結ぶ複数の索状構造（矢印）が認められる．

右室流入路像 e では，三尖弁後尖が三尖弁輪（矢印）よりも右室側に偏位した部位から生じている．

左室短軸像 f では，右室が記録されるべき位置に，三尖弁と右房化した右室が認められる．

心尖からの四腔像のカラードプラ像 g では，右室の中央付近から三尖弁逆流（矢印①）が生じている．僧帽弁逆流が生じている位置（矢印②）と比較すると三尖弁口が右室心尖方向に大きく偏位していることがわかる．

CS：冠静脈洞，ATL：三尖弁前尖，STL：三尖弁中隔尖，PTL：三尖弁後尖，A-RV：右房化した右室．

150　part. 10　三尖弁，肺動脈弁の異常

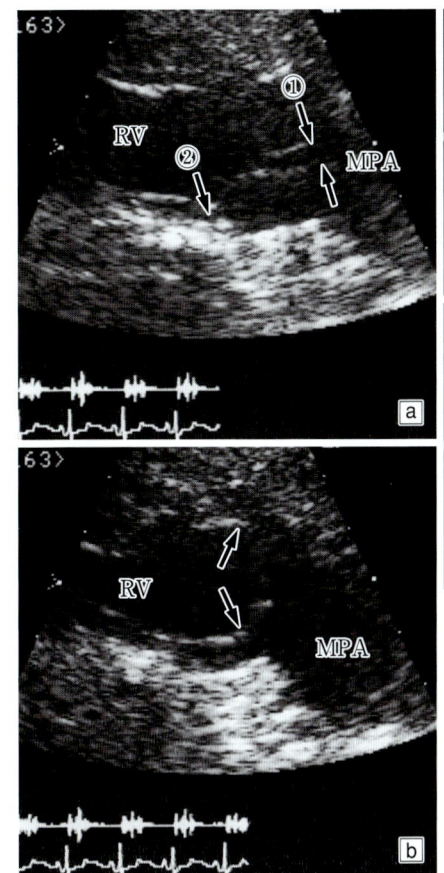

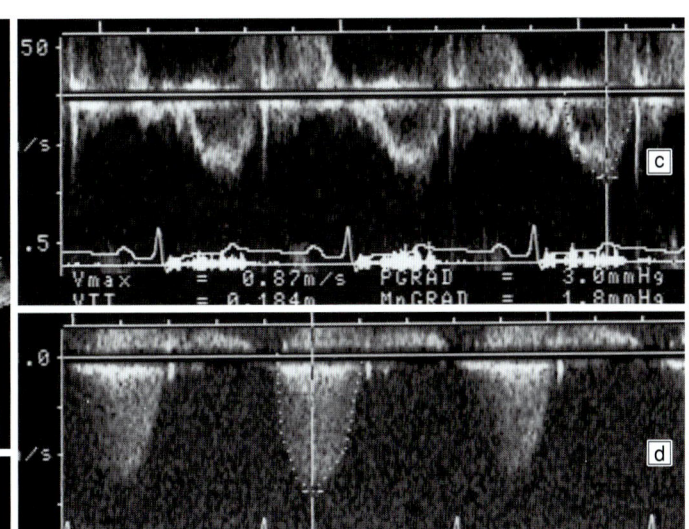

図10-11 肺動脈弁狭窄
　拡張期における右室流出路の長軸像 a では，肺動脈弁の先端（矢印①）と弁輪（矢印②）が離れていることがわかる．収縮期像 b では肺動脈弁のドーミング（矢印）が認められる．
　右室流出路における収縮期最高流速 c は 0.87 m/s，肺動脈弁口における収縮期最高流速 d は 5.51 m/s であり，最大圧較差は 118 mmHg と計算される．

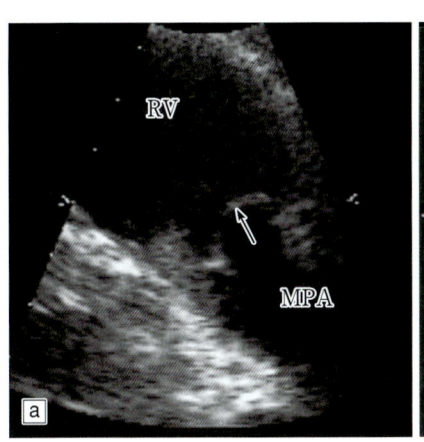

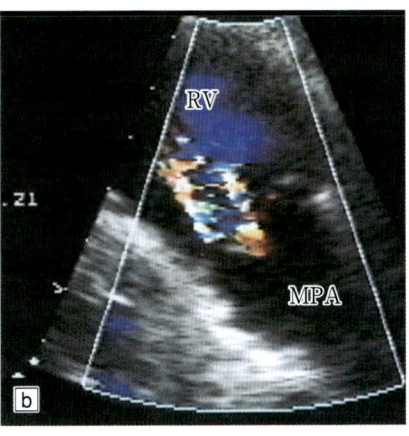

図10-12 肺動脈弁逸脱
　拡張期における右室流出路像 a では，前方の弁尖に逸脱（矢印）が認められる．カラードプラ像 b では，逸脱部位から肺動脈弁逆流が生じている．

学上の付着部より右室心尖方向に移動する例もある．前尖は本来の三尖弁輪から生じているが，一部が右室壁に付着したり，索状構造で右室壁に付着している例もある．弁尖に開窓を認める場合もある．
　三尖弁の付着位置異常により，右室は三尖弁より右房側の右房化した右室と，本来の右室（肉柱をともなう右室）に分離される．右房化した右室は本来の右室と同じ時相で収縮するため，本来の右房と右房化した右室を含めた全体としての右房では，収縮運動が同期せず，全体としての機能は低下する．

part. 10　三尖弁，肺動脈弁の異常

心房中隔欠損，卵円孔開存を合併する例が少なくない．なお，三尖弁の付着部は本来僧帽弁よりも心尖寄りに位置しているため，三尖弁の付着部のみに注目していると，正常範囲内のずれをエプシュタイン病と誤診するおそれがある．冠静脈洞，本来の三尖弁軸の位置を確認し，これらの構造と三尖弁との位置関係を観察すると誤りを避けることができる．

●肺動脈弁疾患
a）肺動脈弁狭窄
肺動脈弁狭窄はファロー四徴症などに合併することが多いが（図5-1），単独で存在することもある（図10-11）．狭窄の原因となる肺動脈弁には，三尖弁，二尖弁，一尖弁があり，ファロー四徴症では，三尖弁と二尖弁が，肺動脈弁狭窄単独例では一尖弁が多いとされている．しかし，肺動脈弁の短軸像は観察困難なので，心エコー図検査では肺動脈弁狭窄の有無を診断し，狭窄度を評価するのが限界であることが多い．

b）肺動脈弁閉鎖不全
肺動脈弁自体の病変によるものは少なく（図10-12），肺動脈圧の上昇や肺動脈の拡張（図15-22）によるものが多い．

コラム2

記録方法について

　心エコー図検査は，左半側臥位あるいは左側臥位で記録するのが一般的です．そのためか，運動負荷心エコー図検査でも運動前後の心エコー図は左半側臥位で記録するのが標準とされています．われわれも運動負荷心エコー図検査を始めた当初は，患者さんをベッドに誘導して左半側臥位で記録していました．しかし，コードに注意しながら狭い検査室で患者さんをベッドに誘導するのには時間がかかり，運動直後に体を横にすることは患者さんにとって楽なことではないとの訴えもあったので，検査負荷終了直後にトレッドミル上に椅子をおき，坐位で心エコー図を記録する方法に改めました．その結果，運動終了直後から心エコー図記録を開始することが可能となりました．画質にも問題はなく，検者もすぐに坐位あるいは立位での検査に慣れたので，診断に不自由はありません．汗も拭けるので患者さんの評判も良いようです．

　経食道心エコー図検査も左側臥位で記録するのが一般的であり，探触子も左側臥位での記録用に作られています．しかし，右利きの人間が挿入管を右手で動かしながら左側臥位の患者さんに対して検査を行おうとすると，患者さんに背中を向けることになります．私は，一人で検査する時は，患者さんの顔を見，声をかけながら（謝りながら）検査を行うことにしているので，よく右側臥位で検査をします．右側臥位と左側臥位で，画質や観察可能範囲に差はありません．右側臥位には，患者さんの状態を見ながら自分で記録装置を操作できるという利点もあります．一つの姿勢だけに慣れてしまうと，姿勢が変わった時に検査時間が長くなりがちで，患者さんの苦痛も増えることになります．ベッドサイドでも経食道心エコー図検査を行う可能性がある施設では，どのような体位でも短時間で確実に検査ができるように慣れておくことが重要です．

　普通，心エコー図検査を行うに際しては，患者さんに浅い呼吸をしてもらったり，時には呼吸を停止してもらいます．しかし，呼吸により有益な情報が得られることもあります．その一つは収縮性心膜炎の診断です．収縮性心膜炎による心不全は見逃されていることが少なくありません．なかには長期間入院して心不全の原因精査を受けたにもかかわらず診断されていなかった方もありました．この方は，初診時の心エコー図検査で心室中隔の動きが呼吸により変化したため収縮性心膜炎を疑うことができました．肥厚した心膜を剥離した結果，心機能は正常化し，元気で仕事を続けておられます．どのような条件で記録したかは，後から記録を解釈するに際して重要な情報ですが，記録した人の記憶に頼らなければならないという不確かさがあります．当院では，呼吸に際してはマークを移動させながら患者さんに吸気と呼気を指示し，記録状態がわかるようにしています．

part. 11

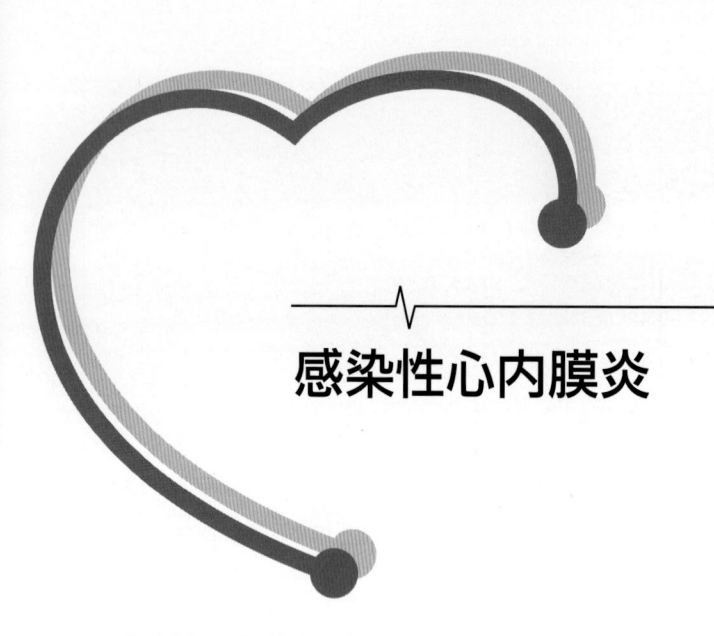

感染性心内膜炎

●感染性心内膜炎の発生と分類

　自己弁の感染性心内膜炎の多くは，血小板やフィブリンの沈着からなる非細菌性血栓性心内膜炎（non-bacterial thrombotic endocarditis）に菌が付着することにより生じると考えられている．非細菌性血栓性心内膜炎の原因としては，凝固機能の亢進と心内膜の損傷がある．狭窄や短絡による高速の血流が心内膜損傷の原因となる場合が多

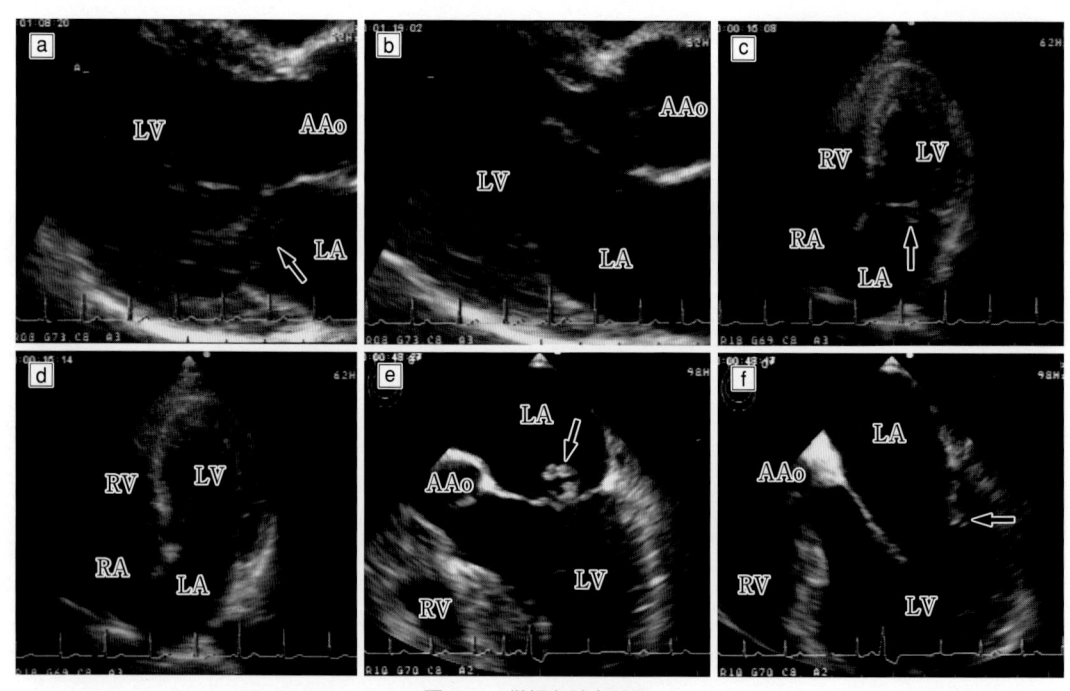

図11-1　僧帽弁腱索断裂

　収縮期の傍胸骨長軸像 a で，僧帽弁後尖に不整形の紐状異常構造（矢印）が認められるが，拡張期像 b ではこの構造は確認できない．
　心尖からの四腔像でも収縮期 c に異常構造（矢印）が観察される．拡張期像 d では異常構造は確認できない．
　収縮期の経食道心エコー図 e では，左房内に疣贅様の構造（矢印）が認められる．拡張期の経食道心エコー図 f では，僧帽弁後尖の左室側辺縁に異常構造が付着しているように見える．
　手術の結果，断裂した腱索が肥厚していたが，感染所見はなかった．

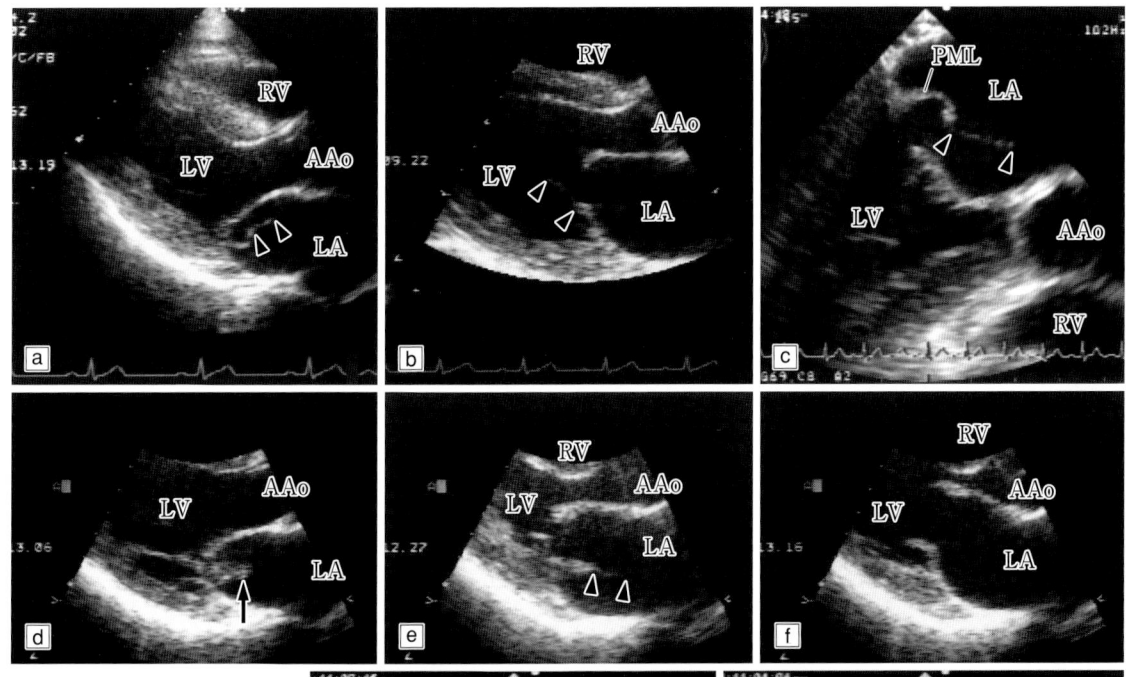

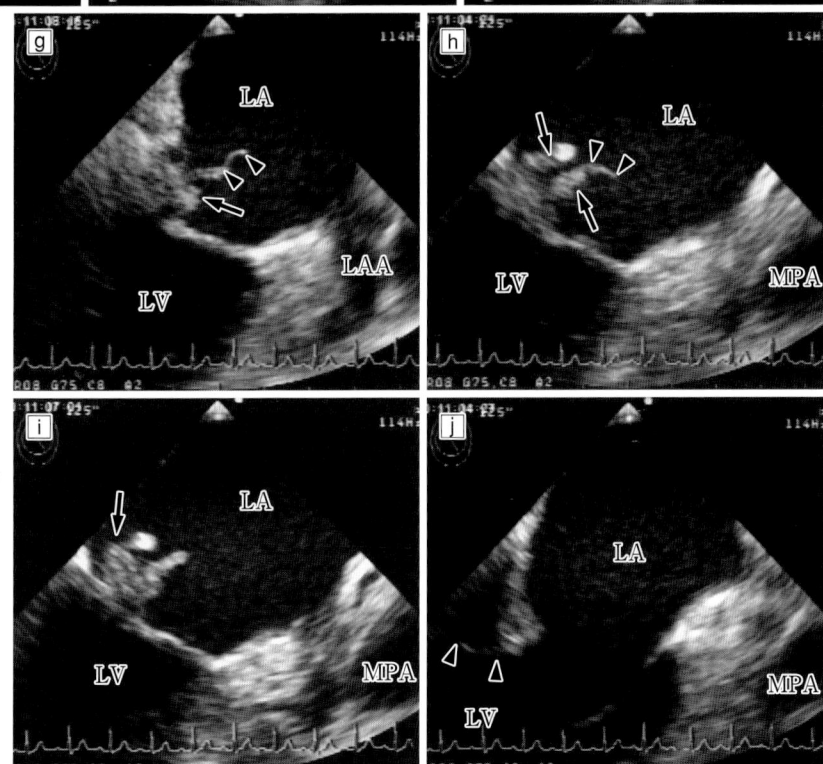

図 11-2
感染性心内膜炎を生じた僧帽弁腱索断裂

僧帽弁閉鎖不全評価のために記録した、収縮期 a および拡張期 b の傍胸骨長軸像、および収縮期経食道心エコー図 c で、僧帽弁後尖の腱索断端が観察された（楔形の間が腱索断端）。この時点では感染所見はなかった。

感染性心内膜炎が疑われた時点での収縮期傍胸骨長軸像 d では、僧帽弁後尖に太く不整形な腫瘤（矢印）が付着しており、腱索断端の一部（楔形の間）も認められる（e）。拡張期傍胸骨長軸像 f では、僧帽弁後尖が肥厚し、可動性が低下している。

収縮期の経食道心エコー図 g では、僧帽弁後尖に腱索断端の一部（楔形の間）と疣贅（矢印）が観察される。断面を移動させると（h）疣贅（矢印）と腱索断端の一部（楔形の間）が認められ、さらに断面を移動させると（i）先端が分裂した疣贅（矢印）が認められる。拡張期の経食道心エコー図 j では、僧帽弁後尖の肥厚と腱索の断端（楔形の間）が観察されるが、疣贅は確認できない。

LAA：左心耳．

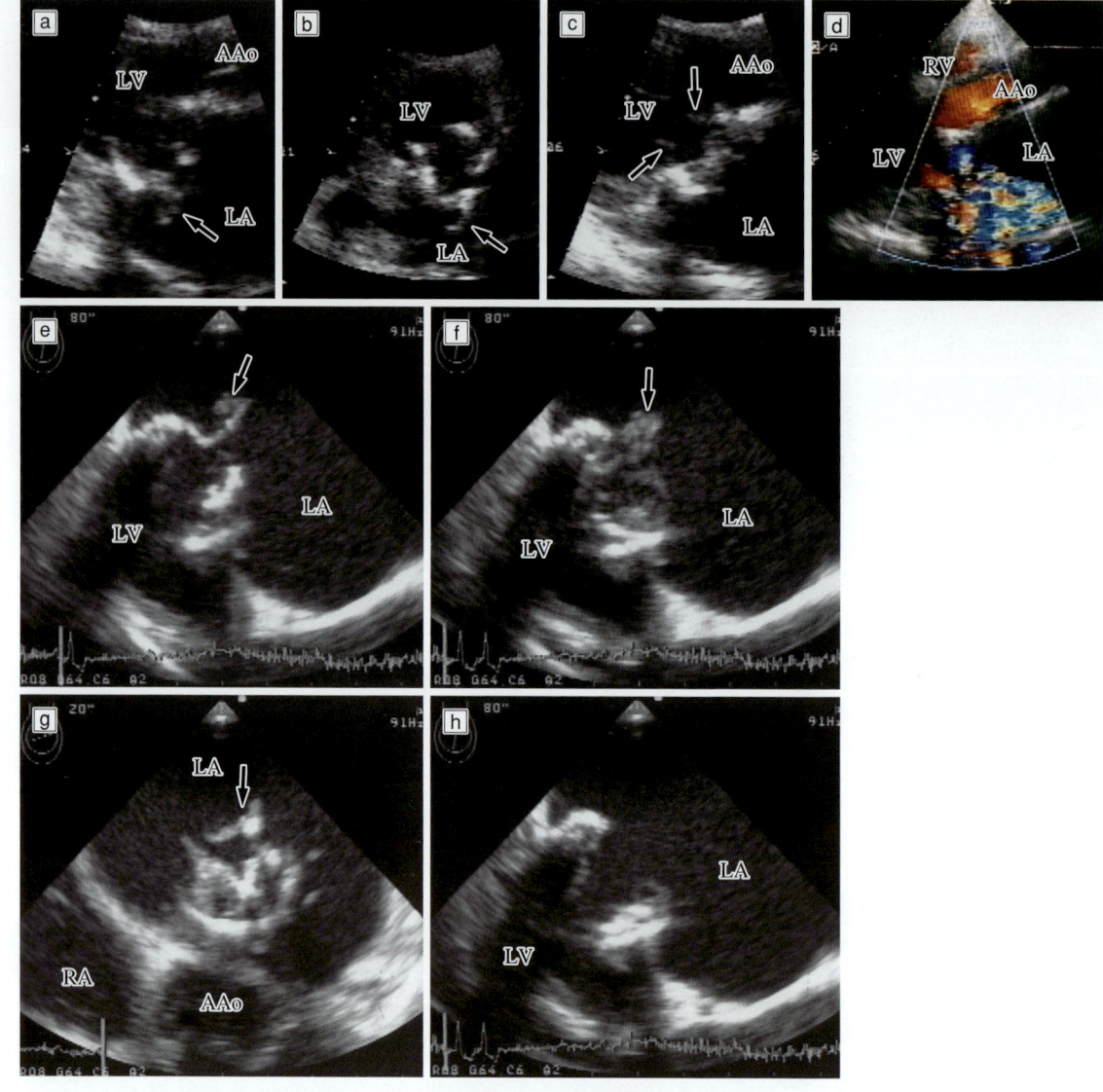

図11-3 生体弁損傷

感染所見をともなう急性左心不全のため緊急入院した．収縮期傍胸骨長軸像 a と短軸像 b で，僧帽弁位生体弁の左房側に疣贅様構造（矢印）が観察される．拡張期傍胸骨長軸像 c では，生体弁尖（矢印）の開放は正常である．収縮期傍胸骨長軸カラードプラ像 d では，大量の僧帽弁逆流が認められる．

収縮期の経食道心エコー図 e f g で僧帽弁位生体弁に付着する疣贅様構造（矢印）が認められるが，拡張期経食道心エコー図 h では疣贅を示唆する所見は確認できない．

血液培養は陰性であった．手術の結果，生体弁尖が裂開していたが，感染所見はなかった．

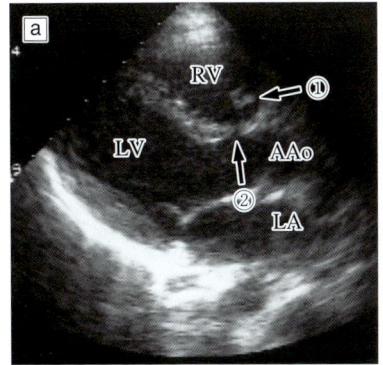

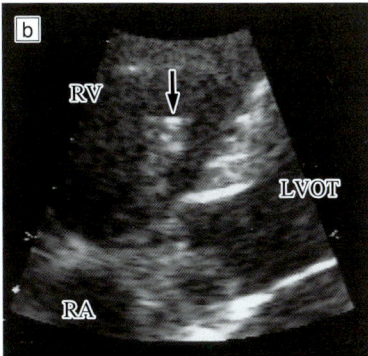

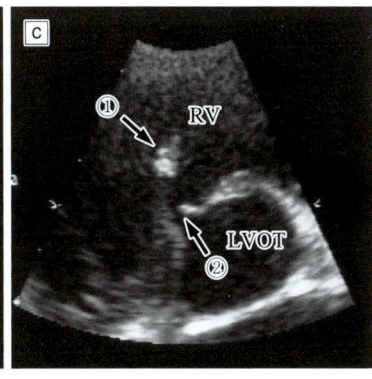

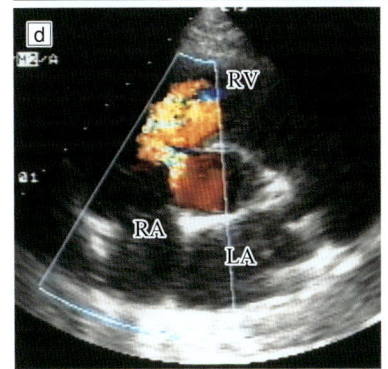

図 11-4　心室中隔欠損例における右室疣贅

傍胸骨長軸像 a で，右室の疣贅（矢印①）と，左室流出路の心室中隔欠損（矢印②）が観察される．

心尖からの四腔像の拡大像 b では，疣贅（矢印）が不整形の腫瘤として記録される．

左室流出路短軸像 c では，疣贅（矢印①）が欠損孔（矢印②）の三尖弁側に認められる．左室流出路短軸で記録したカラードプラ像 d では，短絡血流が疣贅方向に向かっている．

LVOT：左室流出路．

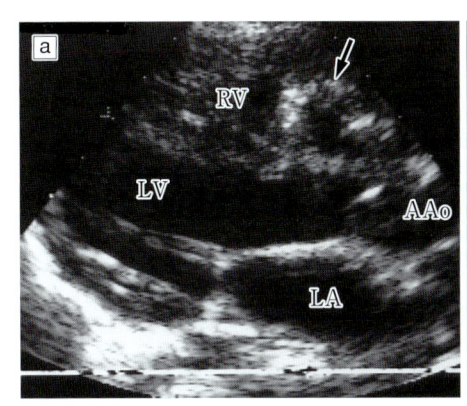

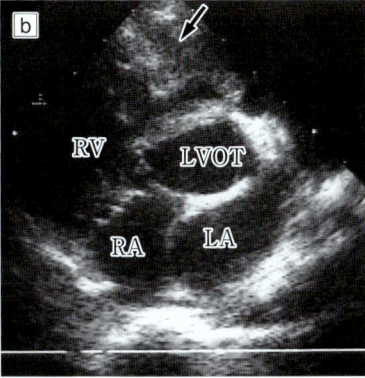

図 11-5　心室中隔欠損例における右室疣贅

収縮期傍胸骨長軸像 a で，右室に不整形の疣贅（矢印）が認められる．この記録では肉柱や調節帯（moderator band）と区別しにくい．

収縮期の左室流出路短軸像 b では，疣贅（矢印）が右室流出路から肺動脈方向に移動している．

LVOT：左室流出路．

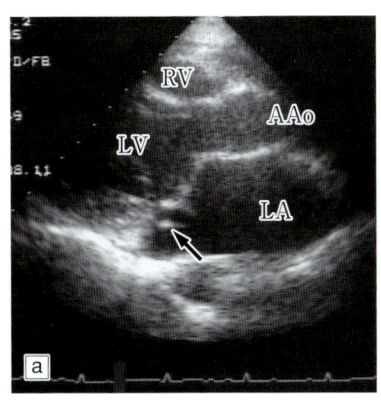

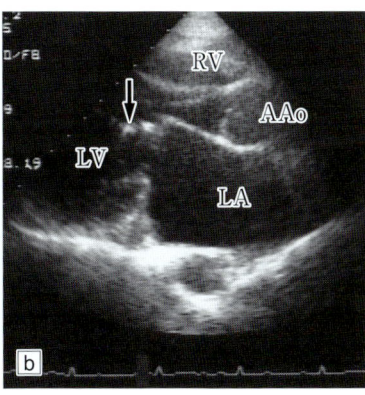

図 11-6　陳旧性疣贅

感染性心内膜炎発症から 20 年を経過した時点での記録．収縮期傍胸骨長軸像 a で，僧帽弁前尖の逸脱と僧帽弁前尖左房側に付着するエコー輝度の高い疣贅（矢印）が観察される．拡張期傍胸骨長軸像 b でも，僧帽弁前尖左房側に付着する疣贅（矢印）を認める．この部位には急性期に疣贅が付着していたことが確認されており，今回認められた構造は陳旧性疣贅と考えられる．

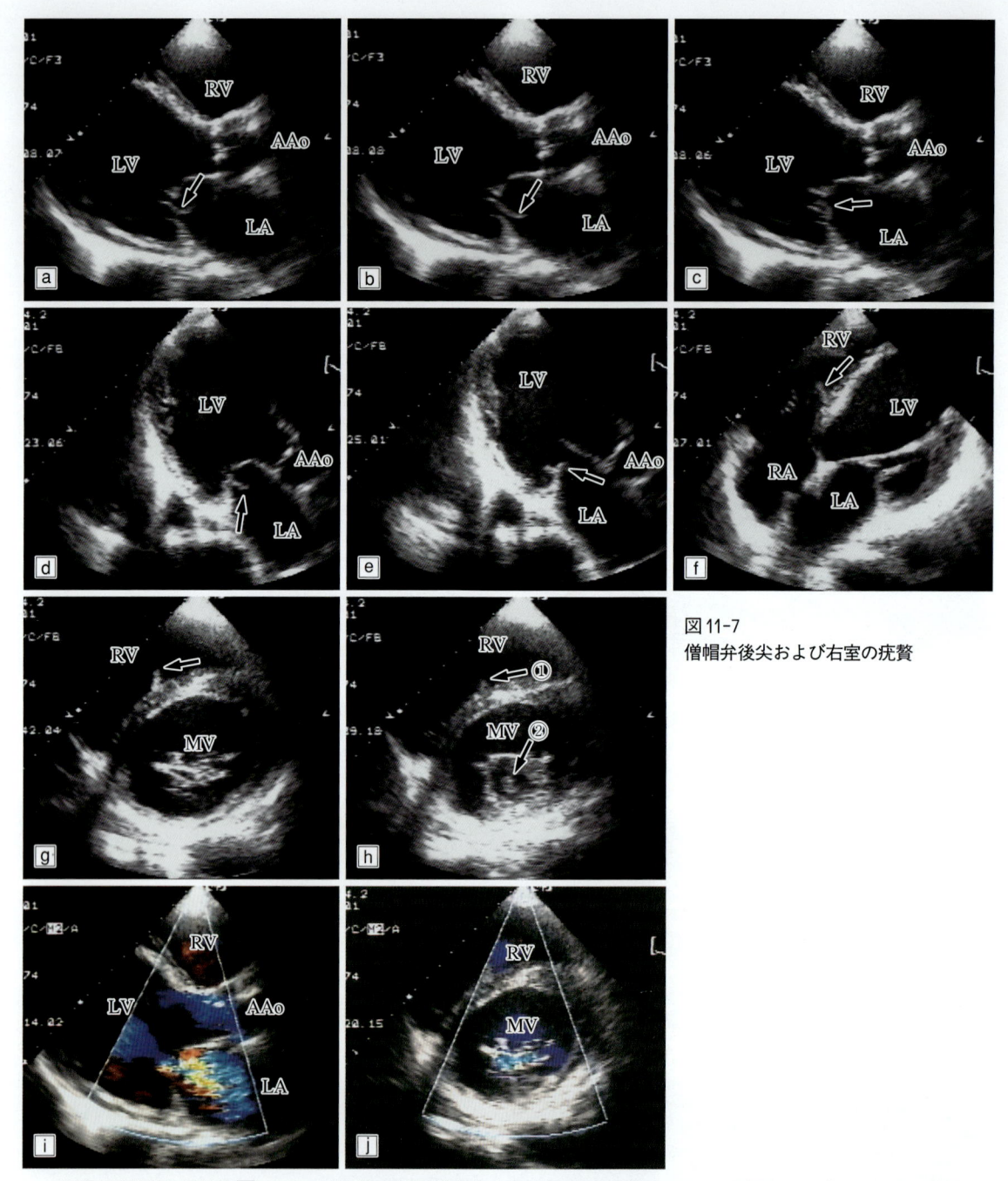

図 11-7
僧帽弁後尖および右室の疣贅

　拡張終期傍胸骨長軸像 a では，疣贅（矢印）が僧帽弁後尖の左房側に付着している．位置が少しずれた拡張終期傍胸骨長軸像 b では，疣贅（矢印）が僧帽弁前尖に付着しているように見える．拡張早期の傍胸骨長軸像 c では，僧帽弁後尖に疣贅（矢印）が付着している．
　心尖からの傍胸骨長軸像では，収縮期 d，拡張期 e ともに僧帽弁後尖の左房側面に疣贅（矢印）が認められる．
　心尖からの四腔像 f では，心室中隔右室側に疣贅（矢印）が付着している．
　僧帽弁短軸断面の収縮期像 g でも，心室中隔右室側に疣贅（矢印）が認められる．拡張期像 h では，心室中隔右室側面（矢印①）と僧帽弁口（矢印②）に疣贅が認められる．
　傍胸骨長軸 i と僧帽弁短軸 j のカラードプラ像では，僧帽弁口全体から逆流が生じている．

part. 11　感染性心内膜炎

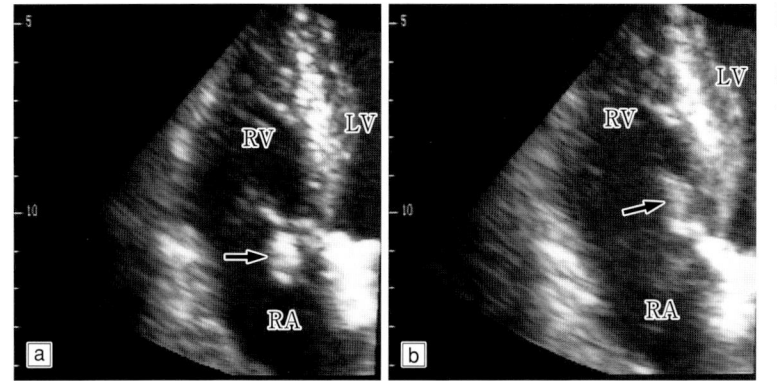

図11-8 三尖弁疣贅
　心尖からの四腔像拡大画面で，収縮期 a，拡張期 b ともに三尖弁中隔尖の右房側に，疣贅（矢印）が認められる．

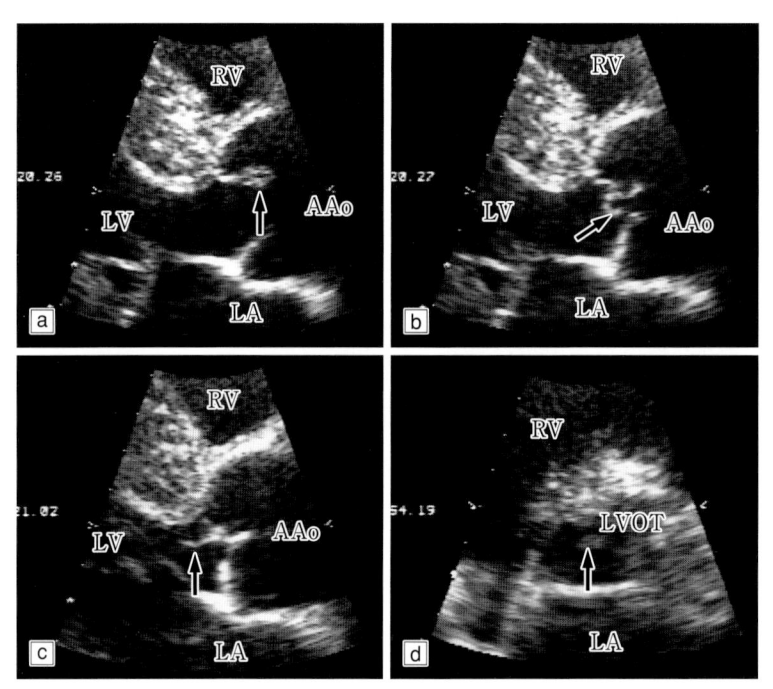

図11-9 大動脈弁疣贅
　傍胸骨長軸記録の収縮期像 a，収縮終期像 b，拡張期像 c で，大動脈弁右冠尖の左室側に糸状の疣贅（矢印）が付着している．
　左室流出路の拡張期短軸像 d では，左室流出路に疣贅の短軸断面（矢印）が認められる．
　LVOT：左室流出路．

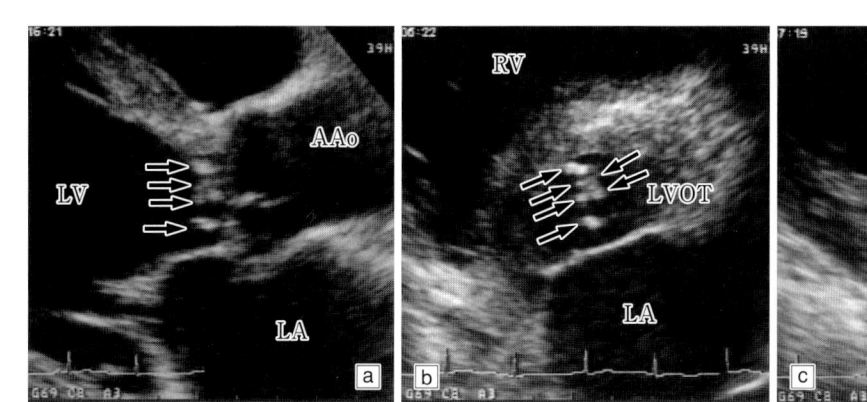

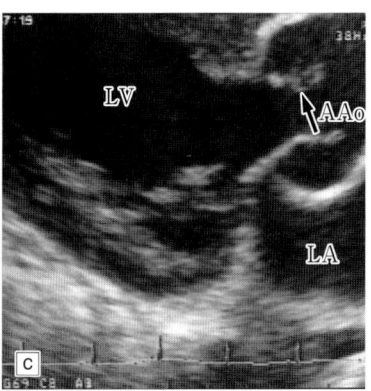

図11-10 大動脈弁の多発性疣贅
　拡張期傍胸骨長軸像 a では，大動脈弁右冠尖に3ヵ所，無冠尖に1ヵ所，疣贅（矢印）が付着している．
　拡張期における左室流出路短軸像 b では，6ヵ所に疣贅（矢印）と考えられる像が認められる．
　収縮期傍胸骨長軸像 c では，大動脈弁右冠尖左室側面に付着する疣贅（矢印）が大動脈方向に移動している．
　LVOT：左室流出路．

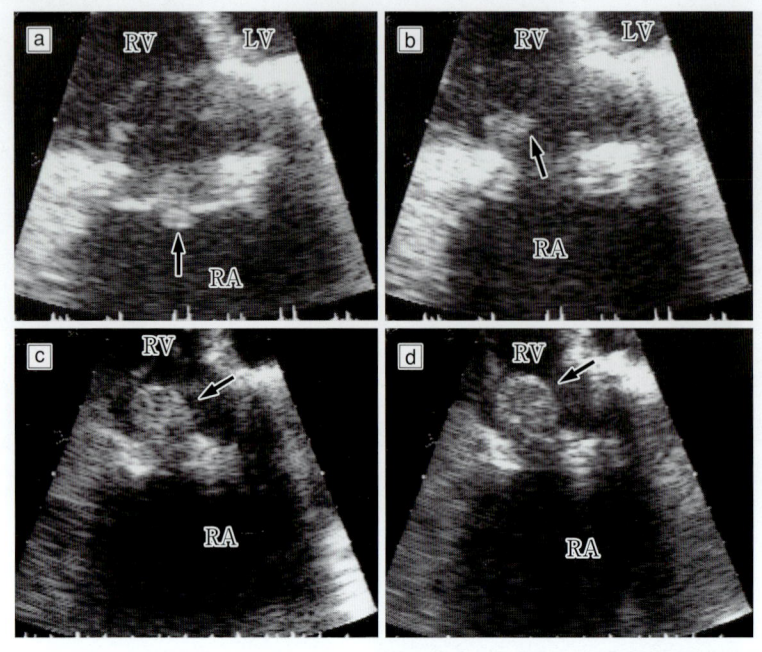

図11-11 真菌性疣贅

三尖弁の右房側に生体弁を移植した症例である．心尖からの四腔像では，生体弁に付着した疣贅（矢印）が，収縮期 a には右房に，拡張期 b には生体弁尖の右房側面に認められる．

その20日後の記録では，疣贅が成長して球形となっている．収縮期像 c，拡張期像 d とも疣贅（矢印）が右室側に認められ，人工弁の弁口を閉塞していると考えられる．

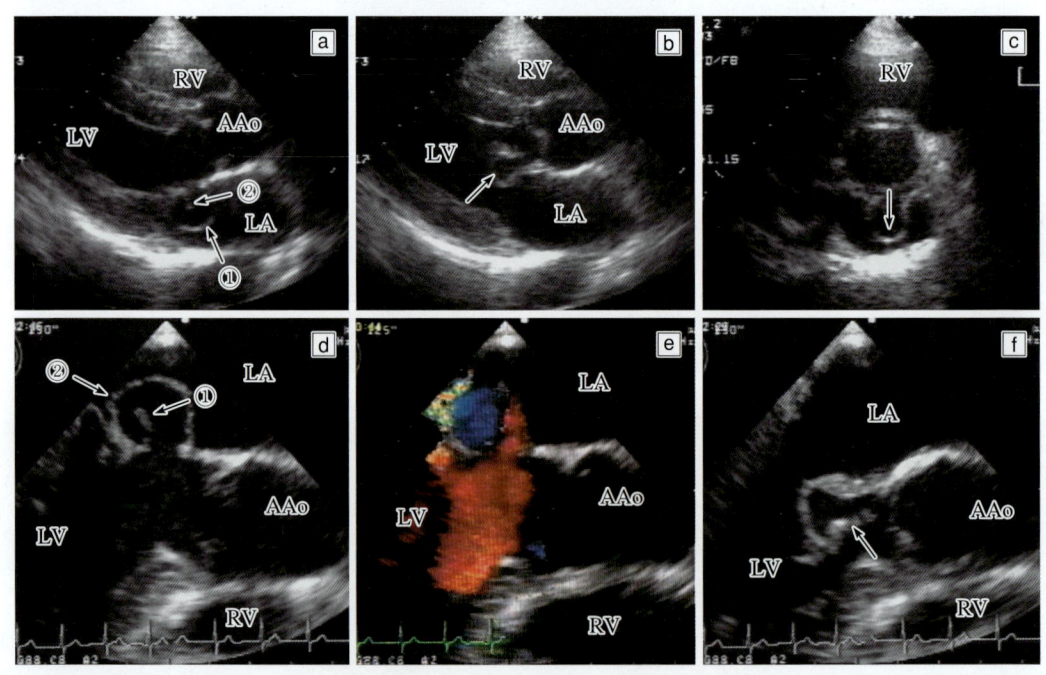

図11-12 穿孔と疣贅付着を認めた僧帽弁前尖弁瘤

収縮期傍胸骨長軸像 a で，僧帽弁前尖の弁瘤（矢印①）と，弁瘤内の疣贅（矢印②）が観察される．拡張期傍胸骨長軸像 b では，僧帽弁前尖の弁瘤（矢印）が認められる．

僧帽弁の短軸像 c では，僧帽弁前尖の弁瘤（矢印）がポケット様に観察される．

収縮期の経食道心エコー図 d では，僧帽弁前尖弁瘤の左室側に疣贅（矢印①）が付着しており，弁瘤の穿孔（矢印②）も認められる．カラードプラ像 e では，穿孔部分から左房への逆流が生じている．拡張早期像 f でも，弁瘤と弁瘤内の疣贅（矢印）が観察される．

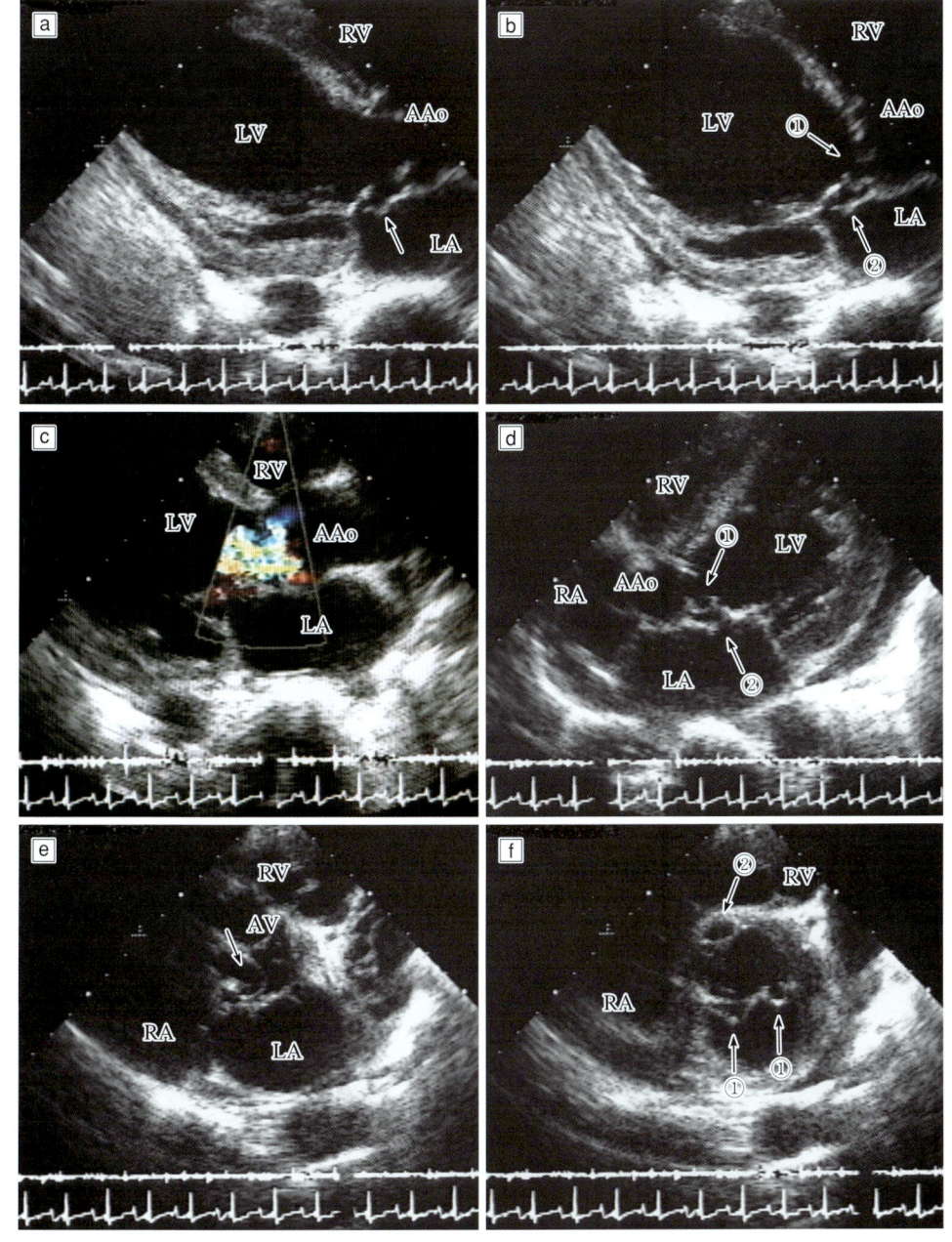

図11-13 大動脈弁の損傷と僧帽弁前尖の弁瘤

収縮期傍胸骨長軸像 a で，僧帽弁前尖に弁瘤（矢印）が生じている．拡張期傍胸骨長軸像 b では，大動脈弁無冠尖（矢印①）が左室側に逸脱しており，僧帽弁前尖の弁瘤（矢印②）も認められる．カラードプラ像 c では，大動脈弁無冠尖の位置から大量の大動脈弁逆流が生じている．

拡張期における心尖からの五腔像 d では，大動脈弁無冠尖（矢印①）が左室側に逸脱しており，僧帽弁前尖の弁瘤（矢印②）も認められる．

拡張期の大動脈弁短軸像 e では，無冠尖が変形している（矢印）．

拡張終期の左室流出路短軸像 f では，2ヵ所の僧帽弁瘤の短軸像（矢印①）と陥入した大動脈弁無冠尖の短軸像（矢印②）を観察することができる．

part. 11 感染性心内膜炎 **161**

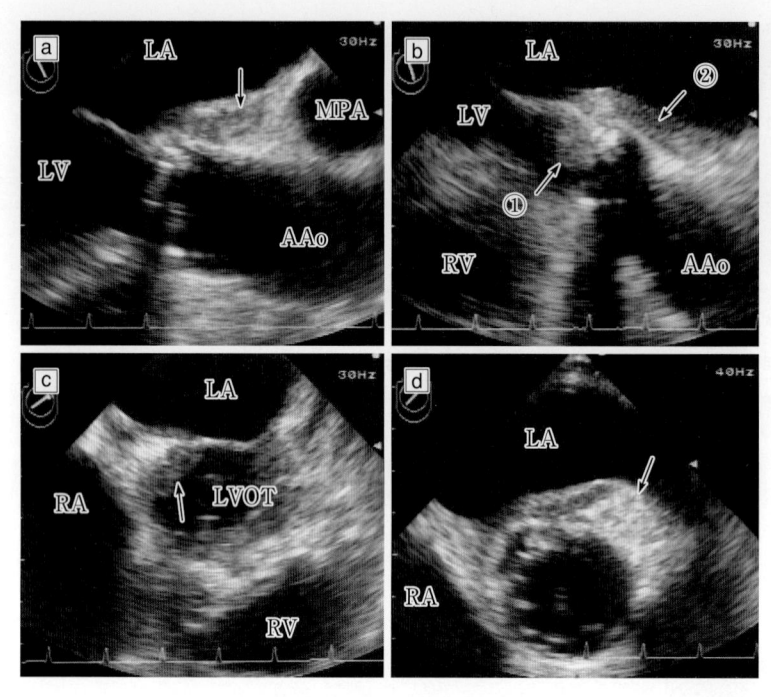

図11-14
大動脈弁位機械弁周囲の膿瘍と疣贅
　上行大動脈長軸像が観察される経食道心エコー図 a で，上行大動脈と左房の間に膿瘍（矢印）が認められる．
　拡張期の左室流出路像 b では，疣贅（矢印①）と膿瘍（矢印②）が観察される．
　拡張期の左室流出路短軸像 c では，疣贅（矢印）が認められる．
　大動脈弁位機械弁弁座レベルの短軸像 d でも，大動脈と左房の間に膿瘍（矢印）が認められる．
　LVOT：左室流出路．

い．
　菌血症を生じる可能性が高い部位は，口腔粘膜とくに歯齦，生殖器・泌尿器，消化管の順である．
　人工弁以外で，菌血症となってから症状が出現するまでは，多くの例で2週間以下と考えられている．発症と進行の速度による分類としては，日から週の単位で進行し，組織破壊が著しく，感染が他の部位に波及することが多い感染性心内膜炎を急性感染性心内膜炎，月単位で進行し，組織の損傷は軽度で，転移の少ない感染性心内膜炎を亜急性感染性心内膜炎とよんでいる．急性心内膜炎の起因菌としては staphylococcus aureus が，亜急性心内膜炎の起因菌としては，viridans streptococci, enterococci, coagulase-negative staphylococci, gram-negative coccobacilli などが知られている．
　人工弁の感染は術後6ヵ月以内，特に5〜6週後に多い．弁置換後60日以内を早期，1年以上を後期，2ヵ月から1年を中間と分類することが多い．

●感染性心内膜炎の心エコー図検査

　心エコー図検査で感染性病変，特に疣贅の評価を行うためには，できるだけ周波数を高く，ビームの密度を高く，フレーム数を多くすることが望ましい．そのためには，対象までの距離が短くなるよう記録条件を設定し，断面の幅を狭くすることが必要である．発振周波数が低かったりハーモニック法を用いている場合，あるいは探触子からの距離が遠い場合には，近接するエコーの分離が不十分となり，正常組織であっても肥厚しているように見えることがある．
　感染性心内膜炎の診断には経胸壁記録より経食道記録のほうが有効である場合が多い．人工弁，特に僧帽弁位機械弁の感染性心内膜炎の診断には，経食道記録が不可欠である．なお，現在のところ経食道心エコー図検査に際しては，抗生剤の予防的投与は不要とされている．
　弁尖の肥厚は感染以外でも生じるため，弁尖の肥厚のみでは感染性心内膜炎とは診断できない．血栓や人工弁周囲の組織増殖などと疣贅を心エコー図のみで区別することも困難な場合がある．断裂した腱索（図11-1, 2）や裂開した生体弁（図11-3）も疣贅と区別しにくい場合がある．
　右室には肉柱が多く，調節帯などの構造もあるため，疣贅とこれらの構造を見誤らないよう，注意しなければならない（図11-4, 5）．
　心エコー図検査で感染を示唆する所見が認められなくても，感染性心内膜炎の可能性を否定することはできない．臨床上，感染性心内膜炎が否定

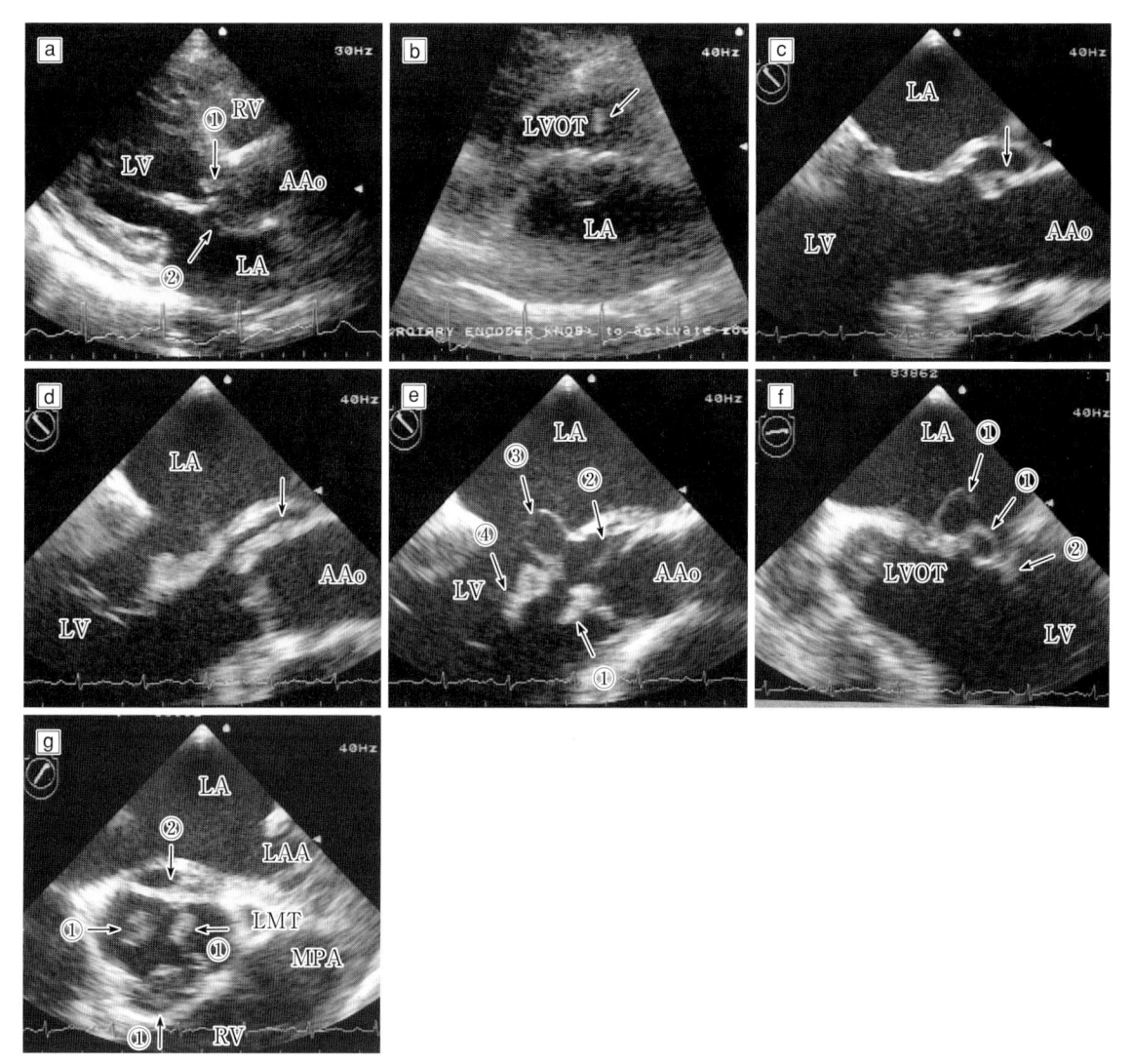

図11-15 大動脈弁周囲膿瘍，大動脈弁疣贅，僧帽弁瘤，僧帽弁疣贅

拡張期の傍胸骨長軸像 a で，大動脈弁に付着する疣贅（矢印①）と，僧帽弁前尖の弁瘤（矢印②）が認められる．僧帽弁前尖は全体が肥厚している．

拡張期左室流出路短軸像 b では，左冠尖に疣贅（矢印）が付着している．

左室流出路長軸の経食道心エコー図 c d では，大動脈弁左房側に膿瘍が破綻して生じた嚢状構造（矢印）が認められる．この嚢状構造は収縮期に拡張（c），拡張期に縮小（d）しており，大動脈との交通はなかった．断面を傾けると（e），大動脈弁左冠尖の疣贅（矢印①），嚢状構造（矢印②）および嚢状構造と連続する僧帽弁前尖の弁瘤（矢印③）と疣贅（矢印④）が観察される．

収縮期経食道心エコー図 f では，僧帽弁瘤（矢印①）が少なくとも2ヵ所に生じており，僧帽弁の疣贅（矢印②）も観察される．

収縮早期の大動脈弁短軸経食道心エコー図 g では，3枚の弁尖に疣贅（矢印①）が付着し，嚢状構造（矢印②）の内部が不均一な構造であることがわかる．

LVOT：左室，LAA：左心耳，LMT：左冠動脈主幹部．

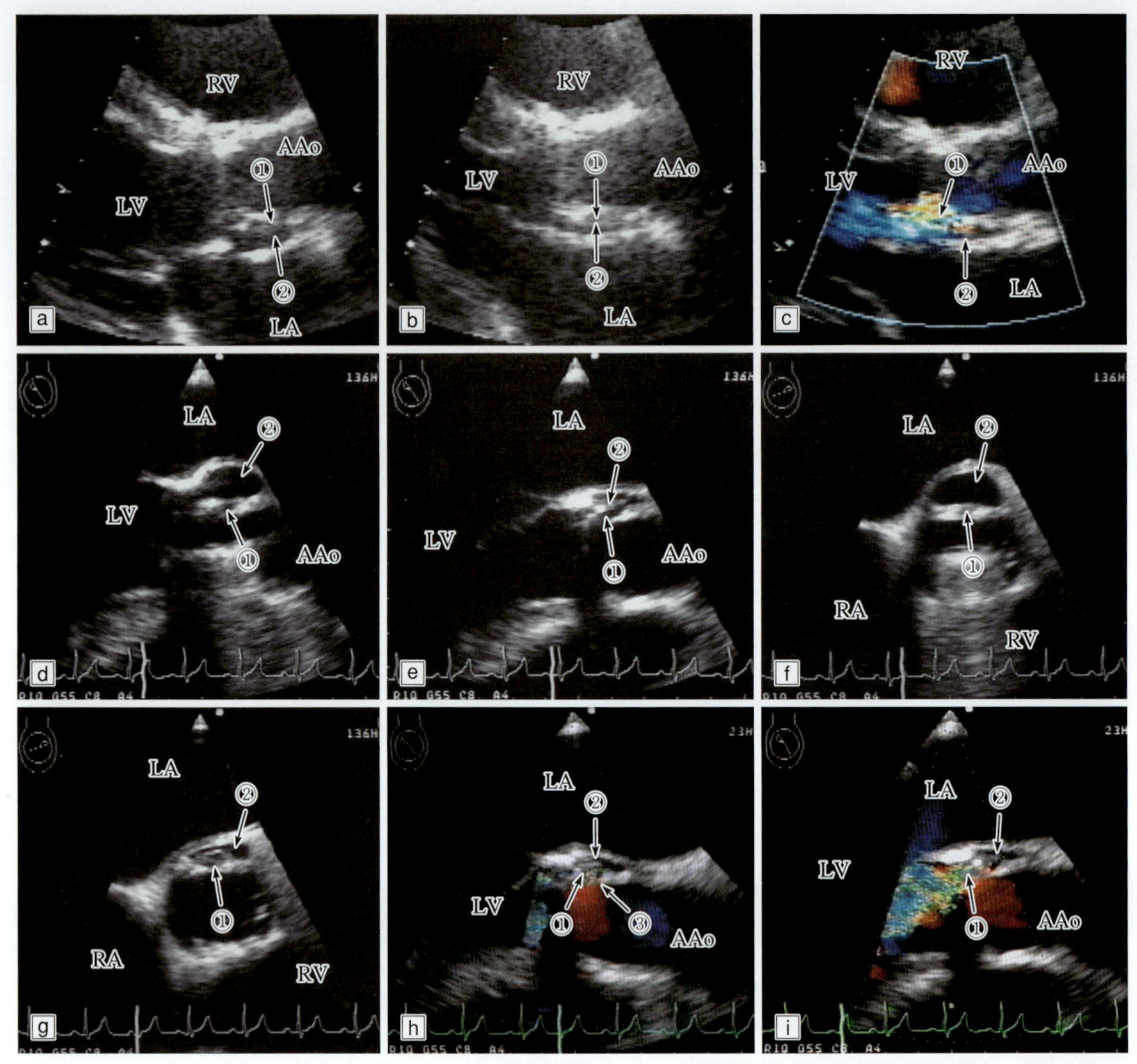

図 11-16 大動脈弁位機械弁周囲の膿瘍破裂

収縮期における傍胸骨長軸像 a で，大動脈と左房の間に二重の間隙（矢印 ①，②）が認められる．拡張期傍胸骨長軸像 b では，左房側の間隙（矢印 ②）の幅は減少している．カラードプラ像 c では，拡張期に大動脈側の間隙（矢印 ①）から左室への血流が生じていることがわかる．

上行大動脈長軸の経食道心エコー記録では，収縮期 d に左房側の間隙（矢印 ②）が拡張，拡張期 e には縮小している．収縮期 f および拡張期 g の上行大動脈短軸の経食道心エコー図でも，左房側の間隙（矢印 ②）の幅は同様に変化している．

拡張期の経食道カラードプラ像で，大動脈から大動脈側の間隙（矢印 ①）に流入する血流信号（矢印 ③）が認められるが，左房側の間隙（矢印 ②）には血流信号は認められない（ h ）．大動脈側の間隙（矢印 ①）に流入する血流が左室に流入し，弁周囲逆流を生じている（ i ）．左房側の間隙は左室と交通していたが大動脈とは交通していなかった．

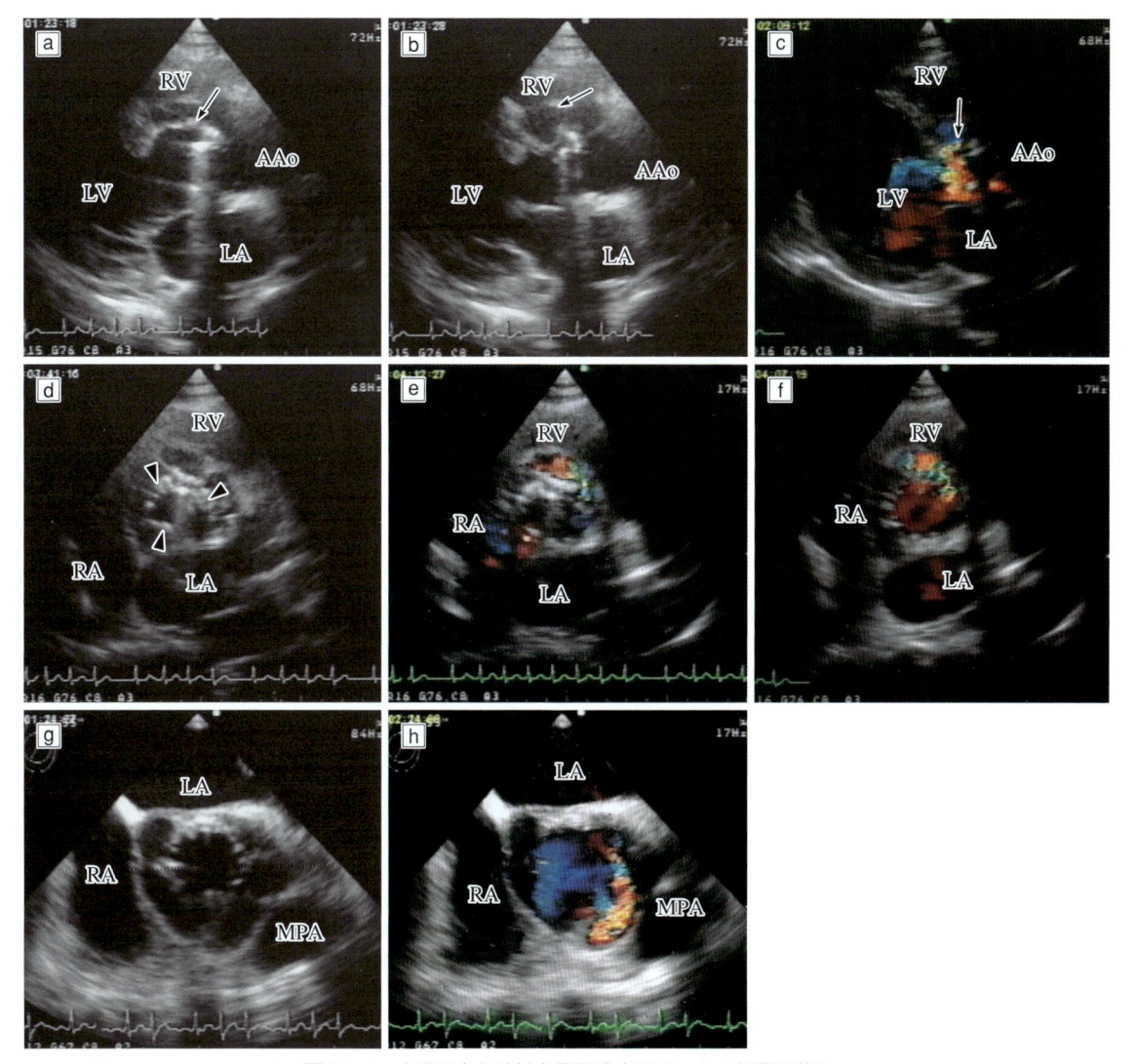

図 11-17 大動脈弁位機械弁周囲膿瘍破裂による弁周囲逆流

　収縮期傍胸骨長軸像 a で，大動脈弁位機械弁の右室側に囊状構造（矢印）が認められる．拡張期像 b では，この構造（矢印）が収縮期より拡張している．図 11-16 と逆のパターンを示しており，弁周囲逆流が疑われる．傍胸骨長軸像の拡張期カラードプラ像 c では，囊状構造から生じる異常血流（矢印）が左室流出路を横断する大動脈弁周囲逆流となっている．

　大動脈弁位機械弁の短軸像 d では，弁周囲に隔壁をともなう囊状構造を認める（楔形は人工弁弁座の位置を示す）．この断面で記録したカラードプラ像では，収縮期 e 拡張期 f ともに右室側の間隙の一部に血流信号が観察される．

　大動脈弁位機械弁短軸の拡張期経食道心エコー図 g では，隔壁により分割された囊状構造が認められ，拡張期のカラードプラ像 h では，囊状構造の一部に弁周囲逆流の血流信号が認められる．

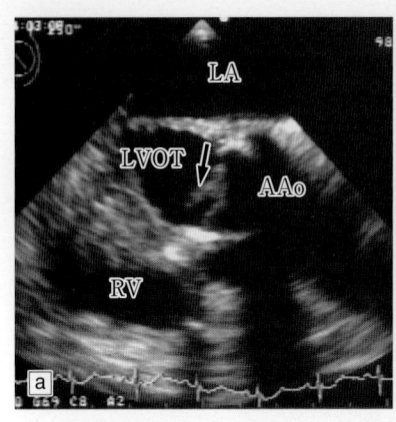

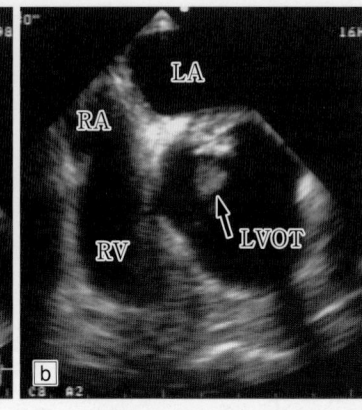

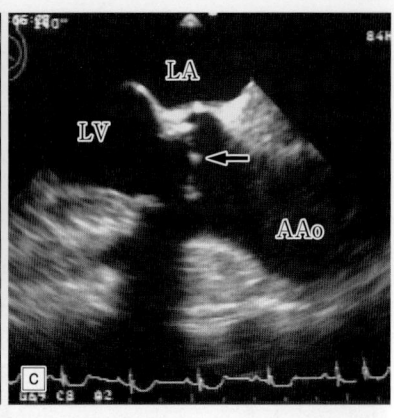

図11-18 大動脈弁位生体弁の感染性心内膜炎

経食道記録では，大動脈弁の斜め長軸像 a で大動脈弁の左室側面に，大動脈弁短軸像 b では無冠尖の位置に疣贅（矢印）が認められる．
治療後の記録 c では疣贅は消失しているが，大動脈弁の一部が肥厚している（矢印）．
LVOT：左室流出路．

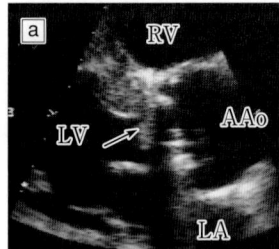

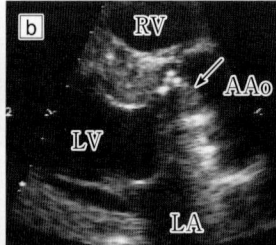

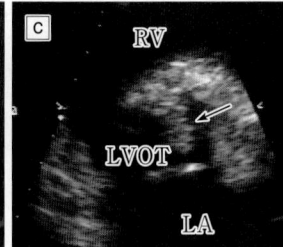

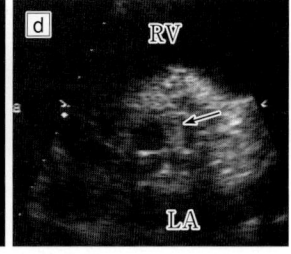

図11-19 大動脈弁位機械弁の疣贅

拡張期傍胸骨長軸像 a で，機械弁弁座の左室側に疣贅（矢印）が付着しており，収縮期 b にはこの疣贅（矢印）が大動脈弁方向に移動している．
拡張期左室流出路短軸像 c および収縮期大動脈弁短軸像 d でも，疣贅（矢印）が観察される．
拡張期の経食道心エコー図 e では，疣贅（矢印）の形態をより鮮明に評価することができる．
LVOT：左室流出路．

できない場合は心エコー図検査を繰り返して行うことが必要である．

● **疣贅の診断**

疣贅は，破壊された組織，血栓，菌塊から成り立っている．細菌感染による疣贅は不整形で，可動性に富んでいる．疣贅の診断には，腫瘤の大きさやエコー性状だけでなく，付着部位を確認することが重要である．

a）疣贅の特徴

感染例において弁に付着する異常構造を認めた場合，以下のような特徴があれば疣贅の可能性が高いと考える．

① 弁の上流側，すなわち僧帽弁（図11-6, 7）や三尖弁（図11-8）では心房側，大動脈弁（図11-9, 10）や肺動脈弁では心室側に付着している．ただし，疣贅が弁の下流側まで広がる場合もある．

② 不整形である．多くの例では分葉しているが，真菌感染による疣贅はボール状となることが

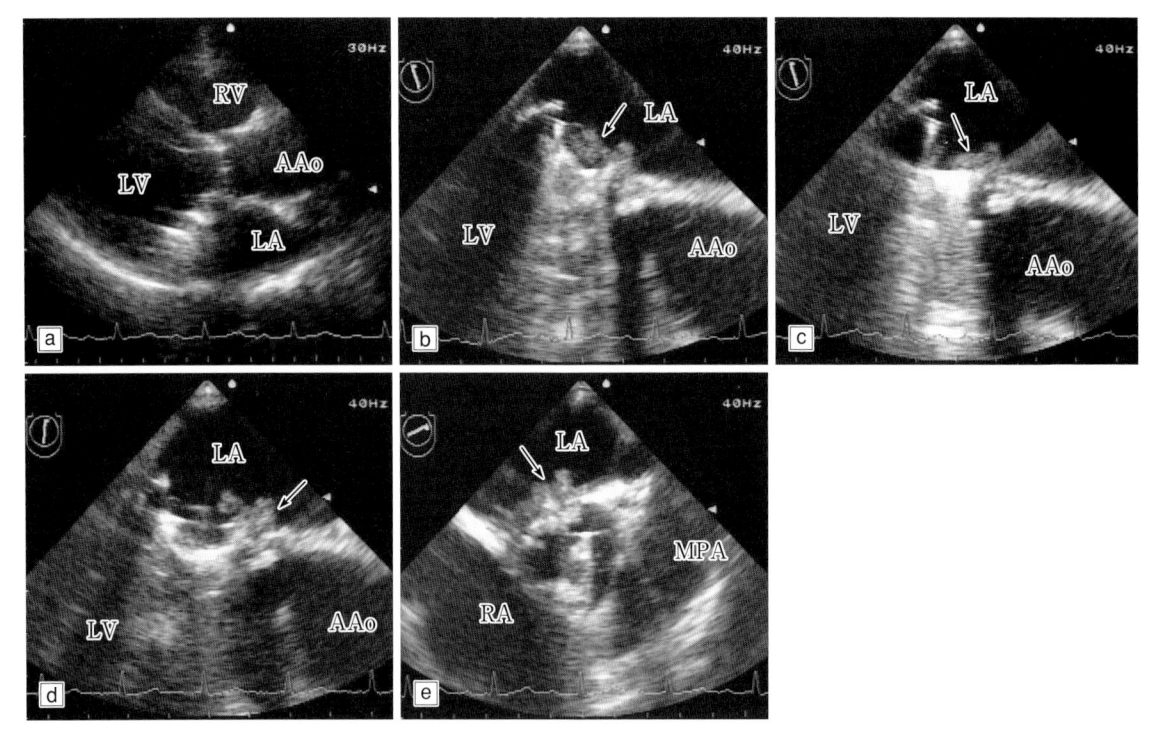

図 11-20 僧帽弁位機械弁の疣贅

収縮期傍胸骨長軸像 a では疣贅は確認できない．経食道心エコー図 b c を記録すると，僧帽弁位機械弁の左房側に疣贅（矢印）が付着している．疣贅は，収縮期 b には左房側にあるが，拡張期 c には左室方向に移動する．

僧帽弁位機械弁短軸像に近い収縮期経食道心エコー図 d では，疣贅（矢印）が弁座周囲から生じ，機械弁の弁口方向に成長していることがわかる．

大動脈弁位機械弁短軸で記録した収縮期の経食道心エコー図 e は，大動脈弁位機械弁の左房側に疣贅（矢印）が認められる．

ある（図 11-11）．
　③エコー輝度や性状が心筋と同程度である．
　④可動性に富んでおり，動きが不規則である．

b）疣贅の重症度評価

疣贅と診断したら，以下のような点について評価し，塞栓や転移の危険性を判断する．疣贅が大きく，可動性が高いほど合併症の頻度が高いと言われている．
　①大きさ：弁尖と平行方向および垂直方向の最大長．
　②形態：壁在性か有茎性か．
　③可動性：可動性の程度．有茎性の場合は弁口を越えるか否か．
　④エコー輝度：心筋と同程度．心筋より輝度が高いが石灰化がない．部分的な石灰化を認める．全体的に石灰化している（図 11-6）．エコー輝度が低く石灰化が少ないほど，新鮮な疣贅と考えられる．ただし，心エコー図所見のみで活動性があるか治癒したかを区別することはできない．
　⑤疣贅の数と分布：単一の疣贅か，1枚の弁尖に複数の疣贅が付着しているか，複数の弁尖に疣贅が付着しているか，弁以外にも疣贅を認めるか．

●その他の病変

感染性心内膜炎の可能性がある例で，弁腹の限局性陥凹を認めた場合には弁瘤の可能性を考える（図 11-12）．弁の開放時にも弁に瘤状の陥凹が認められれば弁瘤の可能性が高いとされている．しかし，弁の閉鎖時に弁の限局性陥凹が認められても開放時には陥凹が確認できない弁瘤も少なくない．

感染性心内膜炎により弁尖が破壊されると大量の逆流が生じる（図 11-13）．弁尖の穿孔（図 11-

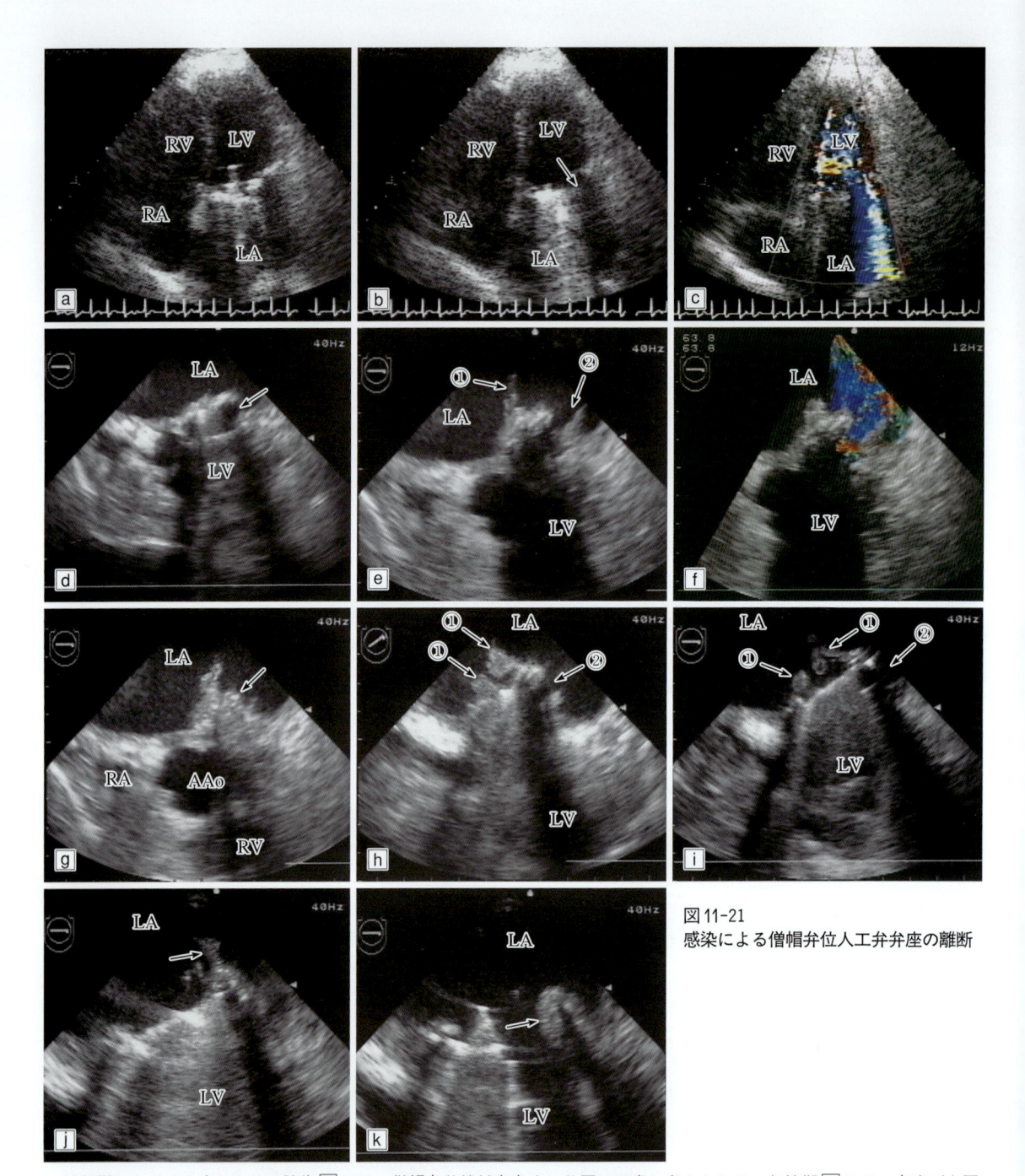

図 11-21
感染による僧帽弁位人工弁弁座の離断

　拡張期における心尖からの四腔像 a では，僧帽弁位機械弁弁座の位置は正常と考えられる．収縮期 b には，弁座が左房側に陥入しており，間隙（矢印）が生じている．収縮期のカラードプラ像 c では，この間隙を通過する弁周囲逆流が観察される．

　拡張期経食道心エコー図 d では，人工弁周囲にわずかな間隙（矢印）が観察される．収縮期 e には，人工弁左房側に疣贅（矢印①）が認められ，弁座周囲の間隙（矢印②）が拡大している．同じ断面のカラードプラ像 f では，この間隙を通過する機械弁周囲逆流が観察される．

　上行大動脈レベル短軸の経食道心エコー図 g では，左房前壁に疣贅（矢印）が付着している．

　収縮期経食道心エコー図 h i では疣贅（矢印①）が人工弁の両側から生じており，弁座の離断（矢印②）も認められる．

　経食道心エコー図の収縮期像 j で左房に認められる疣贅（矢印）は，拡張期像 k では僧帽弁口に陥入している（矢印）．

168　part. 11　感染性心内膜炎

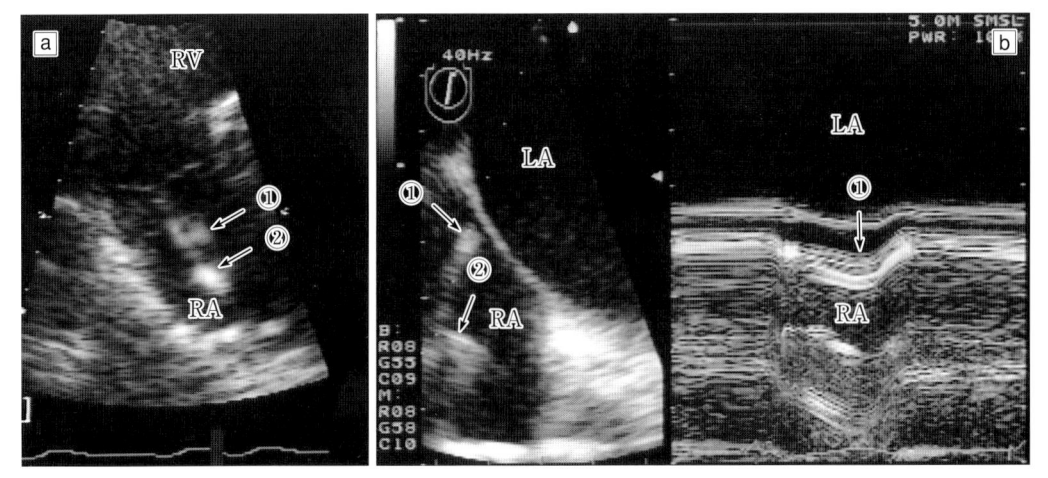

図11-22 ペースメーカーリードの疣贅
右室流入路像 a で疣贅（矢印①）とペースメーカーリード（矢印②）が認められる．
経食道心エコー図 b では，疣贅（矢印①）がペースメーカーリード（矢印②）から紐状に伸びており，点線方向で記録した疣贅の M モード像では，疣贅が不規則な振動を示している．

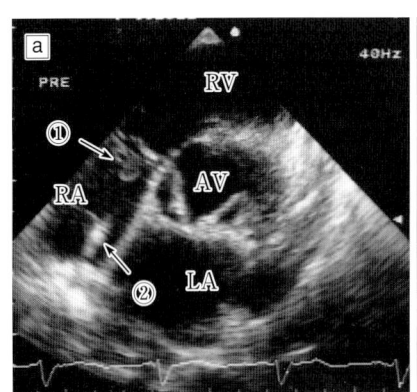

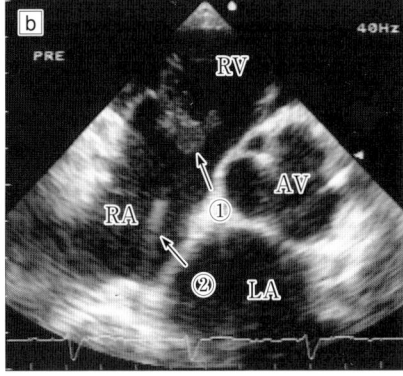

図11-23 ペースメーカーリードの疣贅
大動脈弁レベル短軸像で疣贅（矢印①）とペースメーカーリード（矢印②）を認める．三尖弁の疣贅と異なり，収縮期像 a と拡張期像 b で疣贅の位置に大きな変化はない．

12）は断層像で確認できない場合が少なくない．大量の逆流をともなっていると，カラードプラ像でも穿孔の検出が困難である場合が多い．

膿瘍（図11-14）などの弁周囲病変は，大動脈弁や人工弁に多い．大動脈弁の感染性心内膜炎で心膜炎が出現したり，適切な抗生剤で治療を行っているにもかかわらず発熱が続く場合には，弁周囲感染の可能性を考える．膿瘍が破裂すると瘤状（図11-15, 16）になったり，瘻孔（図11-17）が形成される．

● 人工弁やペースメーカーなどの感染

人工弁置換例では，感染により，人工弁尖の疣贅（図11-18）や人工弁周囲の疣贅（図11-19, 20），弁周囲逆流や人工弁弁座の離断（図11-21）などが生じる．感染による弁周囲逆流例で，弁座と周囲の組織との動きにずれがあれば，弁座が離断（dehiscence）していると考えられる．

ペースメーカーに付着する可動性に富む異常構造を認めた場合は，血栓や疣贅が疑われる（図11-22, 23）．一般にペースメーカーに付着する小さな疣贅を発見することは困難である．

part. 11 感染性心内膜炎

コラム3

正常と異常

　心エコー図で認められた異常構造についての相談を受けることがあります．そのなかには正常構造を見誤っているものが少なくありません．他の検査結果も，エコー所見に引きずられたためか，同じように誤っていたこともありました．治療に関係のない見誤りであれば害は少ないのですが，手術の日程が決まっていた例もありました．持ち込まれた記録を見ると，最初に異常構造と思い込んでしまったためか，異常構造であることを示そうとする画面ばかりを記録する傾向が認められました．いずれも基本的な断面を正しく記録しておけば避けられたと考えられる誤りでした．また，心臓とその周囲の解剖についての理解が不足していることも正常構造を異常構造と見誤る原因のようです．検査室には心臓やその周囲のことがわかる解剖の本を置いておき，疑問はその場で解決することが必要です．また，記録者が書いた報告書が最終報告になる場合にこのような誤りが生じやすいようなので，他人の目でもう一度見直してもらうことも重要です．心エコー図診断においても傍目八目は正しいようです．

　病変と間違えやすい画像にアーチファクトがあります．昔と比べると，アーチファクトに悩まされることは少なくなりましたが，時には他の検査で確認しないとアーチファクトと断定できないこともあります．慎まなければならないことは，よくわからない画像をアーチファクトだろうと片付けてしまうことです．アーチファクトと判断するには，どのような原理により生じたアーチファクトであるかを説明できなければなりません．アーチファクトの原因について考えることは，超音波検査の原理を復習するのに役立ち，頭の体操にもなります．

　心電図の波形は正常であっても人それぞれに異なっています．心エコー図検査でも，ここまでは正常範囲と自信をもって言えることが異常を発見する第一歩です．加齢にともなう変化を正常とするか異常とするか，正常範囲をどのように決定すべきかなど解決すべき問題は残っていますが，私たちは現時点で適当と考えられる正常像と正常値を各自の薬籠中の物にすることが，回り道のように見えても心エコー図診断が上達する近道と考えており，初心者の教育は正常を理解させることから初めています．

　検査報告書には「〇〇も否定できない」「〇〇の可能性も否定できない」など自信のない表現が見られることがあります．自信を持って正常と言える範囲をもっていることが診断医の診断能力を示す指標ではないかと思います．

　今回用いた正常値は，身体所見，心電図，トレッドミル運動負荷試験，胸部X線写真，血液検査などで正常者と判定した男性288人，女性259人から求めたものです．今回の正常値は3代目ですが，最近は正常者に出会うことが少なくなっているので，4代目の襲名は困難かもしれません．

part. 12

人工弁

●人工弁の心エコー図検査

　心エコー図法による人工弁機能評価には限界があるが，日常臨床の場では人工弁機能の異常を検出することは心エコー図検査の役割となっている．人工弁置換例では，断層法，Mモード法，ドプラ法などを活用し，できる限り多くの情報を集めなければならない．いずれかの検査結果から人工弁機能の異常が疑われた場合には，経食道心エコー図やX線透視など適切な検査法を選択し，より信頼性の高い情報を得ることが必要である．

　人工弁，特に機械弁の機能は，必ずしも本来の弁と同様に評価できるわけではない．しかし，同種類同サイズの人工弁であれば，流速，連続の式から求めた弁口面積，圧半減時間など，心エコー図検査で得られる指標の値は一定範囲内にあり，再現性もある．ただし，弁口の位置とビーム方向の関係には個体差があるので，術後，状態が安定している時期に正確な記録を行い，信頼できる情報を得て経過観察の基準とすることが不可欠である．なお，人工弁通過血流は弁口通過直後に縮流を生じるため，心エコー図検査で求めた圧較差は過大評価となっている可能性があることを考慮しなければならない．

　正常な生体弁では，弁閉鎖時に生じる一過性の

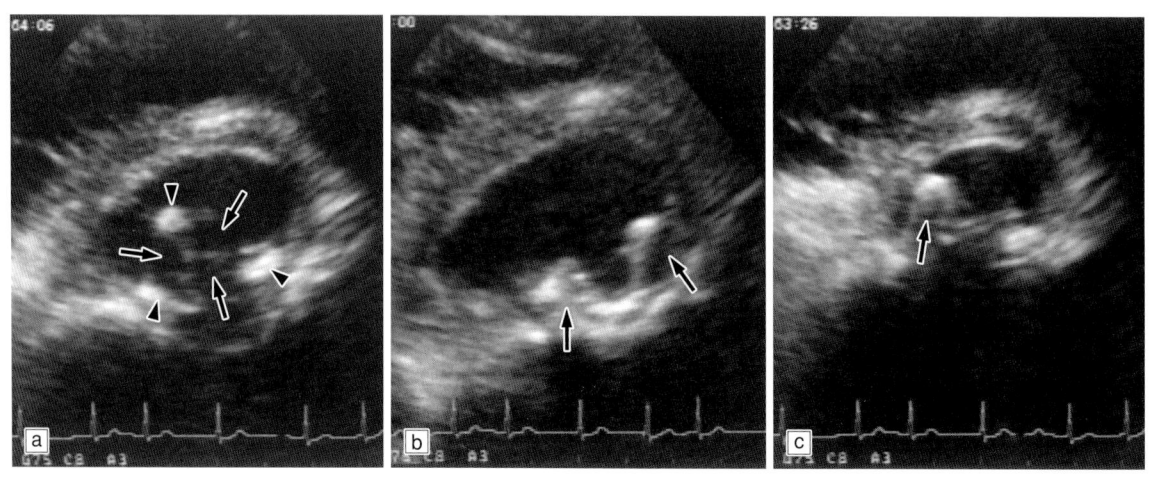

図12-1　僧帽弁位の正常なステント付生体弁
　生体弁（Hancock弁）の短軸像 a では，ステントの先端（楔形）と3枚の弁尖（矢印）が観察される．生体弁の短軸像を傾けると，ステント（矢印）が逆U字状に認められる（ b c ）．

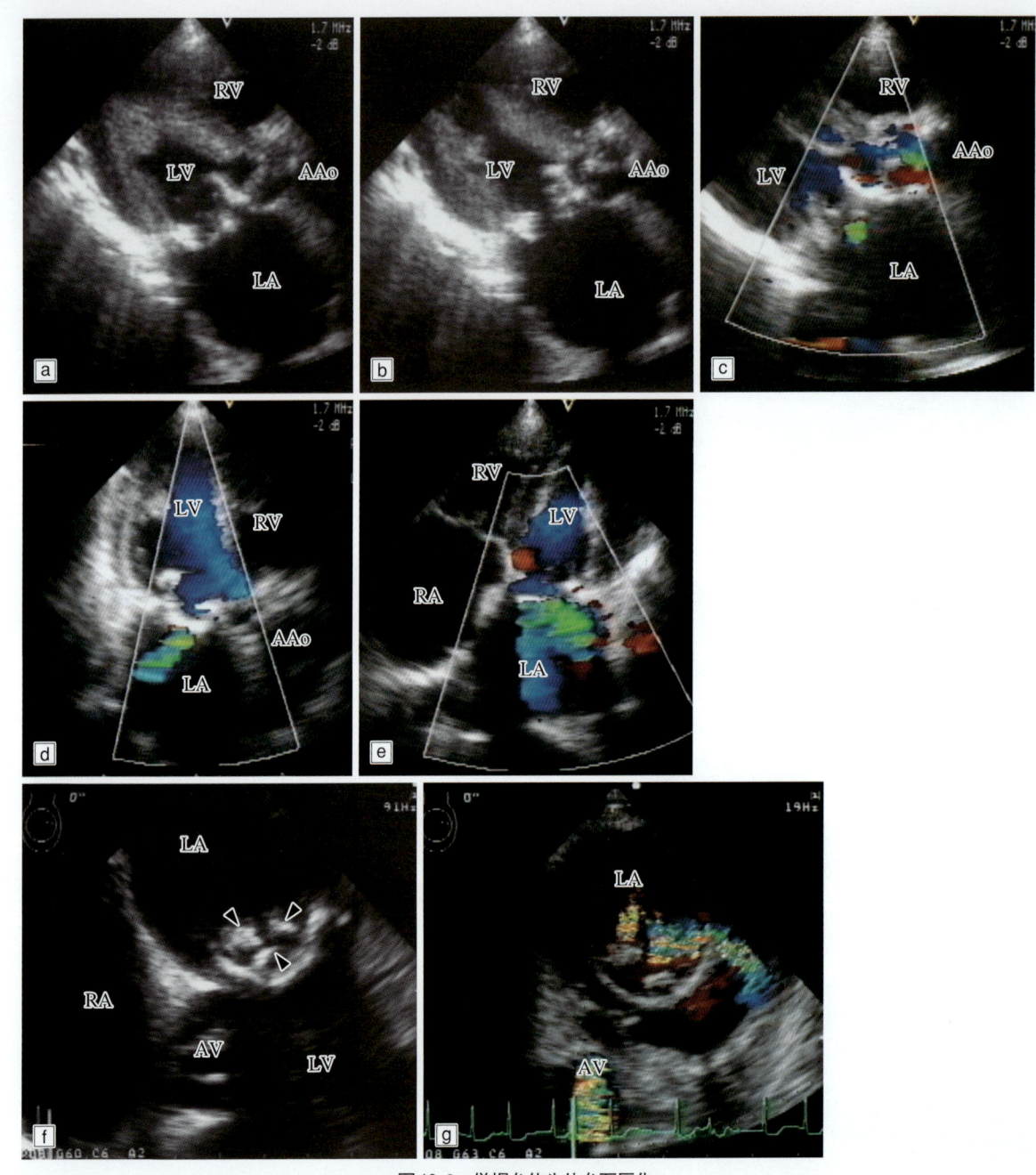

図12-2 僧帽弁位生体弁石灰化

　収縮期 a および拡張期 b の傍胸骨長軸像では，僧帽弁位生体弁の弁尖，特に大動脈側の弁尖が石灰化していることがわかる．傍胸骨長軸カラードプラ像 c では僧帽弁逆流はわずかしか認められない．

　心尖からの長軸カラードプラ像 d では左房後壁に向かう逆流が，心尖からの四腔像 e では2方向に向かう逆流が観察される．

　僧帽弁位生体弁の経食道短軸像 f では，3枚の弁尖に石灰化（楔形）が認められ，カラードプラ像 g では2ヵ所から生体弁逆流が生じている．

　連続波ドプラ法では，僧帽弁口の最大圧較差33.4 mmHg，平均圧較差8.3 mmHg，右室・右房圧較差67 mmHgであった．

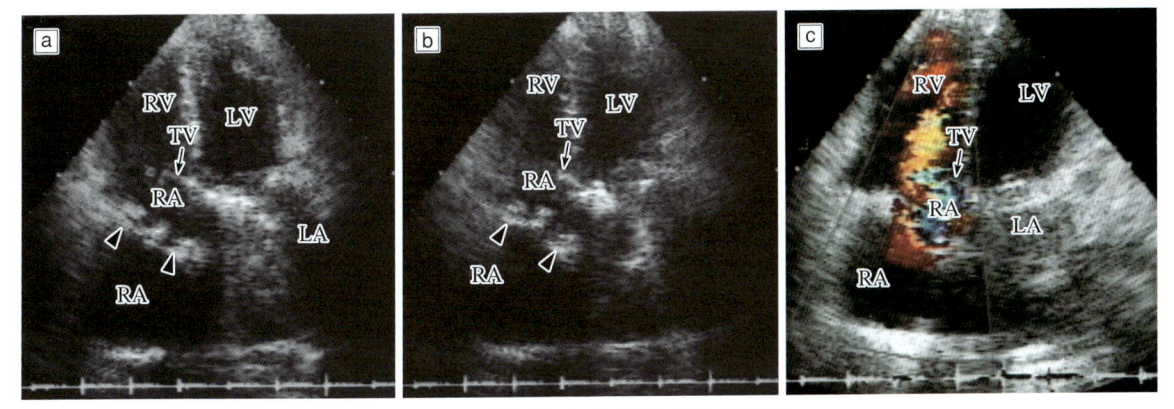

図12-3 三尖弁位（三尖弁上）生体弁石灰化

三尖弁の右房側に生体弁（Carpentier Edwards 弁）を移植した例．心尖からの四腔像の収縮期像 a と拡張期像 b を比較すると，弁尖が石灰化し可動性が低下していることがわかる（楔形は生体弁弁座）．
拡張期のカラードプラ像 c では生体弁に吸い込み血流が認められ，生体弁と本来の三尖弁の間で流速が増加している．
三尖弁位生体弁における最大圧較差は 25 mmHg，平均圧較差は 8 mmHg であった．下大静脈は拡張し，内径の呼吸性変動は消失していた．

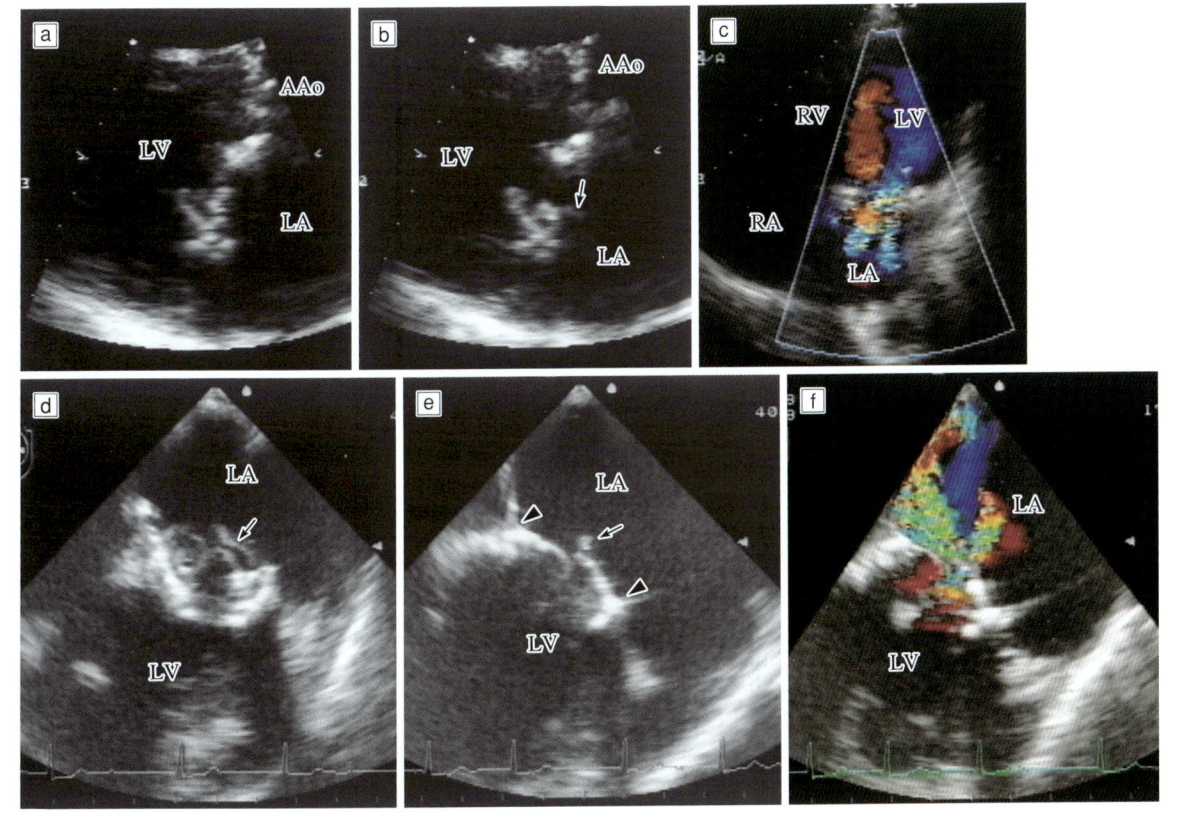

図12-4 僧帽弁位生体弁の損傷

拡張終期の傍胸骨長軸像 a では僧帽弁位生体弁（Carpentier Edwards 弁）の一部が肥厚，収縮期像 b では後方の弁尖が左房側に陥入している（矢印）．
心尖からの四腔カラードプラ像 c では 2 方向に向かう僧帽弁逆流が認められる．
経食道記録による僧帽弁位生体弁短軸像 d では弁尖が左房側に逸脱しており（矢印），長軸像 e では1枚の弁尖（矢印）が左房側に陥入している（楔形は弁座の位置）．同じ断面で記録したカラードプラ像 f では 2 方向に向かう弁逆流が認められる．
僧帽弁位生体弁における最大圧較差は 20 mmHg，平均圧較差は 5 mmHg，右室・右房圧較差は 29 mmHg であった．

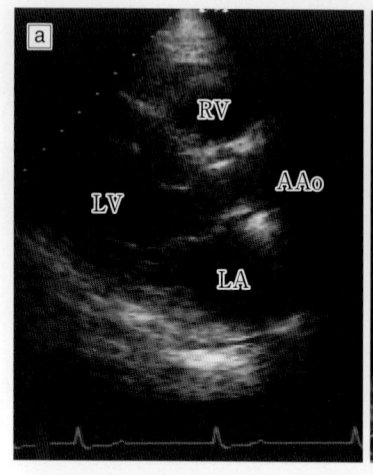

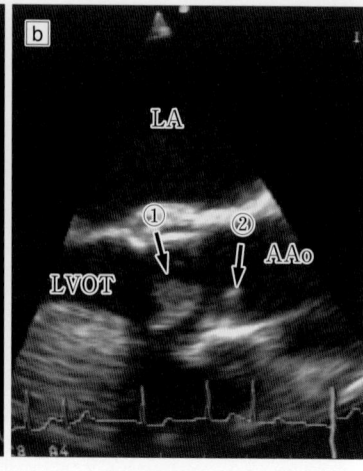

図12-5 大動脈弁位生体弁の血栓

傍胸骨長軸像 a では生体弁（Hancock MO弁）の異常は確認できないが，大動脈弁口における最大圧較差は74 mmHg，平均圧較差は45 mmであった．

経食道記録 b では，生体弁に付着する血栓（矢印①）が認められる．抗凝固療法によりこの血栓像は消失し，最大圧較差は65 mmHg，平均圧較差は40 mmHgとなったが，生体弁周囲には組織増殖やプラークと考えられる組織が広く認められた．矢印②は一部剝離したプラークで，抗凝固療法の後も変化は認められなかった．

LVOT：左室流出路．

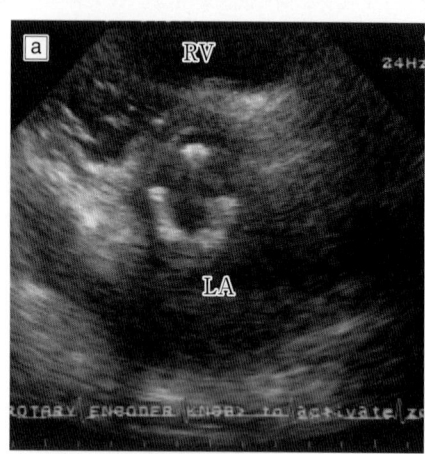

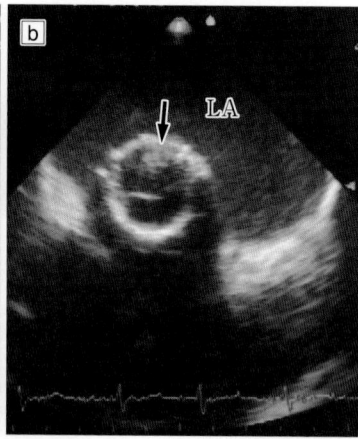

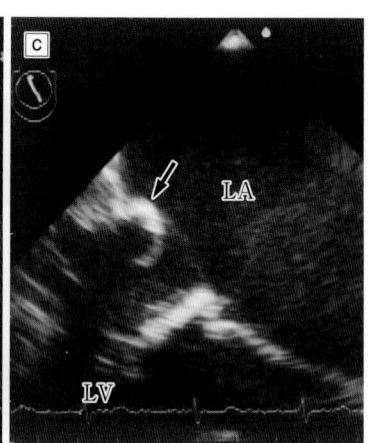

図12-6 組織増殖による僧帽弁位生体弁機能障害

術後18ヵ月における僧帽弁位生体弁（Hancock弁）の経胸壁記録 a では，3枚の弁尖が確認されるが異常は認められない．最大圧較差は18 mmHg，平均圧較差は7 mmHgであった．

経食道記録の短軸像 b では1弁尖に肥厚（矢印）が認められる．この断面とほぼ直交する断面 c では，肥厚した部分の可動性が低下している．

再手術の結果，組織増殖による生体弁狭窄であった．

逆流を除くと，基本的には有意な弁逆流が生じることはない．これに対して，正常な機械弁には少量の連続性逆流がある．機械弁逆流のパターンは弁の種類により異なっているが，同一種類の弁では一定である．

弁周囲逆流は，人工弁の種類に関係なく，すべて異常である．手術直後から弁周囲逆流が認められる場合は，縫合が不十分であったと考えられるが，術直後にはなかった弁周囲逆流が出現した場合には，まず感染性心内膜炎の可能性を考える．弁座と周囲組織の位置関係が心周期により大きく変動する場合は，弁座が広範囲に離断している可能性が高いので，弁周囲組織の損傷程度を評価し，再手術の必要性について検討する必要がある．

弁周囲逆流や異常な弁逆流，特に左房側に生じた僧帽弁位人工弁の病変は，経胸壁記録では確認できないことが多い．僧帽弁位人工弁の異常が疑われる場合は経食道記録による情報が不可欠である．

● 生体弁

a) 生体弁の種類と機能評価

生体弁には，ステント付き弁，ステントなし弁，同種弁の3種がある．広く用いられているのは，ステント付きの生体弁で，その構造は大動脈弁に似ている（図12-1）．ステントなしの生体弁は，豚の大動脈弁と大動脈の一部からなり，大動脈弁位に用いる．その圧較差は機械弁と同程度である．同種弁は大動脈弁位に用いられている．

一般に，サイズが同じであれば，生体弁のほうが機械弁より圧較差が高く，口径が小さいほどその傾向は強い．

機械弁機能の診断は正常か異常かのいずれかであるが，生体弁は経年的に劣化するので，機能障害の程度を評価し，再手術の時期を判断しなければならない．

b) 生体弁の機能障害

生体弁の経年的変化には，弁尖の石灰化による弁尖の可動性低下（図12-2,3）と，弁尖の断裂やステントからの剥離による閉鎖不全がある（図12-4）．有意な弁機能障害が生じた時点では，両者が混在している場合が多い．

生体弁は血栓が生じにくいことがその長所であるが，血栓による生体弁機能障害がないわけではない（図12-5）．まれではあるが，組織増殖による弁尖の可動性低下が生じることもある（図12-6）．しかし，機械弁のように血栓や組織増殖により急激に重度の機能障害が生じることはまれである．

正常な生体弁では，弁の閉鎖運動にともなう逆流が認められることはあるが，弁閉鎖後の弁逆流は認められないか認められてもわずかである．明らかな弁逆流が認められる場合は，弁尖の損傷が生じている可能性が高いので，重症度や心機能を評価し，再手術の必要性やその時期を判断する．

生体弁の損傷では，弁逆流がさまざまな方向を向くため，経胸壁記録では弁逆流がどこから生じているかがわかりにくく，弁逆流を弁周囲逆流と見誤ることもある．生体弁で有意な逆流が認められた場合は，弁逆流と弁周囲逆流の鑑別が必要となる（図12-7,8）．

● 機械弁

a) 機械弁の種類と機能評価

現在用いられている機械弁の種類には，1葉（tilting desk）弁，2葉（bileaflet）弁，ボール（ball-and-cage）弁がある．ボール弁はほとんど用いられていない．

1葉弁では弁葉が下流側に開放する主開口部（major orifice）と弁葉が上流側に開放する副開口部（minor orifice）の2つの開口部がある．副開口部のほうが抵抗が大きい．2葉弁には中央（central orifice）と両側（lateral orifice）の3つの開口部がある．

機械弁は，血液がもっとも効率よく流れる方向に設置することが望ましい．大動脈弁位1葉弁では主開口部が，2葉弁では側開口部が，大動脈の右下方向（もっとも流出血流が強い部位）に向くように設置する．僧帽弁位1葉弁では主開口部を左室自由壁に向ける．僧帽弁位2葉弁では，2枚の弁葉が左室流出路方向と流入路方向に開くanatomic positionと，これと直交するantianatomic positionがあるが，antianatomic positionのほうが血行動態的に優れているとされている．

b) 機械弁の機能障害

機械弁は短時間に開放するため，機械弁の開放運動をMモード法で記録すると，開放運動は，時間軸に対してほぼ垂直な直線として記録される．開放時相のずれ，開放速度の低下，不規則な（直線的でない）開放運動などは，機械弁機能障害の存在を示唆する所見である（図12-9）．

心エコー図では，全例で機械弁の開放角度を正確に評価できるわけではない．開放角度が正常であれば正常と言えるが，角度が減少しているように見えても開放角が減少していると診断することは困難である．機械弁の狭窄が疑われた場合には，X線透視で弁の開放角度を確認する必要がある（図12-9,10）．機械弁の正常開放角度は弁の種類により異なっているので，本来の開放角度を確認しておかなければならない．

僧帽弁位機械弁の閉鎖運動は血流方向などの影響を受けるため，僧帽弁位2葉弁では弁機能が正常であっても2枚の弁葉の閉鎖運動が一致しないことがある．

機械弁に血栓が付着すると，弁尖の開閉運動が

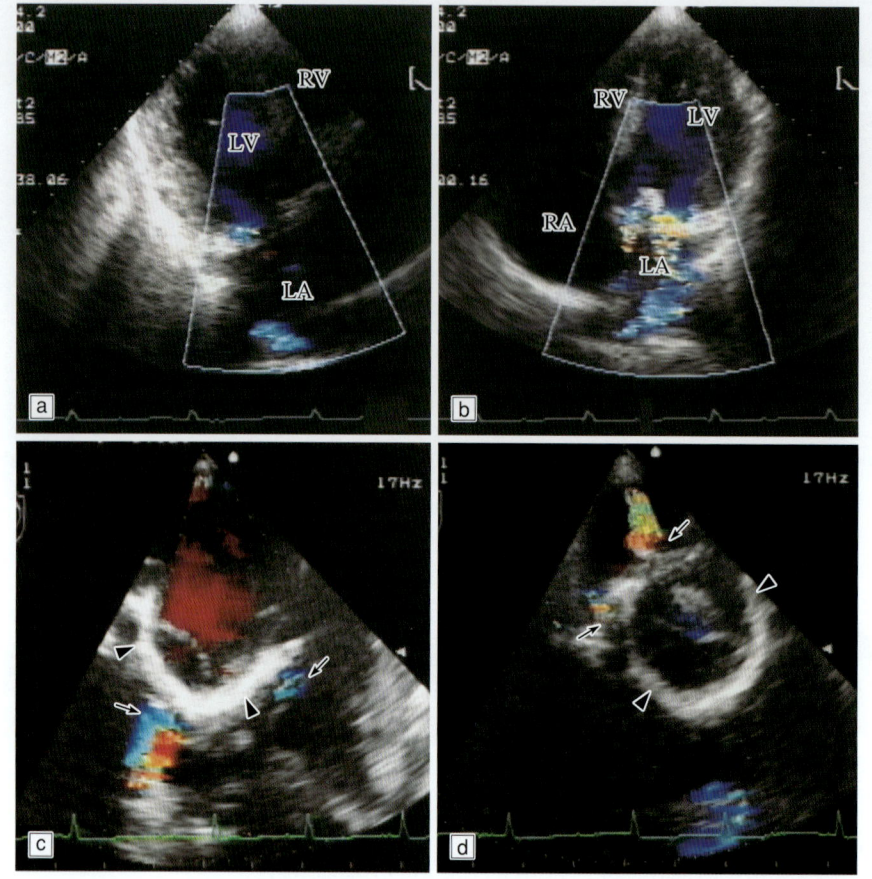

図12-7
僧帽弁位生体弁周囲逆流

心尖からの長軸像 a および四腔像 b のカラードプラ記録で，複数の逆流が認められる．

僧帽弁位生体弁（Hancock弁）短軸像の経食道記録 c d では弁周囲逆流（矢印）が4ヵ所から生じていることがわかる（楔形は人工弁の位置）．

僧帽弁位生体弁の最大圧較差は13mmHg，平均圧較差は6mmHg，右室・右房圧較差は33mmHgであった．

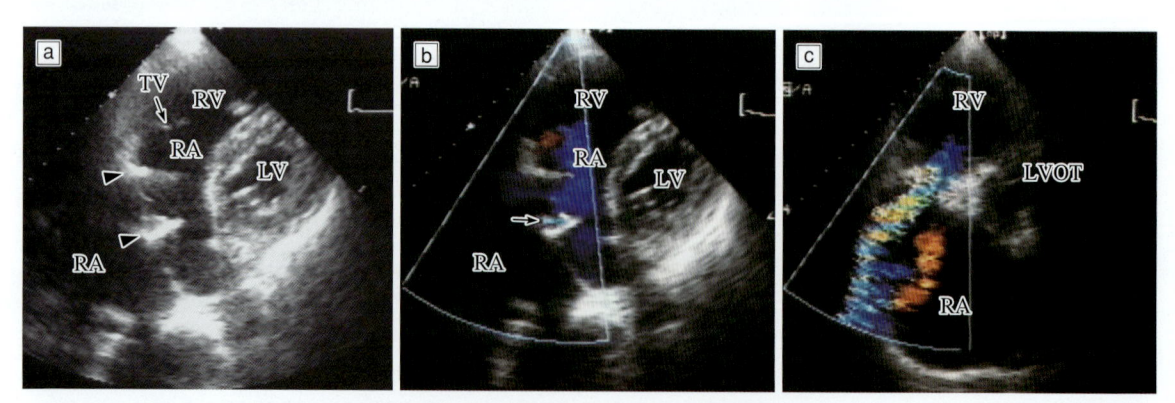

図12-8 三尖弁位（三尖弁上）生体弁周囲逆流

心尖からの四腔像を短軸方向に傾けた断面の収縮期像 a で右房内に生体弁（Capentier Edwards弁）（楔形）が記録される．弁尖の異常は認められない．同じ断面のカラードプラ像 b ではわずかな生体弁逆流（矢印）が認められる．

左室流出路方向に回転した断面 c では生体弁周囲から大量の逆流が生じている．

三尖弁位生体弁における最大圧較差は14mmHg，平均圧較差は4mmHgであった．

LVOT：左室流出路．

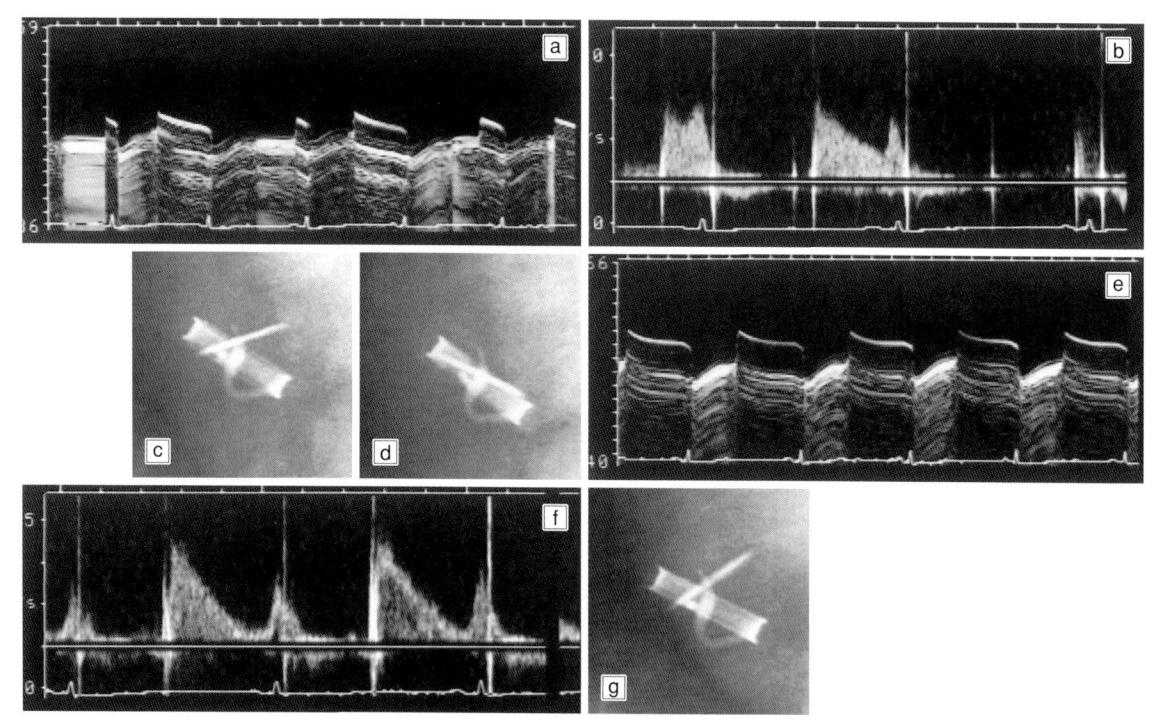

図12-9 血栓による僧帽弁位1葉機械弁機能障害

　機械弁（Medtronic Hall 弁）の M モード像 a では弁の開放時相や開放時間が心拍ごとにばらついており，ドプラ像 b でも機械弁通過血流波形が不均一である．X 線透視では，最大開放角が減少しており（c），弁の開放運動がほとんど認められない心拍もある（d）．僧帽弁位生体弁における最大圧較差は 16 mmHg であった．

　血栓融解剤を使用し 24 時間後に記録した M モード像 e では機械弁の開閉運動にばらつきがみられなくなり，ドプラ像 f でも波形のばらつきが消失している．X 線透視 g では開放角度が増加しているが，正常（70 度）には回復していない．

　人工弁の動きが正常化した時点では，僧帽弁位生体弁における最大圧較差は 8 mmHg となっていた．

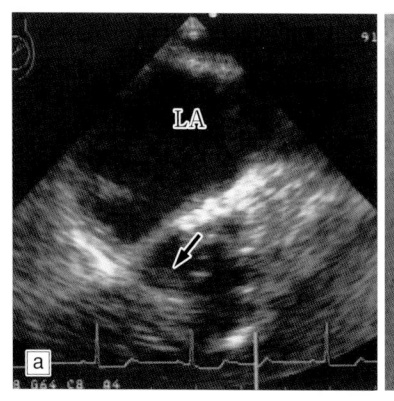

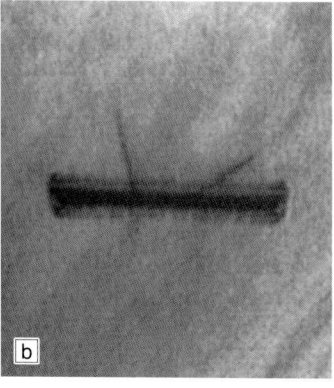

図12-10
血栓による大動脈弁位2葉機械弁機能障害

　機械弁（CarboMedics 弁）における最大圧較差は 75 mmHg，平均圧較差は 46 mmHg と上昇していたが，経胸壁記録では機械弁の異常は確認できなかった．左室流出路短軸像の経食道記録 a で血栓と考えられる構造（矢印）が認められ，X 線透視 b では 2 枚の弁葉の開放角が異なっていた．血栓融解剤により弁機能は正常となった．

妨げられ，弁機能障害が生じる．心エコー図では，血栓と考えられるエコーを観察することができても，血栓であると確認することはできない．抗凝固療法の強化や血栓溶解剤の使用により，腫瘤が縮小あるいは消失し，人工弁機能が改善あるいは正常化すれば，血栓弁であった可能性が高い（図12-11）．しかし，これらの治療によっても人工弁機能が改善しないからといって，血栓弁であることを否定することはできない．

　弁置換後は，人工弁周囲の組織が増殖し，弁座

図12-11
血栓による僧帽弁位2葉機械弁機能障害

治療前の機械弁（CarboMedics弁）経食道記録 a では機械弁の1枚のみが開放している（矢印は機械弁開口部，楔形は機械弁弁座）．カラードプラ像 b でも片側の開口部のみに血流が認められる．

血栓融解剤使用後の記録 c d では，2枚の弁葉が開放しており，血流も両側の開口部から生じている（矢印は機械弁開口部，楔形は機械弁弁座）．

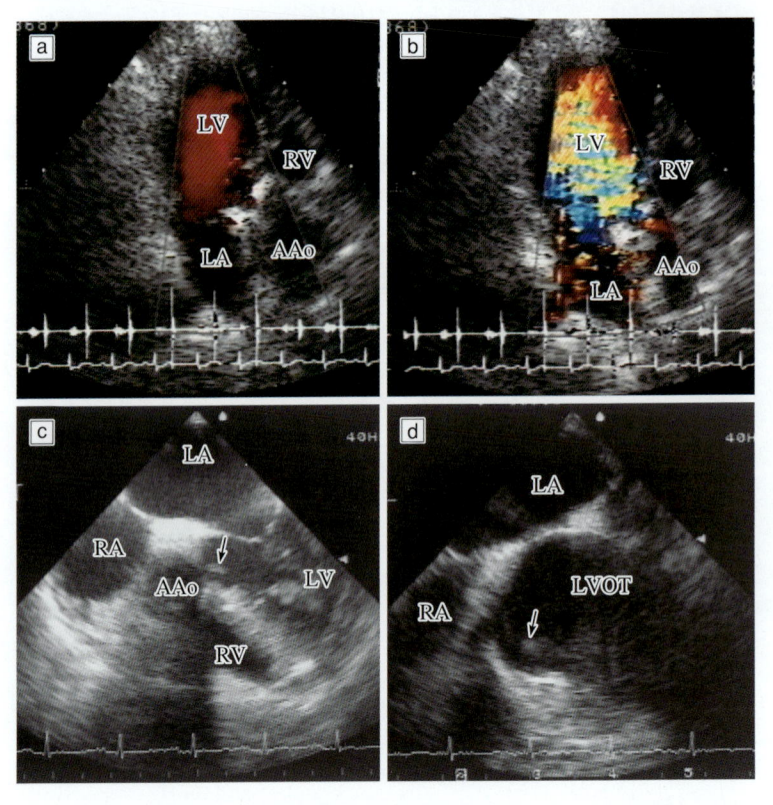

図12-12
組織増殖による大動脈弁位2葉機械弁機能障害

心尖からの長軸カラードプラ像で，有意な大動脈弁逆流が記録されない心拍（ a ）と大量の大動脈弁逆流が出現する心拍（ b ）があった．

経食道記録 c d では，2葉弁の左室流出路側に異常構造（矢印）が認められる．手術の結果，この異常構造は左室側の組織増殖であった．

LVOT：左室流出路．

178　part.12　人工弁

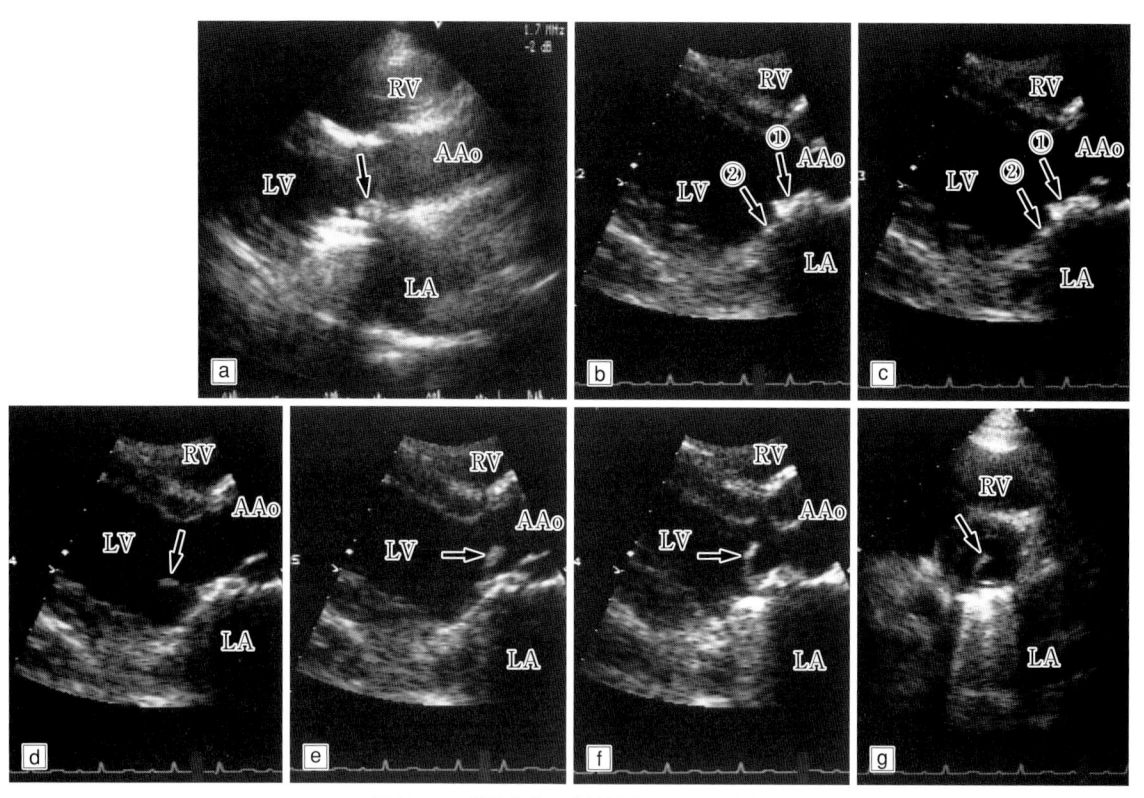

図12-13 僧帽弁位1葉機械弁に生じた血栓

　僧帽弁位機械弁（Medtronic Hall 弁）例において，最大圧較差が 15 mmHg，平均圧較差が 9 mmHg と上昇していた．機能障害が認められた時点での傍胸骨長軸像 a では，機械弁の左室流出路側に腫瘤状構造（矢印）が付着している．

　抗凝固療法強化後に記録した傍胸骨長軸像では，機械弁弁座の左室流出路に付着した血栓（矢印 ①）と剥離した血栓（矢印 ②）が認められる．拡張終期 b および収縮早期 c には剥離した血栓（矢印 ②）が機械弁と接している．剥離した血栓は収縮中期に僧帽弁から離れ（d），左室流出路に向かう（e）．この構造は拡張期 f にも左室流出路に移動する．

　拡張期左室流出路短軸像 g では，左室流出路に血栓エコー（矢印）が認められる．この時点での最大圧較差は 14 mmHg，平均圧較差 9 mmHg であった．

　心エコー図検査では，組織増殖か血栓かの判別はできなかったが，手術の結果，この構造が剥離した血栓であることが確認された．

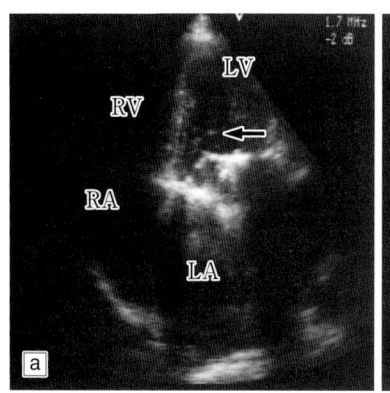

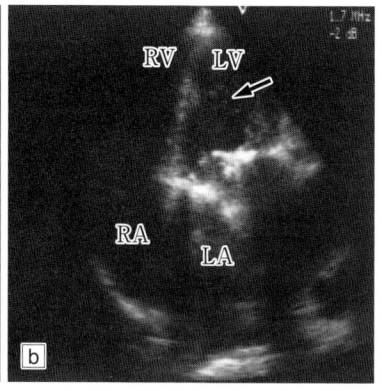

図12-14 僧帽弁位2葉機械弁に生じた cavitation

　機械弁（ATS 弁）開放時，機械弁付近に気泡エコー（矢印）が認められる（a）．時間が経過するとともに気泡エコー（矢印）は左室心尖方向に移動している（b）．

　僧帽弁位機械弁における最大圧較差は 10 mmHg，平均圧較差は 3 mmHg で弁機能に異常は認められなかった．

part. 12　人工弁

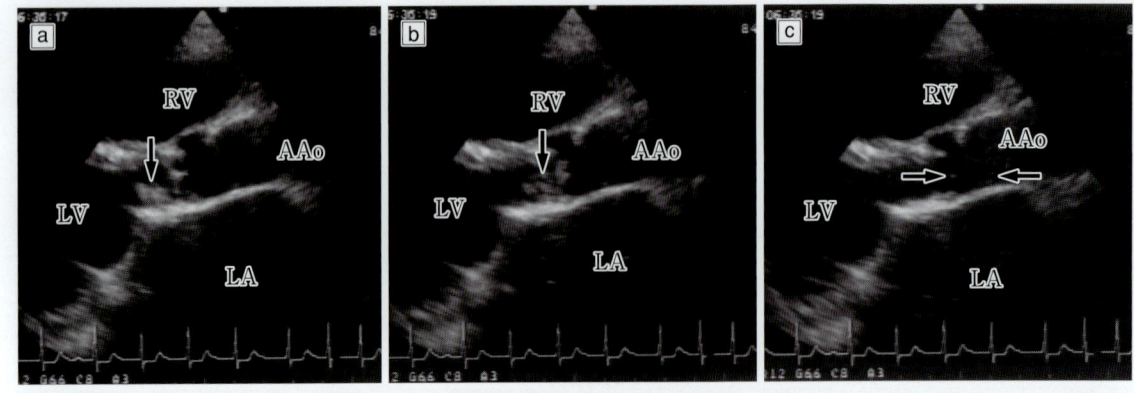

図12-15　僧帽弁位2葉機械弁に生じたcavitation

傍胸骨長軸像で等容収縮期に左室流出路に腫瘤様エコー（矢印）が認められる（a）．大動脈弁開放にともなってこのエコー（矢印）は大動脈方向に移動し，塊状から複数に分離している（b）．大動脈に移動するとともに，点状（矢印）エコーに変化している（c）．

僧帽弁位機械弁（CarboMedics弁）における最大圧較差は15 mmHg，平均圧較差は3 mmHgで弁機能に異常は認められなかった．

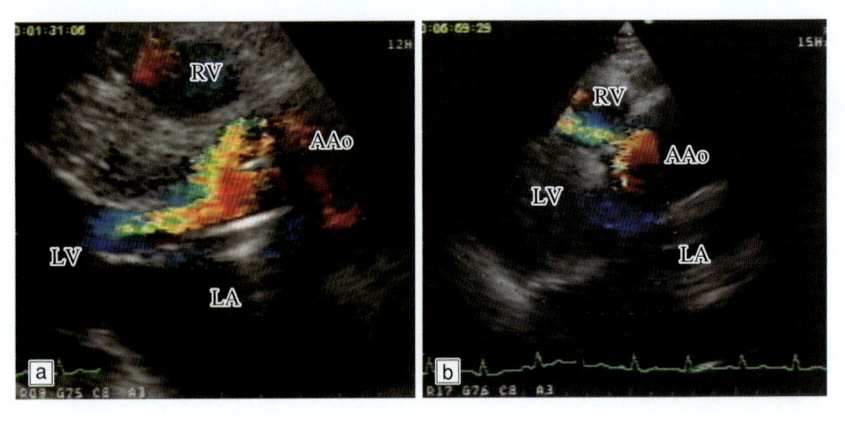

図12-16　大動脈弁位1葉機械弁弁周囲逆流

拡張期傍胸骨長軸像のカラードプラ像で大動脈弁位機械弁（Björk-Shiley弁）の右室側を通過する弁周囲逆流を認める（a）．断面を右室流出路側に移動すると右室への短絡血流も認められる（b）．

が固定される．しかし，弁周囲の組織が過剰に増殖すると，人工弁の開閉が妨げられることがある（図12-12）．心エコー図で増殖した組織が観察されることもあるが，血栓とを区別することは困難である（図12-13）．

正常な機械弁には，弁の種類に特有の弁逆流がある．機械弁の弁逆流が正常か異常かを判断するためには，まず正常な逆流パターンを知っておかなければならない．弁逆流を認めた場合は，逆流がどの部位から，どの程度生じているかを確認する．

機械弁において急激な圧の低下が生じると，血液内に気泡が生じる（cavitation）ことがある（図12-14）．人工弁におけるcavitationは，人工弁の損傷や溶血の原因になる可能性があるとされている．時にはcavitationが腫瘤のように見えることがあるが，心周期を通じて観察されるわけではないので，腫瘤と区別することができる（図12-15）．

機械弁周囲逆流は，経胸壁記録で観察されることもあるが（図12-16, 17），経食道記録を行わないと弁周囲逆流と診断できない場合もある（図12-18）．

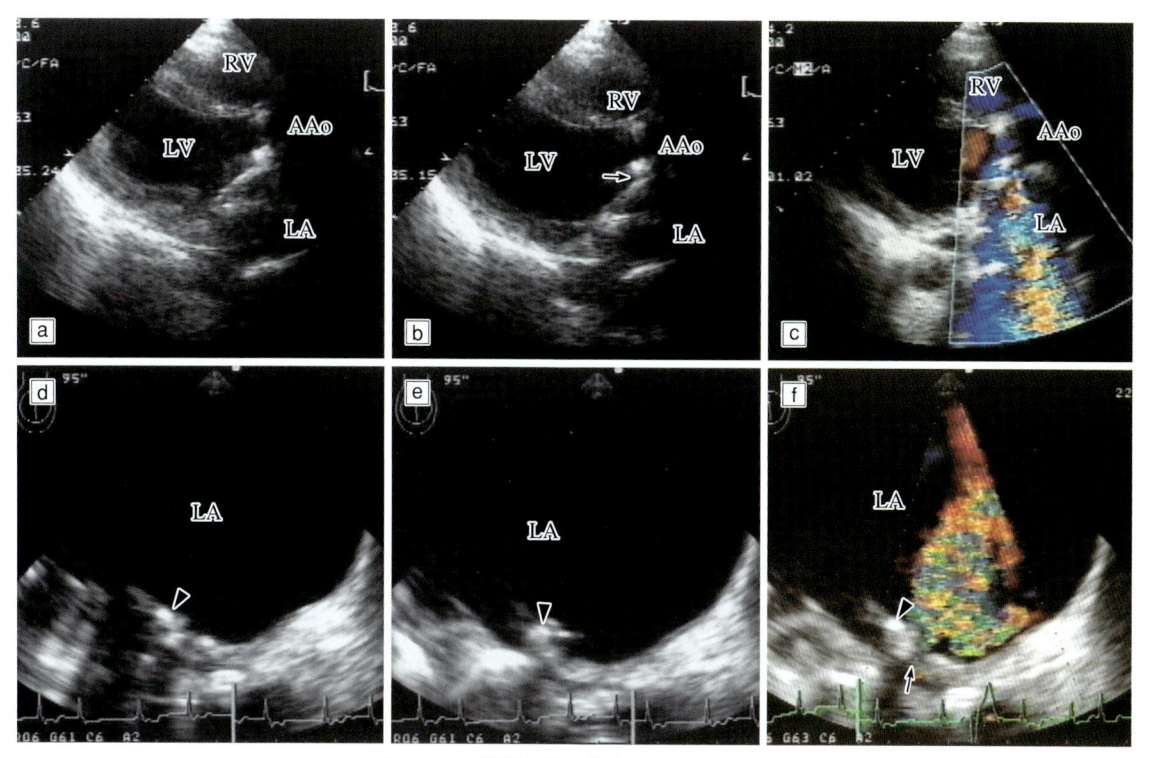

図12-17 僧帽弁位2葉機械弁弁周囲逆流

拡張期傍胸骨長軸像 a では異常は認められないが，収縮期像 b では僧帽弁位機械弁（CarboMedics 弁）大動脈弁側に間隙（矢印）が生じている．カラードプラ像 c ではこの部位から弁周囲逆流が生じている．
経食道記録でも拡張期 d と収縮期 e で弁座（楔形）の位置が移動しており，収縮期には左房壁と弁座の距離が離れている．カラードプラ像 f では弁座（楔形）と左房壁の間（矢印）から弁周囲逆流が生じていることがわかる．

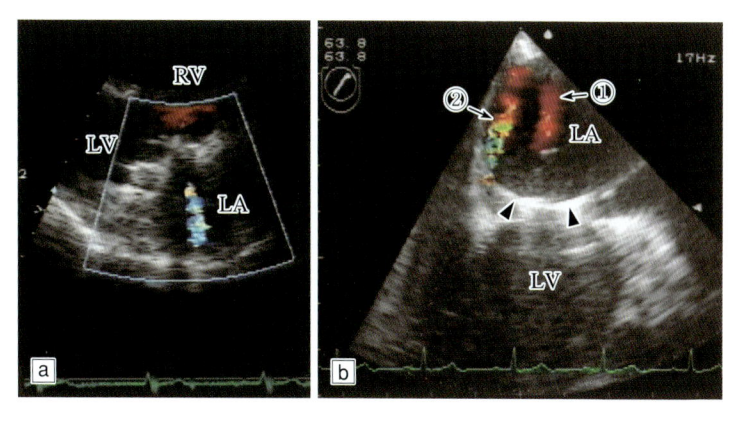

図12-18 僧帽弁位1葉機械弁弁周囲逆流

傍胸骨長軸のカラードプラ像 a で左房に逆流信号が認められるが，どこから生じているかは確認できない．
経食道記録 b では，機械弁（Medtronic Hall 弁）本来の弁逆流（矢印①）と弁周囲逆流（矢印②）が認められる（楔形は弁座）．

part. 12 人工弁

コラム4

問診と診察

　心エコー図検査に限らず，超音波検査を行う際の患者さんの姿勢は決まっています．上肢の血流障害を疑って血管エコーをオーダーした場合，検査担当者は血管がいちばんよく見える姿勢で記録を行うでしょう．その結果，異常なしとの報告書が作成されると，患者さんは「血管の病気ではなさそうです」と説明され，不安と不満が解消されないまま支払いを済ませることになってしまいます．症状がある人の検査に際しては，どのような状態で症状が出現したかを確認し，症状が出現する姿勢や状態を再現して検査することが役に立ちます．以下に実例を紹介致します．

　通勤時に腕が痺れるという若い女性の患者さんが来院されました．血管には異常はないと言われたそうです．話を聞くと，電車の吊り革に掴まっている時に腕が痺れることがわかりました．そこで，吊り革を持つ姿勢をとってもらい，超音波検査を行ったところ，鎖骨下動脈の血流が途絶し，腕を下げると血流は正常に回復しました．検査室のベッドで記録していれば，当院でも血管や血流に異常はないと診断していたでしょう．

　飛行機で帰国後すぐに就寝したところ，起床時に右上肢のむくみと痺れがあったので，神経内科などを受診したが，原因不明と言われたという方が来院されました．臥床時の姿勢を再現してもらったところ，上肢がベッドから下がっていたことがわかりました．臥床で上肢を少しずつ外転させながら超音波検査を行うと，まず静脈血流，続いて動脈血流が低下し，症状が出現しました．母国では高額の検査料が必要であったため，紹介者のアドバイスでかなりの金額を用意して来日されたそうですが，日本の医療費は安いと喜んで帰国されました．少し複雑な気分でしたが，診断がついて何よりでした．

part. 13

周術期の心エコー図検査

●術前の情報収集
a）弁 輪

弁輪径を術前に知っておくことは，人工弁の種類やサイズの選択，弁輪拡張術を行うか否かの判断など治療方針の決定に重要である．また，石灰化の程度と範囲は手術の難易度に影響を与えるので，石灰化の評価も重要である．

僧帽弁輪が著しく狭小である例はほとんどないが，大動脈弁輪には狭小例があるので，術前に弁輪径を計測して外科医に伝えておくことが必要である．大動脈弁輪径は，二尖大動脈弁では大きな例が多く，老人性大動脈弁狭窄では小さな例が多い．大動脈弁輪が狭小な例では可能な限り径の大きな人工弁で置換することが必要なので，大動脈

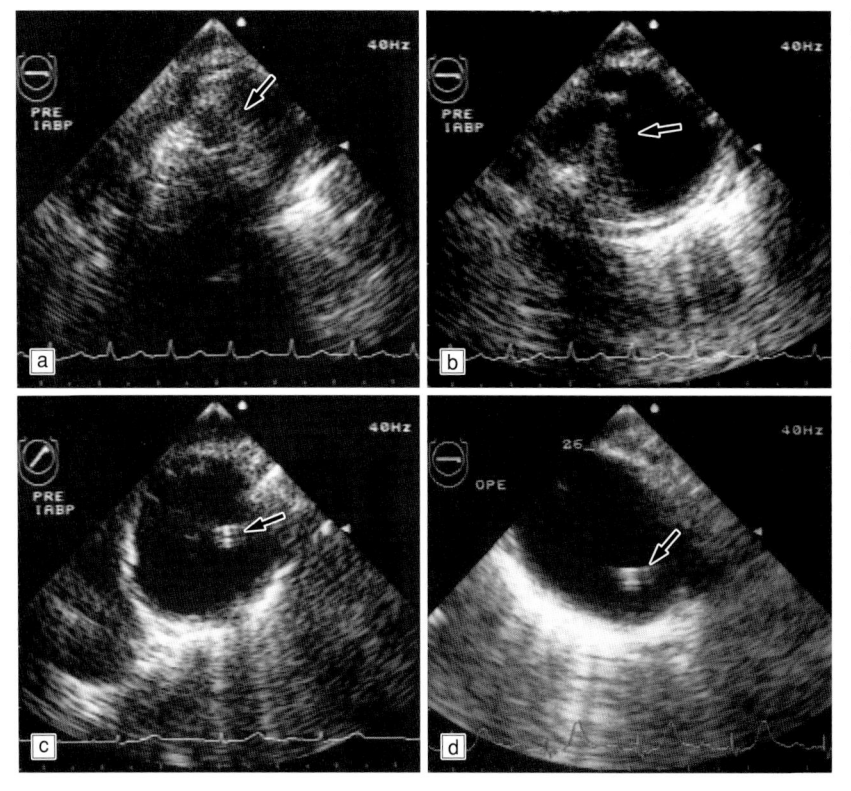

図13-1
大動脈内バルーンパンピング

緊急冠動脈バイパス術前の経食道記録では，バルーン（矢印）が拡張期に拡張し a，収縮期に縮小している（b）．

大動脈弓の短軸像 c で，カテーテルの先端（矢印）が左鎖骨下動脈より近位に認められたため，少し引き抜きカテーテルの先端を下行大動脈起始部に移動した（d）．

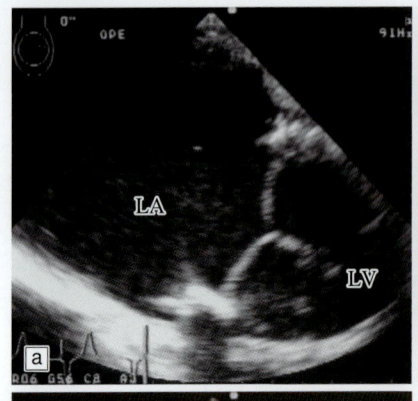

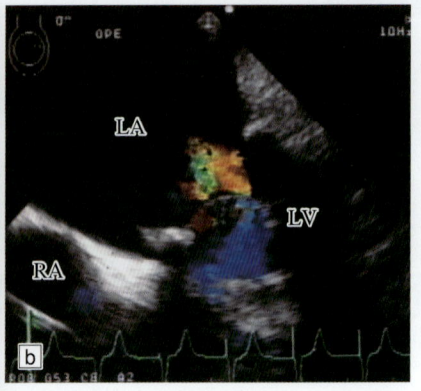

図13-2 生体弁機能障害

術中経食道記録の断層像 a では生体弁に異常は認められないが，同じ断面のカラードプラ像 b で逆流信号が認められる．

断面を移動させると2方向に向かう僧帽弁逆流が認められる（ c ）．

生体弁自体の機能障害と判断し，ただちに再弁置換を施行，再置換後の生体弁では逆流は認められなかった．

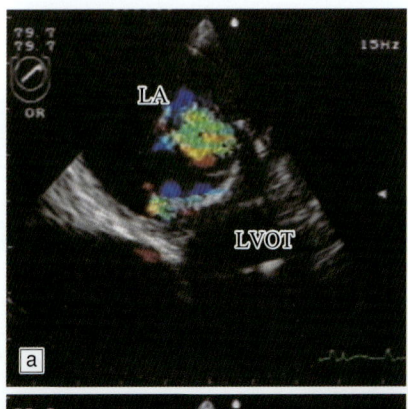

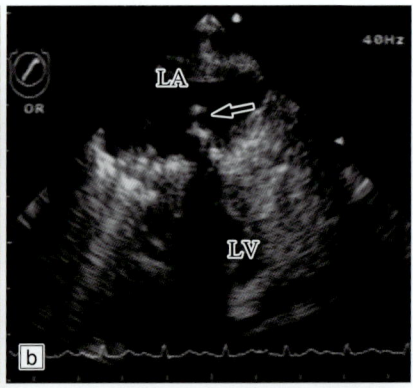

図13-3 組織片による僧帽弁位機械弁機能障害

経食道カラードプラ像 a で機械弁の異常逆流が認められる．断層像 b では組織片（矢印）が認められる．

組織片を除去した後のカラードプラ像 c では機械弁固有の逆流以外は認められない．組織片による機械弁閉鎖不全であった．

LVOT：左室流出路．

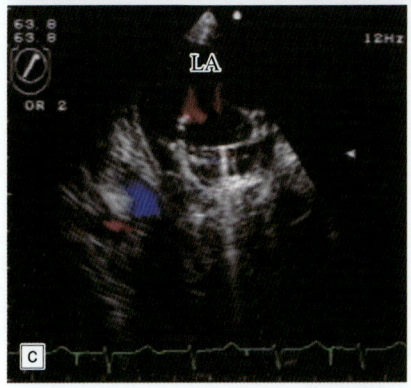

184　part.13　周術期の心エコー図検査

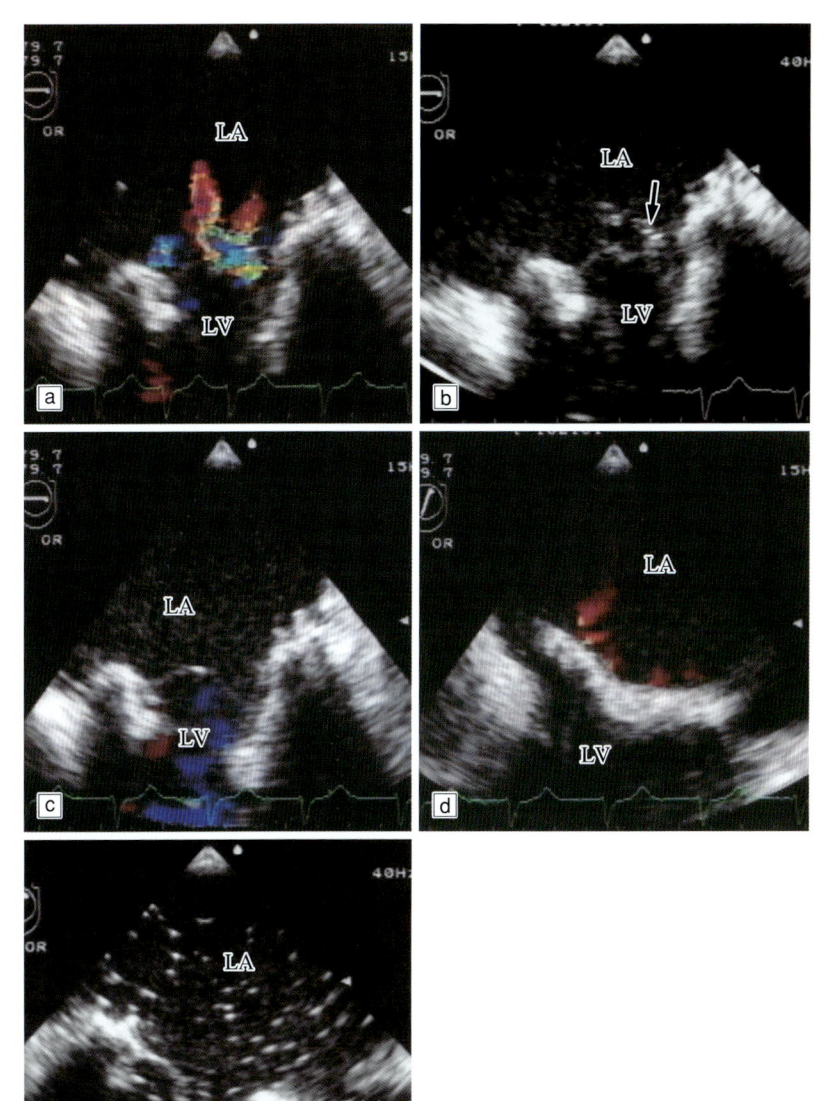

図13-4
vent tube による生体弁機能障害

経食道カラードプラ像で僧帽弁位生体弁逆流が認められる（[a]）．断層像では，生体弁の左房側に管状の異常構造（矢印）が認められる（[b]）．

vent tube 移動後の記録では逆流信号は消失している（[c]）．vent tube が生体弁の閉鎖を妨げていたと考えられた．生体弁輪付近の収縮期カラードプラ像[d]では，複数の弁周囲逆流が認められたが，集中治療室での記録ではこれらの逆流は消失していた．縫合部位からの逆流と考えられた．[e]では左房と左室内に気泡エコーが認められる．

LAA：左心耳．

弁輪最大径の正確な計測が求められる．

b）僧帽弁

僧帽弁の障害による僧帽弁閉鎖不全の手術は，僧帽弁形成術が主流となっている．術前には，長軸像と短軸像を組み合わせて，逸脱や変形により僧帽弁逆流が生じている範囲を計測するとともに，弁尖の肥厚，僧帽弁輪や弁下組織の状態も評価することが求められる．

左室拡張による僧帽弁接合不全と考えられる場合は，左室の形態（乳頭筋間の距離など）や壁運動を詳細に検討して，左室形成が必要か否かについても判断することが必要である．

c）大動脈

大動脈弁の手術と同時に上行大動脈起始部に対

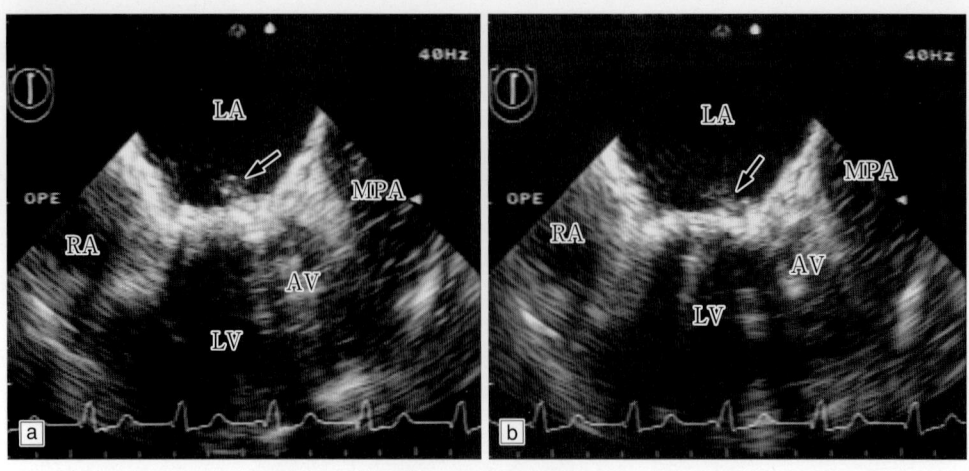

図13-5　左房壁剥離
収縮期 a および拡張期 b の経食道記録で，僧帽弁位機械弁の左房側に異常構造（矢印）が認められる．弁機能障害の原因となる危険性があるため切除した．左房壁の剥離であった．

する治療も行うべきか否かを判断するため，大動脈弁疾患例では上行大動脈も観察しなければならない．二尖大動脈弁で上行大動脈の直径が45 mm以上であれば，人工血管による大動脈置換も必要とされているので，上行大動脈径の正確な計測は重要である．

　体外循環を行う場合，動脈に血液を還流させる送血管は，大動脈弓の無名動脈分岐部付近まで挿入することが多い．この付近はプラークが出現しやすい部位なので，管によりプラークを破壊して塞栓症を生じる危険性がある．大動脈弓から下行大動脈にかけては，大多数の例で，経食道記録による観察が可能であるが，経食道記録で十分な記録が得られない場合には，大動脈に直接探触子を当てて記録することもある．

　大動脈内バルーンパンピングを行っている例では，カテーテル先端が正しい位置（左鎖骨下動脈直下の下行大動脈）にあるか，大動脈解離が生じていないかなどを確認する（図13-1）．

d）左室流出路

　閉塞性肥大型心筋症や，心室中隔基部の左室流出路への張り出しなどによる左室流出路狭窄例では，心筋切除の必要性を判断し，切除すべき範囲を推定する．

　僧帽弁形成術後に左室流出路狭窄となり，僧帽弁の収縮期前方運動が出現する場合がある．術前の安静時心エコー図検査で左室流出路狭窄はないと診断されている場合でも，収縮期に左室流出路径が減少したり，収縮期に心室中隔が左室流出路へ張り出す例では，術後に左室収縮機能が改善したり左室径が減少することにより左室流出路狭窄が出現する可能性がある．

●手術の評価
a）周術期心エコー図検査

　術中検査は経食道記録が中心となる．検査前には漏電などの異常がないことを確認する．術中心エコー図検査では，外科医や麻酔科医にただちに適切な情報を伝えなければならない．術中心エコー図検査を担当する者には，感染や出血を避け，外科医や麻酔科医の仕事を妨げることなく診断に適した断面を迅速に記録し，手術に必要な情報を整理してその場で伝える記録技術と診断力が求められる．

　観察している部位と方向が確認できない場合には，外科医の指の位置と動きから画像の位置を確認するのも一方法である．経食道記録で正確な情報が得られない場合には，外科医が探触子を直接目的の場所にあてて観察する場合もある．外科医が心エコー図検査に慣れていない場合には，探触子を当てる位置や，探触子を動かす方向を具体的にわかりやすく外科医に伝える解剖学的知識と表

現力が求められる．

術中心エコー図検査は外科医や麻酔科医の協力なくしては行えない．術中心エコー図検査を行う者にとってもっとも重要なことは外科医や麻酔科医と良い関係を保つことである．

検査終了後は探触子損傷の有無を確認し，消毒を行う．周術期の心エコー図検査は，所見を外科医に口頭で伝えるだけで終わってしまうことも少なくないようである．可能な限り記録を残し，検査の印象が残っているうちに正確な報告書を作成することは術後合併症の早期発見のためにも，記録と診断の能力を高めるためにも重要である．

b）左室壁運動

術後の左室局所壁運動低下は，冠動脈やバイパスの狭窄や冠攣縮の可能性を示す．経食道記録では，標準的断面が記録できない場合も少なくないため，術前の経胸壁記録と印象が異なることがある．経食道心エコー図で壁運動の変化を評価するためには，術前にも経食道記録で左室壁運動や壁厚を十分に評価しておかなければならない．

c）人工弁

機械弁には一定の逆流があるが，生体弁では有意な逆流は生じない．生体弁に明らかな逆流が認められた場合には，弁自体の異常（図13-2）や異物による弁機能障害（図13-3）の可能性を考える．機械弁で明らかな弁周囲逆流が認められたり，組織の断端などにより機械弁の開閉が妨げられている（図13-4），あるいは妨げられるおそれがある（図13-5）と考えられる場合には，人工弁の状態を詳細に評価する必要がある．

明らかな人工弁周囲逆流は異常であるが，縫合糸の部分から生じるわずかな逆流は術後に消失することが多い（図13-4）．

d）弁形成

僧帽弁形成術や僧帽弁輪縫縮術後に有意逆流が認められた場合には，手術が不完全であった可能性のほかに，手術により左室流出路狭窄状態となって僧帽弁前尖の収縮期前方運動が出現し，僧帽弁逆流が出現した可能性も考えなければならない（図13-6）．

e）血　栓

心房細動などがあり術前から血栓が生じやすい状態であった例では，ヘパリンが中和されるとともに血栓が形成されやすい状態に戻る．手術直後に生じた新鮮血栓は塞栓源となりやすいので，周術期には両心室，両心房を十分に観察することが必要である（図13-7）．

f）心臓周囲

大量の心膜液や血腫は心機能低下の原因となる．術直後に集中治療室で心エコー図検査を行う場合には，心臓周囲も観察して血腫や心膜液貯留の有無と心臓に及ぼす影響を評価しなければならない．

g）軽度の異常

手術により生じた形態や血流などの変化には，安全上問題はなく，心機能にも影響を及ぼさないものもある．しかし，これらの変化を知っていなければ術後に行った検査で混乱が生じることもある（図13-8）．検査時に得られた情報は，直接治療に関係はなくても記録しておくべきである．

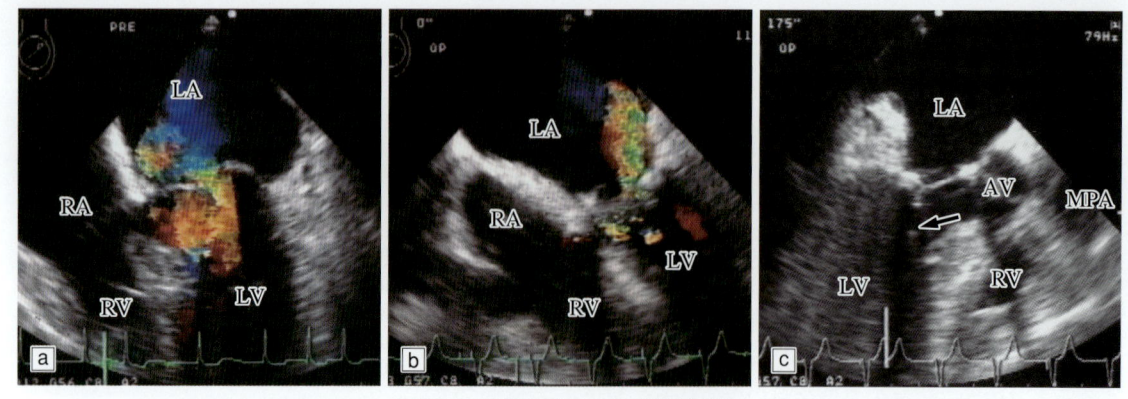

図13-6 僧帽弁形成術後の僧帽弁逆流

　僧帽弁後尖逸脱による僧帽弁閉鎖不全例．術前の経食道カラードプラ像 a では心房中隔に向かう僧帽弁逆流が認められる．
　弁形成術直後の術中記録 b では，心房中隔に向かう逆流は消失しているが，前尖由来と考えられる左房後壁に向かう逆流が認められる．断層像 c では，腱索（矢印）が収縮期に左室流出路に張り出しており，僧帽弁前尖の収縮期前方運動による僧帽弁逆流が出現したと考えられた．

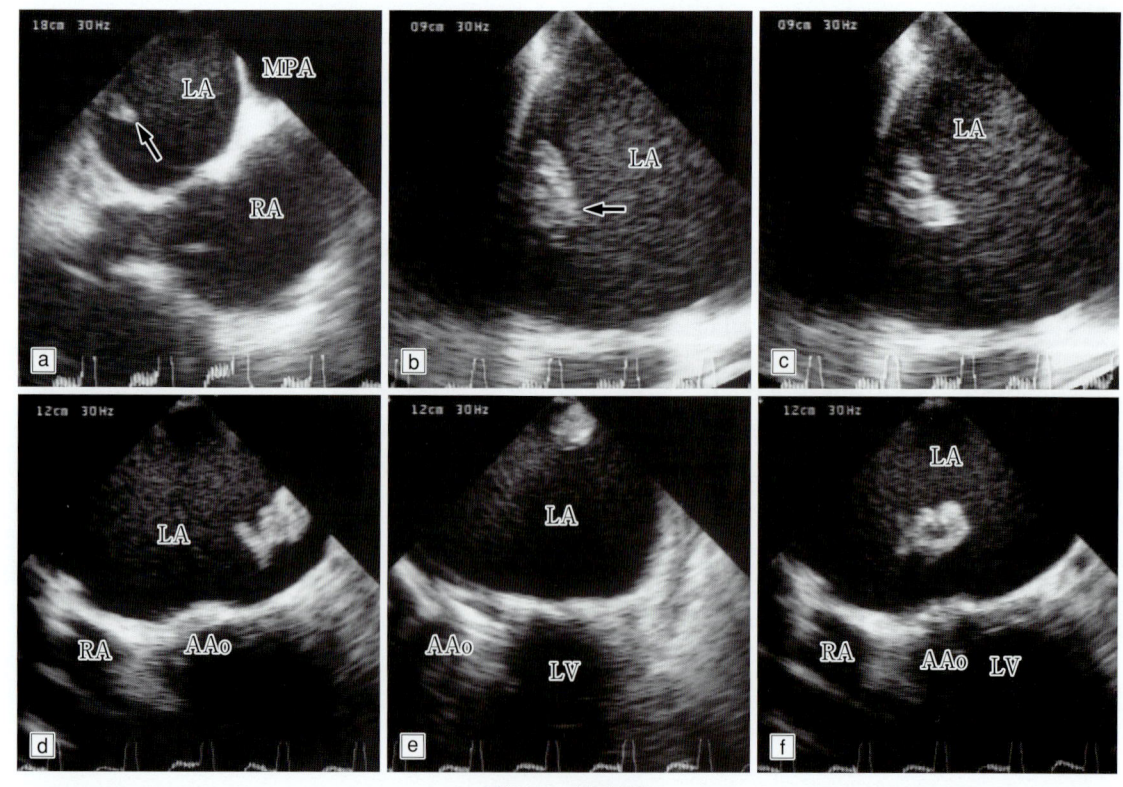

図13-7 左房血栓

　僧帽弁位生体弁劣化のため再弁置換を施行した例．手術直後に記録した経食道心エコー図の縦断面像 a および横断面像 b で左房壁在血栓（矢印）が認められた．
　抗凝固療法の結果，血栓はいったん消失したが，翌日の経食道記録で左房浮遊血栓が出現していた．手術翌日の経食道横断面連続記録 c d e f では，血栓が左房内を反時計回りに浮遊していることがわかる．

188　part.13　周術期の心エコー図検査

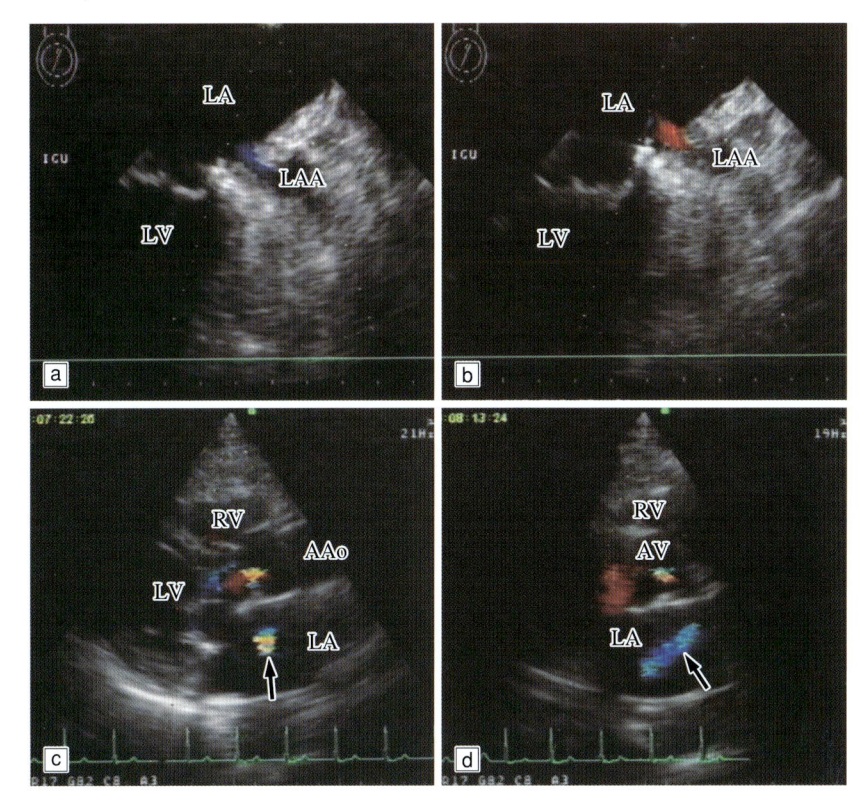

図13-8 左心耳縫縮術後

僧帽弁逸脱による僧帽弁閉鎖不全に対して僧帽弁形成，僧帽弁輪形成，Maze手術，左心耳縫縮を施行した例．手術直後の経食道心エコー図で左心耳（LAA）の入口部に，収縮期に左心耳に流入し（a），拡張期に左心耳から流出する（b）血流を認める．

術後7日目の傍胸骨長軸カラードプラ像cでは大動脈弁逆流のほかに拡張終期に左房に出現する血流（矢印）があり，大動脈弁レベル短軸像dでは，この血流が左心耳方向から左房後壁に向かっていることがわかる．手術直後の記録から，縫縮後の左心耳から生じた血流と判断した．

part. 14

心臓周囲の異常

　心臓自体に有意な病変が認められないにもかかわらず心機能障害が疑われる場合，心臓周囲の状態に注目すると，心機能障害の原因が明らかになることがある．また，心エコー図検査に際して，心機能に影響はないが治療を要する心臓周囲の病変が発見されることもある．心エコー図検査に際しては，一度は観察範囲を広く設定して心臓の周囲も観察することが望ましい．

● 心嚢，心膜の病変

　心臓は心嚢に包まれており，心嚢は索状構造により胸骨背面と横隔膜に付着している．左房と肺動脈および大動脈の間にある心嚢は横洞（transverse sinus），左房と食道の間にある心嚢は斜洞（oblique sinus）と呼ばれ，ともに盲端となっている．生理的な心膜液の量は15〜50 mlであり，正常者の心嚢内は−5〜−6 mmHgの陰圧となってい

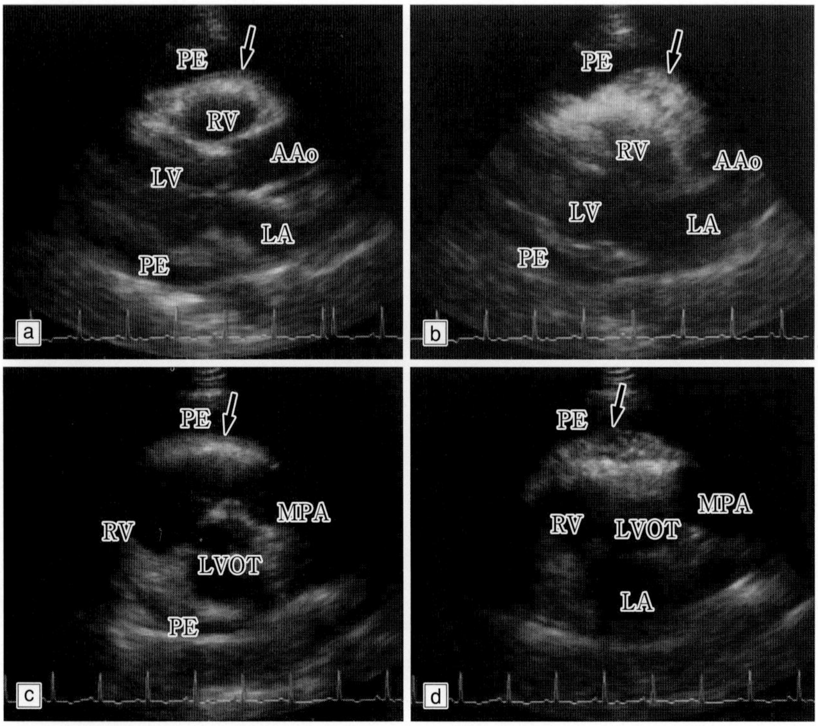

図14-1
心膜液貯留と右室前壁の脂肪
　拡張終期傍胸骨長軸像 a で，右室前壁に脂肪層（矢印）が認められる．収縮終期 b には脂肪が右室前壁に付着する腫瘤のように見える（矢印）．
　左室流出路（LVOT）レベルの短軸像でも拡張終期 c には脂肪層と推測できるが，収縮終期 d には脂肪が腫瘤状に見える．
　PE：心膜液．

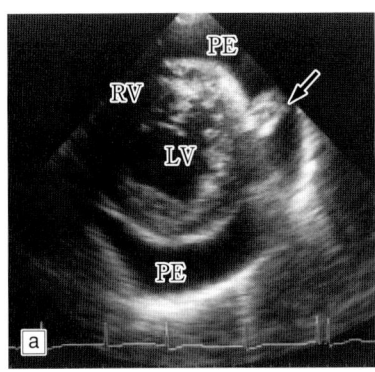

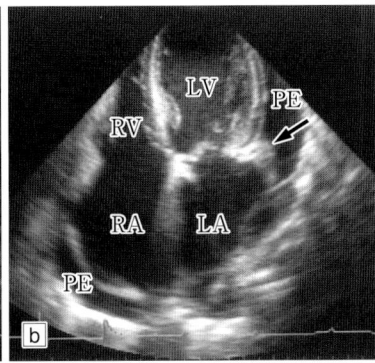

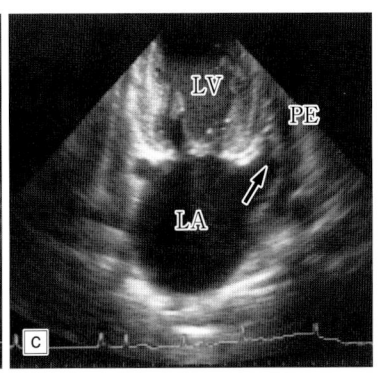

図14-2 心膜液貯留と左心耳
左室心基部短軸像 a で，心膜液（PE）中に腫瘤様構造（矢印）が認められる．
心尖からの四腔像 b では左房壁の一部が肥厚しているように見える（矢印）．
左室前壁と下壁を通過する方向で心尖からの長軸像 c を記録すると，腫瘤様に見えたものが，心膜液中の左心耳（矢印）であることがわかる．

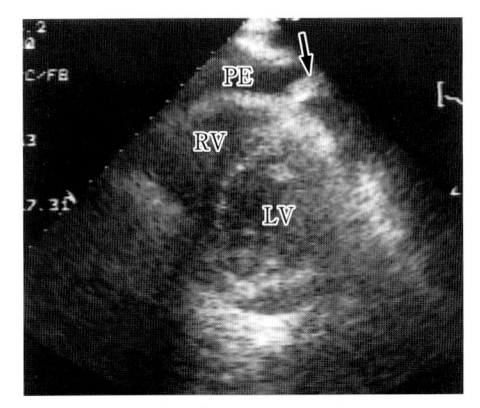

図14-3 心膜液貯留と左内胸動脈グラフト
拡張終期左室短軸像で，心膜液（PE）中にグラフト（矢印）が認められる．

る．心嚢は心臓の位置を一定の範囲に保っており，心膜欠損例では心臓が収縮期に大きく前方に移動する振り子様運動が認められる（14ページ図2-1）．

通常の心膜液は内部が均一な（エコーフリー）心周囲の間隙として記録される．しかし，心膜液が血性，膿性などである場合には，内部が不均一となる．心膜液エコーの幅は収縮期に増加し，拡張期に減少するが，粘稠な心膜液は時相による幅の変化が少ない．通常，脂肪は右室前面のほうが厚く，心膜液は左室後面のほうが厚いが，心膜液貯留量が大量となると，右室前面のほうが厚くなる場合もある．

心膜液を認めた場合に重要なことは，心膜液貯留が心機能に及ぼす影響を評価するだけでなく，心膜液が貯留した原因を明らかにすることである．大量の心膜液貯留を認めた場合には，肺癌や悪性リンパ腫などの悪性疾患の可能性も考えなければならない．心膜液中に異常構造を認めた場合は，腫瘍である場合もあるが，心外膜の脂肪とくに房室弁輪の脂肪（図14-1），左心耳（図14-2），冠動脈バイパスグラフト（図14-3）などが腫瘤のように見えることもある．

心膜液が大量に貯留したり，中等量でも急速に貯留した場合には，心膜液貯留による心機能障害が出現する．心膜液貯留量が増加すると，まず収縮期に右房が一過性に縮小する右房虚脱が出現する（正常であれば，心房は収縮期に拡張する）．これに次いで拡張期における右室虚脱が出現する．心エコー図検査では，拡張期の右室虚脱が認められた時点で，心タンポナーデと判断している．

術後には，多くの例で，ある程度の心膜液貯留が認められる．時には心膜液貯留が心機能に影響を及ぼす場合もある．術後早期に心膜液が貯留した場合は，発見が遅れることはほとんどないが，遅発性の心膜液貯留（図14-4）や心タンポナーデはその可能性を考えておかないと発見が遅れることがある．遅発性心タンポナーデは，数週間以内に生じることが多い．

心膜液貯留例において，心膜液の移動が血流のように見え，心嚢への出血との区別が困難な場合

part.14 **心臓周囲の異常**

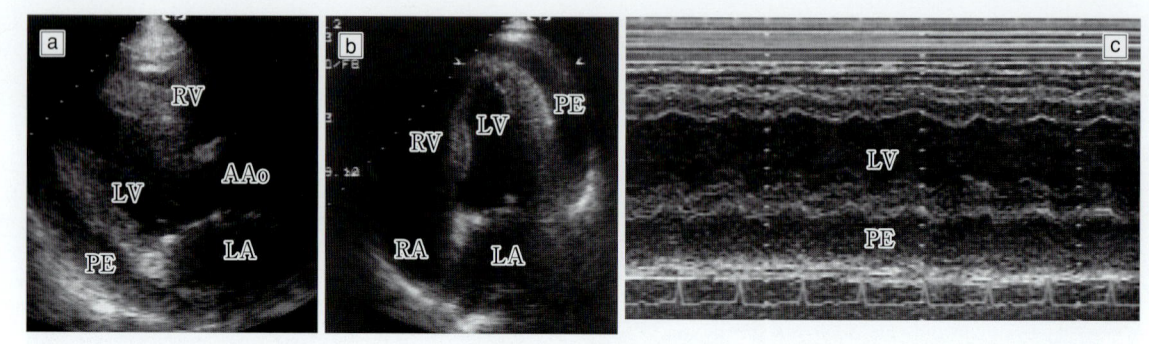

図14-4 心膜液貯留

僧帽弁形成術36日後の記録．拡張終期における傍胸骨長軸像 a および心尖からの四腔像 b で，左室後側方に心膜液貯留（PE）を認める．
Mモード像 c では，通常の心膜液貯留に比し，左室の運動にともなう心膜液の幅の変化が少なく，心膜液は血性で粘稠であると考えられる．

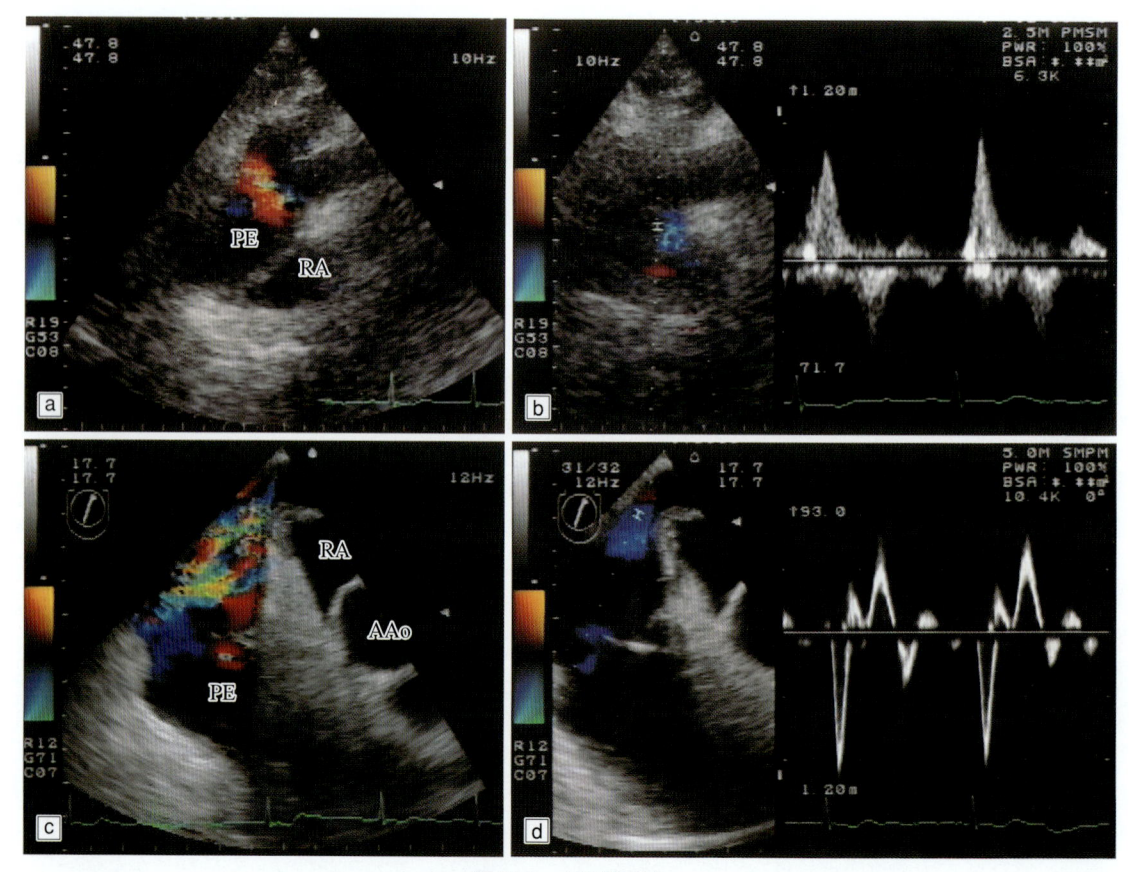

図14-5 心膜液貯留

冠動脈バイパス術および大動脈瘤に対する人工血管置換術後例．術後16日目には異常は認められなかったが，術後22日目の剣状突起下カラードプラ像 a で右房と肝臓の間にスペースが認められ，収縮期にドプラ信号が認められた．パルスドプラ法では流れのパターンが一定であった（b）．経食道記録 c d でも，このスペース内で一定のパターンを示すドプラ信号が記録された．
心膜液貯留による心機能障害が生じたため，外科的に心膜液を除去したが，心嚢への出血は認められなかった．ドプラ信号は心膜液の移動にともなうものと考えられた．
PE：心膜液．

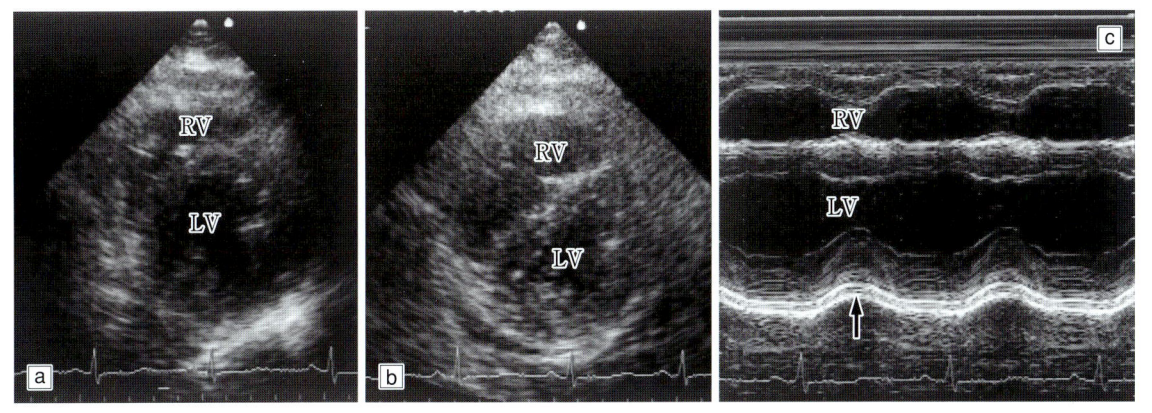

図14-6 心膜液除去後の心膜肥厚

悪性リンパ腫の化学療法後に心タンポナーデとなったため，心膜液を除去した例．呼気時に記録した拡張期左室短軸像 a では左室が円形となっているが，吸気時 b には右室が拡張し，心室中隔は左室側に偏位しており，収縮性心膜炎となっていると推測される．

Mモード像 c では，心膜（矢印）が肥厚しており心周期を通じて幅が変わらないことがわかる．

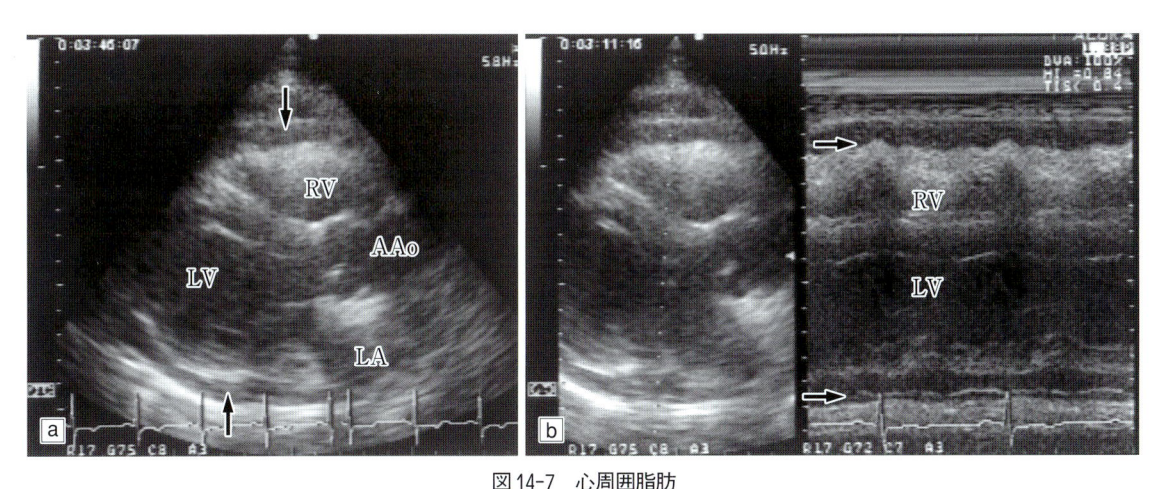

図14-7 心周囲脂肪

拡張終期傍胸骨長軸像 a では，右室前面と左室後面に脂肪層（矢印）が認められる．
Mモード像 b では，脂肪層（矢印）の幅にわずかな変動が認められる．

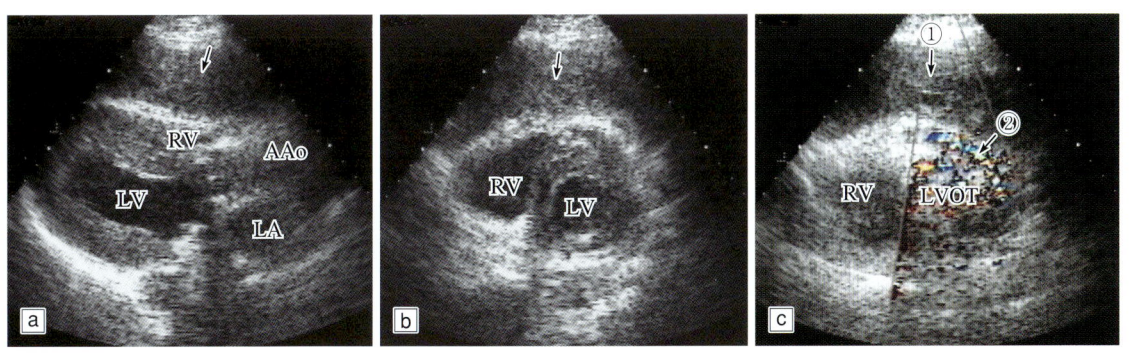

図14-8 血腫

大動脈弁および僧帽弁置換術後15日目の心エコー図検査では，右室前方に少量の心膜液が貯留していたが血腫は認められなかった．

術後20日目に心タンポナーデ症状が出現した時の記録では，傍胸骨長軸像 a および左室短軸像 b では右室が血腫（矢印）に圧迫されている．カラードプラ像 c では右室流出路の収縮期最高流速は 2.81 m/s であり，右室流出路狭窄となっている．矢印 ① は血腫，矢印 ② は右室流出血流．

LVOT：左室流出路．

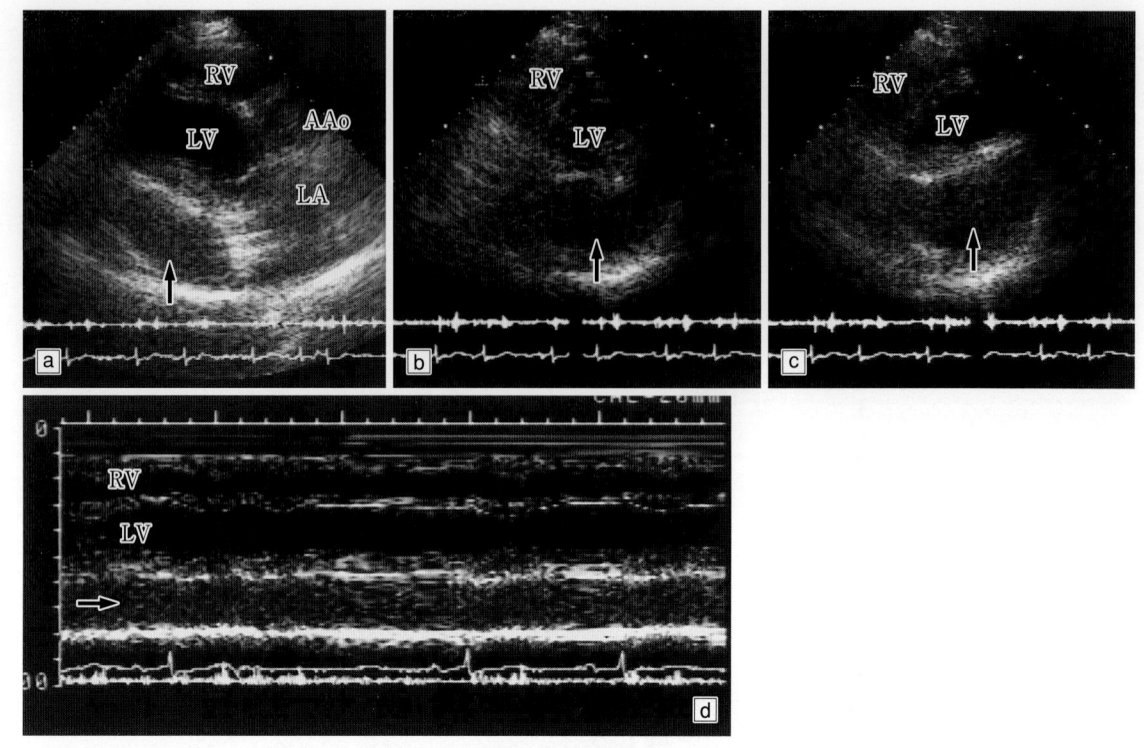

図14-9 心膜液貯留

　冠動脈バイパス術後，左室後方の嚢胞状構造が拡大傾向を続けており，左室拡張運動を妨げるようになった．図は術後10年目の記録である．
　傍胸骨長軸像 a で，左室後方に嚢胞状構造（矢印）が認められる．収縮期の左室短軸像 b では左室が円形となっているが，拡張期 c には心膜液（矢印）により左室下側壁の拡張が妨げられている．
　Mモード像 d では，心膜液（矢印）の幅が心周期を通じてあまり変化していない．手術の結果，嚢胞状構造の内部にはチョコレート状の液体が充満しており，嚢胞の壁には慢性心膜炎の所見が認められた．

がある（図14-5）．
　脂肪沈着は，右室前方のほうが左室後方より多い．心エコー図で観察しているのは主として臓側心膜側の脂肪であるが，壁側心膜外面にも脂肪細胞がある．心周期にともなう幅の変化は心膜肥厚では認められず（図14-6），心膜液貯留では収縮期に明らかな増加を示す．心周囲の脂肪は心周期にともなう幅の変化が心膜液より少ない（図14-7）．心周囲の脂肪が心機能障害の原因となることはほとんどない．
　血腫の内部は不均一であるが，血腫が融解した部位などが部分的にエコーフリーになることもある．血腫は心臓や大血管を圧迫し，血行動態に影響を及ぼすことがある．血腫は手術直後に出現することが多いが，術後しばらくして出現・拡大する場合もあり（図14-8），心膜液あるいは血腫が術後何年かを経過しても拡大し続ける例もある（図14-9）．血腫は融解する場合があり，血腫全体が融解した後に記録した心エコー図では心膜液貯留と融解した血腫とを区別することはできない（図14-10）．

●心臓周囲の異常構造
　心エコー図検査では，異常構造の内部が均一（エコーフリー）か不均一かを判断することはできるが，その構造が何であるかを診断することは困難である．内部が不均一な構造には，脂肪のほかに，血性の心膜液，血腫，腫瘍などがある．内部が均一な限局性の構造には，限局性の心膜液貯留や融解した血腫，嚢腫などがある．心臓周囲の腫瘍などを観察するためには，心エコー図を記録する標準的な断面にとらわれず，腫瘍などがもっともよく見える断面を設定する．異常構造の性状を

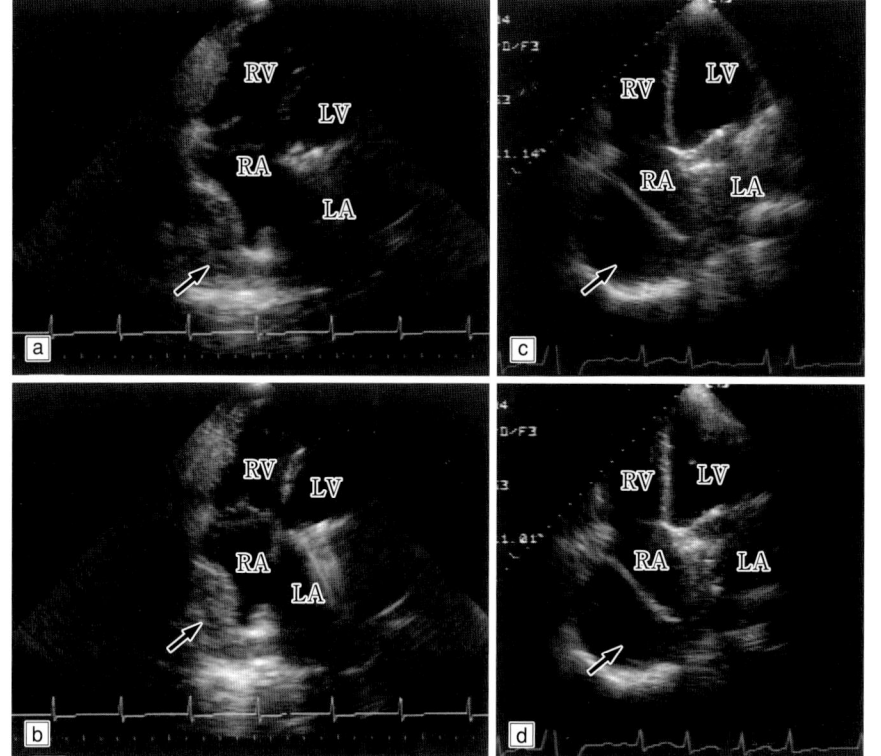

図14-10 血腫の融解

術後3日目の記録では心尖からの四腔像で右房と肝臓の間に血腫（矢印）があり，右房を圧迫している．拡張終期 a と収縮終期 b で形態に変化は認められない．

術後9日後の記録では，血腫があった部分（矢印）が均一（エコーフリー）となっており，拡張終期像 c と収縮終期像 d を比較すると，このスペースの形態が心周期により変化し，右房壁も動いていることがわかる．

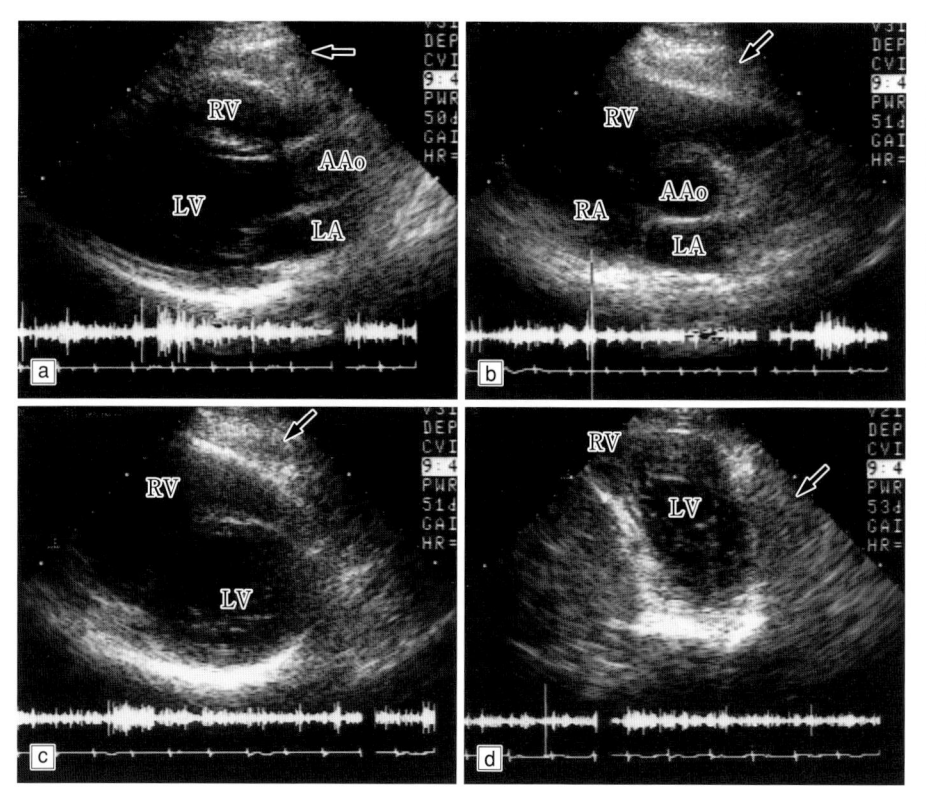

図14-11 胸腺腫

拡張終期の傍胸骨長軸像 a で，右室前方に内部が不均一な異常構造（矢印）が認められる．

拡張終期における上行大動脈レベル b，腱索レベル c，心尖付近 d 短軸像では左室前側方に異常構造（矢印）が認められる．

part.14 心臓周囲の異常　195

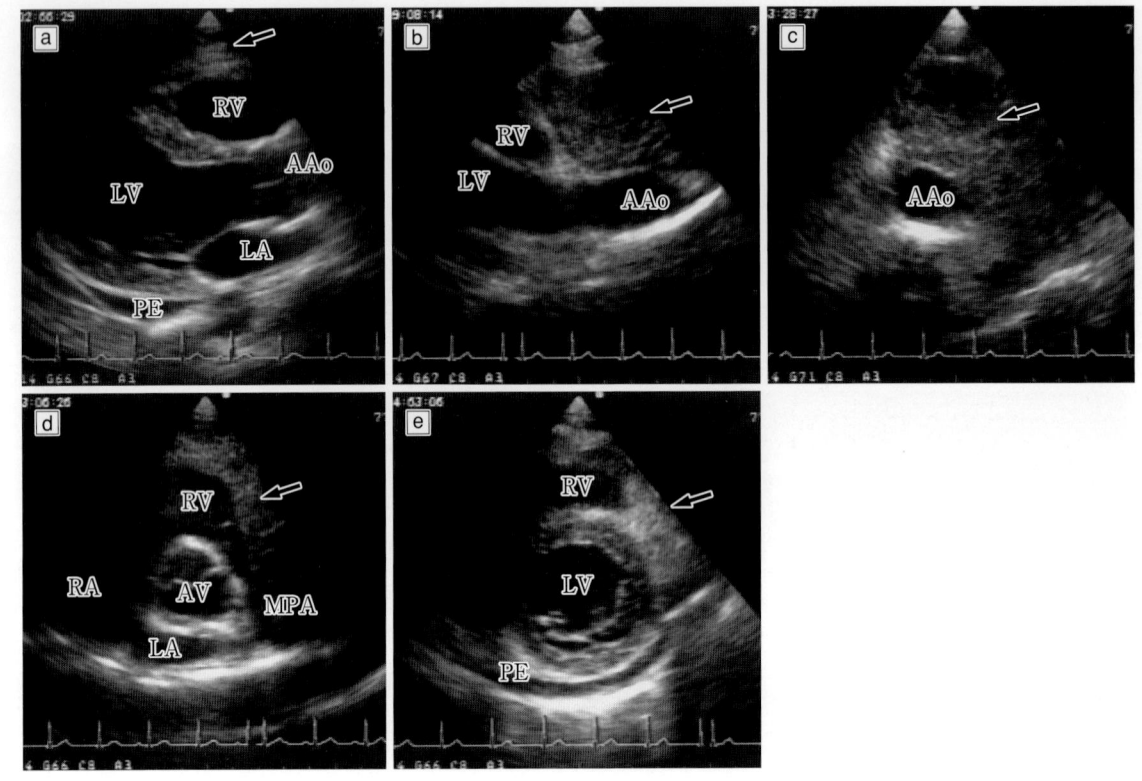

図 14-12　縦隔腫瘍

拡張終期傍胸骨長軸像aでは右室前方に腫瘍（矢印）が認められる．
上行大動脈の長軸像bでは腫瘍（矢印）が右室から上行大動脈の前方に認められる．上行大動脈の短軸像cでは腫瘍（矢印）が上行大動脈を取り囲んでいる．
大動脈弁レベルの短軸像dでは右室流出路から主肺動脈が腫瘍（矢印）に圧迫されており，拡張終期における左室腱索レベルの短軸像eでも腫瘍（矢印）が左方から右室を圧迫している．病理学的には悪性リンパ腫あるいは胸腺腫瘍と診断された．
PE：心膜液．

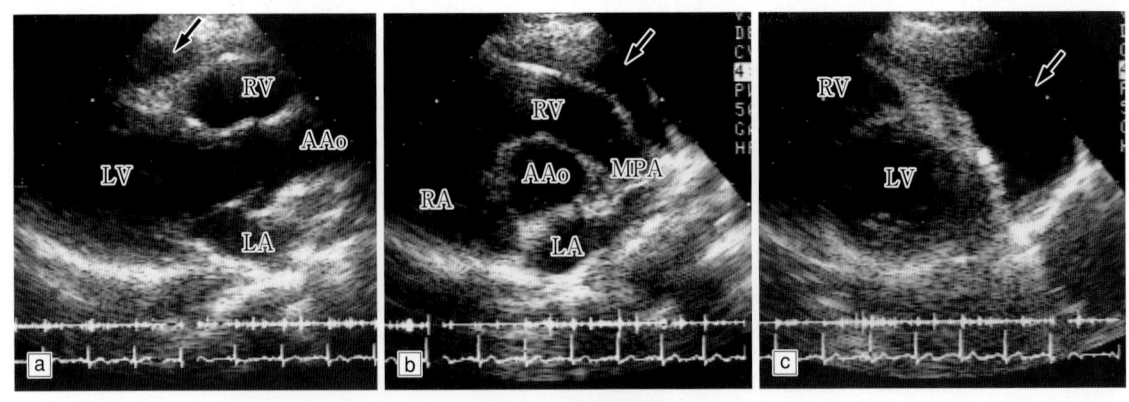

図 14-13　胸腺嚢腫

拡張終期の傍胸骨長軸像aでは右室前方に，上行大動脈レベル短軸像bでは右室流出路から主肺動脈の前方に，拡張終期の左室心基部短軸像cでは左室の前側方に嚢胞様構造が認められる．

196　part. 14　心臓周囲の異常

図14-14 肺癌
　拡張終期傍胸骨長軸像aでは異常構造は認められない.
　心尖からの拡張終期四腔像b, 心尖からの拡張終期長軸像cでは左室側方に肺癌(矢印)が認められる.
　腱索レベルdおよび乳頭筋レベルeの拡張終期左室短軸像では肺癌(矢印)が左室側壁を圧迫している.

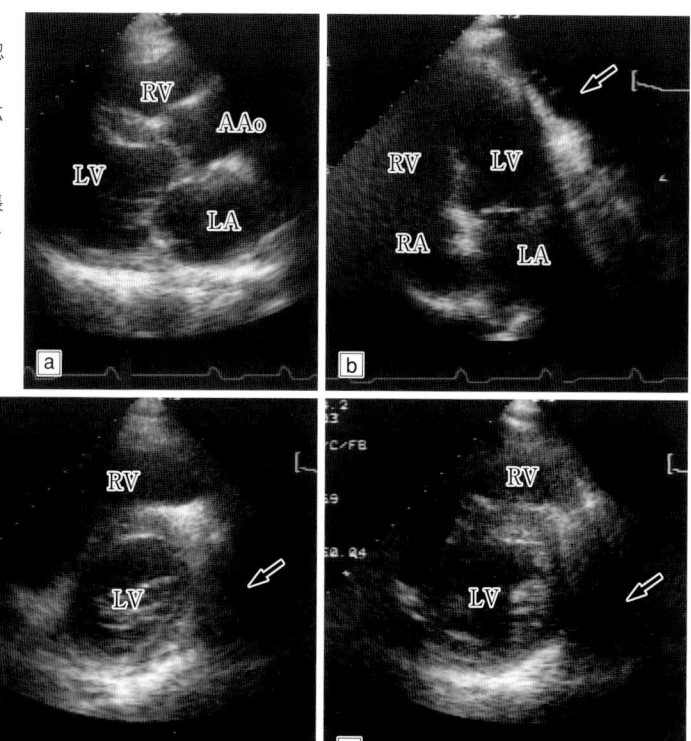

図14-15 肺癌
　拡張終期傍胸骨長軸像aでは心臓周囲に異常は認められない.
　拡張終期大動脈弁レベル短軸像bでは左房の左側に, 拡張終期左室心基部短軸像cでは両心室の左側に腫瘍(矢印)が認められる.
　主肺動脈の長軸像dでは主肺動脈が腫瘍(矢印)に囲まれている.
　LAA:左心耳.

part.14　心臓周囲の異常　197

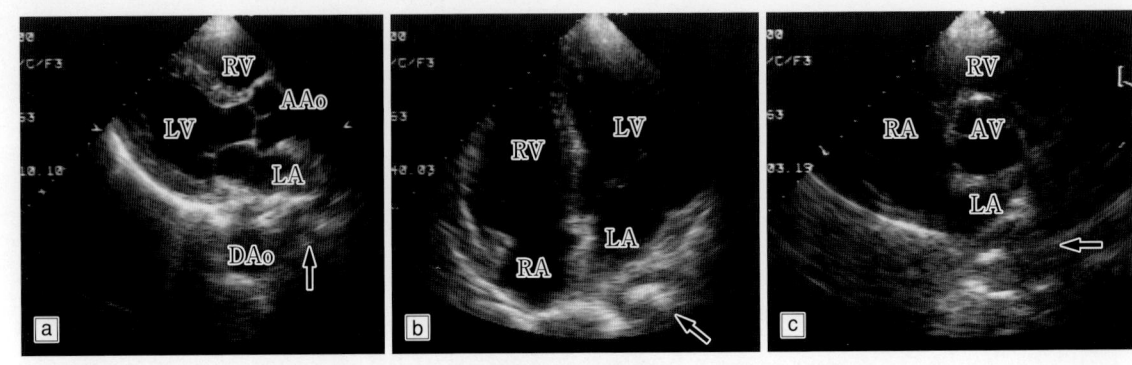

図14-16 食道癌
　拡張終期の傍胸骨長軸像 a では左房と下行大動脈の間に，心尖からの四腔像 b では左房の左方，大動脈弁レベルの短軸像 c では左房の後左方に，腫瘍（矢印）が認められる．

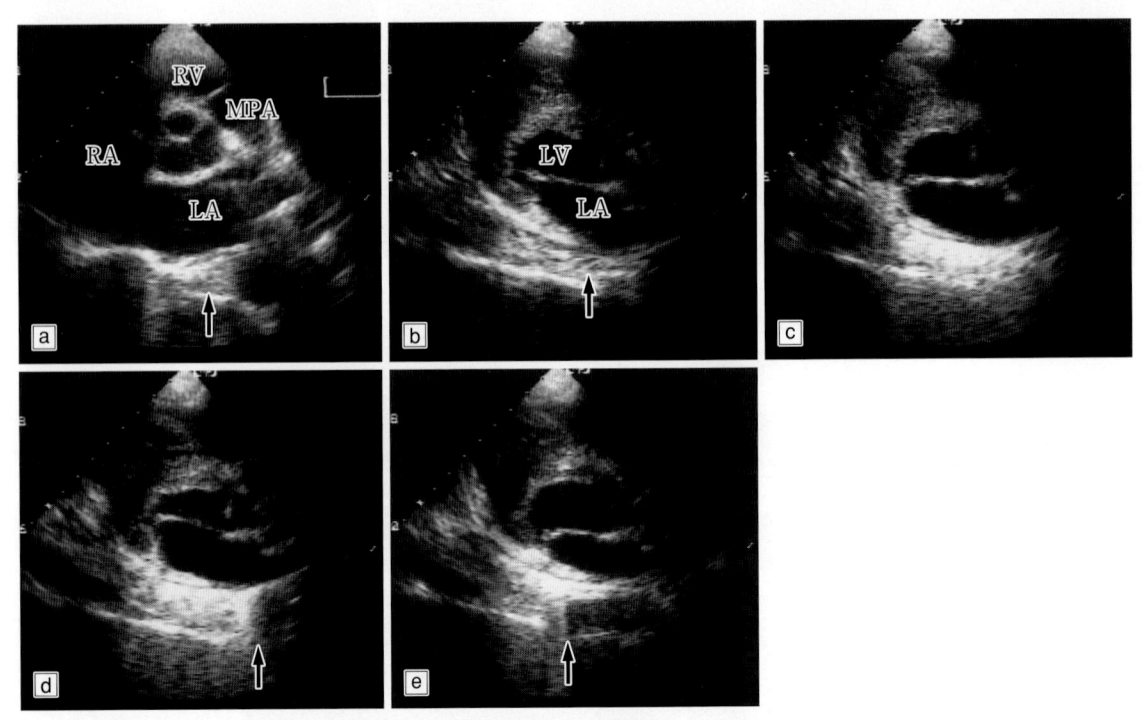

図14-17 食道癌
　大動脈弁レベル短軸像 a で左房後方に異常構造（矢印）が認められる．飲水後，3秒間隔で記録した僧帽弁レベルの斜め短軸像ではコントラストエコー出現前（ b ）に認められた異常構造（矢印）に，コントラストエコーが出現（ c ）し，コントラストエコーの上端（矢印）が下方に移動している（ d e ）．この所見から異常構造が食道であると推定することができる．

198　　part. 14　心臓周囲の異常

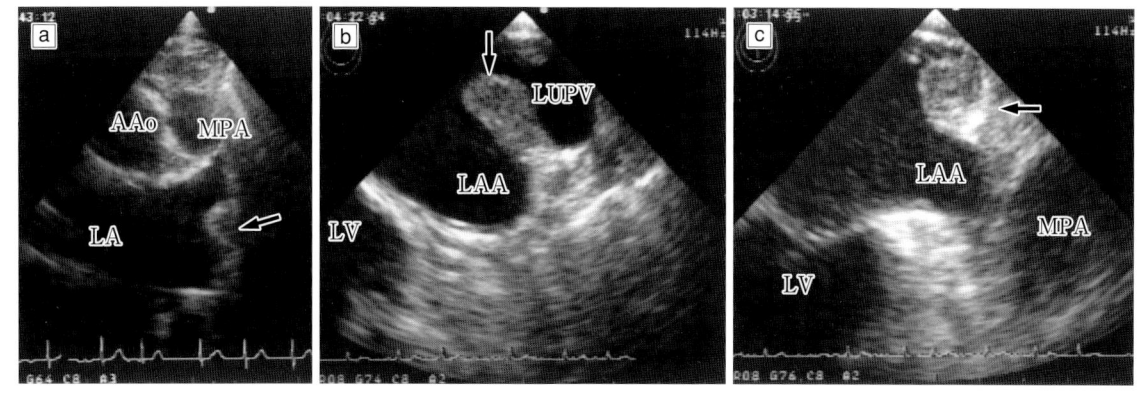

図14-18　食道癌
　上行大動脈短軸像 a で食道癌（矢印）が左房に突出している．上行大動脈の左側には肺動脈弁レベルの主肺動脈が認められる．経食道記録 b c では，食道癌（矢印）が左心耳（LAA）と左上肺静脈（LUPV）の間の心嚢内に浸潤している．

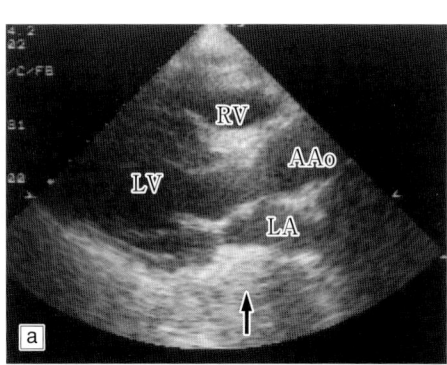

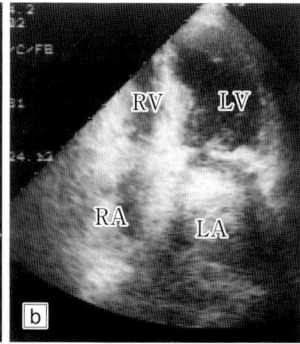

図14-19　アカラジア
　傍胸骨長軸像 a では拡張した食道（矢印）が左房を圧迫しており，心尖からの四腔像 b では，左房内に腫瘍があるように見える．

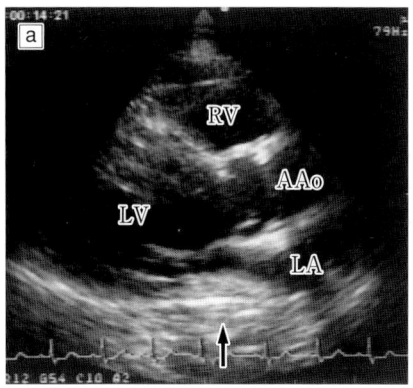

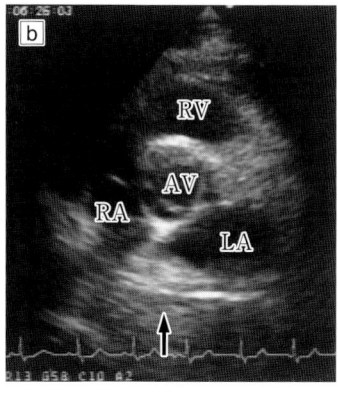

図14-20　食道裂孔ヘルニア
　傍胸骨長軸像 a では僧帽弁輪後方に，大動脈弁レベル短軸像 b では心房中隔後方に異常構造（矢印）が認められる．この異常構造は食道裂孔ヘルニアにより，胸腔に移動した胃である．

評価するだけでなく広がりや周囲の臓器との位置関係を把握するためにも，CTやMRIによる確認は必要である．
　心臓の前側方に認められる異常構造には，縦隔腫瘍（図14-11, 12, 13）や肺腫瘍（図14-14, 15）などがある．前縦隔の腫瘍は心室基部前側面から上行大動脈周囲にかけての，左肺の腫瘍は肺動脈から左室心基部側面の異常構造として記録されることがある．これらの腫瘍により，肺動脈や右室流出路などが圧迫される場合がある．
　心臓の後方に認められる異常構造には，食道の腫瘍（図14-16, 17, 18），拡張した食道（図14-

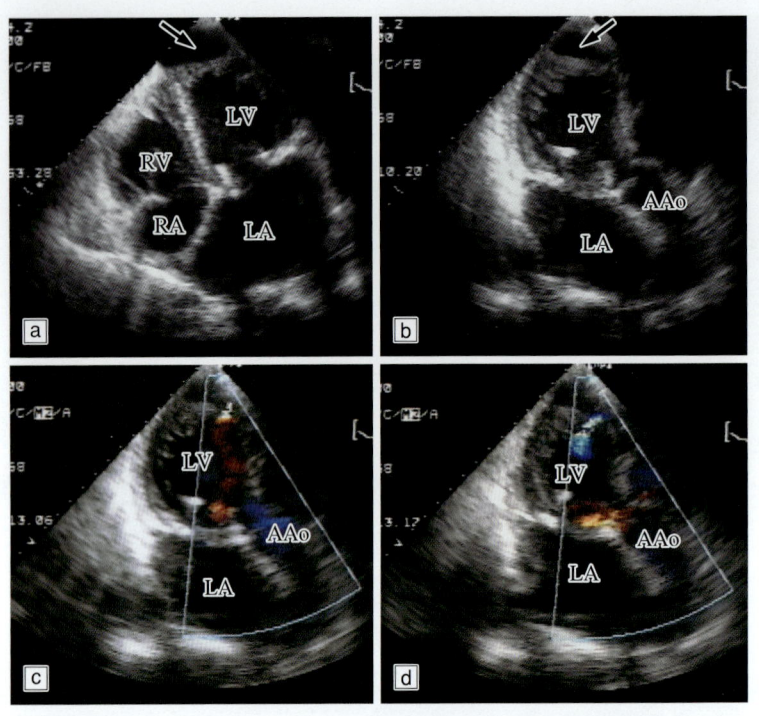

図14-21　左室解離

僧帽弁再弁置換術後で冠動脈病変はない．心尖からの四腔像 a および長軸像 b で，左室心尖部に左室腔と分離されているように見えるスペース（矢印）が認められる．

カラードプラ像では収縮期 c に左室からこのスペースに向かい，拡張期 d にこのスペースから左室に流入する血流信号が認められる．

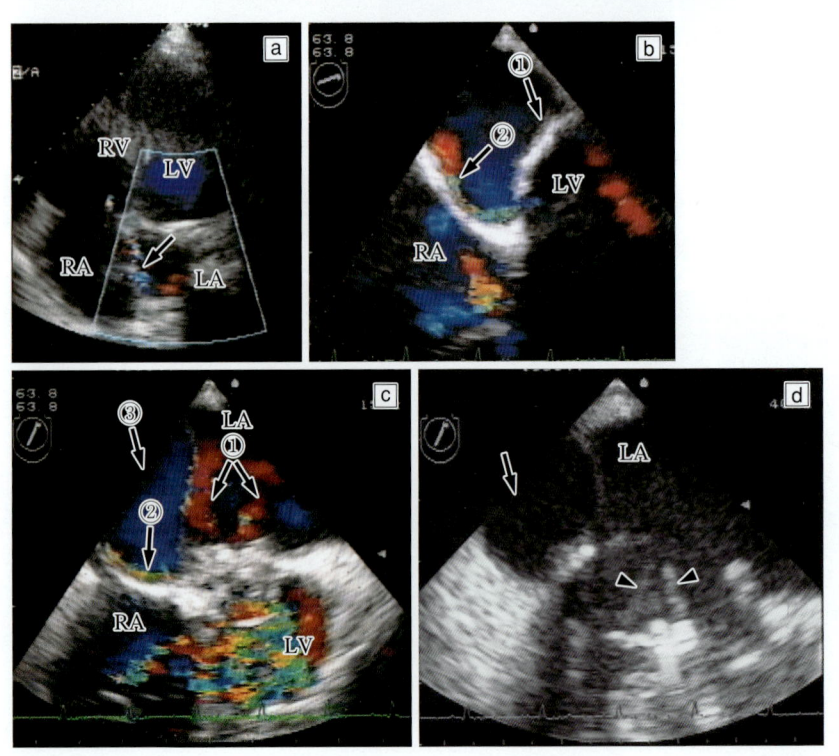

図14-22　左房解離

収縮期に記録した心尖からの長軸像 a で，僧帽弁位機械弁の弁周囲逆流と考えられる左房内血流（矢印）が認められる．

経食道カラードプラ像 b で僧帽弁位機械弁（矢印①）の弁周囲逆流（矢印②）が心房中隔に沿って流れている．断面をかえて記録した経食道カラードプラ像 c では，正常な弁逆流（矢印①）と，弁周囲逆流（矢印②）が認められ，弁周囲逆流は左房と異なるスペース（矢印③）に流入している．

経食道断層像 d では，僧帽弁の後方，左房の下方に膜様構造で隔てられたスペース（矢印）が認められる．このスペースは左房壁の解離により生じたと考えられた．楔形は2葉機械弁の弁尖．

200　part. 14　心臓周囲の異常

19），食道裂孔ヘルニアのため胸腔に移動した胃（図14-20）などがある．下行大動脈はドプラ法を用いて血流信号を確認すれば診断することができる．拡張した食道や胃は，内容物の状態により，囊胞様に記録されることも，内部が不均一な構造として記録されることもある．左房後方に異常構造を認めた場合，飲水によりコントラストエコーが出現すれば食道や胃であると判断することができる（図14-17）．

心室壁（図14-21）や心房壁（図14-22）の解離は，心臓外部の間隙と見誤ることがある．心房や心室と異常構造の間に交通がないかをカラードプラ法により評価することが必要である．

血管の異常

part. 15

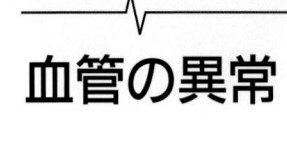

　血管の超音波検査は，血管病変の診断に必要であるだけでなく，心疾患の診断や重症度評価にも役立つ．血流変化が原因と考えられる症状がある場合には，症状が出現する状況を再現し，血流の変化を評価すると，正しい診断に至る場合が多い．

●動脈疾患

a）動脈を観察する際の注意

　上行大動脈はアーチファクトが生じやすいので，解離の有無などの解釈には慎重でなければならない．動脈の同定や血行動態の評価には，血流の波形，流速，時相などの情報が必要である．カラードプラ法で血流を観察するだけでなく，連続波ドプラ法やパルスドプラ法で血流パターンを正確に記録すると，より多くの情報が得られる．したがって，血管の超音波検査でも心エコー図検査と同様に心電図モニターを行うことが望ましい．

b）動脈瘤

　真性の動脈瘤の壁は内膜・中膜・外膜の3層からなる．動脈の拡張は中膜のelastin線維の変性により生じる．動脈瘤の形態は紡錘状（fusiform）と囊状（saccular）に分類される．動脈硬化性の動脈瘤は紡錘状が多いが，仮性瘤などを除くと動脈瘤の形態は動脈瘤の原因疾患の推定にはあまり役立たない．しかし，紡錘状動脈瘤は人工血管によるバイパス術の対象となるが，囊状動脈瘤はパッチ閉鎖術が可能である場合があるので，手術の予定があれば動脈瘤の形態を評価することは必要である．動脈瘤の壁には血栓が付着することが多く，血流を認める部分の内径は，瘤前後の正常な部分の動脈内径とほぼ同程度である例が多い．上行大動脈瘤の原因としては，大動脈弁輪拡張症（annuloaortic ectasia）がもっとも多く，動脈の炎症，マルファン症候群などがこれに次ぐ（図15-1）．解離は15％程度で，annuloaortic ectasiaやマルファン症候群などに合併する．腹部大動脈と異なり動脈硬化性の瘤は少ない．大動脈弓から下行大動脈の瘤は解離性が半数を占め，非解離性では動脈硬化性がもっとも多い（図15-2）．腹部大動脈瘤は9割が動脈硬化性で，多くは腎動脈分枝後から左右の腸骨動脈に移行するまでの間に生じる（図15-3, 4）．

　位置と形態が特殊な胸部大動脈瘤に動脈管動脈瘤がある（図15-5）．動脈管の閉鎖が不完全であるために生じる乳児期の瘤は大多数が成人前に消失する．動脈管の動脈側が開存したままで，成人後も経年的に動脈瘤が拡張する例では破裂の危険性がある．

c）解離性大動脈瘤

　解離性大動脈瘤は，まず内膜と中膜が横方向に断裂し，この部分から中膜が2層に分離し，大動脈壁に解離が生じて解離腔が血流方向に広がることにより生じる．解離があっても瘤状に拡張していなければ大動脈解離と呼ぶ．真腔と偽腔の間にある隔壁は，中膜の一部と内膜から成る．剝離内

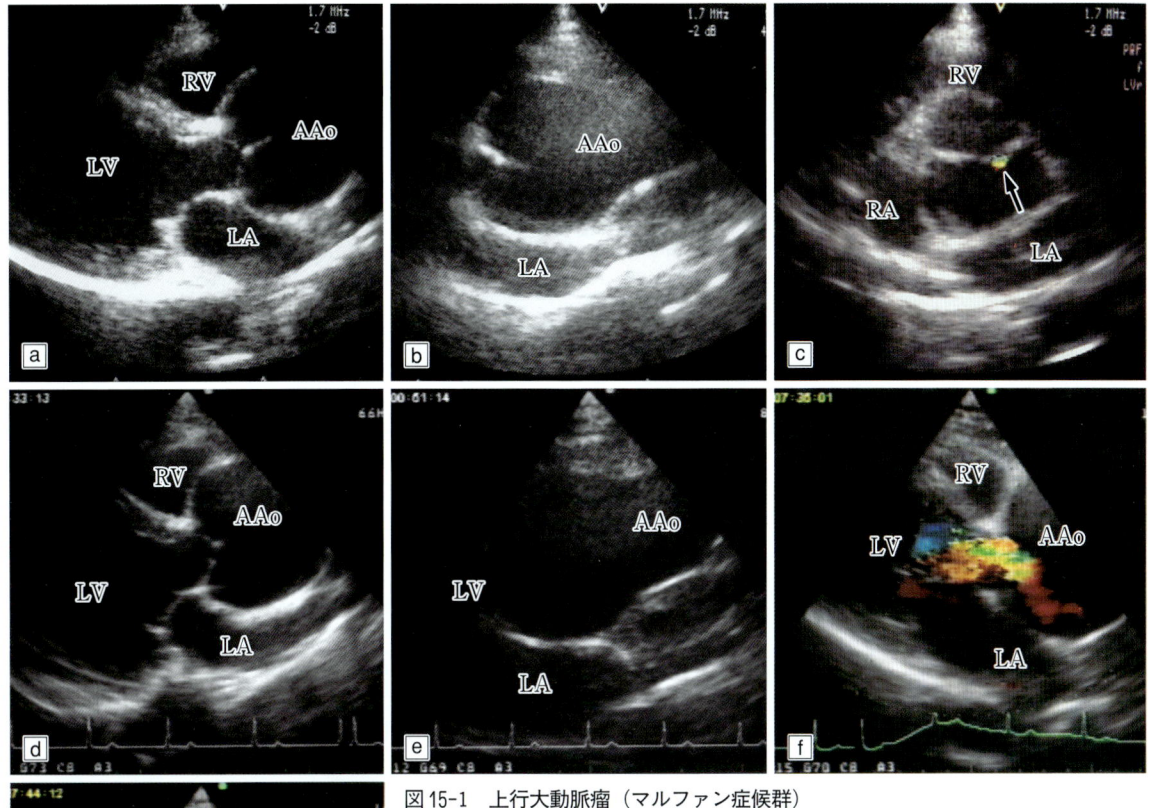

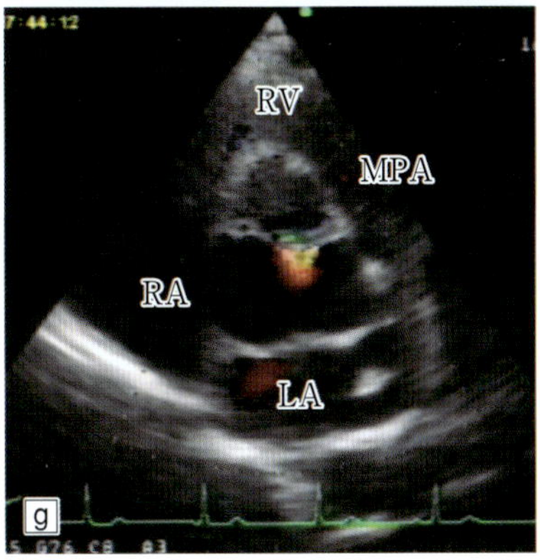

図15-1 上行大動脈瘤（マルファン症候群）
　傍胸骨長軸像 a および1肋間上で記録した上行大動脈像 b で，上行大動脈起始部が限局性に拡張している．拡張期における大動脈弁短軸カラードプラ像 c では，3枚の弁尖の接合部から少量の大動脈弁逆流（矢印）が生じている．
　2.5年後の記録．傍胸骨長軸像 d では，上行大動脈の起始部が56mmから66mmに拡張，左室拡張終期径は51mmから60mm，収縮終期径は31mmから42mmと左室の拡張も進行している．上行大動脈寄りに移動して記録した断面 e では，大動脈の拡張は起始部に限局しており，瘤以遠の上行大動脈径は32mmから33mmとほとんど変化していない．カラードプラ像の長軸像 f と短軸像 g では，大動脈弁の中央付近から大量の大動脈弁逆流が出現している．

膜（intimal flap）と呼ばれることが多いが，内膜のみで構成されているわけではないので，日本循環器学会のガイドラインでは，フラップ（内中膜隔壁あるいは隔壁）と呼んでいる．上行大動脈では sinotubular (ST) junction (supraaortic ridge) から1〜2cm遠位，下行大動脈では大動脈弓と下行大動脈の移行部から下行大動脈起始部付近に断裂が生じることが多い．上行大動脈から大動脈弓にかけての解離は大動脈弓の大湾側に沿って進行する傾向がある．上行大動脈の解離を認めた場合には，冠動脈閉塞，大動脈弁逆流，心嚢への出血などについても評価する（図15-6,7）．

■解離性大動脈瘤の分類
① 発生からの期間による分類
　発生後2週間以内を急性期，3週から2ヵ月を亜急性期，3ヵ月以後を慢性期と呼ぶ．発生後2日間は破裂の危険性が高い．

② 形態による分類
　Stanford分類は治療方法の選択を重視した分類である．解離が上行大動脈を含むものをStanford A型，上行大動脈を含まないものをStanford B型（図15-8）と呼ぶ．上行大動脈を含む解離では外科

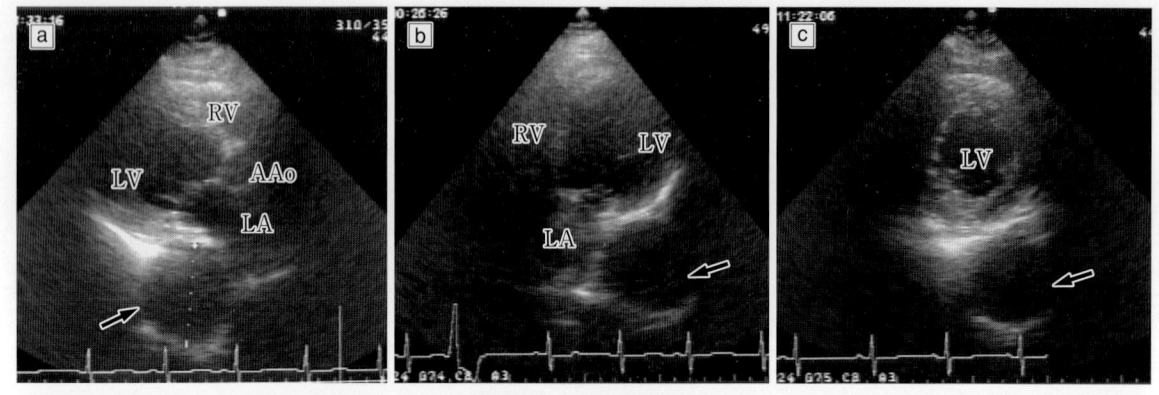

図15-2 下行大動脈瘤
傍胸骨長軸像 a，心尖からの四腔像 b，左室短軸像 c で左房から左室の後方に下行大動脈瘤（矢印）が認められる．

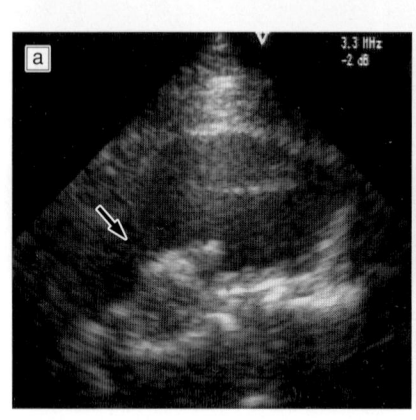

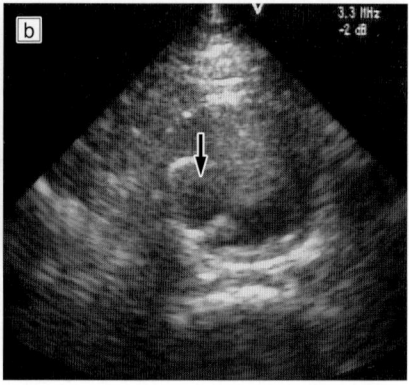

図15-3 腹部大動脈瘤
長軸像 a では動脈内腔（矢印）の径と瘤内で血流が認められる部分の径はほぼ同じである．短軸像 b では瘤が左に偏っている．

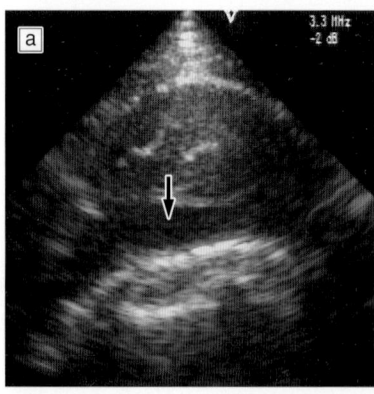

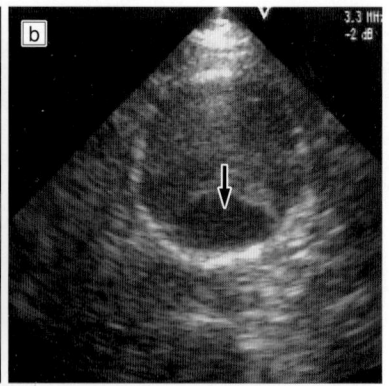

図15-4 腹部大動脈瘤
長軸像 a では動脈内腔（矢印）の径が瘤内でもほぼ同じである．瘤は腹壁に向かって拡張しており，短軸像 b では血管腔が背側に認められる．

的治療，大動脈弓以遠の解離では内科的治療が基本となる．
　DeBakey 分類は解離が生じた部位による分類である．解離が始まった部位（entry の位置）が上行大動脈にあり，解離が下行大動脈に及ぶものを DeBakey 1 型，解離が上行大動脈に限局するものを DeBakey 2 型，解離が大動脈弓あるいは下行大動脈から始まるものを DeBakey 3 型と呼ぶ．3 型で解離が逆行性に上行大動脈に及ぶ場合は 3 型逆行解離（図15-7）と呼ぶが，entry の位置が確認できなければ 1 型と区別しにくい．3 型のうち解離が胸部に限局するものを 3a 型，腹部に及ぶものを

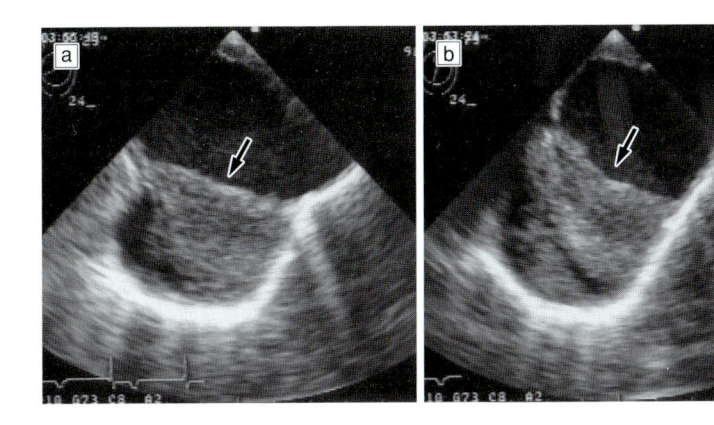

図 15-5 動脈管動脈瘤
　大動脈弓と下行大動脈の移行部の経食道記録で，大動脈弓小湾側に嚢状の瘤が認められる．内部は血栓で充満している（a b）．

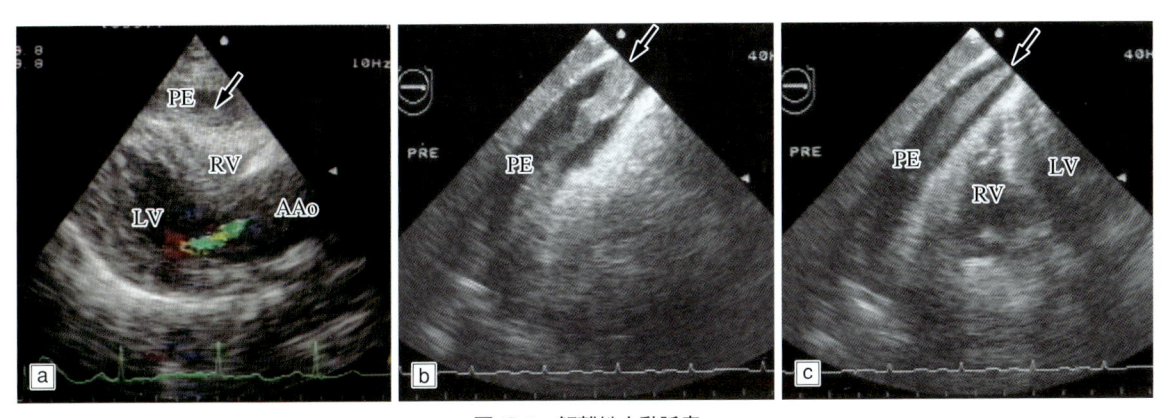

図 15-6 解離性大動脈瘤
　拡張期における傍胸骨長軸像 a では右室が外部から圧迫され，右室前面の心膜液（PE）内に異常構造（矢印）が認められる．大動脈弁逆流は少量である．
　経食道記録では，心膜液内の異常構造（矢印）は拡張期 b と収縮期 c で形態が変化しており，フィブリン塊か凝血塊と推測される．
　手術の結果，心嚢内に出血と凝血塊が認められた．

3b（図 15-8）型と分類する．

■真腔と偽腔の判別

　解離性大動脈瘤の診断と評価においては，偽腔と真腔の判別が重要である．断面積が大きい腔や短軸像で円形に近い腔が真腔とは限らない．血流信号では，真腔のほうが収縮期血流信号が早く出現し，流速も速い傾向がある．偽腔と真腔の位置関係は一定しておらず，ねじれていることも多いので，連続的に観察しないと観察の途中で偽腔と真腔を見誤るおそれがある．偽腔と真腔の見誤りを避けるためには，内膜を同定し，内膜の位置を確認しながら断面を移動させることが必要である（図 15-9）．
　大動脈解離例では，真腔から偽腔へ血流が流入する部位（entry）と，偽腔から真腔に血流が戻る部位（reentry）の存在を確認することが必要である．断層像のみでこれらの孔を発見することは困難な場合が多いので，カラードプラ法で真腔と偽腔間の異常血流を検出する方法が効率的である．そのためにはカラードプラ法で血流を観察しながら大動脈の短軸面を徐々に移動させる．同じ開口部が entry 兼 reentry となっている場合もあるので，異常血流を認めた場合には，パルスドプラ法で血流の方向を確認する．

■真腔と偽腔の血流状態

　偽腔が血栓で閉鎖していれば（偽腔閉塞）経過観察，偽腔に血流が認められれば（偽腔開存）外科治療が基本となる．偽腔閉塞であっても内膜の穿孔により真腔から偽腔に陥入が認められることがある（ulcer-like projection あるいは protru-

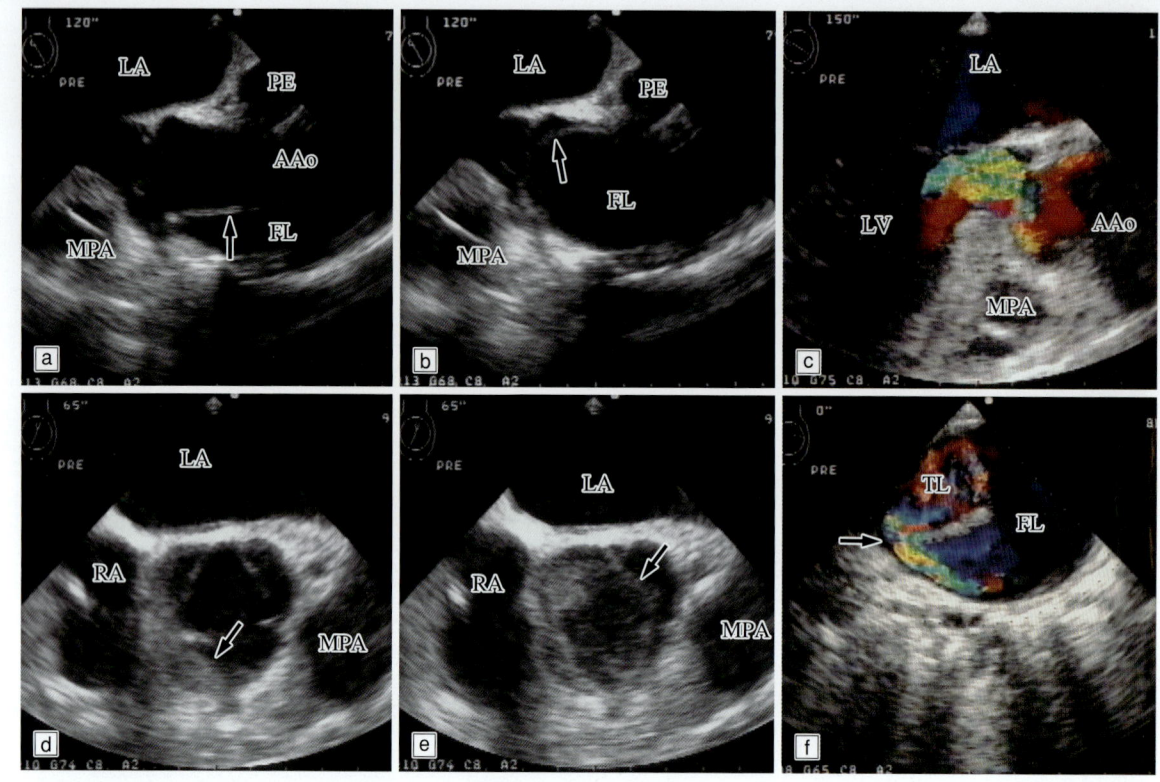

図15-7 解離性大動脈瘤

大動脈長軸の経食道記録では，収縮期 a に大動脈の前方に認められたフラップ（矢印）が，拡張期 b には大動脈弁近くまで張り出しており，カラードプラ像 c で大量の大動脈弁逆流が認められる．主肺動脈内にはカテーテルが認められる．
　大動脈弁開口部付近（ST junction 付近）の短軸像では，収縮期 d には無冠尖付近に限局していた偽腔（矢印）が，拡張期 e には大動脈の大部分を占めている．
　大動脈弓から下行大動脈の移行部 f に entry（矢印）が認められることから，解離が逆行性に上行大動脈に及んだと考えられる．
　PE：心膜液，TL：真腔，FL：偽腔．

sion）（図15-10）．この場合は，血栓閉塞であっても偽腔開存に準じた経過観察が必要とされている．
　大動脈の粥状動脈硬化性病変に潰瘍性変化が生じて，潰瘍が中膜以遠に達する状態は penetrating atherosclerotic ulcer と呼ばれているが，その意義はよくわかっていない．
　分枝については，真腔から生じているか，偽腔から生じているか，分枝が生じている腔の血流が保たれているかなどを評価する（図15-11, 12）．

d）その他の動脈病変
■動脈硬化
　大動脈の硬化は大動脈弓から下行大動脈にかけて生じやすい．プラークが潰瘍化したり剥離する

と，大動脈解離と見誤ることがある（図15-13, 14）．解離が大動脈で血流の当たる部分（上行大動脈右側や動脈管索（ligamentum arteriosum）付近）から生じるのに対して，潰瘍は下行大動脈から腹部大動脈の動脈硬化部位に生じる．潰瘍の治療が必要か否かは確定していないが，大きな潰瘍の場合はステント治療を行うことがある．

■頸動脈狭窄
　頸動脈エコーは動脈硬化の指標として広く用いられる．有意な狭窄がある場合には，血管拡張術の対象となる（図15-15）．内頸動脈は抵抗が低いため拡張期にも明らかな血流信号が認められるが，外頸動脈は抵抗が高いため収縮期の終了とともに流速が急激に低下し，拡張期の血流は少ない．総

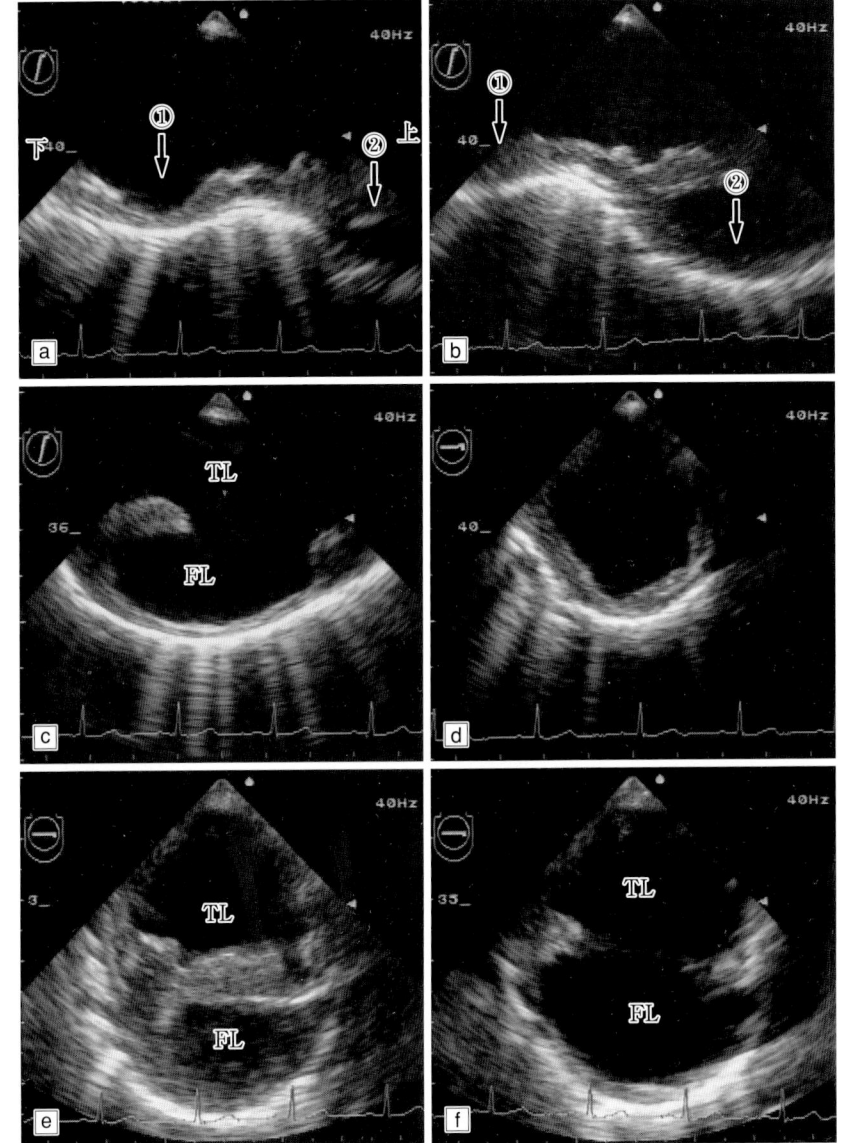

図15-8
解離性大動脈瘤の再開通

下行大動脈の経食道長軸像では，動脈壁の肥厚した真性大動脈瘤（矢印①）の上方に偽腔様構造（矢印②）が認められる（a）．断面を上方に移動すると真性大動脈瘤の上端（矢印①）と厚いフラップをもつ偽腔様構造（矢印②）が見えてくる（b）．断面をさらに上方に移動させると縦方向に広い入口部をもつ偽腔が認められる（c）．

真性大動脈瘤の短軸像では，真性大動脈瘤の壁が肥厚していることがわかる（d）．

ここから断面を上方に移動させると真腔と偽腔の隔壁が肥厚しており（e），断面をさらに上方に移動させると穿孔部が広いことがわかる（f）．

手術の結果，3b型解離性大動脈瘤の再開通であった．
TL：真腔，FL：偽腔．

頸動脈の血流波形は外頸動脈と内頸動脈の波形の中間となるが，内頸動脈の重度狭窄や閉鎖があると外頸動脈の波形に近付くので（図15-16），総頸動脈における血流波形は内頸動脈疾患発見の手掛かりとなる．

■腎動脈狭窄，腎梗塞

腎動脈全体を観察することは困難であるが，腎血流のパターンにより，腎動脈の障害を推定することができる．腎動脈収縮期最高流速＞180 cm/sで，腎動脈収縮期最高流速と腹部大動脈収縮期最高流速の比率（R/A ratio）＞3.5であれば60％以上の腎動脈狭窄である可能性が高い．また，腎臓内動脈血流の収縮期最高流速と拡張終期最低流速の差を収縮期最高流速で除した比率（resistive index）＞0.8の場合は腎実質障害が疑われ，腎動脈拡張術の効果が期待できない場合がある．腎臓の一部で血流信号が記録されない場合には，腎梗塞が疑われる（図15-17）．心房細動例などで腎梗塞の可能性が疑われた場合には，超音波検査で腎血流を観察すべきである．

■仮性動脈瘤

仮性動脈瘤は動脈壁損傷により血液が血管外に

図15-9 二重の解離

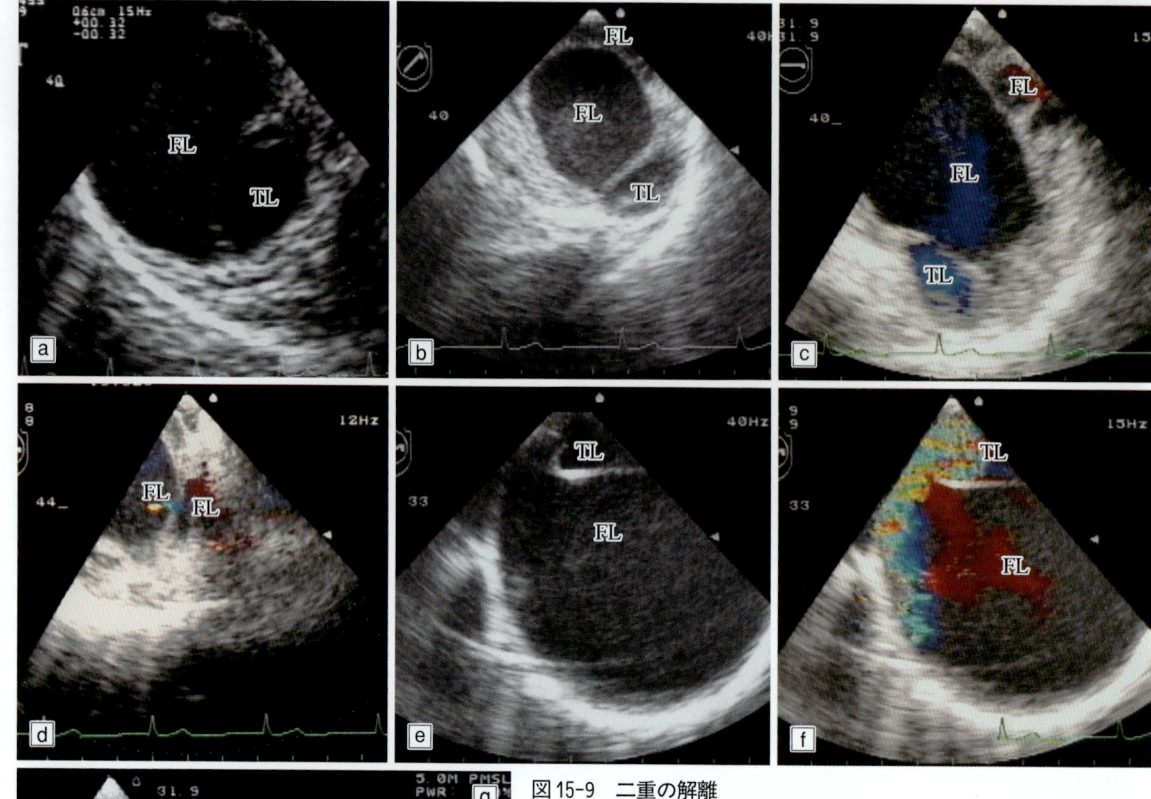

解離直後に記録した大動脈弓からおよそ15 cm遠位の下行大動脈経食道記録 a では偽腔内の血流が停滞している.

8年後にほぼ同じレベルで記録した経食道記録 b c では偽腔が2腔に分離しており，偽腔間の交通が認められる（ d ）．このレベルから2 cm近位に穿孔部が認められ（ e ），カラードプラ像 f では偽腔への流入が認められる．パルスドプラ像 g を記録するとこの部分がentry兼reentryとなっていることがわかる.

TL：真腔，FL：偽腔.

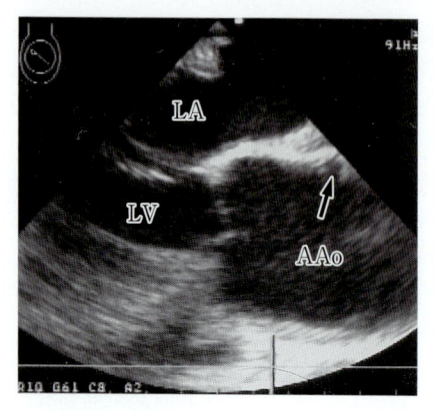

図15-10 ulcer-like projection

上行大動脈起始部の経食道記録で，血栓閉鎖した偽腔に向かって真腔からの陥入（矢印）が認められる.

図15-11 腹部大動脈解離

腹部大動脈に解離が認められる（a）．左の腎動脈は真腔から生じており（b），血流波形cも正常である．右の腎動脈は偽腔から生じており（d），血流波形eでは狭窄が疑われる．

TL：真腔，FL：偽腔．

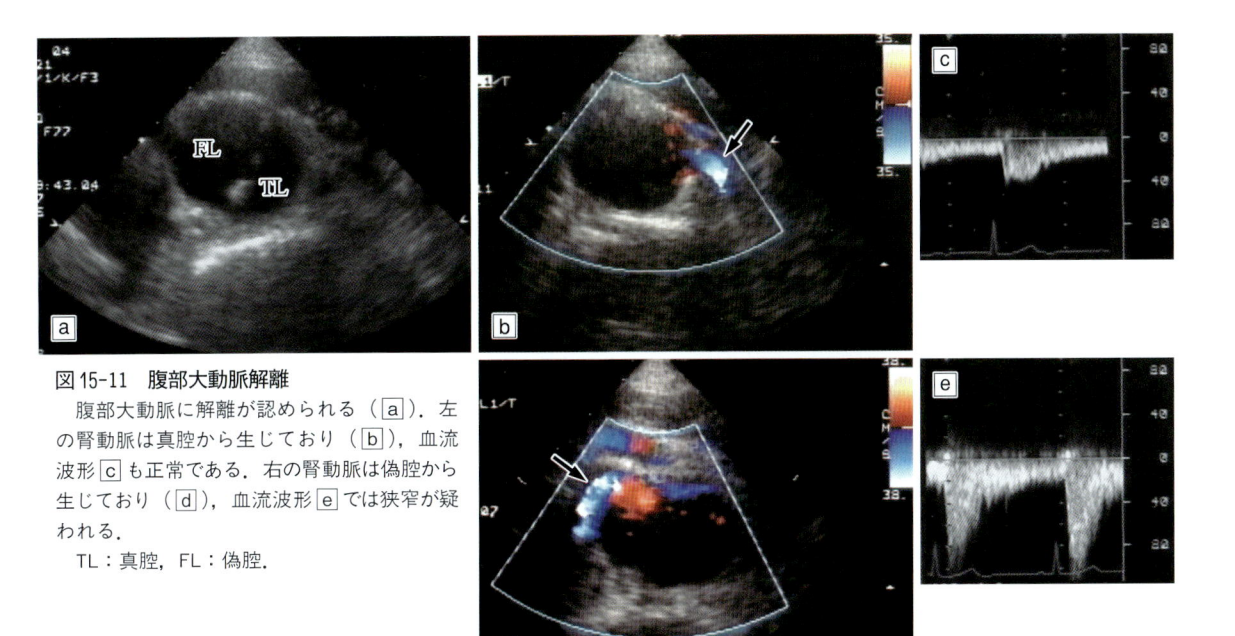

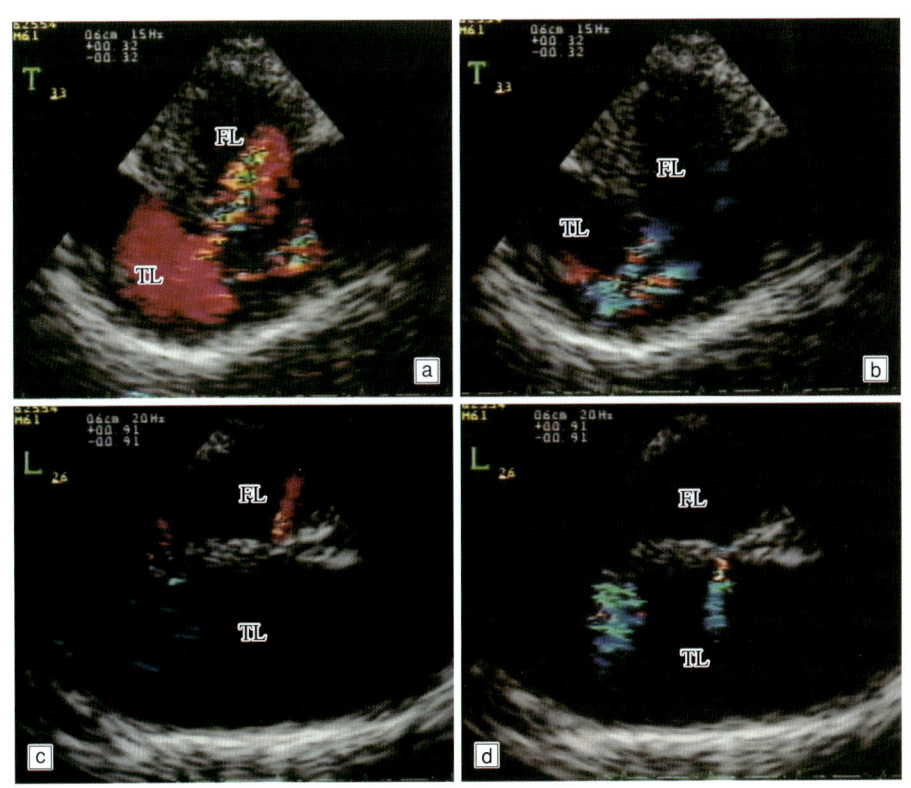

図15-12
解離性大動脈瘤

下行大動脈の経食道短軸像では，収縮期aに真腔（TL）から偽腔（FL）に，拡張期bに偽腔から真腔に向かう2本の血流が認められる．

長軸像では，収縮期cに真腔から偽腔に，拡張期dに偽腔から真腔に向かう2本の血流が認められる．長軸像を移動させるとこの血流が等間隔に認められ，短軸像ではいずれも左右2本の血流であった．肋間動脈の起始部がフラップに穿孔を生じたものと考えられた．

part.15 血管の異常　209

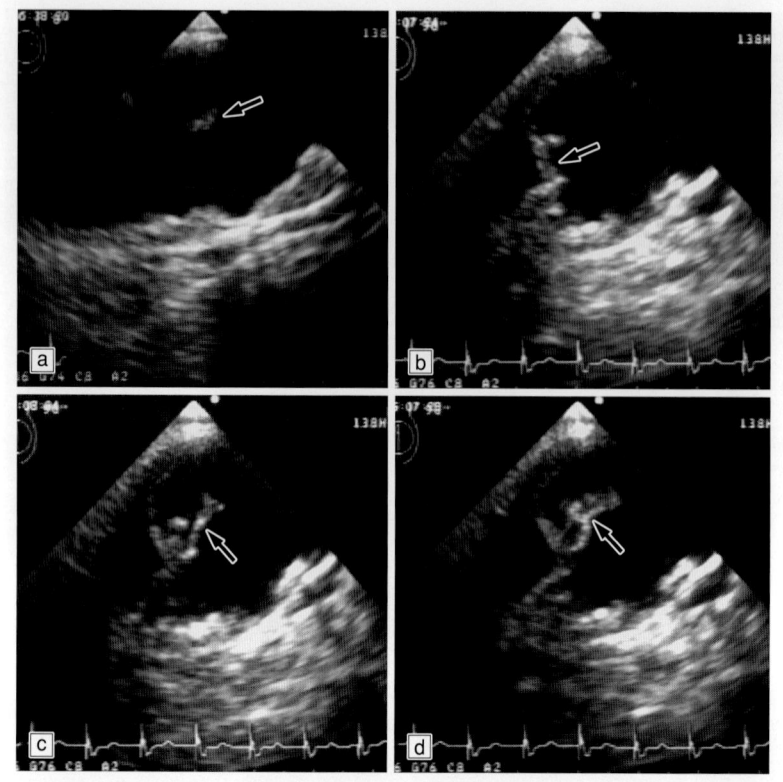

図15-13　プラークの剝離
上行大動脈寄り大動脈弓の経食道記録．収縮期長軸像 a では剝離したプラークが血管腔の異常構造（矢印）として観察される．短軸像では拡張期 b に大動脈弓の小湾側にプラーク（矢印）を認めるが剝離は認められない．収縮期 c d には剝離したプラークの一部（矢印）が血管腔に紐状構造として認められる．

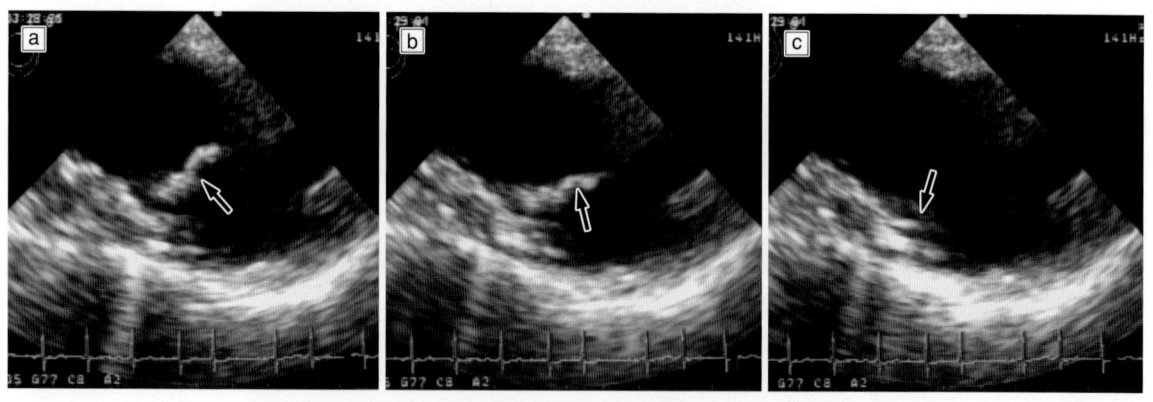

図15-14　プラークの剝離
大動脈弓から下行大動脈移行部の経食道記録．拡張期 a に血管腔の紐状構造として認められる剝離したプラーク（矢印）は，拡張終期 b には血管壁に近付き，収縮期 c には血管壁に接している．

流出し，血管周囲の組織により出血の範囲が限定されることにより生じる．日常臨床の場では，カテーテル操作部位の仮性動脈瘤が多い．形態的には大多数が入口部の狭い囊状となる（図15-18）．

■動静脈瘻
後天性の動静脈瘤は外傷によるものや，動脈や静脈の穿刺によるものが多い（図15-19）．動脈瘤が長期間にわたり静脈を圧迫すると，壁の壊死により動静脈瘤が生じることもある（図3-9）．

■胸郭出口症候群
胸郭出口症候群が疑われる場合，鎖骨下動脈の血流を観察しながら，症状が出現する位置まで上肢を移動させる．これにより鎖骨下動脈血流の途絶が再現性をもって出現する場合，胸郭出口症候

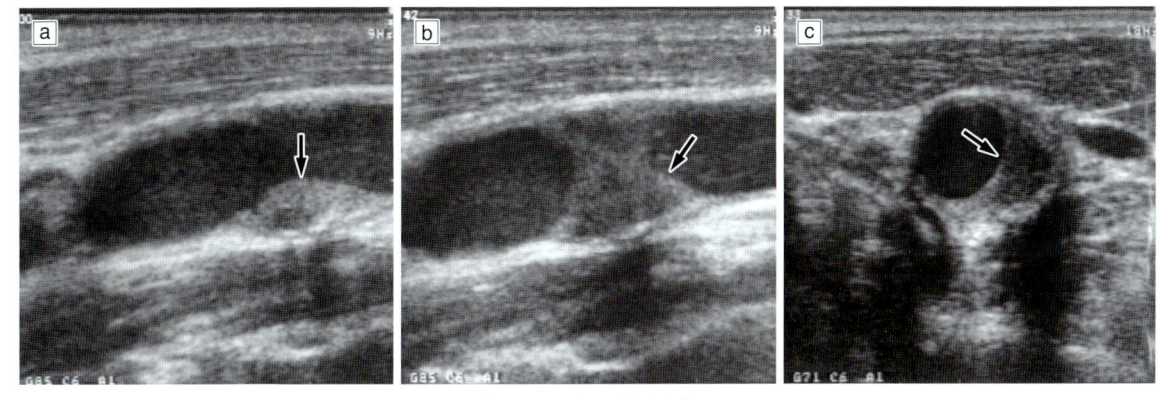

図15-15　総頸動脈狭窄
　左総頸動脈にプラーク（矢印）が認められ（a），断面によってはプラーク（矢印）により内腔が閉鎖されているようにも見える（b）．短軸像cでは内頸動脈側にプラーク（矢印）が認められる．

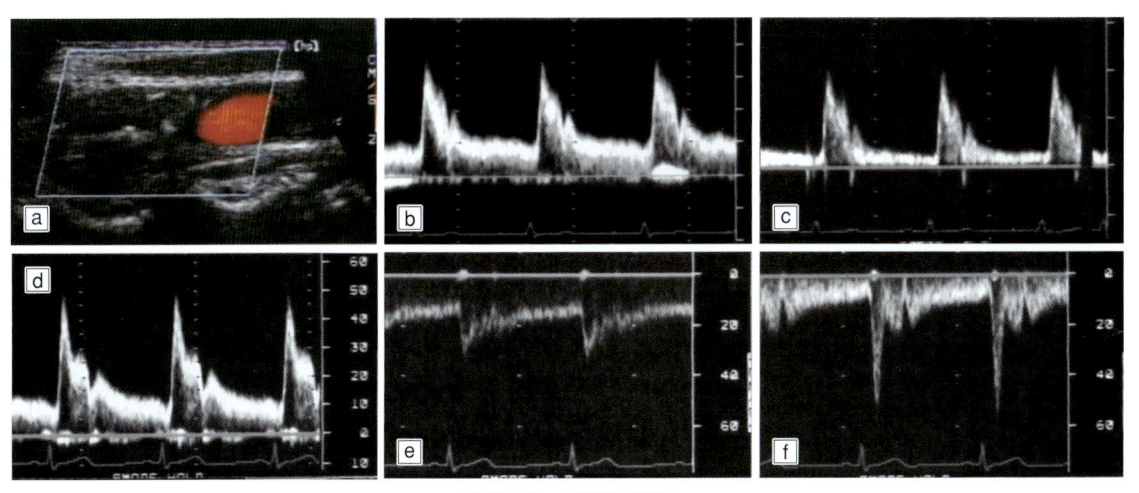

図15-16　内頸動脈閉鎖
　左内頸動脈が閉鎖している（a）．総頸動脈の血流波形を記録すると右bでは拡張期にも血流信号が認められるが，左cでは拡張期の信号が明らかに減少しており，外頸動脈の波形に近くなっている．
　正常者の総頸動脈d，内頸動脈e，外頸動脈fの血流波形を比較すると，総頸動脈の波形は内頸動脈と外頸動脈を合成したような波形であることがわかる．

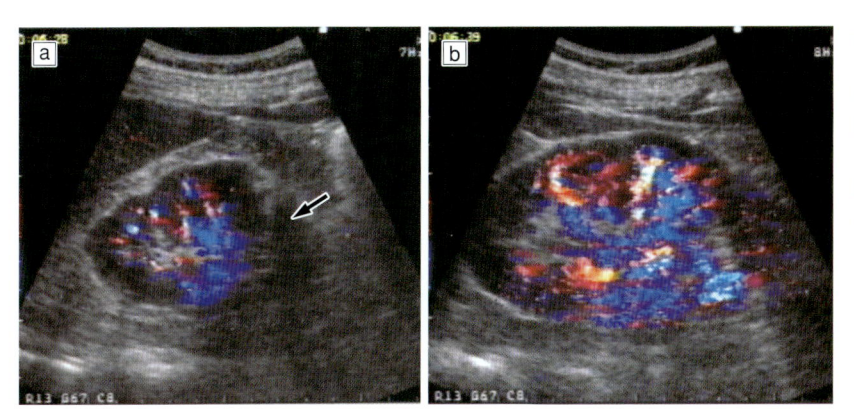

図15-17　腎梗塞
　右腎aの下極側（矢印）では血流信号が認められない．左腎bに比し右腎は辺縁が不整で大きさも小さい．左腎では腎臓全体に血流信号が認められる．向かって左が上方である．

part.15　血管の異常

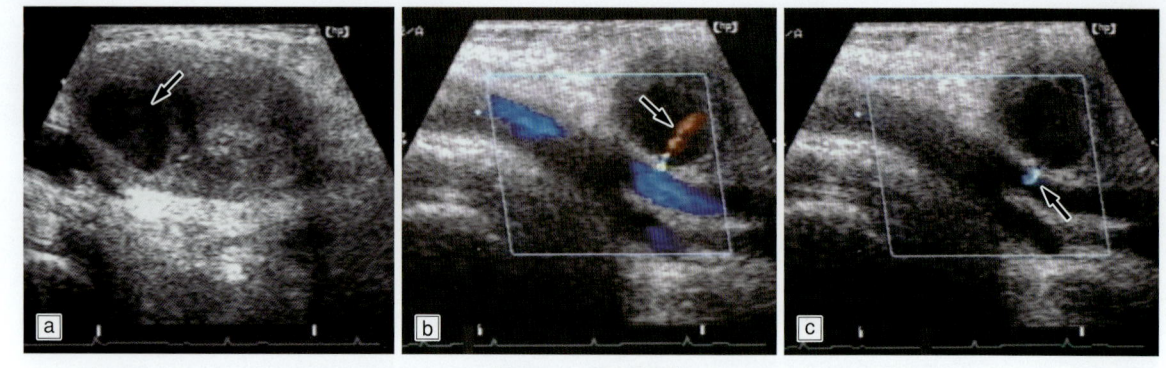

図 15-18　仮性動脈瘤
右大腿動脈穿刺部位に血腫様構造があり，内部に囊胞様の腔（矢印）が認められる（a）．収縮期 b にこの腔に向かい，拡張期 c にはこの腔から大腿動脈に向かう細い血流（矢印）が認められる．

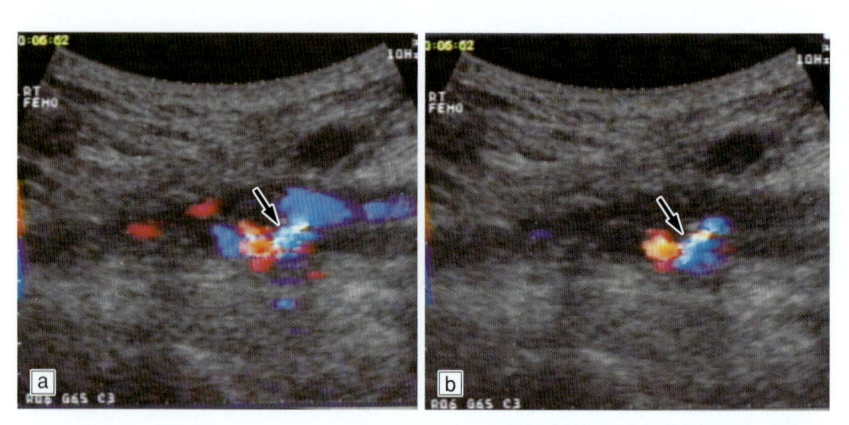

図 15-19　動静脈瘻
右大腿動脈穿刺部位で，収縮期 a，拡張期 b を通じて動脈から静脈への短絡血流（矢印）が認められる．

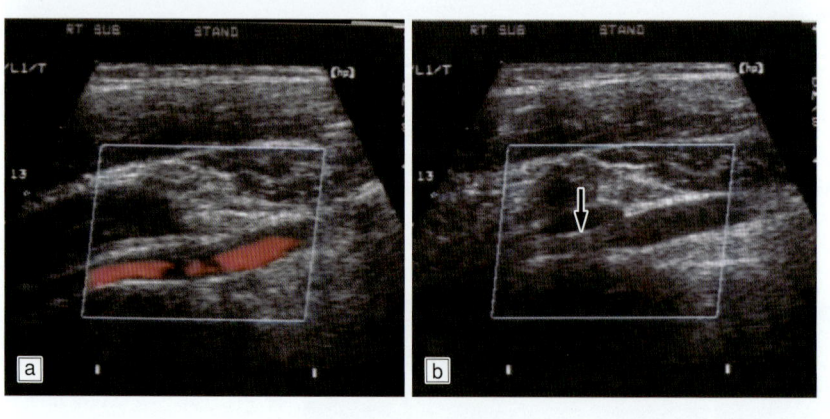

図 15-20　胸郭出口症候群
上肢を下げた状態（a）では鎖骨下動脈血流が正常に記録されているが，上肢を挙上すると（b）矢印の部分で鎖骨下動脈内腔が消失し，血流信号も認められなくなる．

群と考える．静脈のみが圧迫されると，四肢のむくみなどの症状を訴えることもある（図15-20）．

■鎖骨下動脈盗血症候群
　右鎖骨下動脈で，椎骨動脈より近位に重度狭窄や閉鎖がある場合，内頚動脈から椎骨動脈を経て鎖骨下動脈に流入する血流を認める．

■大動脈縮窄
　縮窄は動脈管索の付近に生じ，約半数が二尖大動脈弁を合併する．縮窄の大多数は，中膜が動脈内腔方向に膜様に張り出すことにより生じる．縮窄部位では内膜も増殖し，大動脈内径はさらに減少する．膜様構造は胸部大動脈の前部，左側，後

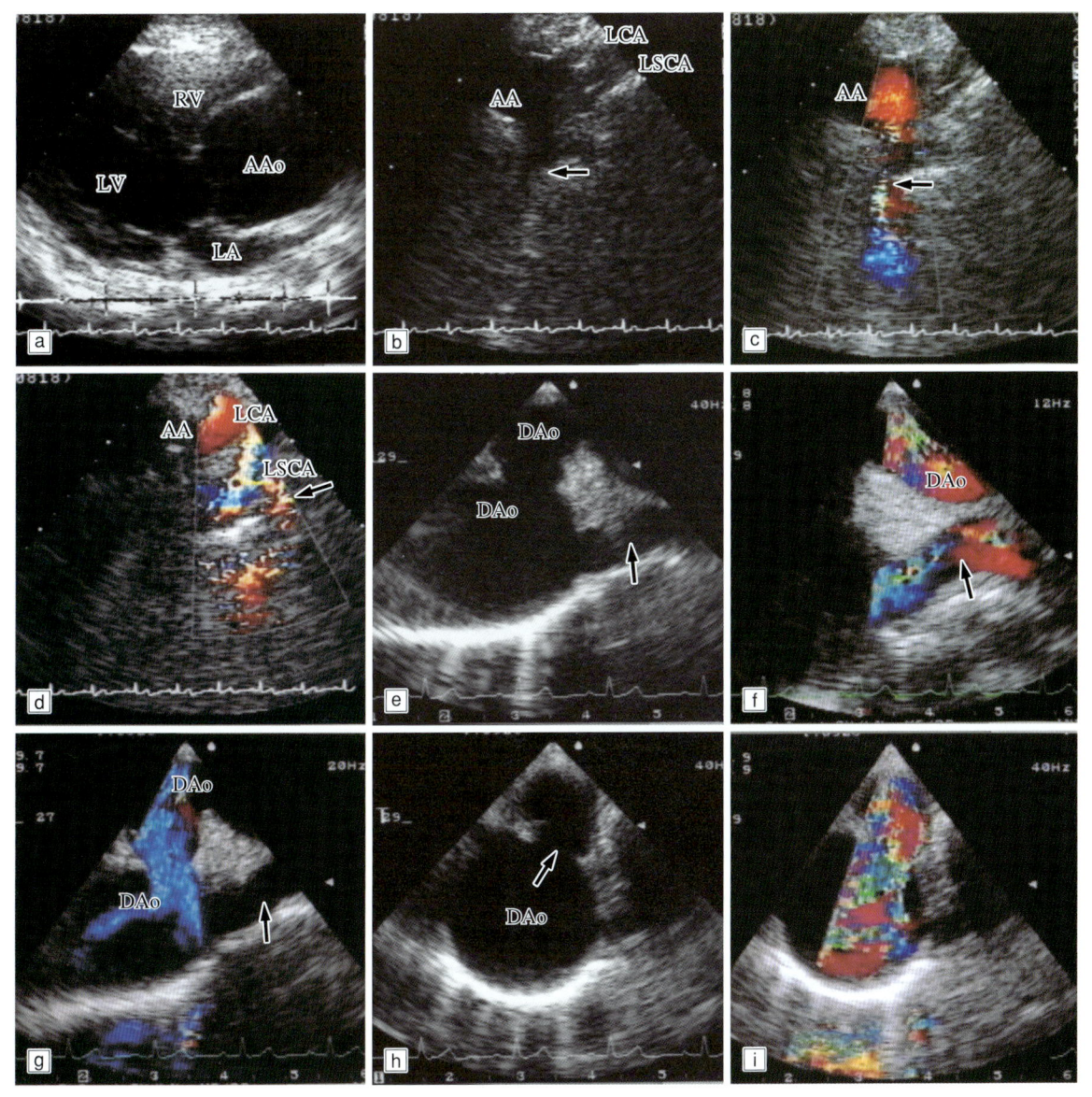

図 15-21 大動脈縮窄

傍胸骨長軸像 a では上行大動脈が拡張している．右冠尖と左冠尖が融合した二尖弁で中等量の大動脈弁逆流が認められたが，左室心筋量は正常であった．胸骨上窩からの記録 b では下行大動脈起始部で内径が急激に減少している（矢印）．カラードプラ像 c では狭窄部位の血流（矢印）が細く，流速が増大している（3.75 m/s）．左鎖骨下動脈のカラードプラ像 d では左鎖骨下動脈から下方に向かう左内胸動脈と考えられる血流（矢印）が認められる．

経食道エコー図縦断面像 e では膜様構造により下行大動脈径が減少しており，縮窄部位の遠位に第3肋間動脈と考えられる側副血行路（矢印）が認められる．経食道カラードプラ像 f g では下行大動脈と側副血行路（矢印）の血流が認められる．経食道エコー図水平断面像 h とカラードプラ像 i では縮窄部（矢印）と縮窄部を通過する血流が認められる．

AA：大動脈弓，LCA：左総頸動脈，LSCA：左鎖骨下動脈．

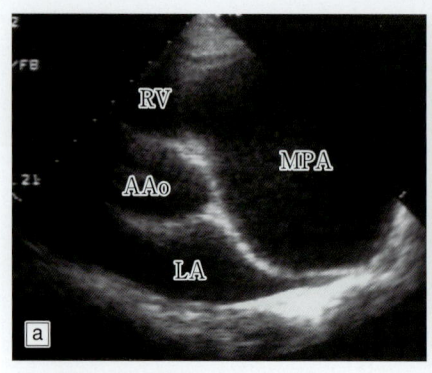

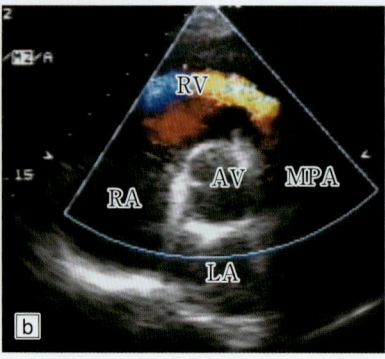

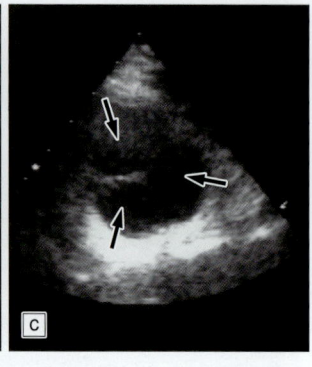

図15-22 肺動脈瘤

上行大動脈短軸像 a で主肺動脈が著しく拡張している．呼吸器疾患はなく，左右肺動脈は拡張していない．大動脈弁短軸像 b では肺動脈弁逆流が認められるが，肺動脈内部には短絡や動静脈瘻を示唆する異常血流は認められない．
肺動脈弁の短軸像 c では，肺動脈弁は3尖（矢印）であり，肺動脈拡張による肺動脈弁逆流と考えられる．

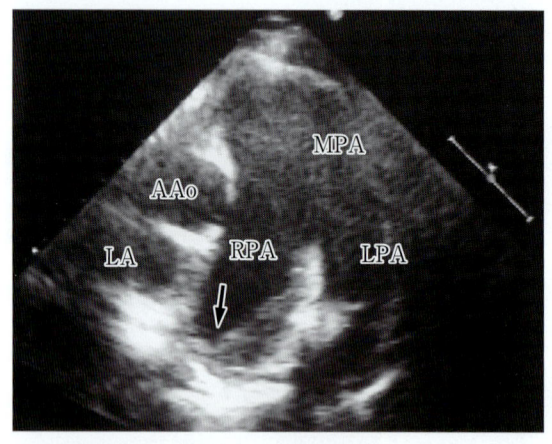

図15-23 肺動脈血栓

原発性肺高血圧例．大動脈レベルの短軸像で主肺動脈が拡張しており，右肺動脈には壁在血栓（矢印）が認められる．

部に及ぶが，動脈管あるいは動脈管索の付近では認められない．縮窄部における圧較差 20 mmHg 以上が有意とされており，縮窄より遠位では大動脈が拡張していることが多い．

さまざまな側副血行路が発達するが，おもな側副血行路は鎖骨下動脈から内胸動脈を経て肋間動脈から縮窄以遠の下行大動脈に流入するルートである．縮窄より遠位への主要な流入路は，第3，第4肋間動脈で，これらの動脈は瘤を形成することもある（図15-21）．第1，第2肋間動脈は縮窄部より近位から生じるので，第1，第2肋骨には rib notching は生じない．rib notching が片側にしか認められない場合には，rib notching がない側には側副血行路が生じなかった可能性が高い．

e）肺動脈疾患

肺動脈内の血流分布は，動脈管開存や冠状動脈動静脈瘻などの短絡疾患を発見する端緒となるので，主肺動脈と左右肺動脈の血流を観察することは重要である．

肺動脈瘤には，外傷や感染による仮性瘤，血管炎や結合織疾患による瘤などがあるが原因不明の瘤もある（図15-22）．

肺動脈血栓は，結核などの呼吸器疾患，悪性疾患，自己免疫疾患，肺高血圧（図15-23）などに見られることがあり，肺塞栓の原因となりうるので早期発見が重要である．

●静脈疾患

a）静脈の観察

静脈の狭窄や逆流を評価するためには血流信号による情報が重要であるが，安静時の記録では静脈の血流信号が得られないことが少なくない．このような場合，外部から静脈を圧迫する，筋肉を収縮させる，姿勢を変化させるなどの機械的操作で血流を作り出すことが診断に役立つ．

b）静脈血栓

■深部静脈血栓

大腿静脈より遠位の下肢静脈には静脈弁がある．

図表索引

あ

圧半減時間 ■ 図 8-6
アドリアマイシン心筋症 ■ 図 3-12
アミロイド心 ■ 図 4-18

い

異常血管
　…右冠動脈冠静脈瘻 ■ 図 3-7
　…左冠動脈右房瘻 ■ 図 3-8
1 度房室ブロック
　…拡張期僧帽弁逆流 ■ 図 8-13
一尖大動脈弁
　…単交連型 ■ 図 9-3
　…無交連型 ■ 図 9-4

う

右室拡張終期径の正常値 ■ 表 5-1
右室血栓
　…右室内カテーテル血栓 ■ 図 5-18
　…拡張相肥大型心筋症 ■ 図 5-17
　…催不整脈性右室心筋症 ■ 図 5-16
右室梗塞 ■ 図 6-12
右室腫瘍
　…食道癌の右室転移 ■ 図 5-15
右室調節帯 (moderator band) ■ 図 1-6
右室二腔症 ■ 図 5-14
右室の拡張期虚脱
　…心タンポナーデ ■ 図 2-14
右室肥大型心筋症 ■ 図 5-10
右室扁平化 ■ 図 1-5
右室疣贅
　…心室中隔欠損例 ■ 図 11-4, 図 11-5
　…僧帽弁疣贅を合併 ■ 図 11-7
右室流出路狭窄
　…血腫による圧迫 ■ 図 14-8
　…放射線治療による ■ 図 5-12
右室流出路肥大 ■ 図 4-9
右房圧上昇
　…下大静脈径による評価 ■ 図 7-4
右房血栓
　…右房自由壁 ■ 図 7-13
　…心房中隔 ■ 図 7-14
右房腫瘍
　…悪性リンパ腫 ■ 図 7-20
　…乳頭状弾性線維腫 ■ 図 5-12
右房腫瘍のように見える下大静脈流入部の壁
　　　　　　　　　　　　■ 図 1-13
右房腫瘍のように見える心外膜面の脂肪 ■ 図 1-9
右房の収縮期虚脱
　…心タンポナーデ ■ 図 2-14

え

エプスタイン病 ■ 図 10-10

お

横隔膜による心臓の圧迫 ■ 図 3-1
横隔膜面による左室下壁の拡張制限 ■ 図 1-4

か

解離性大動脈瘤
　…ulcer-like projection ■ 図 15-10
　…再開通 ■ 図 15-8
　…3 型逆行解離 ■ 図 15-7
　…心嚢への出血 ■ 図 15-6
　…二重の解離 ■ 図 15-9
　…腹部 ■ 図 15-11
　…フラップの穿孔 ■ 図 15-12
拡張型心筋症

…僧帽弁後尖のずれによる閉鎖不全 ■ 図8-27
　　…僧帽弁閉鎖不全 ■ 図8-26
拡張期僧帽弁逆流 ■ 図8-13
拡張相肥大型心筋症
　　…肥大から拡張への経過 ■ 図3-10
　　…右室血栓 ■ 図5-17
下行大動脈の見誤り ■ 図1-18
下行大動脈瘤
　　…経胸壁記録 ■ 図15-2
下肢静脈血栓
　　…肺梗塞 ■ 図5-4
　　…膝窩静脈 ■ 図15-24
下肢静脈瘤
　　…血流評価 ■ 図15-28
仮性腱索 ■ 図1-2
仮性静脈瘤
　　…外頸静脈 ■ 図15-27
仮性心室瘤 ■ 図6-6
仮性心室瘤と区別しにくい心室瘤 ■ 図6-7
仮性動脈瘤
　　…大腿動脈 ■ 図15-18
下大静脈径による中心静脈圧評価 ■ 図7-4
下大静脈血栓 ■ 図15-26
下大静脈静脈洞欠損 ■ 図7-24
下大静脈流入部
　　…腫瘤のように見える ■ 図1-13
　　…囊胞のように見える ■ 図1-14
カテーテル血栓 ■ 図5-18
冠静脈洞心房中隔欠損 ■ 図7-26
感染性心内膜炎
　　…三尖弁疣贅 ■ 図11-8
　　…真菌性生体弁疣贅 ■ 図11-11
　　…心室中隔欠損例における右室疣贅
　　　　　　　　■ 図11-4，図11-5
　　…僧帽弁位機械弁弁座の離断と疣贅 ■ 図11-21
　　…僧帽弁位機械弁疣贅 ■ 図11-20
　　…僧帽弁および右室の疣贅 ■ 図11-7
　　…僧帽弁腱索断裂 ■ 図11-2
　　…僧帽弁弁瘤，僧帽弁および大動脈弁疣贅，
　　　　　　　大動脈弁周囲膿瘍 ■ 図11-15
　　…僧帽弁瘤穿孔と疣贅 ■ 図11-12
　　…僧帽弁瘤と大動脈弁損傷 ■ 図11-13
　　…大動脈弁位機械弁周囲逆流 ■ 図11-17
　　…大動脈弁位機械弁周囲膿瘍と疣贅 ■ 図11-14

　　…大動脈弁位機械弁周囲膿瘍破裂 ■ 図11-16
　　…大動脈弁位機械弁疣贅 ■ 図11-19
　　…大動脈弁位生体弁疣贅 ■ 図11-18
　　…大動脈弁弁下狭窄例 ■ 図9-24
　　…大動脈弁疣贅 ■ 図11-9
　　…多発性大動脈弁疣贅 ■ 図11-10
　　…陳旧性僧帽弁疣贅 ■ 図11-6
　　…ペースメーカーの疣贅 ■ 図11-22，図11-23
感染性心内膜炎に見える生体弁損傷 ■ 図11-3
感染性心内膜炎に見える僧帽弁腱索断裂 ■ 図11-1
冠動脈右房瘻 ■ 図3-8
冠動脈冠静脈洞瘻 ■ 図3-7
冠動脈支配 ■ 表6-1
冠動脈肺動脈瘻 ■ 図3-5，図3-6

き

キアリ網 ■ 図1-12
逆短絡
　　…心房中隔欠損 ■ 図7-5
cavitation
　　…腫瘍様，僧帽弁位2葉機械弁 ■ 図12-15
　　…僧帽弁位2葉機械弁 ■ 図12-14
胸郭出口症候群 ■ 図15-20
胸郭による左房の拡張制限 ■ 図7-1
胸郭による心臓の圧迫 ■ 図1-5
胸水や心膜液のように見える下行大動脈 ■ 図1-18
胸腺腫 ■ 図14-11
胸腺囊腫 ■ 図14-13
胸部大動脈瘤
　　…真性と解離性 ■ 図15-8
　　…動脈管動脈瘤 ■ 図15-5
　　…マルファン症候群 ■ 図15-1
筋ジストロフィー
　　…Becker型 ■ 図3-16
筋性部欠損型心室中隔欠損 ■ 図5-7

け

頸静脈血栓
　　…内頸静脈 ■ 図15-25
頸静脈瘤
　　…仮性瘤 ■ 図15-27
頸動脈狭窄

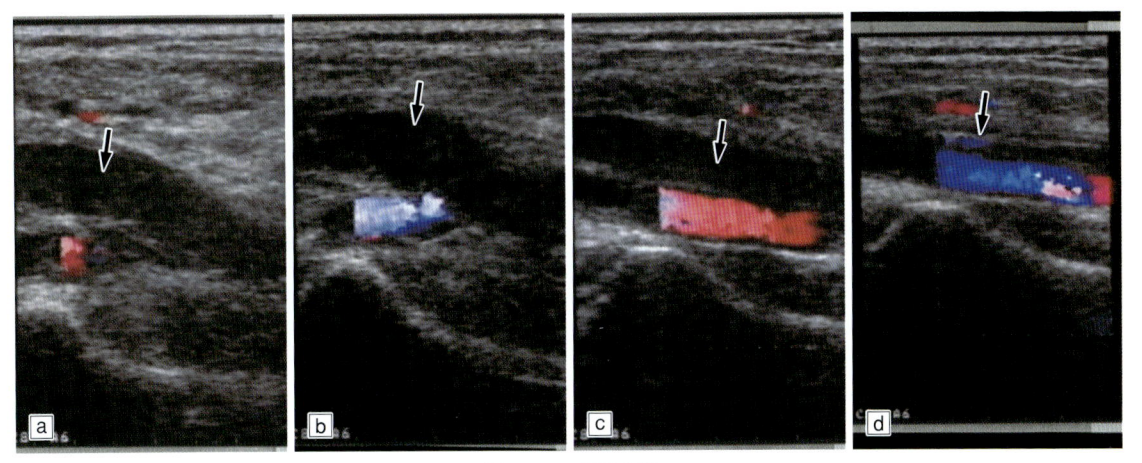

図 15-24 静脈血栓
右膝窩静脈の位置に静脈様の構造（矢印）が認められるが（a），探触子で圧迫してもこの構造（矢印）はほとんど変形しない（b）．この状態から静脈血栓と考えられる．
左側 c d では圧迫により静脈腔（矢印）がほぼ消失しており，静脈は開存していると考えられる．

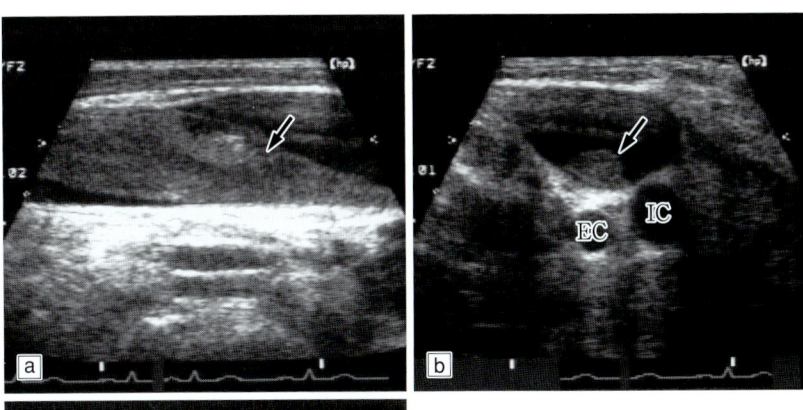

図 15-25 内頸静脈血栓
右内頸静脈が拡張し，内部に可動性のある血栓（矢印）が認められる（a b）．断面を移動すると内腔が血栓で閉鎖している（c）．矢印 ① は血栓，矢印 ② は甲状腺嚢胞．
EC：外頸動脈，IC：内頸動脈．

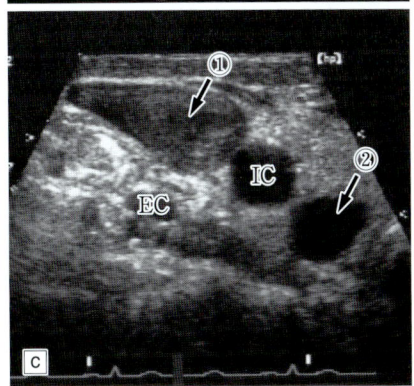

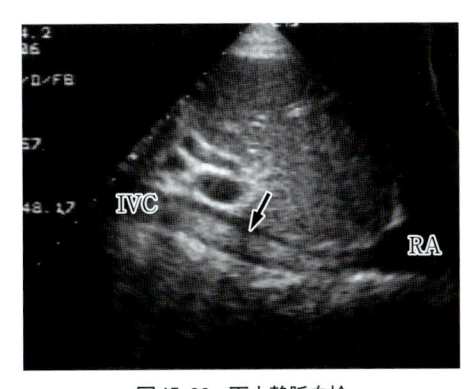

図 15-26 下大静脈血栓
腎臓癌例の下大静脈（IVC）に可動性に富む異常構造（矢印）が認められる．

part. 15 血管の異常

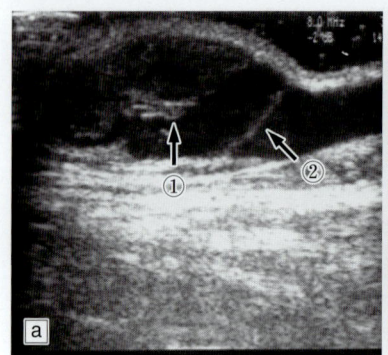

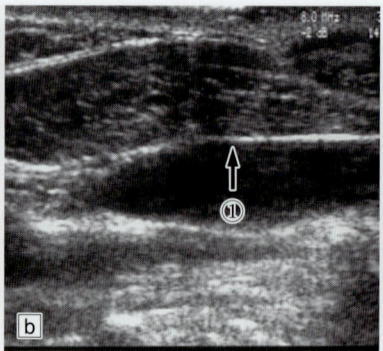

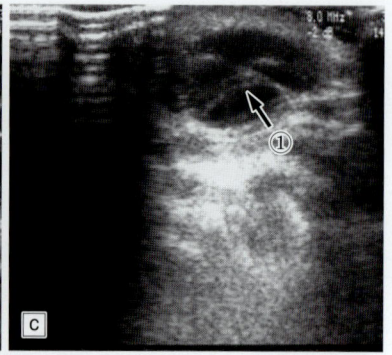

図 15-27　外頸静脈仮性瘤
　右外頸静脈の長軸像 a b では，外頸静脈が瘤状に拡張し内部に血栓（矢印 ①）が認められる．矢印 ② は静脈弁．短軸像 c では瘤の前面（体表側）に血栓（矢印 ①）が付着している．手術の結果，瘤は仮性瘤で壁は新生内膜に覆われていた．

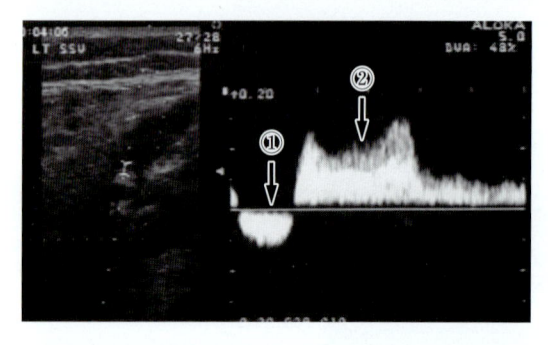

図 15-28　下肢静脈瘤
　立位で静脈をミルキングすると，順方向の血流（矢印 ①）が出現したのちに逆流（矢印 ②）が生じる．

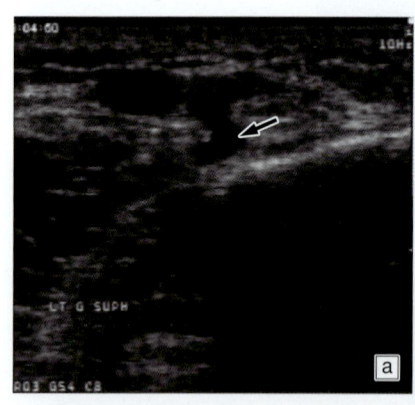

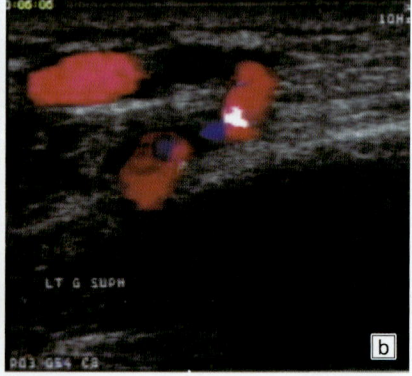

図 15-29　不全交通枝
　立位記録で，左伏在静脈から深部に向かう太い静脈（矢印）が認められ（a），カラードプラ像 b ではこの静脈を体表に向かう逆流が記録される．

静脈血栓の初発部位として多いのは下腿のヒラメ静脈である．
　正常な静脈は探触子で圧迫すると内径が減少し，強く圧迫すると内腔がほぼ消失する．バルサルバ負荷を行うと正常な静脈は拡張する．姿勢を変化させたり筋肉を収縮させても静脈の血流信号が出現せず，探触子で静脈を圧迫しても静脈内径の変化が認められない場合には，静脈血栓が生じている可能性が高い（図 15-24）．
　下肢の深部静脈血栓は，左側に多い．これは，下大静脈が脊柱の右にあるため，左総腸骨静脈が下大静脈に流入する前に，腹部大動脈や総腸骨動脈と脊柱に挟まれ血流が妨げられやすいためである．悪性疾患では，凝固機能が亢進し，静脈血栓が出現しやすい．悪性疾患，特に骨盤内臓器の腫瘍がある例で，下肢の痛み，腫脹，浮腫などが出

現した場合は，超音波検査により静脈血栓の有無を確認しなければならない．

■その他の静脈血栓

下肢の深部静脈以外の血栓は，静脈瘤などの血流停滞部位に出現したり，異物の挿入や血管壁の損傷，悪性疾患による凝固機能の亢進などにともなって生じる（図15-25, 26）．

c）静脈瘤

下肢表在静脈瘤や食道静脈瘤を除くと，限局性の静脈瘤は動脈瘤に比しはるかに少なく，まれに無症状の腫瘤として発見されることがある（図15-27）．

d）静脈弁機能不全，不全交通枝（穿通枝）

静脈弁の機能を評価するためには，立位で静脈を圧迫して中枢側に血液を押し上げ（ミルキング操作），この血液が再度末梢側に逆流する状態を観察する（図15-28）．逆流が0.5秒以上続く場合に静脈弁機能不全と診断する．穿通枝が拡張し，立位で深部静脈から表在静脈への逆流を認める場合は，穿通枝の機能障害と考える（図15-29）．

…内頸動脈閉塞 ■ 図 15-16
　…プラーク ■ 図 15-15
血腫
　…心囊内 ■ 図 14-8
血腫による三尖弁狭窄 ■ 図 10-2
血腫の融解 ■ 図 14-10
血栓のように見える左室肉柱 ■ 図 1-3
血栓弁
　…僧帽弁位 1 葉機械弁 ■ 図 12-9，図 12-13
　…僧帽弁位 2 葉機械弁 ■ 図 12-11
　…大動脈弁位 2 葉機械弁 ■ 図 12-10
原発性肺高血圧
　…肺動脈血栓 ■ 図 15-23

こ

高血圧性心疾患（左室肥大）■ 図 4-17
拘束型心筋症
　…三尖弁通過血流の呼吸性変動 ■ 図 2-15
拘束型波形 ■ 図 2-10
コントラストエコー法
　…左上大静脈遺残の診断 ■ 図 7-27
　…心房中隔欠損の逆短絡 ■ 図 7-5

さ

催不整脈性右室心筋症
　…右室拡張 ■ 図 5-11
　…右室血栓 ■ 図 5-16
左脚ブロックによる心室中隔壁運動異常 ■ 図 2-2
左室 1 回拍出量計測
　…ドプラ法 ■ 図 2-6
左室およびバルサルバ洞解離
　…大動脈炎症候群 ■ 図 9-23
左室拡張機能評価
　…僧帽弁通過血流のドプラ像 ■ 図 2-8
　…僧帽弁輪の組織ドプラ像 ■ 図 2-7
左室下壁壁運動の見誤り ■ 図 1-4
左室憩室 ■ 図 6-15
左室計測値の年齢・身長別正常値
　…女性 ■ 表 2-3
　…男性 ■ 表 2-1
左室計測値の年齢・BMI 別正常値
　…女性 ■ 表 2-4

　…男性 ■ 表 2-2
左室血栓
　…下壁 ■ 図 6-17
　…心尖部の新しい血栓 ■ 図 6-16
　…心尖部の大型血栓 ■ 図 6-18
　…心尖部の広基性血栓 ■ 図 6-19
左室血栓様の肉柱 ■ 図 6-20
左室弛緩障害波形 ■ 図 2-9
左室腫瘍
　…腎臓癌の左室転移 ■ 図 4-19
　…白血病の左室転移 ■ 図 4-20
左室心筋断裂（解離）
　…左室，右室短絡 ■ 図 6-5
　…非虚血性 ■ 図 14-21
左室心筋緻密化障害 ■ 図 3-14
左室中部閉塞 ■ 図 4-16
左室同期不全
　…左脚ブロック ■ 図 2-2
左室肉柱
　…心室中隔穿孔のように見える ■ 図 6-10
左室肉柱と血栓の区別 ■ 図 1-3
左室肉柱と心室中隔の区別 ■ 図 1-2
左室破裂 ■ 図 6-4
左室肥大
　…高血圧による ■ 図 4-17
左室肥大のない左室流出路閉塞 ■ 図 4-13
左室壁運動の見誤り ■ 図 1-1
左室壁在血栓
　…薬剤性心筋症 ■ 図 3-13
左室壁と冠動脈の関係 ■ 表 6-1
左室壁の区分法 ■ 図 6-1
左室容量計測
　…シンプソン法 ■ 図 2-5
左室流出路欠損型心室中隔欠損 ■ 図 5-5
左室流出路閉塞
　…左室肥大が認められない ■ 図 4-13
　…心室中隔肥大 ■ 図 4-12
　…乳頭筋による ■ 図 4-14
　…負荷による誘発 ■ 図 4-15
左室流入路欠損型心室中隔欠損 ■ 図 5-6
左上大静脈遺残
　…コントラストエコー法による診断 ■ 図 7-27
左心耳
　…櫛状筋 ■ 図 7-9

…先端の分離 ■ 図7-8
…長い ■ 図7-6
…向きが逆 ■ 図7-7
左心耳と左上肺静脈流入部の隔壁 ■ 図1-7
左心耳縫縮 ■ 図13-8
左房解離 ■ 図14-22
左房拡張
　…胸郭の影響 ■ 図7-1
　…左室方向への拡張 ■ 図7-2
左房径の正常値 ■ 表7-1
左房血栓
　…可動性 ■ 図7-10
　…経胸壁記録と経食道記録の比較 ■ 図7-11
　…心房中隔 ■ 図7-12
　…浮遊血栓 ■ 図13-7
左房腫瘍
　…悪性線維性組織球腫 ■ 図7-21
　…腎臓癌の左房転移 ■ 図7-19
　…肺腫瘍の肺静脈浸潤 ■ 図7-22
左房腫瘤のように見える左心耳と肺静脈の隔壁
　　　　　　　　　　　　■ 図1-7
左房腫瘤のように見える心房中隔 ■ 図1-8
左房内異常血流
　…縫縮後の左心耳からの血流 ■ 図13-8
左房粘液腫
　…広基性 ■ 図7-15
　…多房性 ■ 図7-16
　…乳頭状弾性線維腫との鑑別が困難 ■ 図7-17
左房浮遊血栓 ■ 図13-7
左房壁石灰化 ■ 図7-33
左房壁剥離
　…僧帽弁置換術中 ■ 図13-5
サルコイドーシス ■ 図3-17
三心房心 ■ 図7-32
三尖弁逸脱
　…前尖 ■ 図10-7
　…中隔尖 ■ 図10-6
三尖弁狭窄
　…血腫による圧迫 ■ 図10-2
　…上行大動脈による圧迫 ■ 図10-4
　…生体弁石灰化 ■ 図12-3
　…リウマチ性 ■ 図10-1
三尖弁腱索断裂
　…後尖 ■ 図10-9

　…中隔尖 ■ 図10-8
三尖弁通過血流の呼吸性変動
　…拘束型心筋症 ■ 図2-15
　…収縮性心膜炎 ■ 図2-12
三尖弁閉鎖不全
　…エプスタイン病 ■ 図10-10
　…三尖弁後尖腱索断裂 ■ 図10-9
　…三尖弁前尖逸脱 ■ 図10-7
　…三尖弁中隔尖腱索断裂 ■ 図10-8
　…生体弁周囲逆流 ■ 図12-8
　…肺梗塞 ■ 図10-5
三尖弁閉鎖不全による心室中隔の奇異性運動
　　　　　　　　　　　　■ 図5-3
三尖弁疣贅
　…細菌性 ■ 図11-8
　…真菌性 ■ 図11-11

し

櫛状筋
　…経食道記録 ■ 図7-9
縦隔腫瘍
　…悪性リンパ腫あるいは胸腺腫 ■ 図14-12
　…胸腺腫 ■ 図14-11
収縮性心膜炎
　…心室中隔動態と三尖弁通過血流の呼吸性変動
　　　　　　　　　　　　■ 図2-12
　…心膜液除去後 ■ 図14-6
　…心膜肥厚 ■ 図2-13
収縮性心膜炎による房室弁狭窄 ■ 図10-3
術後左房血栓 ■ 図13-7
上行大動脈
　…嚢胞のように見える ■ 図1-15
上行大動脈解離様に見える右房 ■ 図1-17
上行大動脈拡張
　…大動脈弁閉鎖不全 ■ 図9-19
上行大動脈による三尖弁狭窄 ■ 図10-4
上行大動脈瘤
　…マルファン症候群 ■ 図15-1
上大静脈静脈洞欠損 ■ 図7-27
静脈血栓
　…膝窩静脈 ■ 図15-24
　…内頸静脈 ■ 図15-25
　…不全交通枝 ■ 図15-29

静脈瘤
  …外頸静脈の仮性静脈瘤 ■ 図15-27
食道癌
  …左房後方浸潤 ■ 図14-16
  …食道のコントラストエコー ■ 図14-17
  …心囊内浸潤 ■ 図14-18
心アミロイドーシス ■ 図4-18
心胸郭比増大
  …心臓の拡張をともなわない ■ 図3-1
心筋炎 ■ 図3-11
真菌性疣贅
  …生体弁 ■ 図11-11
心腔内気泡
  …術中経食道記録 ■ 図13-4
腎梗塞 ■ 図15-17
人工弁感染性心内膜炎
  …真菌性疣贅 ■ 図11-11
  …僧帽弁位機械弁弁座の離断と疣贅 ■ 図11-21
  …僧帽弁位機械弁疣贅 ■ 図11-20
  …大動脈弁位機械弁周囲逆流 ■ 図11-17
  …大動脈弁位機械弁周囲膿瘍と疣贅 ■ 図11-14
  …大動脈弁位機械弁周囲膿瘍破裂 ■ 図11-16
  …大動脈弁位機械弁疣贅 ■ 図11-19
  …大動脈弁位生体弁疣贅 ■ 図11-18
人工弁機能障害
  …vent tube による僧帽弁位生体弁閉鎖不全
        ■ 図13-4
  …血栓による僧帽弁位1葉機械弁機能障害
        ■ 図12-9, 12-13
  …血栓による僧帽弁位2葉機械弁機能障害
        ■ 図12-11
  …血栓による大動脈弁位2葉機械弁機能障害
        ■ 図12-10
  …三尖弁位生体弁周囲逆流 ■ 図12-8
  …三尖弁位生体弁石灰化 ■ 図12-3
  …術中経食道記録 ■ 図13-2
  …僧帽弁位機械弁周囲逆流
        ■ 図12-17, 図12-18
  …僧帽弁位機械弁周囲逆流と左房解離
        ■ 図14-22
  …僧帽弁位生体弁周囲逆流 ■ 図12-7
  …僧帽弁位生体弁石灰化 ■ 図12-2
  …僧帽弁位生体弁損傷 ■ 図7-2, 図12-4
  …組織増殖による僧帽弁位生体弁狭窄 ■ 図12-6

  …組織増殖による大動脈弁位機械弁閉鎖不全
        ■ 図12-12
  …組織片による閉鎖不全，術中経食道記録
        ■ 図13-3
  …大動脈弁位機械弁周囲逆流 ■ 図12-16
  …大動脈弁位生体弁血栓 ■ 図12-5
人工弁周囲逆流
  …一過性 ■ 図13-4
  …感染性心内膜炎 ■ 図11-17
  …感染性心内膜炎による僧帽弁位機械弁弁座の離断
        ■ 図11-21
  …三尖弁位生体弁 ■ 図12-8
  …僧帽弁位機械弁 ■ 図12-17, 図12-18
  …僧帽弁位・左房解離を合併 ■ 図14-22
  …僧帽弁位生体弁 ■ 図12-7
  …大動脈弁位 ■ 図12-16
心サルコイドーシス ■ 図3-17
心室中隔欠損
  …筋性部欠損型 ■ 図5-7
  …左室流出路欠損型 ■ 図5-5
  …左室流入路欠損型 ■ 図5-6
  …肺動脈弁下欠損型 ■ 図5-8
心室中隔穿孔
  …右冠動脈病変 ■ 図6-8
  …左室心筋断裂(解離) ■ 図6-5
  …左前下行枝病変 ■ 図6-9
心室中隔穿孔のように見える心室瘤と左室肉柱
        ■ 図6-10
心室中隔動態の呼吸性変動
  …収縮性心膜炎 ■ 図2-12
心室中隔と左室肉柱の区別 ■ 図1-2
心室中隔の奇異性運動
  …三尖弁閉鎖不全 ■ 図5-3
  …心膜欠損 ■ 図2-1
心室中隔肥大
  …右室心尖部肥大をともなう ■ 図4-2
  …左室心尖部肥大をともなう ■ 図4-1
  …前壁中隔に限局 ■ 図4-3
心室中隔壁厚の見誤り ■ 図1-2
心室瘤
  …仮性心室瘤との鑑別が困難な例 ■ 図6-7
  …左室下壁 ■ 図6-14
  …左室下壁，血栓をともなう ■ 図6-17
  …左室心尖部 ■ 図6-13

…左室心尖部，新しい血栓をともなう ■ 図 6-16
　　…左室心尖部，大きな血栓をともなう ■ 図 6-18
　　…左室心尖部，広基性血栓をともなう ■ 図 6-19
　　…心室中隔穿孔のように見える ■ 図 6-10
　　…たこつぼ型心筋症 ■ 図 3-15
心周囲脂肪 ■ 図 3-3, 図 14-1, 図 14-7
心尖部肉柱
　　…左室血栓のように見える ■ 図 6-20
心尖部肥大型心筋症
　　…左室中部閉塞をともなう ■ 図 4-16
　　…心尖部に限局 ■ 図 4-4, 図 4-5
腎臓癌
　　…下大静脈血栓 ■ 図 15-26
心臓周囲の脂肪 ■ 図 3-3
心臓周囲の腫瘍
　　…拡張した食道・アカラジア ■ 図 14-19
　　…胸腺腫 ■ 図 14-11
　　…胸腺嚢腫 ■ 図 14-13
　　…縦隔腫瘍 ■ 図 14-12
　　…食道癌 ■ 図 14-16, 図 14-17, 図 14-18
　　…食道裂口ヘルニア ■ 図 14-20
　　…肺癌 ■ 図 14-14, 図 14-15
心臓腫瘍
　　…右房悪性リンパ腫 ■ 図 7-20
　　…右房乳頭状弾性線維腫 ■ 図 5-12
　　…広基性左房粘液腫 ■ 図 7-15
　　…左房悪性線維性組織球腫 ■ 図 7-21
　　…食道癌の右室転移 ■ 図 5-15
　　…腎臓癌の左房転移 ■ 図 7-19
　　…腎臓癌の心臓転移 ■ 図 4-19
　　…僧帽弁乳頭状弾性線維腫 ■ 図 7-18, 図 8-2
　　…僧帽弁リウマチ性病変の潰瘍化 ■ 図 8-3
　　…大動脈弁乳頭状弾性線維腫 ■ 図 9-2
　　…大動脈弁ランブル疣贅 ■ 図 9-1
　　…多房性左房粘液腫 ■ 図 7-16
　　…転移性肺腫瘍の肺静脈浸潤 ■ 図 7-22
　　…乳頭状弾性線維腫との鑑別が困難な左房粘液腫
　　　　　　　　　　　　　　　■ 図 7-17
　　…白血病の心臓転移 ■ 図 4-20
心タンポナーデ ■ 図 2-14
腎動脈狭窄
　　…腹部大動脈解離による ■ 図 15-11
心嚢内血腫 ■ 図 14-8
心嚢内血腫の融解 ■ 図 14-10

深部静脈血栓
　　…膝窩静脈 ■ 図 15-24
心不全による大動脈弁開口幅の減少 ■ 図 2-4
シンプソン法による左室容量計測 ■ 図 2-5
心房中隔一次孔欠損 ■ 図 7-25
心房中隔欠損
　　…下大静脈静脈洞欠損 ■ 図 7-24
　　…冠静脈洞心房中隔欠損 ■ 図 7-26
　　…コントラストエコー法による逆短絡の検出
　　　　　　　　　　　　　　　■ 図 7-5
　　…上大静脈静脈洞欠損 ■ 図 7-27
　　…肺動脈弁狭窄合併 ■ 図 5-1
　　…Lutembacher 症候群 ■ 図 7-29
心房中隔二次孔欠損 ■ 図 7-23
心房中隔瘤 ■ 図 7-30
心膜液貯留
　　…解離性大動脈瘤 ■ 図 15-6
　　…左心耳が腫瘍様に見える ■ 図 14-2
　　…10 年間にわたり，徐々に増加 ■ 図 14-9
　　…心周囲脂肪との鑑別 ■ 図 3-2
　　…心周囲脂肪をともなう ■ 図 14-1
　　…心膜液のドプラ記録 ■ 図 14-5
　　…内胸動脈グラフト ■ 図 14-3
　　…粘稠な心膜液 ■ 図 14-4
心膜液や胸水のように見える下行大動脈 ■ 図 1-18
心膜欠損 ■ 図 2-1
心膜肥厚
　　…収縮性心膜炎 ■ 図 2-13

せ

生体弁
　　…正常 ■ 図 12-1
生体弁血栓
　　…大動脈弁位 ■ 図 12-5
生体弁石灰化
　　…三尖弁位 ■ 図 12-3
　　…僧帽弁位 ■ 図 12-2
生体弁損傷
　　…感染性心内膜炎との鑑別を要する例 ■ 図 11-3
　　…僧帽弁位 ■ 図 12-4
潜在性左室流出路閉塞 ■ 図 4-15
前壁中隔肥大
　　…左室流出路閉塞をともなう ■ 図 4-12

そ

総腸骨動脈瘤総腸骨静脈瘻 ▓ 図3-9
総腸骨動脈瘤断裂 ▓ 図3-9
僧帽弁逸脱
　…前尖の逸脱 ▓ 図8-16
　…middle scallop の逸脱 ▓ 図8-15
　…posterior scallop の逸脱 ▓ 図8-17
僧帽弁逆流
　…拡張期逆流 ▓ 図8-13
僧帽弁狭窄
　…圧半減法による評価 ▓ 図8-6
　…経皮的僧帽弁交連切開術後 ▓ 図8-8
　…血栓による1葉機械弁機能障害
　　　　　　　　　　▓ 図12-9, 12-13
　…血栓による2葉機械弁機能障害 ▓ 図12-11
　…左房壁石灰化をともなう ▓ 図7-33
　…収縮性心膜炎による房室弁輪の締め付け
　　　　　　　　　　　　　　▓ 図10-3
　…心拍数による平均圧較差の変化 ▓ 図8-7
　…生体弁石灰化 ▓ 図12-2
　…僧帽弁輪石灰化による ▓ 図8-9
　…組織増殖による生体弁狭窄 ▓ 図12-6
　…重複僧帽弁口 ▓ 図8-12
　…二尖大動脈弁例 ▓ 図8-10
　…パラシュート型 ▓ 図8-11
　…リウマチ性，前交連の癒着が強い ▓ 図8-5
　…リウマチ性病変の潰瘍化 ▓ 図8-3
　…リウマチ性，弁下組織の変化が強い ▓ 図8-4
僧帽弁腱索断裂
　…anterior scallop の腱索断裂 ▓ 図8-21
　…感染性心内膜炎 ▓ 図11-2
　…感染性心内膜炎との鑑別を要する例 ▓ 図11-1
　…後交連の腱索断裂 ▓ 図8-22
　…前尖の腱索断裂 ▓ 図8-18
　…middle scallop 前部の腱索断裂 ▓ 図8-20
　…middle scallop の腱索断裂 ▓ 図8-19
　…疣贅との区別が困難な例 ▓ 図8-23
僧帽弁口平均圧較差
　…心拍数による変化 ▓ 図8-7
僧帽弁収縮期前方運動(SAM) ▓ 図4-12, 図4-13
僧帽弁腫瘤
　…リウマチ性病変の潰瘍化 ▓ 図8-3

僧帽弁石灰化
　…二尖大動脈弁例 ▓ 図8-10
僧帽弁前尖裂隙(cleft) ▓ 図7-25
僧帽弁通過血流の計測 ▓ 図2-8
僧帽弁通過血流の拘束型パターン
　…心筋梗塞をともなう3枝病変 ▓ 図2-10
　…筋ジストロフィー ▓ 図3-16
僧帽弁通過血流の左室弛緩障害パターン ▓ 図2-9
僧帽弁乳頭状弾性線維腫 ▓ 図7-18, 図8-2
僧帽弁の表現方法 ▓ 図8-1
僧帽弁閉鎖不全
　…anterior scallop の腱索断裂 ▓ 図8-21
　…拡張型心筋症 ▓ 図8-26, 図8-27
　…機械弁周囲逆流 ▓ 図12-17, 図12-18
　…後交連の腱索断裂 ▓ 図8-22
　…収縮期前方運動(SAM) ▓ 図8-28
　…生体弁周囲逆流 ▓ 図12-7
　…生体弁損傷 ▓ 図12-4
　…僧帽弁前尖の逸脱 ▓ 図8-16
　…僧帽弁前尖の腱索断裂 ▓ 図8-18
　…僧帽弁収縮期前方運動(SAM)による ▓ 図4-13
　…僧帽弁前尖の腱索断裂
　…僧帽弁瘤穿孔 ▓ 図8-24
　…僧帽弁裂隙(cleft) ▓ 図8-25
　…乳頭筋断裂 ▓ 図6-11
　…posterior scallop の逸脱 ▓ 図8-17
　…middle scallop 前部の腱索断裂 ▓ 図8-20
　…middle scallop の逸脱 ▓ 図8-15
　…middle scallop の腱索断裂 ▓ 図8-19
　…リウマチ性 ▓ 図8-14
僧帽弁疣贅
　…右室疣贅をともなう ▓ 図11-7
　…僧帽弁瘤をともなう ▓ 図11-12
　…陳旧性 ▓ 図11-6
僧帽弁瘤
　…穿孔 ▓ 図8-24
　…穿孔と疣贅をともなう ▓ 図11-12
　…大動脈弁周囲膿瘍，大動脈弁および僧帽弁疣贅を
　　ともなう ▓ 図11-15
　…大動脈弁損傷をともなう ▓ 図11-13
僧帽弁輪石灰化による僧帽弁狭窄 ▓ 図8-9
僧帽弁輪の組織ドプラ像 ▓ 図2-7
僧帽弁裂隙(cleft) ▓ 図8-25
組織増殖による僧帽弁位生体弁狭窄 ▓ 図12-6

組織増殖による大動脈弁位機械弁閉鎖不全
　　　　　　　　　　　　■ 図 12-12

た

大動脈右室瘻
　…大動脈弁置換例 ■ 図 12-16
大動脈炎症候群
　…大動脈弁閉鎖不全，マカロニサイン ■ 図 9-20
　…バルサルバ洞および左室解離 ■ 図 9-23
大動脈拡張
　…二尖大動脈弁 ■ 図 9-12
大動脈縮窄
　…二尖大動脈弁 ■ 図 15-21
大動脈内バルーンパンピング
　…経食道記録 ■ 図 13-1
大動脈閉鎖不全
　…マルファン症候群 ■ 図 15-1
大動脈弁逸脱
　…右冠尖 ■ 図 9-18
　…感染性心内膜炎 ■ 図 11-13
　…二尖大動脈弁 ■ 図 9-13
　…無冠尖 ■ 図 9-17
大動脈弁右冠尖の右室陥入
　…肺動脈弁下欠損型心室中隔欠損 ■ 図 5-8
大動脈弁開口幅の減少
　…心不全 ■ 図 2-4
大動脈弁逆流
　…肺動脈弁下欠損型心室中隔欠損 ■ 図 5-8
大動脈弁狭窄
　…血栓による2葉機械弁機能障害 ■ 図 12-10
　…生体弁血栓 ■ 図 12-5
　…単交連型一尖大動脈弁 ■ 図 9-3
　…二尖大動脈弁
　　　　■ 図 9-5, 図 9-6, 図 9-7, 図 9-8
　…変性による ■ 図 9-10
　…無交連型一尖大動脈弁 ■ 図 9-4
　…リウマチ性 ■ 図 9-9
大動脈弁周囲膿瘍 ■ 図 11-15
大動脈弁収縮期半閉鎖 ■ 図 4-13
大動脈弁腫瘍
　…乳頭状弾性線維腫 ■ 図 9-2
　…ランブル疣贅 ■ 図 9-1
大動脈弁穿孔

　…無冠尖 ■ 図 9-21
大動脈弁多発性疣贅 ■ 図 11-10
大動脈弁閉鎖不全
　…解離性大動脈瘤 ■ 図 15-7
　…機械弁周囲逆流 ■ 図 12-16
　…四尖大動脈弁 ■ 図 9-16
　…上行大動脈拡張 ■ 図 9-19
　…組織増殖による機械弁閉鎖不全 ■ 図 12-12
　…大動脈炎症候群 ■ 図 9-20
　…大動脈炎症候群，バルサルバ洞および左室解離
　　　　　　　　　　　　■ 図 9-23
　…大動脈弁逸脱 ■ 図 9-17, 図 9-18
　…大動脈弁穿孔 ■ 図 9-21
　…大動脈弁尖の融合が不完全な二尖大動脈弁
　　　　　　　　　■ 図 9-14, 図 9-15
　…大動脈弁瘤 ■ 図 9-22
　…二尖大動脈弁逸脱 ■ 図 9-13
　…二尖大動脈弁，大動脈拡張 ■ 図 9-12
　…二尖大動脈弁，弁尖のずれ ■ 図 9-11
　…リウマチ性 ■ 図 9-9
大動脈弁弁下狭窄
　…discrete 型 ■ 図 9-24
大動脈弁弁上狭窄 ■ 図 9-25
大動脈弁疣贅 ■ 図 11-9, 図 11-15
大動脈弁ランブル疣贅 ■ 図 1-16
大動脈弁瘤
　…右冠尖 ■ 図 9-22
ダウノマイシン心筋症 ■ 図 3-13
ダウノルビシン心筋症 ■ 図 3-13
たこつぼ型心筋症 ■ 図 3-15
単交連型一尖大動脈弁 ■ 図 9-3

ち

中心静脈圧上昇
　…下大静脈径による評価 ■ 図 7-4
重複僧帽弁口 ■ 図 8-12
直背 ■ 図 1-5

て

Tei index の計測法 ■ 図 2-11
テベシウス弁 ■ 図 1-11

と

動静脈瘻
　…大腿動脈　■ 図15-19
動脈管開存　■ 図3-4
動脈管動脈瘤　■ 図15-5
動脈硬化
　…プラークの剥離　■ 図15-13，図15-14
動脈瘤から静脈への短絡　■ 図3-9
ドキソルビシン心筋症　■ 図3-12
ドブタミン負荷心エコー図検査
　…左室流出路閉塞の誘発　■ 図4-15
　…負荷方法　■ 図6-3
ドプラ法による左室1回拍出量計測　■ 図2-6
トレッドミル運動負荷心エコー図　■ 図6-2

な

内頸動脈閉鎖　■ 図15-16

に

二尖大動脈弁
　…右冠尖・左冠尖融合型
　　　　　　■ 図9-5，図9-6，図9-11
　…右冠尖・左冠尖融合型，大動脈弁逸脱
　　　　　　■ 図9-13
　…左冠尖・無冠尖の不完全な融合　■ 図9-14
　…左冠尖・無冠尖融合型　■ 図9-8
　…無冠尖・右冠尖の不完全な融合　■ 図9-15
　…無冠尖・右冠尖融合型　■ 図9-7
　…無冠尖・右冠尖融合型，大動脈拡張　■ 図9-12
二尖肺動脈弁
　…心房中隔欠損合併　■ 図5-1
乳頭筋断裂　■ 図6-11
乳頭筋による左室流出路閉塞　■ 図4-14
乳頭状弾性線維腫
　…右房　■ 図5-12
　…僧帽弁　■ 図7-18，図8-2
　…大動脈弁　■ 図9-2

ね

粘液腫
　…左房，広基性　■ 図7-15
　…左房，多房性　■ 図7-16，図7-17

の

囊胞のように見える下大静脈流入部　■ 図1-14
囊胞のように見える上行大動脈起始部　■ 図1-15
膿瘍
　…人工弁感染性心内膜炎　■ 図11-14
　…大動脈弁位機械弁周囲　■ 図11-17
　…大動脈弁周囲　■ 図11-15

は

肺癌　■ 図14-14，図14-15
肺高血圧の肺動脈血流　■ 図5-2
肺梗塞
　…下肢静脈血栓　■ 図5-4
　…肺動脈血栓　■ 図5-2
肺梗塞による三尖弁閉鎖不全　■ 図10-5
肺動脈血栓
　…原発性肺高血圧　■ 図15-23
　…肺梗塞　■ 図5-2
肺静脈血流のパルスドプラ像　■ 図7-3
肺動脈の異常血流
　…冠動脈肺動脈瘻　■ 図3-5，図3-6
　…動脈管開存　■ 図3-4
肺動脈弁逸脱　■ 図10-12
肺動脈弁下欠損型心室中隔欠損　■ 図5-8
肺動脈弁狭窄
　…合併症のない　■ 図10-11
　…心房中隔欠損合併　■ 図5-1
肺動脈弁上狭窄　■ 図5-13
肺動脈弁閉鎖不全
　…肺動脈弁逸脱　■ 図10-12
　…肺動脈瘤　■ 図15-22
肺動脈瘤　■ 図15-22
パラシュート型僧帽弁狭窄　■ 図8-11
バルサルバ洞および左室解離
　…大動脈炎症候群　■ 図9-23
バルサルバ洞動脈瘤破裂　■ 図9-26

パルスドプラによる左室流入血流指標 ■ 表2-5
パンヌス→組織増殖 ■ 図12-6

ひ

BB' step ■ 図2-3
肥大型心筋症
　…右室肥大型 ■ 図5-10
　…拡張相 ■ 図3-10
　…下側壁を除く左室と右室流出路の肥大 ■ 図4-9
　…左室全周の肥大 ■ 図4-10, 図4-11
　…心室中隔および右室心尖部 ■ 図4-2
　…心室中隔基部を除く肥大 ■ 図4-8
　…心室中隔肥大 ■ 図4-1, 図4-3
　…心尖部肥大 ■ 図4-4, 図4-5
　…前側壁肥大 ■ 図4-6
　…前壁中隔と下側壁を除く肥大 ■ 図4-7
　…両心室肥大 ■ 図5-9
左冠動脈拡張
　…左冠動脈右房瘻 ■ 図3-8
左上大静脈遺残
　…コントラストエコー法による診断 ■ 図7-27
左上肺静脈流入部と左心耳の隔壁 ■ 図1-7

ふ

腹部大動脈解離
　…腎動脈狭窄 ■ 図15-11
腹部大動脈瘤 ■ 図15-3, 図15-4
不全交通枝 ■ 図15-29
不適当な断面設定による左室壁運動の見誤り
　　　　　　　　　　　　　　■ 図1-1
部分的肺静脈還流異常 ■ 図7-28
浮遊血栓（左房）■ 図13-7
プラークの剥離
　…大動脈弓 ■ 図15-13, 図15-14

へ

閉塞性肥大型心筋症
　…心室中隔肥大 ■ 図4-12
　…僧帽弁前尖の収縮期前方運動（SAM）による
　　　　　　　僧帽弁閉鎖不全 ■ 図8-28
ペースメーカー

　…感染性心内膜炎 ■ 図11-22, 図11-23
弁形成術後の僧帽弁逆流
　…僧帽弁前尖の収縮期前方運動 ■ 図13-6
変性大動脈弁狭窄 ■ 図9-10

ほ

放射線治療後に生じた右室流出路狭窄 ■ 図5-12
ボール血栓 ■ 図13-7

ま

マカロニサイン ■ 図9-20
マルファン症候群
　…大動脈拡張, 大動脈弁閉鎖不全 ■ 図15-1

み

みかけの心拡大 ■ 図3-1
右冠動脈拡張
　…右冠動脈冠静脈瘻 ■ 図3-7
右冠動脈入口部 ■ 図1-17

む

無交連型一尖大動脈弁 ■ 図9-4

も

モヤモヤエコー ■ 図7-12

や

薬剤性心筋症
　…ダウノルビシン ■ 図3-13
　…ドキソルビシン ■ 図3-12

ゆ

ユウスタキオ弁 ■ 図1-10

よ

四尖大動脈弁 ■ 図9-16

ら

卵円孔開存 ■ 図7-31
ランブル疣贅
　…大動脈弁 ■ 図1-16, 図9-1

り

リウマチ性三尖弁狭窄 ■ 図10-1

リウマチ性僧帽弁閉鎖不全 ■ 図8-14
リウマチ性大動脈弁狭窄兼閉鎖不全 ■ 図9-9
両心室の肥大型心筋症 ■ 図5-9
両心室肥大 ■ 図4-2

ろ

老人性大動脈弁狭窄 ■ 図9-10
漏斗胸 ■ 図1-5

【著者紹介】

澤田　準（さわだ　ひとし）

昭和52年　東京大学医学部卒業
昭和57年　心臓血管研究所研究員
平成17年　心臓血管研究所付属病院院長

現在に至る

© 2009　　　　　　　　　　　　　　　　　　　第1版発行　2009年10月16日

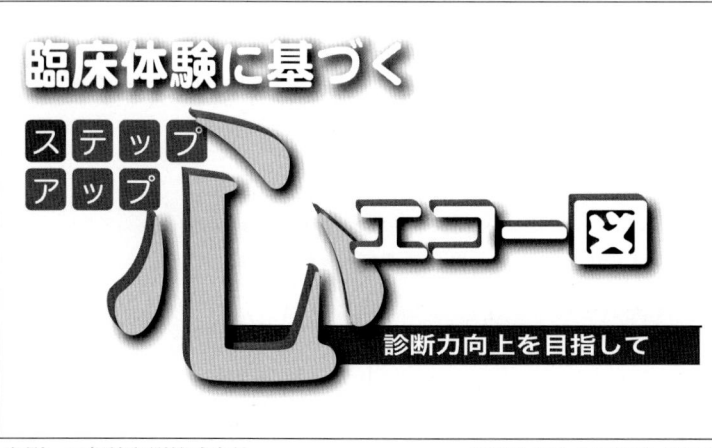

臨床体験に基づく
ステップアップ 心エコー図
診断力向上を目指して

著　者　澤田　準

発行者　服部　治夫
発行所　株式会社新興医学出版社

〒113-0033　東京都文京区本郷 6-26-8
TEL 03-3816-2853　FAX 03-3816-2895
E-mail shinkoh@viola.ocn.ne.jp
URL http://shinkoh-igaku.jp

※定価はカバーに表示してあります
〈検印廃止〉

印刷　三報社印刷株式会社　　　ISBN 978-4-88002-675-6　　　郵便振替　00120-8-191625

○本書の複製権・翻訳権・上映権・譲渡権・公衆送信権（送信可能化権を含む）は株式会社新興医学出版社が所有します．
○JCOPY〈（社）出版者著作権管理機構　委託出版物〉
本書の無断複写は著作権法上での例外を除き禁じられています．複写される場合は，そのつど事前に，（社）出版者著作権管理機構（電話 03-3513-6969，FAX 03-3513-6979，e-mail: info@jcopy.or.jp）の許諾を得てください．